# HANDBUCH DER MEDIZINISCHEN RADIOLOGIE

# ENCYCLOPEDIA OF MEDICAL RADIOLOGY

HERAUSGEGEBEN VON · EDITED BY

L. DIETHELM O. OLSSON F. STRNAD
MAINZ LUND FRANKFURT/M.

H. VIETEN A. ZUPPINGER
DÜSSELDORF BERN

BAND/VOLUME XII

TEIL/PART 2

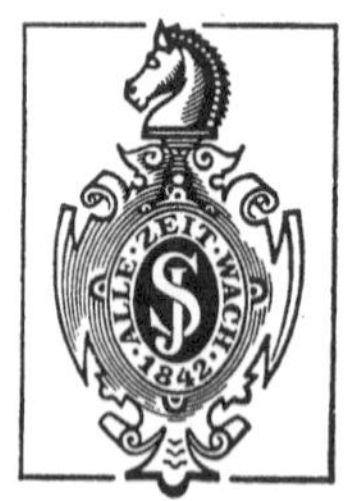

SPRINGER-VERLAG BERLIN · HEIDELBERG · NEW YORK 1973

# RÖNTGENDIAGNOSTIK DES PANKREAS UND DER MILZ

## TEIL 2

# ROENTGEN DIAGNOSIS OF THE PANCREAS AND SPLEEN

## PART 2

VON · BY

J. RÖSCH

REDIGIERT VON · EDITED BY

**F. STRNAD**

FRANKFURT/M.

MIT 326 ABBILDUNGEN (486 EINZELDARSTELLUNGEN)
WITH 326 FIGURES (486 SEPARATE ILLUSTRATIONS)

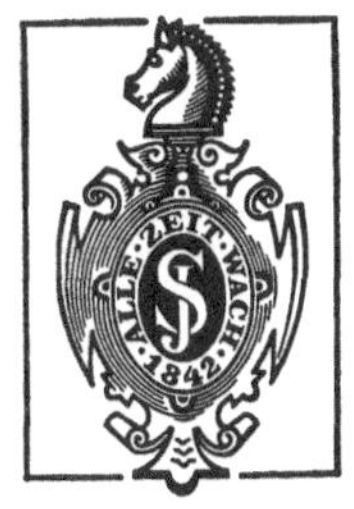

SPRINGER-VERLAG BERLIN · HEIDELBERG · NEW YORK 1973

Professor Dr. Josef Rösch
University of Oregon Medical School
Cardiovascular Laboratories
3181 S. W. Sam Jackson Park Road
Portland, Oregon 97201/U.S.A.

ISBN-13: 978-3-642-95234-0 e-ISBN-13: 978-3-642-95233-3
DOI: 10.1007/978-3-642-95233-3


Softcover reprint of the hardcover 1st edition 1973
Library of Congress Catalog Card Number 62-22437.


Gesamtherstellung: Sellier GmbH Freising

## Vorwort

Die Röntgendiagnostik des Pankreas und der Milz sind in diesem Band bewußt zusammengefaßt worden, wobei sowohl die eng nachbarschaftliche Lage, als auch die bei beiden Organen ähnliche Untersuchungstechnik eine Rolle gespielt haben.

Während die Röntgendiagnostik der Milz im großen und ganzen als abgeschlossen bezeichnet werden kann, zumal bei ihr mit nuclearmedizinischen Untersuchungen weitere wichtige Befunde erhoben werden können, ist dieses beim Pankreas nicht in gleichem Maße der Fall. Zwar haben sich bei ihm in den letzten Jahren — auch während der Zeit der Abfassung dieses Handbuchartikels — die diagnostischen Methoden weiter entwickelt, wobei besonders die Kombination röntgendiagnostischer Maßnahmen (superselektive Angiographie, Tomographie, Pharmakoradiographie) und nuclearmedizinische Untersuchungen eine Rolle spielen, doch sind die Ergebnisse noch nicht genügend überschaubar, so daß es ohne weiteres möglich ist, daß noch neuere Erkenntnisse aktuell werden könnten als diejenigen, welche in diesem Handbuchband niedergelegt sind. Das vornehmliche Ziel einer leistungsfähigen radiologischen Pankreasdiagnostik muß das rechtzeitige Entdecken noch operabler Neoplasmen des Pankreas sein, zu einem Zeitpunkt, in welchem diese die umgebenden Organe oder Teile von ihnen noch nicht in Mitleidenschaft gezogen haben.

Frankfurt/M., Februar 1973 F. Strnad

## Preface

The decision was made to deal with the radiological aspects of the pancreas and spleen together in a single volume both because of the close proximity of these two organs within the body and because of the similarity of the radiological techniques employed in examining them. However, while radiodiagnosis of the spleen can be regarded as more or less complete, this is not the case with the pancreas on account of its retroperitoneal position and its relative smallness. Moreover, in recent years — and quite particularly so during the preparation of this handbook volume — certain decisive advances have been achieved in diagnostic methods. Such technical improvements in radiology as vasography, tomography and pharmacoradiography are now used in combination with labeling with radioisotopes, i.e. the techniques of nuclear medicine. Even so, the results are not yet quite clearcut, and it is more than possible that after this volume has been published more recent knowledge may come to outdate it. The radiologist can, however, predict with confidence that progress will lie in the realm of visualization of the pancreatic parenchyma with a specialized pancreasfilling contrast medium, probably in association with labeling techniques. What is looked for in an efficient radiodiagnosis of the pancreas is that it be capable of the early detection of neoplasms so that the patient can be given surgical treatment at an early stage before these have extended into the surrounding tissues and other organs have become involved.

Frankfurt/M., February 1973 F. Strnad

# Inhaltsverzeichnis · Contents

# A. Röntgendiagnostik des Pankreas

von

**Josef Rösch**

## Einleitung

Das Pankreas bietet für die Diagnostik weniger günstige Voraussetzungen als andere parenchymatöse Organe. Es ist verhältnismäßig klein, tief retroperitoneal gelagert und daher der Untersuchung schwer zugänglich. Es gelang noch nicht, die einzige günstige Voraussetzung, die reiche sekretorische Tätigkeit, für die Röntgendiagnostik auszunutzen. Die Diagnostik des Pankreas stützte sich deswegen vorwiegend auf die Veränderungen, die der pathologische Prozeß an den benachbarten Organen und Strukturen verursacht. Erst die in den letzten Jahren eingeführten Spezialuntersuchungsmethoden ermöglichen, das Pankreas direkt darzustellen: die Gasauffüllung der Umgebung, die Darstellung der Versorgungsarterien sowie des Parenchyms oder die Kontrastauffüllung der Ausführungsgänge. Alle diese Methoden bedeuten eine grundsätzliche Verbesserung der Pankreasdiagnostik.

Schon in den ersten Jahren dieses Jahrhunderts findet man die Röntgenologie des Pankreas in der Literatur erwähnt. Mit Hilfe der Leeraufnahme wurden Konkremente und Abscesse festgestellt. Bei der Ausarbeitung der Diagnostik des Verdauungstraktes wurden verschiedene, durch pathologische Vorgänge des Pankreas verursachte Dislokationen nachgewiesen. Die Diagnostik des Pankreas war lange nur auf die Bestimmung fortgeschrittener und ausgedehnter Prozesse beschränkt. Eine wesentliche Verbesserung erbrachte auch das Pneumoperitoneum nicht, obgleich erste Erfolge hoffnungsvoll erschienen (Carelli, Hess, Partsch, 1921—1924).

Eine raschere Entwicklung der Röntgenologie des Pankreas beginnt erst in den zwanziger und dreißiger Jahren dank gezielter Magen- und Duodenumuntersuchungen. Allmählich kam es zur Feststellung einzelner funktioneller und anatomischer Symptome verschiedenartiger Pankreasprozesse. Krankheitsbilder einzelner Pankreaserkrankungen wurden herausgearbeitet. Die Magen- und Duodenumuntersuchung wurde hierbei zur Grunduntersuchung (Case, Frostberg, Gutmann, Haring, Herrnheiser, Lindbom, Püschel, Strnad und viele andere). Eine gewisse Präzisierung erbrachte noch die Mageninsufflation, die eine indirekte Abbildung der Pankreasgegend ermöglicht (Engel u. Lysholm, 1934).

Einen weiteren Fortschritt bedeuteten die neuen Untersuchungsmethoden der übrigen Organe in der Nachbarschaft des Pankreas. So war die Untersuchung der Gallenblase und der Gallenwege sowohl für die Differentialdiagnostik, als auch direkt zur Bestimmung der Prozesse des Pankreas wertvoll. Wichtige Aufschlüsse brachte hierbei die peroperative Cholangiographie (Mirizzi, 1931; Caroli, Mallet-Guy, 1946—1952) und die intravenöse Cholangiographie (Frommhold, 1953; Caroli, Bilek, 1954—1956). Die Untersuchung der Gallenwege durch direkte percutane Punktion, die transhepatische Cholangiographie (Carter, 1952), und hauptsächlich die transjugulare Cholangiographie (Hanafee, 1967) verfeinerten die diagnostischen Möglichkeiten zur Klärung der Prozesse im Bereich des Pankreaskopfes und der Vater'schen Papille.

Einen wesentlichen diagnostischen Fortschritt bedeutete die Einführung der Pneumostratigraphie des Pankreas und die intraoperative Pankreasgangdarstellung. Die Pneumostratipankreatographie (Macarini, Oliva, Sansone, 1950) ermöglichte durch geeignete Verbindung der Insufflation des Retroperitonealraumes und des Magens in Kombination mit der Schichtbildtechnik die direkte Darstellung des Pankreas und seiner pathologischen Prozesse. Die intraoperative Pankreasgangdarstellung (Doubilet, Hepp, Leger, Mercadier, 1948—1953) erwies sich als sehr wertvoll für den Chirurgen in der Differentialdiagnostik und zur Festlegung des operativen Eingriffes. Ihre breitere Anwendung ist jedoch noch nicht erfolgt. In den fünfziger Jahren kam eine weitere wichtige Methode auf, die Duodenographie in Hypotonie (Liotta, 1955). Sie trägt zur genaueren und frühzeitigen Erkennung der Veränderungen im Gebiete des Pankreaskopfes und der Vater'schen Papille bei. Dank ihres geringen technischen Aufwandes und ihrer großen Leistungsfähigkeit gehört sie zu den Grunduntersuchungsmethoden.

Die modernen Spezialmethoden sind die angiographischen Untersuchungen. Die wichtigste ist die Arteriographie (Ödman, Olsson, Boijsen, 1956—1962). Die Anwendung der gezielten Methoden gibt wichtige Auskünfte über das Pankreas und seine pathologischen Prozesse. Ihre weitere Verfeinerung mit der sogenannten „superselektiven" Methode und der direkten Katheterisierung der Pankreasgefäße (Boijsen, Paul, Reuter, Rösch, 1965—1968) setzte die Arteriographie an die erste Stelle aller Spezialmethoden. Sie hat eine große Bedeutung in der Differentialdiagnostik und trägt hauptsächlich zur Erkennung der Geschwülste bei. Eine weitere angiographische Methode ist die Splenoportographie (Abeatici u. Campi, Leger, 1951). Sie kann vor allem zur Diagnostik der Geschwülste des Körpers und Schwanzes des Pankreas und zur Feststellung der Pankreasvergrößerung herangezogen werden. Gegebenenfalls kann auch die Cavographie zur Feststellung bzw. zur Präzisierung der vom Pankreaskopf ausgehenden Prozesse beitragen (Schobinger, 1961). Die neueste Methode der endoskopischen Wirsungographie, die eine nichtoperative Darstellung der Ausführungsgänge des Pankreas mit Hilfe eines Fiberduodenoskops ermöglicht, erscheint recht hoffnungsvoll die Diagnostik des Pankreas wesentlich zu verbessern (Oi, Takagi, Anacker 1970—1971).

Bei der Gesamtwertung muß man jedoch feststellen, daß, obgleich die Röntgenologie des Pankreas in den letzten Jahren große Fortschritte gemacht hat, sie keineswegs zufriedenstellend ist und ihre Leistungsfähigkeit hinter der Diagnostik anderer Organe zurücksteht. Es ist daher notwendig, sie ständig weiter auszubauen, wobei sich zwei Wege anbieten. Vor allem gilt es, ein neues Kontrastmittel zu suchen, das bei intravenöser oder peroraler Verabreichung das Pankreas oder seine Ausführungswege kontrastdicht darzustellen vermag. Zum anderen ist es erforderlich, die bestehenden Untersuchungsmethoden weiter zu verbessern und auszubauen.

## Anatomische Anmerkungen

*Zur Anatomie und Topographie des Pankreas* (Abb. 1). Die Anatomie des Pankreas ist verhältnismäßig kompliziert, ihre gute Kenntnis stellt eine Grundvoraussetzung der richtigen Röntgendiagnostik dar.

Das Pankreas hat gewöhnlich die *Form* einer breiten, sich nach links verengenden und unterschiedlich gebogenen Pfeife. Die Größe des Pankreas hängt vom Konstitutionstyp und vom Geschlecht ab. Sie schwankt je nach Nahrungseinnahme und Alter. Seine Länge beträgt 16—27 cm, durchschnittlich 20 cm (Anacker), ist bei den Hypersthenikern gewöhnlich länger, dicker und niedriger als bei den Asthenikern (Poppel). Bei Männern ist es durchschnittlich größer als bei Frauen. Bis zum 40. Lebensjahr nimmt das Pankreas allmählich an Größe zu, nach dem 50. beginnt es zu atrophieren (Macarini). Eine leichte Vergrößerung erfolgt auch nach Nahrungsaufnahme. Das Durchschnittsgewicht ist etwa 70 g, seine Grenzwerte schwanken jedoch beträchtlich und werden von Giraut mit 30—150 g angegeben.

Die *Lage* des Pankreas ist recht variabel. Sie wird vom Habitus und der Körperlage beeinflußt. Bei Hypersthenikern pflegt es quer, bei Asthenikern mehr schräg zu liegen. Um 1—4 cm überragt es den rechten Rand der Wirbelsäule. Nach links erstreckt es sich etwa 6—12 cm von der Wirbelsäule. Im Liegen ist der rechte Abschnitt des Pankreas — der Kopf — am häufigsten in Höhe des 1.—3. LW, sein linker Abschnitt — der Schwanz — befindet sich in Höhe des 11. BW—1. LW. Manchmal kann es aber auch außerhalb dieses für das Pankreas typischen Bereiches lokalisiert sein. Es kann sich in Höhe des 7. BW oder des 4. LW befinden (Macarini). Im Stehen sinkt das Pankreas nach unten. Das Ausmaß dieses Herabsinkens beträgt 1—2 Wirbelkörperhöhen (ANACKER). Es ändert seine Lage auch bei Seitenprojektion und kann sich bis auf die Breite zweier Wirbelkörper hinausschieben (DE BUSCHER). Das Pankreas ist ferner atemverschieblich. Die Beweglichkeit des Pankreas läßt sich beim Vergleich der Duodenumuntersuchung im Stehen, Liegen und in Seitenlage gut verfolgen. Am anschaulichsten ist seine Beweglichkeit bei der Untersuchung von Kranken mit zahlreichen Pankreas konkrementen sichtbar.

Das Pankreas wird gewöhnlich in drei Abschnitte, den umfangreicheren Kopf, den engeren Körper und den Schwanz eingeteilt. Der enge Abschnitt zwischen Kopf und Körper wird manchmal auch als Pankreashals bezeichnet.

*Der Pankreaskopf* ist von runder bis vierkantiger Form und von vorne nach hinten abgeflacht. Er pflegt 4—8 cm hoch zu sein, sein anterodorsales Ausmaß erreicht 2—3 cm. Der Pankreaskopf liegt in der Konkavität des Duodenums und hat wichtige syntopische Beziehungen zu mehreren Organen. Seine vordere Fläche wird quer vom Ansatz des Mesocolon transversum überkreuzt. Sein oberer Teil liegt dem Pylorusabschnitte des Magens und oft auch dem Duodenalbulbus an. Unterhalb des Ansatzes des Mesocolon transversum erreichen die Dünndarmschlingen die vordere Fläche des Kopfes. Nach rechts und abwärts steht der Pankreaskopf in engster Beziehung zum zweiten und dritten Abschnitt des Duodenum. Sein oberer Rand liegt wiederum der oberen Flexur und teilweise auch dem ersten Abschnitt des Duodenum an. Die hintere Fläche des Pankreaskopfes ist manchmal leicht konkav geformt und zeigt flache Impressionen von den umgebenden Organen. Man findet

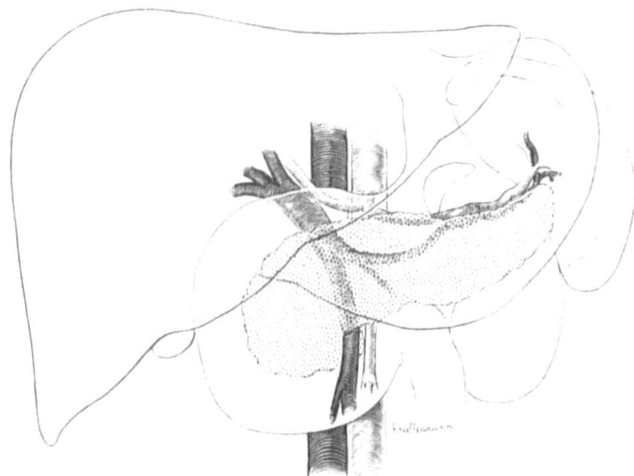

Abb. 1. Schema der Pankreastopographie

hierbei gewöhnlich eine Rinne für den Ductus choledochus, die in ihrem unteren Abschnitt oft in ein Kanälchen übergeht, so daß der Choledochus ins Pankreasparenchym eingebettet ist. Der hinteren Fläche des Kopfes liegen weiterhin die untere Hohlvene, das Gefäßband der rechten Niere, die linke Nierenvene, der Anfangsteil der Pfortader und teilweise auch die Bauchaorta an. Die linke Abgrenzung des Kopfes wird von dem Bündel der oberen Mesenterialgefäße gebildet, die schräg von der hinteren Fläche des Pankreas zur unteren Fläche verlaufen und in ihm eine Rinne erzeugen — *die Incisura pancreatica*. Der untere Kopfabschnitt erstreckt sich oft nach links, dem dritten Abschnitt des Duodenum entlang, hinter die oberen Mesenterialgefäße reichend und bildet einen verschieden langen *Processus uncinatus* (*Pankreas minus*).

*Der Pankreashals* wird durch die Parenchymabnahme im Bereich der Mesenterialgefäße gebildet und liegt gewöhnlich vor dem mittleren Abschnitt der Wirbelsäule. Er ist etwa 2 cm hoch und 1—1,5 cm breit und liegt dem präpylorischen Magenanteil an.

*Der Pankreaskörper* verläuft vom Hals nach links oder schräg aufwärts. Seine Durchschnittslänge beträgt 8—10 cm, die Höhe 4 cm und die Breite 2 cm. Im Querschnitt bildet er gewöhnlich eine Dreieckform und hat somit drei Flächen: die Vorder-, Hinter- und Unterfläche. Die vordere Fläche liegt der Bursa omentalis und damit der Rückwand des Antrum und des Magenkörpers an. Die obere Begrenzung des Pankreaskörpers bildet an der Verbindungsstelle mit dem Hals einen Höcker — *das Tuber omentale* —, der sich verschieden hoch oberhalb der kleinen Kurvatur des Magenantrum projiziert. Den unteren Abschnitt der vorderen Fläche des Körpers kreuzt der Ansatz des Mesocolon transversum. Die untere Fläche des Pankreaskörpers ist meist von den unteren Schichten des Mesocolon überdeckt und rechts liegt ihr die duodenojejunale Flexur an. Links berührt sie die Schlingen des Jejunum. Die Hinterfläche des Pankreaskörpers weist wichtige Beziehungen zu den großen Gefäßen auf. In ihrem oberen Teil verläuft oft in einer Rinne die Milzvene und oberhalb, gewöhnlich schon am oberen Rand des Pankreas, liegt die Milzarterie. Außerdem liegen der hinteren Fläche des Körpers die Aorta, der Anfang der oberen Mesenterialarterie, das Gefäßbündel der linken Niere, der Plexus coeliacus, der untere Abschnitt der linken Nebenniere und die Niere an. In der Umgebung der Gefäße an der hinteren Fläche des Pankreas treten noch zahlreiche Lymphknoten hinzu. Nach links geht der Pankreaskörper allmählich ohne deutliche Abgrenzung in den Schwanz über und ist von ihm nur durch die Formveränderung abgrenzbar.

*Der Pankreasschwanz* ist sehr variabel. Manchmal ist er lang und dann meist zungenartig geformt; er kann aber auch kurz und abgestumpft sein. Im Allgemeinen ist er ovalförmig oder mehr abgerundet als der Körper. Er schiebt sich in das Lig. phrenicorenale hinein und erstreckt sich lateralwärts oft bis zum Milzhilus. Seine vordere Fläche kommt in verschiedenem Ausmaß mit der Rückwand des Magenkörpers und der linken Flexur des Dickdarms in Berührung. An seinem oberen Rand verläuft die Milzvene und die Milzarterie. Die hintere Fläche liegt der Niere an.

Das Pankreas besitzt keine eigene feste fibröse Kapsel und ist nur von einer schmalen Schicht von dünnem Bindegewebe, das auch ins Parenchym einstrahlt, umgeben. In diesem Bindegewebe und in den benachbarten Geweben, hauptsächlich vor dem Pankreas, wird in verschiedenem Umfang Fett eingelagert, bei Fettleibigen gewöhnlich in größerer Schicht. Dieses parapankreatisch gelagerte Fett erschwert die Röntgendiagnostik des Pankreas.

Das Pankreasparenchym ist durch das eingelagerte Bindegewebe in größere oder kleinere Läppchen eingeteilt, die aus den länglichen oder runden Acini bestehen. Unter den Acini befinden sich kleine Inseln von Epithelzellen von der Größe 0,1—0,5 mm — Langerhans'sche Inseln.

*Die Ausführungsgänge des Pankreas* (Abb. 2). Von den Acini gehen winzige feine Ausführungsgänge ab, die in die intralobulären Ausführungsgängen übergehen. Durch ihren Zusammenfluß entstehen die interlobulären

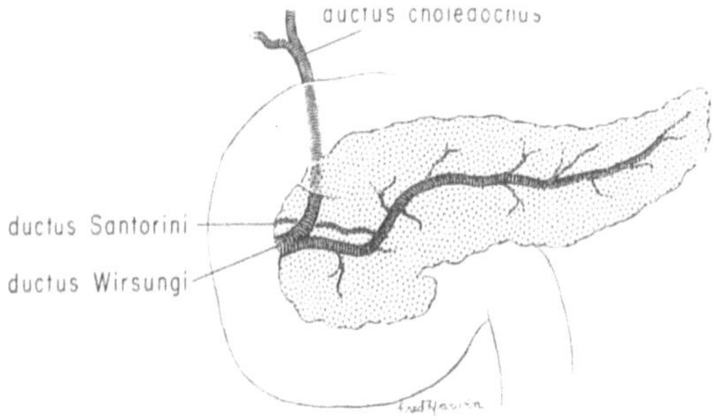


Abb. 2. Schema der Ausführungsgänge des Pankreas

Ausführungswege, die in den Haupt- oder Nebenausführungsgang des Pankreas einmünden. Das Ausführungssystem des Pankreas ist reichlich ausgebildet, und mit der Entwicklung der Pankreasgangdarstellung nimmt die Kenntnis seiner Anatomie in der Röntgenologie an Bedeutung zu.

*Der Hauptausführungsgang — der Ductus Wirsungianus* verläuft nahezu durch die gesamte Längsachse des Pankreas. Er nimmt das Sekret vom Schwanz, Körper und vom unteren Abschnitt des Kopfes auf. Er ist meist im Bereich des Körpers und des Schwanzes gestreckt und liegt inmitten oder näher der hinteren Fläche des Pankreas. Am Halse nähert er sich gewöhnlich der vorderen Fläche oder dem oberen Pankreasrand und biegt dann im Winkel von 30—40 Grad nach rechts abwärts ein. Er verläuft somit im Kopf schräg. An seiner Mündung liegt er näher der hinteren Fläche des Pankreas und schließt sich der linken Seite des Choledochus an. Beide Ausführungsgänge verlaufen dann verschieden lang nebeneinander, meist 1—1,5 cm, und treten an der Vater'schen Papille in das Duodenum ein. Die durchschnittliche Breite des Hauptausführungsganges beträgt etwa 4 mm (Anacker, Birnstingl). Am weitesten ist er im Kopf und verjüngt sich in der Richtung nach links. Im Bereich des Schwanzes ist er meist nur 1—2 mm breit. Oft ist er auch an der Biegungsstelle in der Gegend des Halses oder an seiner Ausmündung verengt.

Varianten des Ductus Wirsungianus kommen nicht oft vor; manchmal ist er atypisch wellenförmig, andermal kann er breiter sein, selten fehlt er völlig.

*Der Nebenausführungsgang des Pankreas — der Ductus Santorini* verläuft durch den oberen Abschnitt des Pankreaskopfes. Er schließt sich links dem Ductus Wirsungianus am Ort seiner Krümmung an, rechts mündet er an der Papilla minor ins Duodenum ein. Er ist 1—2 mm breit und besitzt seinen größten Durchmesser an der Verbindungsstelle mit dem Ductus Wirsungianus. Zum Duodenum zu verjüngt er sich. Normalerweise fungiert er als ein Ast des Ductus Wirsungianus und bei der Obstruktion kann er ihn in seiner Funktion vertreten. Variationen des Ductus Santorini sind häufig; manchmal besteht keine Kommunikation mit dem Ductus Wirsungianus, ein anderes Mal mündet er nicht ins Duodenum oder ist überhaupt nicht vorhanden.

*Die sekundären Ausführungsgänge des Pankreas* sind sehr zahlreich. Sie sind gewöhnlich gestreckt und verlaufen senkrecht zum Hauptausführungsgang, seltener sind sie schräg gerichtet oder bogenförmig. Sie sind meist 0,3—0,5 mm breit und 1—2 cm lang. Der größte darunter, der fast konstant vorkommt, ist der Ausführungsgang im Bereich des unteren Abschnittes des Kopfes, das sog. *untere Kanälchen des Kopfes*. Er ist 1—1,5 mm breit, 2—2,5 cm lang und mündet in den Ductus Wirsungianus von der unteren Seite her. Weitere Aufzweigungen der sekundären Ausführungsgänge kommen reichlich vor. Die kleinen Ausführungsgänge sind oft gestreckt und gehen in scharfem Winkel ab.

Die Mündung der Ausführungsgänge des Pankreas, hauptsächlich des Ductus Wirsungianus, zeigt einige Grundtypen.

a) Am häufigsten schließt sich der Ductus Wirsungianus mit dem Choledochus zusammen. An der Vater'schen Papille ist dann nur eine Öffnung zu finden. Gemäß Literaturangaben kommt dieser Typ in etwa 70% vor. Der gemeinsame Ausführungsgang des Choledochus und des Ductus Wirsungianus kann verschiedenartig geformt sein. Manchmal ist er lang, breitet sich aus und bildet die sog. *Vater'sche Ampulle.* Seltener bleibt er eng ohne Bildung der Ampulle. Mitunter ist der gemeinsame Ausführungsgang sehr kurz. Der Ductus Wirsungianus und der Choledochus schließen sich in diesem Falle erst dicht oberhalb der Vater'schen Papille zusammen.

b) Seltener, etwa in 25%, erfolgt kein Zusammenschluß des Ductus Wirsungianus und des Choledochus. Sie münden beide an der Papille getrennt ein. Man findet dann zwei Öffnungen, etwa 1—3 mm voneinander entfernt.

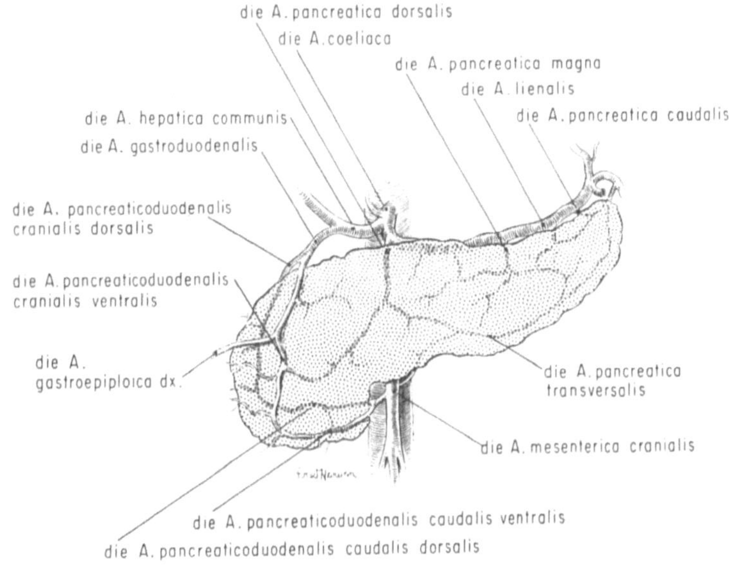


Abb. 3. Schema der arteriellen Versorgung des Pankreas

c) Sehr selten, etwa in 5%, mündet der Ductus Wirsungianus nicht an der Papille, sondern selbständig ins Duodenum, verschieden weit von der Mündung des Choledochus entfernt.

*Die Vater'sche Papille* bildet eine kugelförmige, ovale oder sogar deutlich knospenförmige Erhebung in der Duodenalwand, mitunter bis 1—4 mm prominent. Die kugelrunde Papille beträgt im Durchmesser 3—8 mm, kann aber bis 1—2 cm lang sein (Poppel). Gewöhnlich ist sie in der mediodorsalen Duodenalwand lokalisiert. Die Lage ist jedoch recht variabel. Fritsch fand sie am häufigsten im unteren Teil des absteigenden Abschnittes des Duodenum und in der Umgebung der unteren Biegung (etwa in 73% der Fälle). Henrard gibt als häufigste Lokalisation den mittleren Teil des absteigenden Abschnittes (51%) an. Sie kann aber auch in höheren oder tieferen Abschnitten des Duodenum gefunden werden. Die Papille und hauptsächlich den unteren Anteil der Vater'schen Ampulle oder des nicht erweiterten gemeinsamen Ausführungsganges umfassen zahlreiche Muskelfasern, die den *Sphincter Oddi* bilden.

*Die Papilla minor* bildet eine Erhebung, verschieden weit, oberhalb der Vater'schen Papille. Sie ist von ihr durchschnittlich 1,8 cm entfernt und pflegt mehr nach vorne zu liegen. Sie ist deutlich kleiner als die Vater'sche Papille und manchmal kaum sichtbar.

*Die arterielle Versorgung des Pankreas* ist sehr reichlich (Abb. 3). Das Pankreas hat jedoch keine selbständige Hauptarterie. Seine Versorgung erfolgt durch die Zweige, die von den Gefäßen der umgebenden Organe, insbesondere von der A. gastroduodenalis, der A. mesenterica cranialis und der A. lienalis abgehen.

*Die A. gastroduodenalis* ist ein Zweig der A. hepatica communis und geht von ihr am oberen Rand des Pankreaskopfes ab. Sie zieht nach abwärts und gibt zwei kleine Zweige zum Duodenum und A. pancreaticoduodenalis cranialis dorsalis ab. Am unteren Rand des ersten Duodenumabschnittes teilt sie sich in die A.

gastroepiploica dextra, die entlang der großen Magenkurvatur verläuft, und die A. pancreaticoduodenalis cranialis ventralis. Manchmal kann sich aus ihren Zweigen auch die A. pancreatica transversalis bilden.

*Die A. pancreaticoduodenalis cranialis ventralis* ist etwa 2 mm breit und verläuft auf der vorderen Fläche des Pankreaskopfes annähernd parallel mit dem Duodenum. Sie teilt sich reichlich auf und ihre Zweige anastomosieren mit den Ästen der A. pancreaticoduodenalis caudalis ventralis. Sie bilden so gemeinsam den vorderen arteriellen Pankreasbogen, von dem die längeren Zweige zum Duodenum abgehen und die kürzeren ins Pankreas eintreten.

*Die A. pancreaticoduodenalis cranialis dorsalis* verläuft in die hintere Fläche des Pankreaskopfes, überkreuzt den Ductus choledochus. Durch die Verbindung ihrer Zweige mit den Ästen der A. pancreaticoduodenalis caudalis dorsalis entsteht der hintere arterielle Pankreasbogen. Sie ist durchschnittlich 2 mm breit.

*Die A. pancreatica transversalis* (*inferior*) ist 1—1,5 mm breit und besitzt einen sehr variablen Abgang. Manchmal geht sie aus der A. pancreaticoduodenalis cranialis ventralis oder ihren Ästen hervor, manchmal auch aus der A. mesenterica cranialis oder der A. pancreatica dorsalis. Ihr Verlauf ist typisch. Sie liegt eingebettet im unteren Anteil des Pankreas bis zum Schwanz, nahe der hinteren Fläche. Manchmal ist sie an seiner unteren Fläche lokalisiert. Sie bekommt größere Verbindungszweige von den umgebenden Gefäßen, besonders von den Ästen der A. lienalis.

*Die A. mesenterica cranialis* geht aus der Aorta hinter dem Pankreashals ab, verläuft schräg nach vorne und taucht an seinem unteren Rand auf, wo sie eine Rinne bildet — *die Incisura pancreatica.* Bald nach ihrem Abgang gibt sie Zweige zum Pankreaskopf ab, die A. pancreaticoduodenalis caudalis ventralis und die A. pancreaticoduodenalis caudalis dorsalis. Manchmal gehen von ihr noch die A. pancreatica transversalis oder die A. pancreatica dorsalis ab. Im weiteren Verlauf zweigt sich die A. mesenterica cranialis in Äste zum Dünn- und Dickdarm auf.

*Die A. pancreaticoduodenalis caudalis ventralis* und die *A. pancreaticoduodenalis caudalis dorsalis* sind etwa 1,5 mm breit. Sie gehen entweder getrennt oder im gemeinsamen Gefäßstamm in der Höhe des unteren Pankreashalsrandes aus der A. mesenterica cranialis, seltener aus ihren Zweigen — aus der A. jejunalis oder der A. colica media — ab. Dann verlaufen sie auf der vorderen und hinteren Fläche des Pankreaskopfes und schließen sich mit den Zweigen der oberen pancreaticoduodenalen Arterien zusammen.

*Die A. lienalis* liegt dem oberen Rand des Pankreaskörpers und dem -schwanz an. Sie gibt während ihres Weges mehrere kleinere Zweige von inkonstantem Verlauf ab — die *Rami pancreatici* —, die ins Parenchym eintreten, sich reichlich aufzweigen und mit den Ästen anderer Arterien anastomosieren. Außerhalb dieser kleinen Arterien können von der Milzarterie auch größere typisch verlaufende Zweige, die A. pancreatica dorsalis, die A. pancreatica magna und die A. pancreatica caudalis, abgehen.

*Die A. pancreatica dorsalis* (*cranialis, suprema*) geht am häufigsten von dem Anfangsabschnitt der Milzarterie ab. Sie kann aber auch ein Zweig der A. coeliaca, der A. hepatica communis oder der A. mesenterica cranialis sein. Sie ist gewöhnlich 1,5 mm breit, ihr Durchmesser kann 1 cm erreichen (Pierson). Sie verläuft nach abwärts zum Hals. In der Höhe der Milzvene teilt sie sich in zwei Zweige, den rechten und den linken, so daß sie die typische Form eines umgekehrten T einnimmt. Der rechte Zweig zieht zur vorderen Fläche des Kopfes und anastomosiert mit den Zweigen des vorderen arteriellen Bogens. Der linke Zweig verläuft zum Pankreaskörper und kommuniziert mit der A. pancreatica transversalis, die manchmal auch aus ihr entstehen kann. Verschiedentlich verbindet sie sich mit den Zweigen der A. pancreatica magna.

*Die A. pancreatica magna* geht von der A. lienalis an der Grenze des mittleren und äußeren Körperdrittels ab. Sie ist kurz und kann 2—4 mm breit sein. Sie bettet sich ins Pankreasparenchym ein und zweigt sich reichlich im Bereich des Körpers und des Schweifes auf.

*Die A. pancreatica caudalis* geht von dem peripheren Anteil der A. lienalis oder von ihren Hiluszweigen ab und anastomosiert mit den Zweigen der A. pancreatica transversalis. Sie ist schmal und kann manchmal durch einige kleinere Gefäße ersetzt werden.

*Das Venensystem des Pankreas* hat einen ähnlichen anatomischen Aufbau wie das arterielle System. Die größeren Venen verlaufen gemeinsam mit den Arterien und münden in verschiedene Zweige des portalen Strombettes ein. Vom Standpunkt der Röntgendiagnostik aus ist die Beziehung des Pankreas zu den großen Venen des portalen Flußbettes, insbesondere zur Milzvene und Pfortader wichtig. Die Milzvene verläuft anfangs am oberen Rand des Pankreasschwanzes, dann biegt sie auf die hintere Fläche des Körpers ein. Hinter dem Hals oder dem Kopf verbindet sie sich mit der oberen Mesenterialvene. Dadurch entsteht die Pfortader. Auf der hinteren Fläche des Pankreas besteht gewöhnlich eine seichte Rinne. Manchmal verläuft jedoch die Milzvene sogar direkt durch das Pankreasparenchym (Douglas). Die Pfortader verläuft in ihrem Anfangsabschnitt an der hinteren Fläche und in der Nähe des oberen Randes des Kopfes.

*Das Lymphgefäßsystem des Pankreas* wird von zahlreichen Lymphgefäßen gebildet, die mit den Gefäßen der umgebenden Organe anastomosieren. Sie führen die Lymphe in die Lymphknoten ab, die in der Umgebung des Pankreas in großer Zahl vorkommen. Sie liegen im Bereich des Milzhilus, am oberen und auch unteren Rand und an der hinteren Fläche des Pankreaskörpers, im Bereich der Abgangsstelle der A. coeliaca, in der Umgebung des Pylorus und des Duodenum, an der Aorta und den großen Gefäßen.

*Die Nerven des Pankreas* stammen aus dem Plexus coeliacus. Sie verlaufen entlang den Gefäßen und werden von sympathischen und parasympathischen Fasern gebildet.

# I. Allgemeiner Teil: Methoden der Pankreas-Untersuchung

Für die Pankreasuntersuchung steht dem Röntgenologen eine Reihe von Untersuchungsmethoden zur Verfügung. Einige liefern nur allgemeine Aussagen, andere dienen dem Ausschluß von Erkrankungen anderer Organe. Weitere Untersuchungen vermitteln präzisere Angaben. Keine dieser Methoden ist jedoch vollkommen und jede hat bestimmte Grenzen ihrer diagnostischen Möglichkeiten. Die Stellung einer präzisen Diagnose erfordert gewöhnlich die Durchführung mehrerer Untersuchungen. Es ist jedoch niemals nötig alle Methoden zu benützen, denn viele Untersuchungen überdecken sich in ihrer Leistungsfähigkeit. Bei einem Kranken mit Verdacht auf Pankreaserkrankung kommt man ohne Thoraxuntersuchung und Leeraufnahme des Abdomen nicht aus. Soweit möglich, sollen eine Magen-, Duodenum- und evtl. Gallenblasenuntersuchung durchgeführt werden. Der weitere Untersuchungsgang und die Wahl anderer Methoden hängt vom Zustand des Kranken, vom klinischen Befund und von den Ergebnissen der bisherigen Untersuchungen ab. Bei der Wahl der einzelnen Spezialmethoden spielt es eine große Rolle, mit welcher Methode der Röntgenologie man am besten vertraut ist. Es ist vorteilhaft von allen Methoden gute Kenntnisse zu besitzen, denn nur so ist es möglich, sich die zweckmäßigste Methode auszuwählen, die für die Diagnose oder den Ausschluß einer bestimmten Krankheit die besten Voraussetzungen bietet.

## 1. Thoraxuntersuchung

In der Diagnostik der Pankreaserkrankungen sollte die Thoraxuntersuchung nie fehlen. Bei akuten Erkrankungen hauptsächlich ist sie wichtig. Sie ermöglicht Erkrankungen der intrathorakalen Organe, die sich mit ähnlichen Merkmalen wie einige Pankreaserkrankungen äußern, auszuschließen. Weiterhin kann man durch sie die sekundären Veränderungen, die an den intrathorakalen Organen bei Pankreaserkrankungen entstehen können, nachweisen. Die Befunde sind jedoch nur von orientierender Bedeutung. Lungenveränderungen, die dabei gefunden werden, sind für Pankreaserkrankungen nicht spezifisch, da sie auch bei vielen anderen Krankheitszuständen vorkommen können.

Die Untersuchung muß vor allem auf das Zwerchfell, die Phrenicocostalwinkel und die Lungenbasen abgestimmt werden. Bei akuter Erkrankung oder bei umfangreicher Pankreasvergrößerung kann das Zwerchfell, besonders linksseitig, hochgelagert, verformt und weniger beweglich sein. Die Veränderungen sind wegen der dorsalen Lage des Pankreas am ehesten im Bereich des hinteren Phrenicocostalwinkels nachweisbar. Er ist abgeflacht, entfaltet sich weniger und kann mit Exsudat gefüllt sein. In den Lungenbasen kommt es manchmal zur sekundären Hypoventilation und zur Entstehung von plattenförmigen Atelektasen, anfangs im hinteren Phrenicocostalwinkel, später auch höher. Eine plattenförmige Atelektase entwickelt sich oft sehr rasch (Abb. 4, S. 8) und im Falle derBesserung der Lungenventilation verschwindet sie wieder auffallend schnell.

## 2. Leeraufnahme des Abdomen

Die Leeraufnahme der Pankreasgegend bzw. des ganzen Abdomen gehört zu den Grunduntersuchungen. Sie ist jedoch bei den einzelnen Erkrankungen nicht immer von gleichem Wert. Am wertvollsten ist sie bei akuten Zuständen, wobei sie mitunter sehr wichtige, für die Differentialdiagnose oft entscheidende Auskünfte liefert. Bei den chronischen Entzündungserkrankungen sind die Aussagemöglichkeiten begrenzt. Bei Geschwulstprozessen trägt sie zur Sicherung der Diagnose nur selten bei.

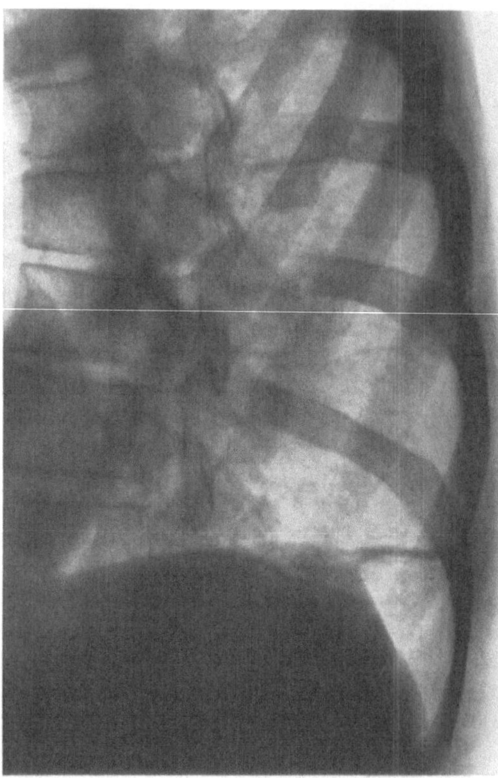

Abb. 4. Plattenförmige Atelektase in der linken Lungenbasis bei akuter Pankreatitis

Soweit es der Zustand des Kranken erlaubt, beginnt man mit der Durchleuchtung, um eine gute Übersicht über die ganze Bauchhöhle zu gewinnen. Die Aufnahmen werden entweder gezielt während der Durchleuchtung oder auf dem Buckyblendentisch durchgeführt. Bei akuten Zuständen wird die übliche Übersichtsaufnahme der ganzen Bauchhöhle am liegenden Kranken und soweit möglich, auch eine Aufnahme im Stehen oder im Sitzen gemacht. Falls der Kranke nicht stehen oder sitzen kann, muß eine Aufnahme in Seitenlage mit horizontalem Strahlengang erfolgen. Auch bei Kranken mit nicht akuten Zuständen ist es zweckmäßig eine Übersichts-

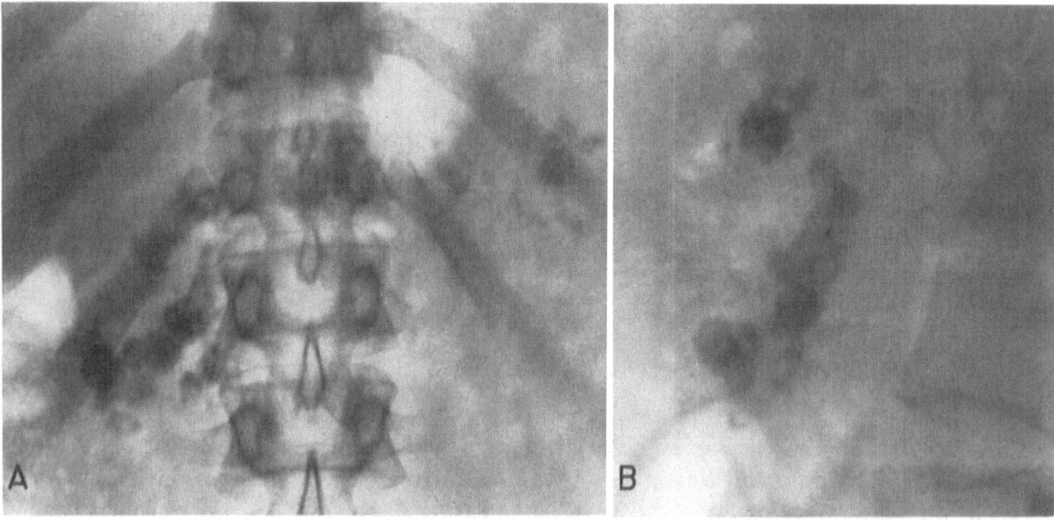


Abb. 5 a und b. Multiple Konkremente im ganzen Pankreas. Leeraufnahme. a Anteroposteriore Projektion; b Laterale Projektion

aufnahme der ganzen Bauchhöhle zur Orientierung anzufertigen. Für die Beurteilung des Pankreas, besonders zur Feststellung von Konkrementen sind die direkt auf das Pankreas gezielten Aufnahmen am zweckmäßigsten, und zwar in sagitaller, lateraler und eventuell in schräger Aufnahmerichtung (Abb. 5). Zur präziseren Bestimmung der Lage der festgestellten Verkalkungen kann außerdem die Aufnahme mit einer ins Duodenum eingeführten Sonde herangezogen werden (ENGELSTAD).

Die Summationsaufnahmen können durch die Schichtuntersuchung ergänzt werden. BARTHELHEIMER empfiehlt die Schichtuntersuchung in leichter Schrägprojektion um das ganze Pankreas in einer Ebene darzustellen. Es erscheint jedoch zweckmäßiger, die Tomographie gleichzeitig mit der Insufflation des Retroperitoneums und des Magens durchzuführen.

Auf der Leeraufnahme lassen sich eine Reihe von Veränderungen nachweisen. In der Pankreasgegend sind es vor allem Konkremente, Verkalkungen, cystische kontrastreiche Tumore, Gas in einem Absceß, selten Fremdkörper (POPPEL). Weiterhin sind die Veränderungen der benachbarten Organe von diagnostischer Bedeutung, insbesondere die Druckveränderungen an Magen, Dickdarm, Milz, die atypischen Gas- und Flüssigkeitsansammlungen in einzelnen Organen, Veränderungen der Organkonturen und abnorme Dichteunterschiede verschiedener Abschnitte des Abdomen.

## 3. Magen- und Duodenumuntersuchung

Die Magen- und Duodenumuntersuchung mit Bariumsuspension ist trotz der Entwicklung neuer und präziserer Spezialmethoden eine der wichtigsten Grunduntersuchungen in der Pankreasdiagnostik. Sie gibt ohne besondere Belastung des Kranken wertvolle Auskünfte über das Pankreas und dessen Veränderungen. Sie ermöglicht manchmal eine vorläufige Diagnose. Oft hilft sie, die zweckmäßigsten Spezialuntersuchungsmethoden, die zur Enddiagnose führen, zu finden. Bei der Auswertung der Untersuchung ist es jedoch stets notwendig, die Grenzen ihrer Leistungsfähigkeit und ihre Nachteile abzuwägen. Durch die Magen- und Duodenumuntersuchung werden gewöhnlich nur günstig gelegene oder umfangreichere Prozesse entdeckt, so daß nur ein positiver Befund von diagnostischem Wert ist. Ein weiterer Nachteil ist die Unspezifität der festgestellten Veränderungen, wobei ähnliche oder sogar die gleichen Veränderungen durch andere von der Pankreasgegend ausgehende Prozesse verursacht sein können. Die Magen- und Duodenumuntersuchung ist auch deswegen von Bedeutung, weil durch sie Magen- und Duodenumerkrankungen aufgedeckt werden, die die Pankreaskrankheiten oft begleiten.

Die Planung des jeweiligen Untersuchungsganges ist vom Gesamtzustand des Kranken abhängig. Bei akuten Zuständen, insbesondere zur Abgrenzung einer akuten Pankreatitis von der Perforation eines Magen- oder Duodenalgeschwüres, wird stets eine Orientierungsuntersuchung durchgeführt. Man versucht mit geringen Mengen wasserlöslicher Jodpräparate auszukommen. Die Untersuchung wird fast nur am liegenden Kranken vorgenommen. Die Aufnahmen werden in den Standardprojektionen durchgeführt.

Bei allen übrigen Kranken ist es zweckmäßig, den typischen Untersuchungsgang mit Reliefdarstellung, Prallfüllung und mit vielen gezielten Aufnahmen durchzuführen. Die Untersuchung wird am stehenden und am liegenden Kranken in allen Projektionen vorgenommen. Für die Pankreasdiagnostik sind vor allem die linke Seitenprojektion, die schrägen Projektionen und die Untersuchung beim Niederlegen und bei Neigung von etwa 45 Grad (CASE, HENZHERSON) von großem Wert. Man darf jedoch die Untersuchung am liegenden Kranken mit horizontalem Strahlengang nicht vergessen.

Wird bei der üblichen Untersuchung keine gute und auswertbare Füllung, vor allem des präpylorischen Magenabschnittes und des Duodenum erzielt, oder sollen undeutliche Veränderungen markanter dargestellt werden, ist es zweckmäßig, die Untersuchung durch die Pharmakoradiographie oder durch gezielte Verabreichung von Kontrastmittel zu ergänzen. Für die pharmakoradiographische Untersuchung wird am häufigsten Morphin verwendet. Nach subcutaner Applikation von 0,01 g Morphin kommt es anfangs zur Steigerung des Magentonus, zur Ausprägung des Reliefs, Vertiefung der Peristaltik. Gewöhnlich erfolgt auch eine gute Füllung des Duodenum. Die Herabsetzung der Irritation und die Hemmung der Spasmen wird durch Verabreichung von Atropin oder Amylnitrit erreicht. Zur anschaulichen Darstellung der Duodenalveränderungen könnte auch die gezielte Verabreichung der Bariumsuspension mit Hilfe einer Sonde direkt in das Duodenum in Frage kommen. Als vorteilhafter erweist es sich jedoch, die gezielte Verabreichung mit der Pharmakoradiographie zu verbinden und die Duodenographie in Hypotonie durchzuführen.

Bei der Auswertung der Untersuchungsergebnisse muß man besondere Aufmerksamkeit denjenigen Gebieten widmen, die bei Pankreaserkrankungen am häufigsten beeinflußt werden, d.h. hauptsächlich der Rückwand und dem Antrumabschnitt des Magens, dem retrogastrischen Raum und dem Duodenum. Die Rückwand des Magens ist normalerweise gerade, manchmal verläuft sie leicht schräg nach vorn und abwärts. Im Bereich der Überkreuzung mit dem Pankreaskörper kann eine leichte Rinne feststellbar sein, das sog. *Pankreasbett*.

Von großer Wichtigkeit ist die richtige Auswertung des retrogastrischen Raumes. Er läßt sich am besten auf der Aufnahme, die in Seitenprojektion in Rückenlage (Abb. 6) mit horizontalem Strahlengang durchgeführt wurde, beurteilen (Teschendorf). Jedoch auch die linke Seitenaufnahme am Stehenden gibt gute Auskünfte (Abb. 7). Die Schrägaufnahmen an sich sind für die Beurteilung der Größe des retrogastrischen Raumes nicht maßgebend, können jedoch gute Hinweise im Vergleich mit anderen Aufnahmen liefern (Ruth). Die Breite des retrogastrischen Raumes wird von der Rückwand des Magens zum vorderen Rand der Wirbelsäule gemessen und gewöhnlich mit der Breite eines Wirbel

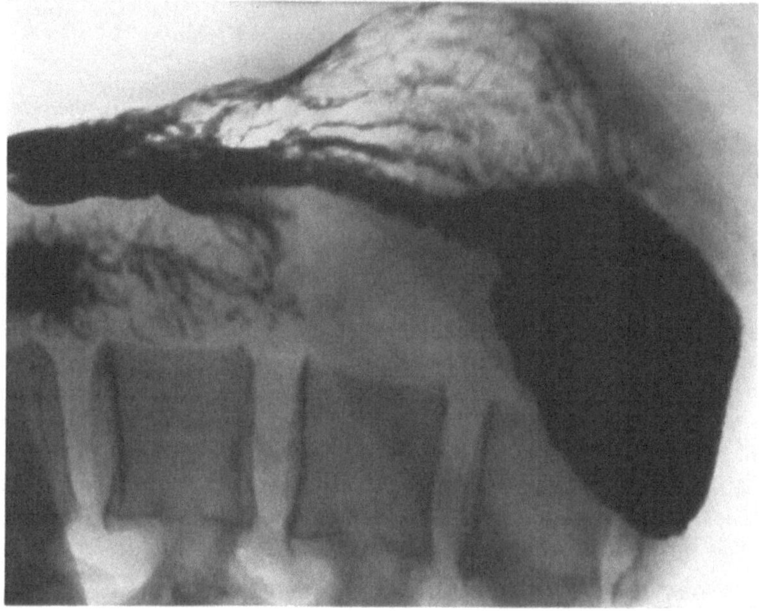

Abb. 6. Retrogastrischer Raum in linker Seitenprojektion in Rückenlage

körpers verglichen. Diese Messung ist vor allem für diejenigen Magenabschnitte maßgebend, die sich vor der Wirbelsäule befinden, insbesondere für das Antrum. Poppel schlägt vor, eine präzise Messung mit 2 aufeinander senkrecht projizierten Aufnahmen vorzunehmen. Auf der sagittalen Aufnahme gibt man an der Überkreuzung der Wirbelsäule im Antrum einen Punkt in der Mitte zwischen der großen und kleinen Kurvatur — den sog. *vertical indicator* — an. Dort wird dann auf der Seitenaufnahme der Abstand zwischen der Rückwand des Antrum und der Wirbelsäule gemessen. Unter normalen Verhältnissen erreicht er die Breite des zugehörigen Wirbelkörpers. Für die übrigen Magenabschnitte und hauptsächlich für den Pankreaskörper, der sich links von der Wirbelsäule befindet, bestimmt dieser Abstand der Rückwand des Magens von der Wirbelsäule nicht präzis das Ausmaß des retrogastrischen Raumes, er erlaubt jedoch einen guten Überblick über die Pankreasveränderungen (Moldenhauer).

Bei der Auswertung des retrogastrischen Raumes muß man sich darüber im klaren sein, daß seine Breite recht variabel ist und vom Konstitutionstyp, dem Gewicht, der Höhe, dem Alter und Geschlecht, der Körperlage, der Respiration und sowohl vom Grad der Füllung des Magens als auch der linken Flexur beeinflußt ist. Sheinmel, Moldenhauer,

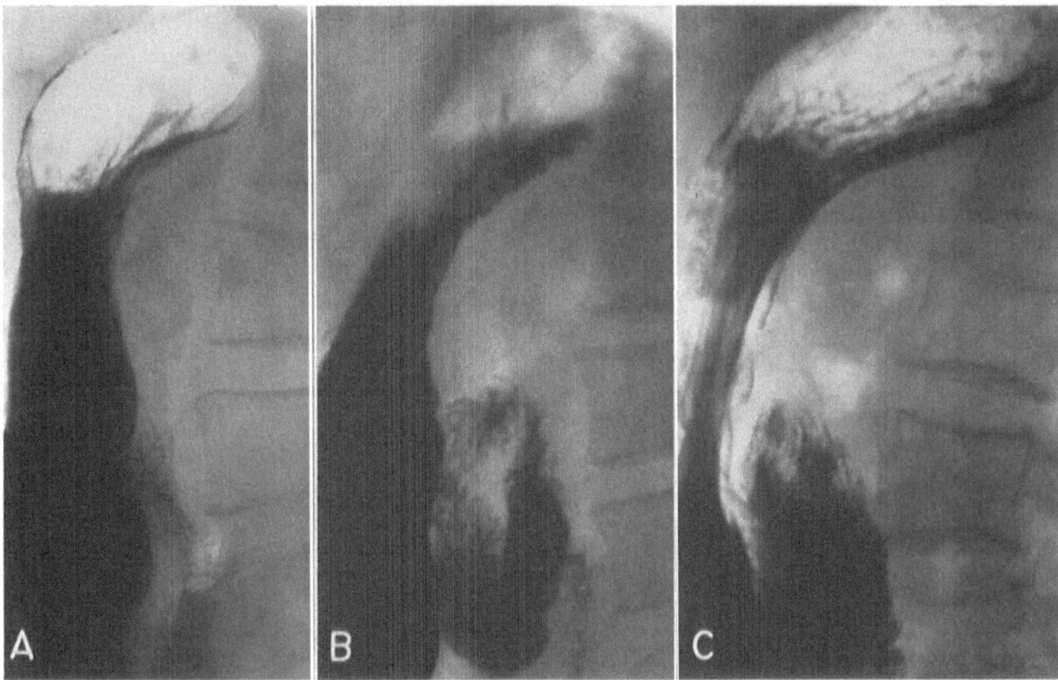


Abb. 7 a—c. Variationen des normalen retrogastrischen Raumes in linker Seitenprojektion im Stehen bei Asthenikern und Normalsthenikern

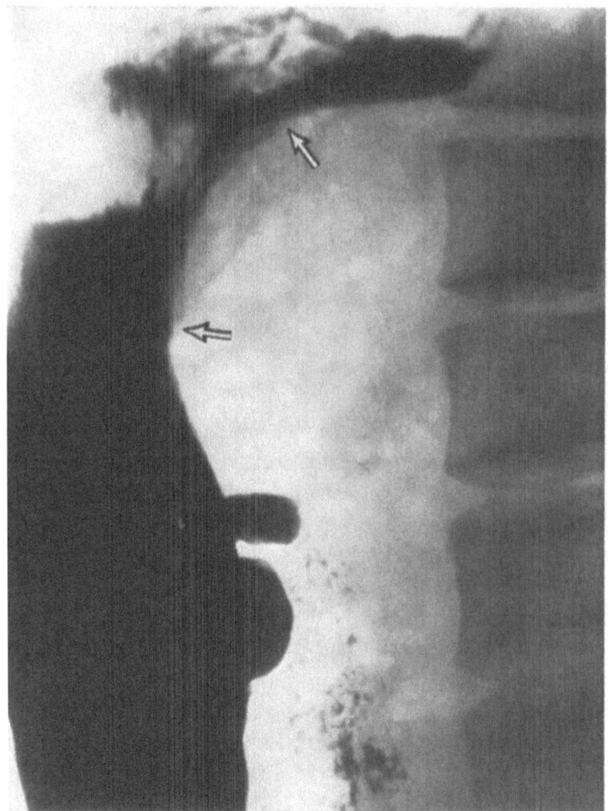

Abb. 8. Leichte Ausweitung des retrogastrischen Raumes und Verdrängung der hinteren Magenwand (Pfeil) bei einer chronischen Pankreatitis

Ruth u. a. stellten bei Normalsthenikern und Asthenikern Werte fest, die annähernd der Breite eines Wirbelkörpers entsprachen und in kleinen Grenzwerten schwankten. Bei Hypersthenikern fanden sich sowohl eine ausgeprägte Ausweitung, als auch eine größere Schwankung seines Ausmaßes. Die Ausweitung wird hierbei gewöhnlich durch die Anhäufung des parapankreatischen Fettes hervorgerufen. Die Messung des retrogastrischen Raumes kann somit nur bei normal entwickelten oder schlanken Individuen wertvoll sein. Als pathologisch kann hierbei seine Ausweitung über 1,5 der Breite des Wirbelkörpers angesehen werden und ein besonders wertvolles Symptom ist sie in Zusammenhang mit den Veränderungen der Rückwand (Abb. 8—10). Die Verschmälerung des retrogastrischen Raumes läßt sich nur im Antrumgebiet auswerten und gewöhnlich wird eine

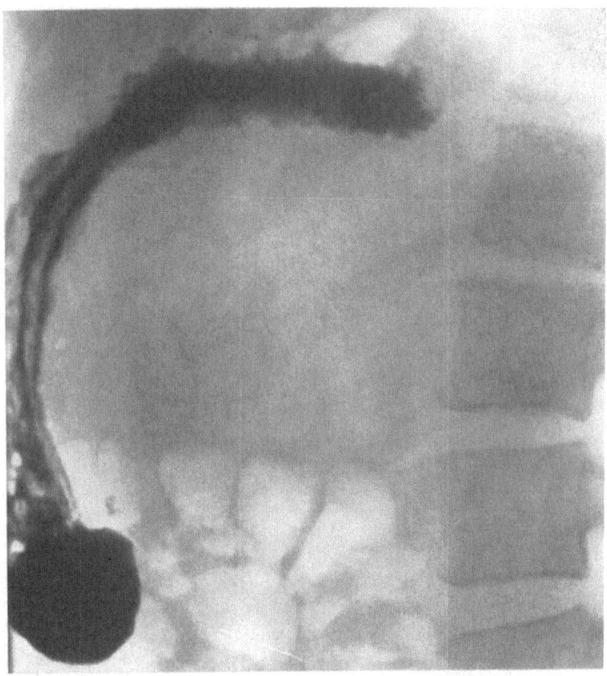

Abb. 9. Große Ausweitung des retrogastrischen Raumes durch eine Pseudocyste

Breite von weniger als der Hälfte der Breite des Wirbelkörpers als pathologisch angesehen.

Bei fettleibigen Kranken mit Magenhypertonie kann bei der Auswertung des retrogastrischen Raumes ein Vergleich seiner Breite mit dem Abstand der Wirbelsäule von der vorderen Bauchwand zu Hilfe genommen werden, und zwar soll seine Breite etwa ein Drittel dieses Abstandes betragen. Jedoch auch dieses Verhältnis ist nur mit Reserve zu verwerten, insbesondere wenn keine anderen Veränderungen vorhanden sind. Der retrogastrische Raum kann nämlich schon infolge der Aufblähung der linken Colonflexur erweitert sein.

Beim Duodenum muß man sehr sorgfältig hauptsächlich die Innenwand beurteilen und man darf seine große Variabilität nicht vergessen. Insbesondere muß die Beurteilung der Größe der Duodenalschlinge stets unter Berücksichtigung des Konstitutions- und Magentypus erfolgen. Bei Asthenikern pflegt die Duodenalschlinge oft klein zu sein, bei Hypersthenikern und fettleibigen Individuen ist sie gewöhnlich weit, manchmal sogar kranzförmig (Abb. 12). Die Erweiterung ist hierbei teils durch Fettanhäufung in der Pankreasgegend teils durch Hochlage des Magens und des Bulbus duodeni verursacht. Außerhalb der Typenunterschiede existieren noch individuelle Unterschiede. Um das Überwerten des

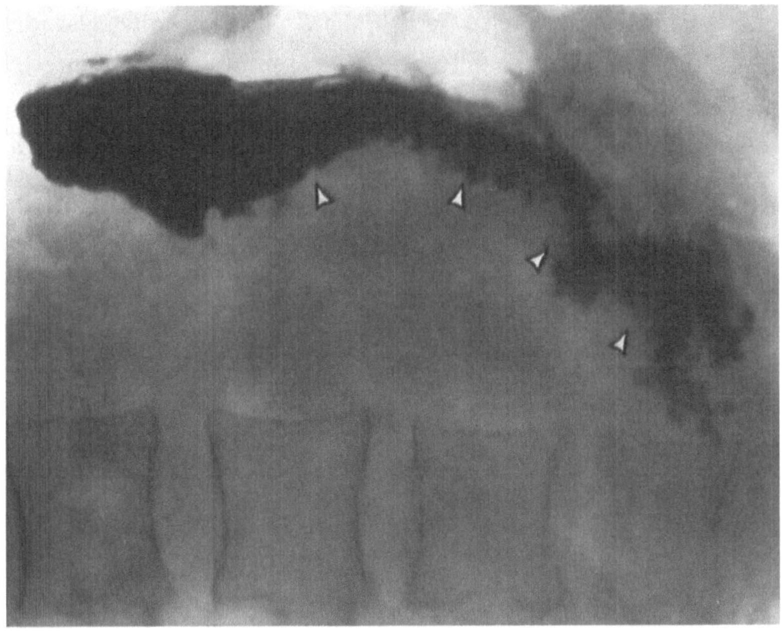

Abb. 10. Leichte Ausweitung des retrogastrischen Raumes und Infiltration der hinteren Magenwand (Pfeil) bei einem Pankreascarcinom. Seitenprojektion in Rückenlage

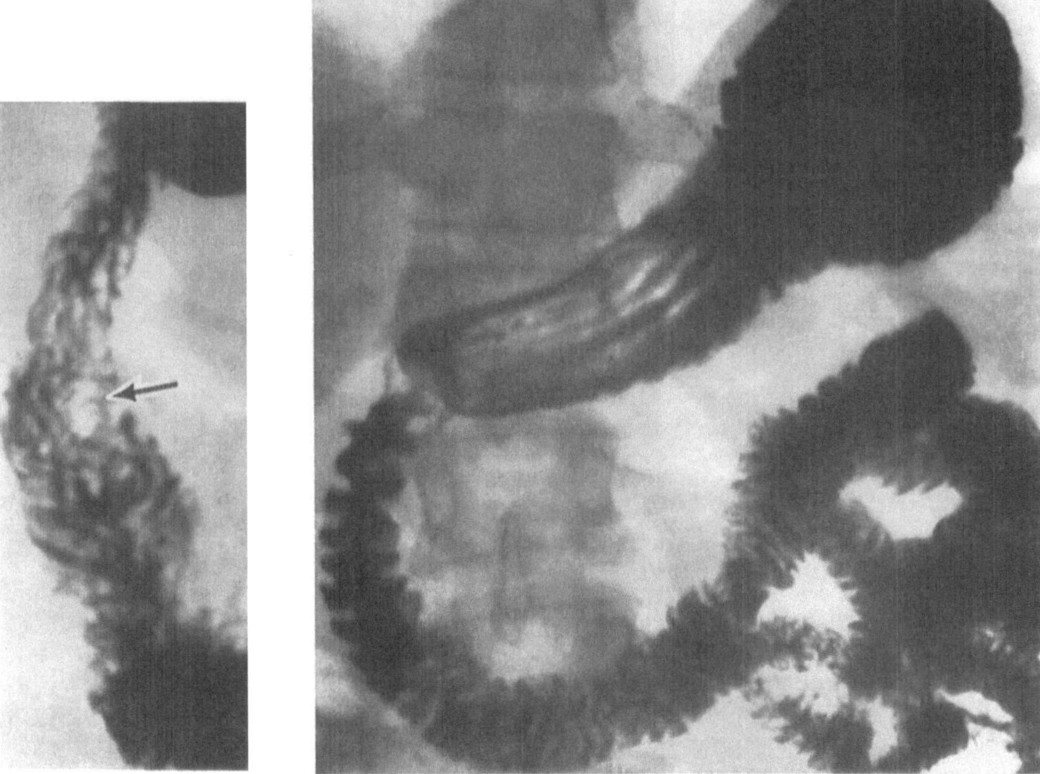

Abb. 11 Abb. 12

Abb. 11. Normales duodenales Schleimhautrelief mit Abbildung der Vater'schen Papille (Pfeil)

Abb. 12. Geräumige und kranzförmige Duodenalschlinge bei einem Hypersthenike mit Normalbefund am Pankreas bei der Operation

Röntgenbildes zu vermeiden, ist es erforderlich, die Größe der Duodenalschlinge immer im Zusammenhang mit dem gesamten Bild des Duodenum auszuwerten. Als pathologisch sind erst Vergrößerungen anzusprechen, die von anderen Veränderungen am Duodenum, hauptsächlich einer Verjüngung des Durchmessers und einer Abflachung des inneren Umrisses, begleitet sind. Sehr schwierig ist die Auswertung der Verkleinerungen der Duodenalschlinge. Falls am Duodenum gleichzeitig keine bestimmten Traktionsveränderungen nachweisbar sind, darf das Bild nicht als pathologisch angesehen werden. Dieselbe Vorsicht

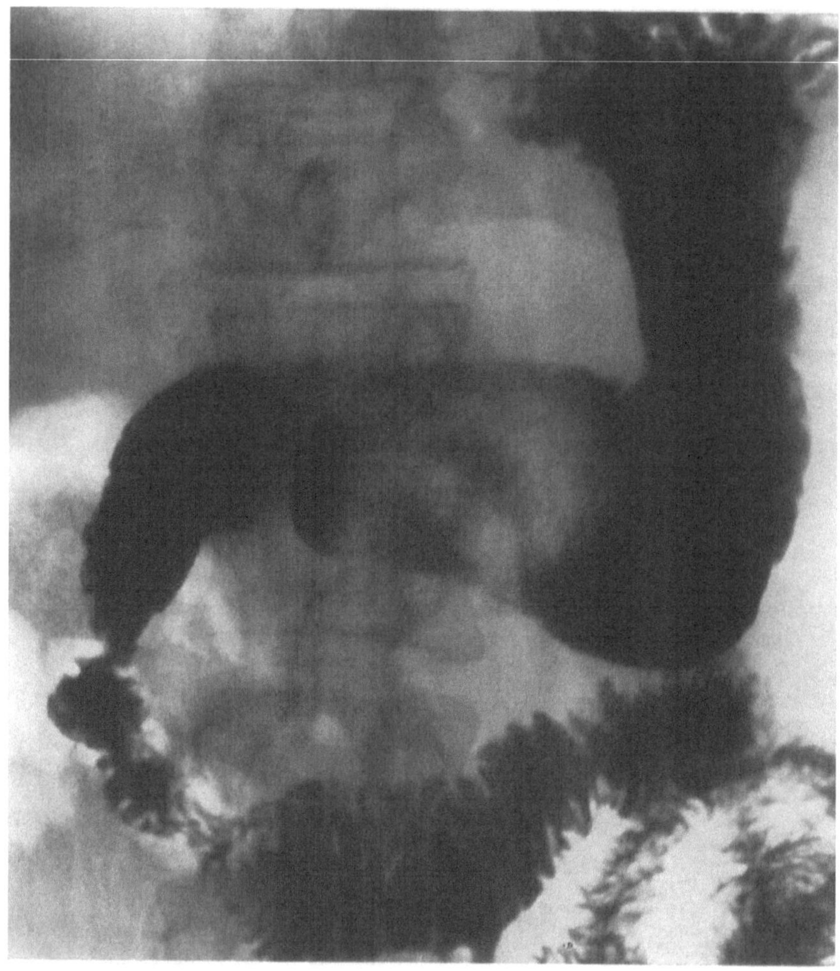

Abb. 13. Das Pelottensymptom des Antrum bei einer Pankreascyste. Neigung in die leichte Schräglage

erfordert auch die Auswertung der Lageveränderungen des absteigenden Abschnittes und der duodenojejunalen Flexur. Der absteigende Duodenumabschnitt kann unter normalen Verhältnissen in sagittaler Projektion vor dem rechten Rand der Wirbelsäule liegen oder bis auf 4—5 cm von ihr entfernt sein. In der Seitenprojektion kann er sich in die Wirbelsäule oder bis 2—3 cm vor dieselbe projizieren. Die Lage der duodenojejunalen Flexur ist noch variabler. Sie befindet sich durchschnittlich im Niveau des mittleren Bulbusabschnittes. Sie kann 3 cm unterhalb seines unteren und 2 cm oberhalb seines oberen Randes lokalisiert sein (Guien). Auch hierbei muß die Auswertung ihrer Lage gemeinsam mit den übrigen Veränderungen vorgenommen werden.

Bei Pankreaserkrankungen lassen sich am Magen und am Duodenum die verschiedensten Befunde vom Normalbild oder einer Funktionsstörung bis zu fortgeschrittenen anatomischen Veränderungen erheben. Zu den häufigsten und frühzeitig auftretenden Befunden zählen die funktionellen Veränderungen, vor allem am Duodenum. Das Duodenum pflegt oft irritiert und inkomplett gefüllt zu sein. Es zeigt sich eine lokalisierte oder universelle Hypertonie. Bisweilen kommt es zu einer Hypotonie mit Passagestörungen, die sich bis zur Atonie steigern können. Zu den Initial-Symptomen gehören auch die Veränderungen des Schleimhautreliefs, die am häufigsten im Gebiet der hinteren Wand des Magenantrum und am Duodenum zu finden sind.

Ein pathologischer Pankreasprozeß äußert sich sehr oft durch Raumbeschränkung. Je nach der Lokalisation und der Richtung der Ausbreitung können die hintere Magenwand, die kleine oder große Kurvatur, der antrale Magenabschnitt oder das Duodenum

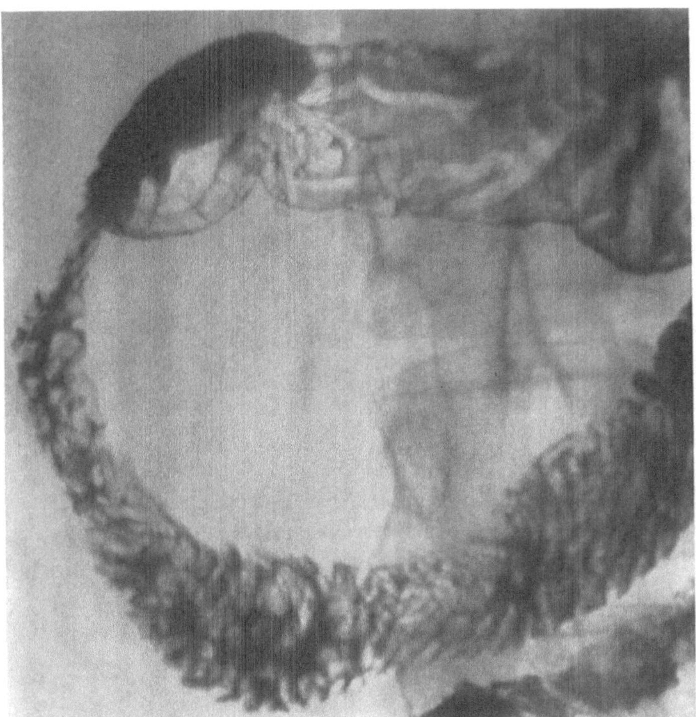

Abb. 14. Pathologische Ausweitung der Duodenalschlinge mit Druckveränderungen des Duodenum, vor allem seines absteigenden Schenkels bei einer Pseudocyste des Pankreaskopfes

verdrängt werden. Im Falle einer Verdrängung der Magenhinterwand kommt eine verschieden große Erweiterung des retrogastrischen Raumes und eine Magendeformation zustande. Der Nachweis der Befunde des Magenantrum schwankt je nach der Untersuchungslage und wird deutlicher bei der Kompression oder beim Kippen in die Schräglage. Manchmal kann auch das Bild des *Pelottensymptoms* entstehen (Abb. 13). Das Duodenum zeigt bei größerem Druck das typische Bild der Verdrängung und der Vergrößerung der Duodenalschlinge mit Verjüngung des Durchmessers und Glättung der inneren Wand des Duodenum — das sog. *Gutman Symptom* des großen C (Abb. 14). Bei einem lokalisierten Druck kommt es zuerst nur zu einer Abflachung der Falten der inneren Duodenalwand. Später ist gewöhnlich eine völlige Glättung der Wand mit Längsanordnung des Reliefs nachzuweisen. Manchmal treten auch Füllungsdefekte und, als ein wichtiges Symptom, die „Doppelkontur" auf. Das Duodenum kann auch durch den erweiterten Choledochus und durch die Gallenblase verdrängt sein (STRNAD) (Abb. 17). Der erweiterte Choledochus bildet dann einen bandförmigen Füllungsdefekt, mitunter eine Verjüngung des Bulbus

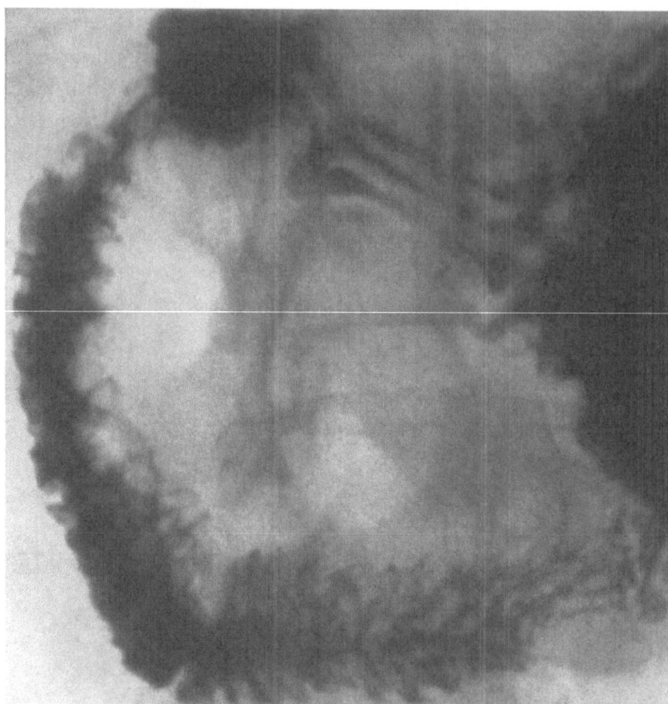

Abb. 15. Leichte Druck- und Adhäsionsveränderungen des Duodenum bei einer chronischen Pankreatitis

oder des oberen Duodenalschenkels. Die erweiterte Gallenblase erzeugt eine Impression der Außenwand des absteigenden Schenkels. Auch die Zeichen von Druckveränderungen an den Duodenaldivertikeln sind von großer diagnostischer Bedeutung. Jede Abweichung von der typischen Form und Lage eines Divertikels muß den Verdacht auf einen Pankreasprozeß aufkommen lassen.

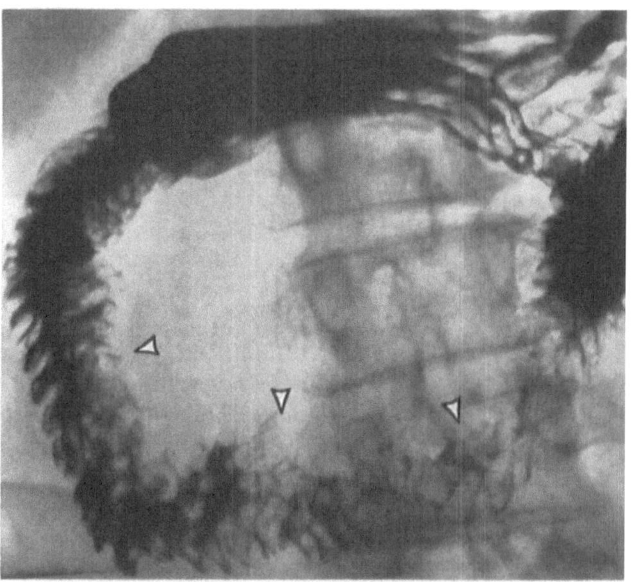

Abb. 16. Verdrängung von Duodenum und Magenantrum mit Infiltration der medialen Duodenalwand (Pfeil) bei einem Pankreaskopfcarcinom

Bisweilen kann man Adhäsionen und bei Geschwülsten auch den Einbruch in die Magen- oder Duodenalwand nachweisen. Die Adhäsionen kommen hauptsächlich am Magenantrum und am Duodenum vor und verursachen entsprechende Deformationen. Manchmal kann bei Adhäsionen auch das Bild eines Pseudodivertikels entstehen. Bei der Kombination der Adhäsionen und Druckveränderungen tritt manchmal an der inneren Wand des absteigenden Schenkels das *Frostberg'sche Symptom* der umgekehrten Drei auf. Das anatomische Substrat dieses Symptoms ist nicht einheitlich, und es kann sowohl durch entzündliche als auch durch tumoröse Prozesse verursacht sein. Die Infiltration äußert sich in Rigidität und Streckung, durch unscharfe, wie angenagte Umrisse der betroffenen Wand und durch Destruktion des Schleimhautreliefs.

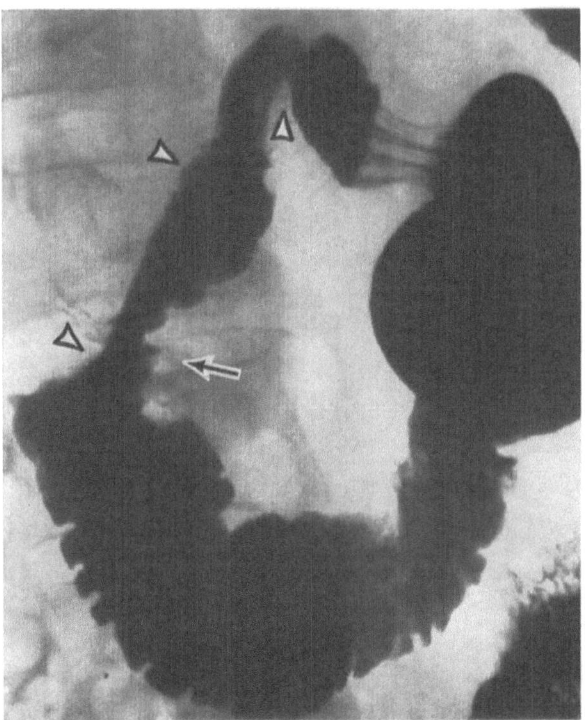

Abb. 17. Druckveränderungen des Bulbus und des oberen Duodenalabschnittes durch den erweiterten Gallengang und die Gallenblase (Pfeil) bei einem Pankreascarcinom. Infiltration der medialen Wand des absteigenden Schenkels im Bereiche der Papille (Pfeil)

Für die Diagnostik kann es weiterhin wertvoll sein, die lokalisierte Druckempfindung zu studieren. Das Pankreas pflegt hauptsächlich bei Entzündungsvorgängen, und zwar am häufigsten im Bereich des Kopfes, auf Druck empfindlich zu sein.

Keine der festgestellten Veränderungen ist jedoch spezifisch. Sie können durch die mannigfaltigsten Prozesse der umgebenden Organe oder Gewebe hervorgerufen sein. Es ist immer notwendig, in erster Linie Magen- und Duodenumprozesse, ferner Leber- und peripankreatische Lymphknotenprozesse sowie retroperitoneale und Nierengeschwülste auszuschließen; das gilt auch für Aneurysmen der Bauchaorta, omentale oder mesenteriale Cysten, die Splenomegalie, die Hyperlordose und andere Wirbelsäulenprozesse. Die Traktionsdeformation des Magens bei umfangreicher Zwerchfellhernie ist ebenfalls in Erwägung zu ziehen. Jedoch ist es oft nicht möglich, präzise Angaben zu machen und die genaue Lage des Prozesses zu bestimmen. Gewöhnlich kann man nur auf einen Prozeß in der Pankreasgegend schließen und die genauere Bestimmung seiner Herkunft und des Charakters bleibt weiteren speziellen Untersuchungen vorbehalten.

## 4. Mageninsufflation

Die Mageninsufflation nach Engel und Lysholm stellt eine Ergänzungsmethode mit enger spezieller Anwendungsbreite dar. Sie zielt auf die Untersuchung des retrogastrischen Raumes und auf die Diagnostik des Körpers und Schwanzes des Pankreas ab. Sie ermöglicht, Prozesse, die mit einer Pankreasvergrößerung einhergehen, festzustellen und bei günstiger Lokalisation sind auch kleine Tumoren zu diagnostizieren (Olsson). In der Diagnostik der Pankreaskonkremente und -verkalkungen ist diese Methode ebenfalls wertvoll. Sie kann in den Fällen indiziert sein, bei denen die Magenuntersuchung mit Barium nur unsichere Veränderungen des retrogastrischen Raumes und der Rückwand zeigt oder bei denen man bei klinischem Verdacht auf einen pathologischen Prozeß keine Veränderungen des Pankreaskörpers und des Schwanzes nachweisen konnte. Mit Hilfe der Mageninsufflation sind jedoch gewöhnlich Prozesse des Kopfes nicht feststellbar, ebenso ist es

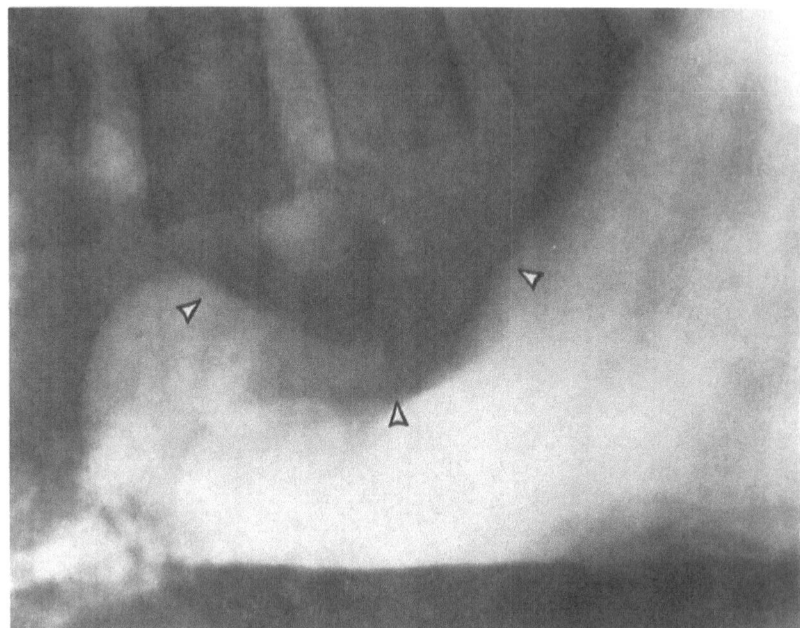

Abb. 18. Das sog. Pankreasbett (Pfeil) bei der Mageninsufflation

nicht möglich, Pankreasprozesse von den Veränderungen der umgebenden Gewebe abzugrenzen. Bei fettleibigen Kranken ist die Methode nicht ergiebig.

Die Mageninsufflation kann auf verschiedene Weise durchgeführt werden. Die einfachste Methode ist die Verabreichung von Brausepulver (4 g Acid. tartarici und 4 g Natr. bicarbonici getrennt in kleiner Wassermenge auflösen). Geeignet ist hierfür auch die Insufflation mittels einer Sonde, denn sie ermöglicht, das Füllungsquantum zu regulieren und bei eventueller Rumination nachzufüllen. Giraut verabreicht vor der Insufflation ein kleines Quantum Bariumaufschwemmung, um zugleich ein Reliefbild des Magens zu erzielen.

Die Grundprojektion ist die linke Seitenprojektion in Bauchlage mit horizontalem Strahlengang. In dieser Lage kommen die Magenrückwand und der retrogastrische Raum am besten zur Darstellung. Fernerhin ist die Projektion in Rücken- oder Bauchlage mit vertikalem Strahlengang wichtig.

Auf der Seitenaufnahme wird vorwiegend die Magenhinterwand und der retrogastrische Raum ausgewertet, der infolge der Aufblähung des Magens Dreieckform hat. Er ist nach hinten zu von der Wirbelsäule, nach unten durch das Antrum und nach oben durch den Magenkörper abgegrenzt und bildet das sog. *Pankreasbett* (Abb. 18). An der Bildung ist jedoch nicht nur der anliegende Pankreasabschnitt beteiligt, sondern auch die Gewebe,

Gefäße und Lymphknoten seiner Umgebung. Bei Asthenikern und Normalsthenikern erreicht es die Breite von $^{3}/_{4}$—1 Wirbelkörper, bei den Fettleibigen ist es deutlich breiter. Vom retrogastrischen Raum gilt hierbei dasselbe, wie im vorhergehenden Kapitel ausgeführt. In der Sagittalprojektion wertet man hauptsächlich die Wände des aufgeblähten Magens und die Homogenität seiner Füllung aus.

Die vom Körper und dem Schwanz des Pankreas ausgehenden Prozesse äußern sich hauptsächlich durch die Veränderungen des Pankreasbettes und durch die Deformierung der Magenhinterwand. Als erweitert kann man einen Raum von 1,5 Wirbelkörperbreite ansprechen, jedoch wiederum mit der Ausnahme der fettleibigen Kranken. Am häufigsten kommt die Erweiterung bei Geschwulsterkrankungen des Pankreas vor. Die Verkleinerung des Raumes ist verhältnismäßig selten und kann als Folge einer raschen Abmagerung oder bei fortgeschritteneren atrophischen Pankreatitiden zustandekommen (Holm). An der Magenrückwand kann man verschiedene Deformationen und Impressionen nachweisen. Zuweilen ist der pathologische Prozeß in das Magenlumen vorgewölbt. Auch in der Sagittalaufnahme kann die Deformation der Magenwand in Erscheinung treten.

Ähnliche oder gleiche Veränderungen wie Pankreasprozesse können die Geschwülste des Retroperitonealraumes, der Nieren, der Leber, der Gallenblase, der linken Flexur des Dickdarmes, oder ein Erguß in der Bursa omentalis verursachen. Manche davon können schon durch eine genaue Untersuchung, vor allem durch das Drehen in die schräge Projektion, ausgeschlossen werden. Bei den übrigen Prozessen ist die Abklärung unter Zuhilfenahme ensprechender Untersuchungsmethoden erforderlich.

## 5. Duodenographie in Hypotonie

Die Duodenographie in Hypotonie, in der Liotta die Vorteile der Pharmakoradiographie mit gezielter Applikation des Kontrastmittels vereinigte, gehört zu den wichtigsten Grunduntersuchungen. Durch die Verabreichung von wirksamen Spasmolytica wird dabei die Erschlaffung der Duodenalmuskulatur erzielt. Die Wand des ausgeweiteten Duodenum liegt dann unmittelbar dem Pankreaskopf an; die Duodenalfüllung stellt damit eine Abgußabbildung seines äußeren Umrisses dar. Oft kommt dabei auch die Vater'sche Papille zur Darstellung. Die Duodenographie in Hypotonie ermöglicht somit, die oberflächlich lokalisierten Prozesse sowohl des Pankreaskopfes als auch der Vaterschen Papille verläßlich und oft schon sehr frühzeitig festzustellen. Auch bei der Bestimmung der Natur der Erkrankung erlaubt sie sehr oft typische entzündliche Veränderungen von tumorösen Pankreaserkrankungen abzugrenzen. Ferner ist sie wichtig für die Unterscheidung der funktionellen von den anatomischen Veränderungen und für die Diagnostik der Duodenaldivertikel. Indiziert ist sie in allen Fällen, bei denen die übliche Duodenaluntersuchung eine Diagnosestellung nicht überzeugend ermöglicht oder wenn bei klinischem Verdacht auf eine Pankreaserkrankung ein Normalbefund erhoben wird. Bei jedem Verdacht auf eine Erkrankung der Vater'schen Papille ist sie durchzuführen. Allerdings hat auch diese Untersuchung Grenzen in ihrer Leistungsfähigkeit. Sie versetzt nicht in die Lage, tief gelegene, von der Duodenalwand entfernte oder im Pankreaskörper und/oder -schwanz lokalisierte Prozesse festzustellen. Sie soll vorwiegend für die Untersuchung des zweiten und des dritten Duodenalabschnittes vorbehalten bleiben. Die Veränderungen im Bereiche des oberen Schenkels und manchmal auch der oberen Duodenalflexur sind schwerer auszumachen, denn diese Abschnitte können durch die eingeführte Sonde verschiedenartig umgeformt werden. Falls ein Verdacht auf Veränderungen dieser Gegend bei den üblichen Duodenaluntersuchung aufkommt, ist es zweckmäßiger, eine Pharmakoradiographie mittels Morphin durchzuführen.

Die Grundvoraussetzung zum Gelingen der Diagnostik ist eine ausreichende Hypotonie. Man macht am häufigsten von Atrenyl (Liotta, Mallett-Guy, Kestens) oder Probatin (Guien, Sarles) Gebrauch. Zuerst wird die Sonde in den oberen Abschnitt des absteigenden Schenkels eingeführt. Die Anwendung eines Führungsdrahtes ist dabei sehr nützlich (Bilbao). Dann erfolgt die intramuskuläre Applikation von 2—4 mg Atrenyl oder

15—30 mg Probatin. 10—20 min danach wird in das Duodenum ein Lokalanaestheticum, gewöhnlich 10 ml von viscösem Xylocain, eingespritzt, um eine Reizwirkung der Duodenalwand durch die Sonde zu verhindern. Die Xylocainanwendung ist jedoch keine unerläßliche Voraussetzung (Guien). Das Kontrastmittel wird 20—25 min nach Applikation der Spasmolytica verabreicht. Man benützt dazu eine dünnere Bariumaufschwemmung als bei der Magenuntersuchung von 35—37°. Die Injektion erfolgt so schnell wie möglich. Zur Darstellung des Duodenum reichen gewöhnlich 150—250 ml aus. Es ist wichtig, das Barium unter Druck einzuspritzen, damit sich das Duodenum möglichst ausweitet. Diese Phase der Untersuchung — die Prallfüllung — wird meistens in Rücken- und Schräglagen durchgeführt.

Die nächste Phase bildet die Untersuchung mit Luftinsufflation im Doppelkontrast. Dieses Vorgehen ist sehr wichtig zur besseren Darstellung der Duodenalwand und zur genaueren Beurteilung der Veränderungen im Reliefbild. Man entleert das Duodenum, indem man eine möglichst große Menge des Kontrastmittels absaugt und den Kranken in die linke Seitenlage bringt. Die Insufflation führt man dann sowohl in der linken Seitenlage, als auch in Bauchlage durch, damit die Luft nicht so leicht in die anderen Abschnitte des Verdauungskanals entweicht. Die Luftmenge richtet sich nach dem Befund bei der Durchleuchtung. Man kommt gewöhnlich mit 200—400 ml gut aus.

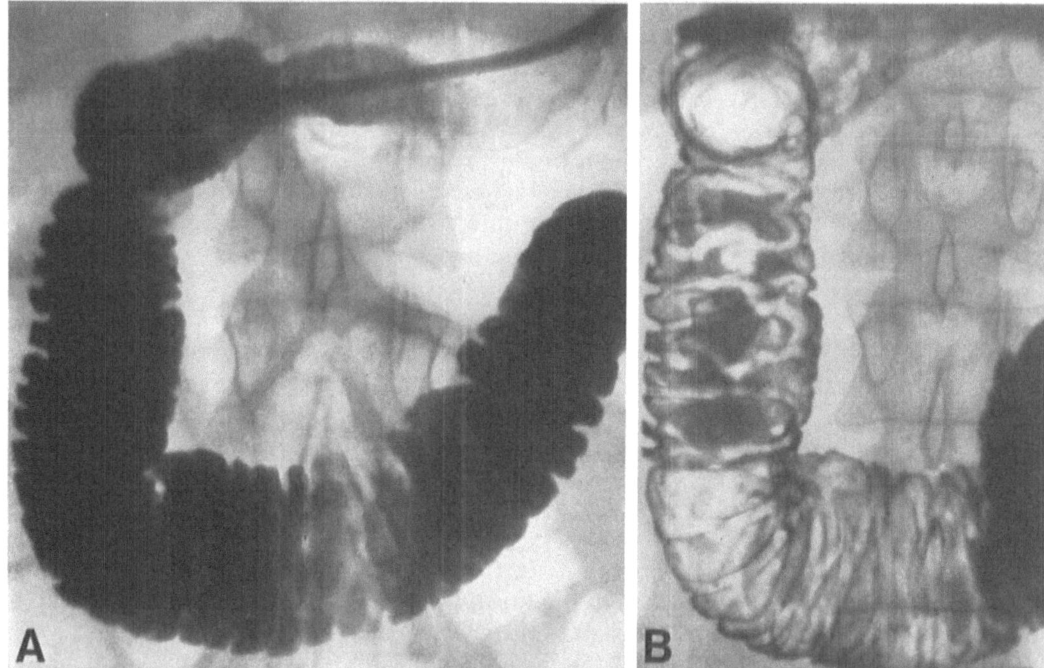


Abb. 19. a und b Duodenographie in Hypotonie Normalbild. a Prallfüllung; b Nach der Insufflation

Die Duodenographie in Hypotonie stellt keine belastende Untersuchung dar. Nur eine größere Luftinsufflation kann zu Druckgefühl im Bauch führen. Nach der Verabreichung von Spasmolytica hat der Kranke 1—2 Std ein Trockengefühl im Mund, manchmal tritt eine kurzfristige Harnretention auf. Bei Kranken mit Coronarerkrankung und mit fortgeschrittener Harnretention soll die Duodenographie in Hypotonie nicht durchgeführt werden.

Auf die Injektion des Kontrastmittels reagiert manchmal das Duodenum mit oberflächlicher Peristaltik. Nachdem die ganze Menge eingespritzt ist, erschlafft das Duodenum, wird erweitert und ist homogen aufgefüllt (Abb. 19). Der Befund am Bulbus hängt im wesentlichen von der Konstitution des Kranken ab. Bei Hyperstenikern ist der Bulbus kurz, dorsalwärts gerichtet und nur in schräger Projektion übersichtlich darzustellen. Bei Asthenikern ist der Bulbus meist länger, schräger gelagert und überdeckt manchmal teilweise den absteigenden Schenkel. Der Winkel zwischen dem oberen und absteigenden Schenkel ist infolge der Erweiterung des Duodenum spitzer, falls er nicht durch die eingeführte Sonde abgeflacht wird. Der absteigende Schenkel, vor allem in seinem mittleren und unteren

Abschnitt, pflegt vom ganzen Duodenum am deutlichsten ausgeweitet zu sein. Sein Durchmesser kann 4—5 cm breit sein. Seine Erweiterung erfolgt oft gleichmäßig nach allen Seiten, und die innere und äußere Kontur bilden einen flachen, regelmäßig konvexen Bogen (die *Sicherheitskurve* — nach LIOTTA). Manchmal ist dieser Bogen, hauptsächlich im oberen Abschnitt der Innenwand, nur angedeutet zu sehen. In anderen Fällen können die Wände des absteigenden Schenkels gestreckt sein. Sie sind jedoch meist symmetrisch, und die innere Kontur stellt das Ebenbild der äußeren Kontur dar. Die untere Duodenalflexur pflegt unterschiedlich abgerundet zu sein. Der dritte und vierte Duodenalabschnitt ist ebenfalls deutlich ausgeweitet, behält jedoch seine normale Form. Ihre Wände sind nur gering vorgewölbt. Der dritte Abschnitt kann manchmal eine breitere Aufhellung zeigen, die durch den Druck der Wirbelsäule verursacht ist. Am Übergang des dritten in den vierten

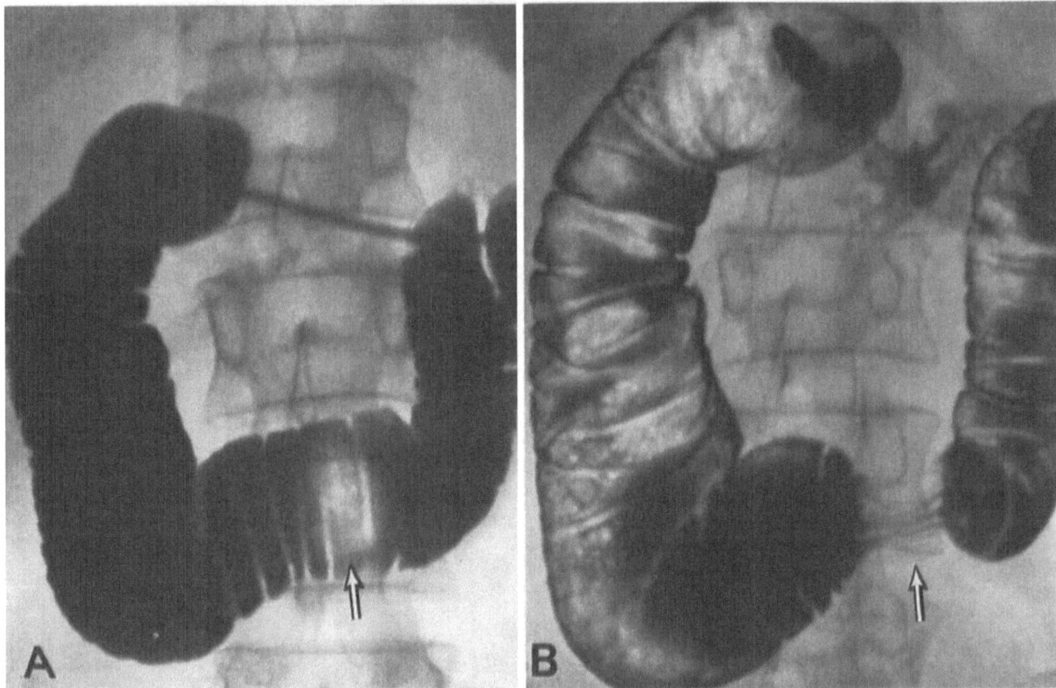


Abb. 20 a und b. Normalbild der Duodenographie in Hypotonie mit Kompression des dritten Duodenalabschnittes durch die obere Mesenterialarterie (Pfeil). a Prallfüllung; b Reliefbild nach der Insufflation

Abschnitt findet man nicht selten eine tiefe Einkerbung und eine bandförmige Aufhellung infolge der Überkreuzung mit dem Mesenterialgefäßstamm (Abb. 20). An der Stelle der Sphincteren, hauptsächlich im Bereiche des medioduodenalen bzw. Ochsner'schen Sphincters ist manchmal eine oberflächliche, vereinzelt auch eine tiefere zirkuläre Einschnürung sichtbar.

Die Umrisse des Duodenum sind gewöhnlich regelmäßig gekerbt, vor allem im Bereich des absteigenden Schenkels. Die einzelnen, verschieden tiefen Kerben sind von hypotonischen Falten gebildet. Diese Kerben sind am deutlichsten an der äußeren Wand ausgeprägt. An der inneren Duodenalwand, hauptsächlich im Bereiche der unteren Hälfte des absteigenden Schenkels, stellen sie sich flacher dar. An der inneren Wand des absteigenden Schenkels, am häufigsten im mittleren Teil, manchmal auch im Bereich der unteren Flexur, ist die Vater'sche Papille, vereinzelt auch die Vater'sche Ampulle, sichtbar. Die Vater'sche Papille kann als eine Einkerbung, auch mit angedeutetem Reflux in die Choledochusmündung zur Darstellung kommen. In anderen Fällen hat sie die Form eines ovalen flachen Füllungsdefektes mit scharfen Konturen.

Nach der Luftinsufflation wird das Duodenum noch mehr ausgeweitet. Die Bariumaufschwemmung kleidet die Wand mit einer dünnen Schicht aus. Die Falten bilden sich als quer oder schräg verlaufende breite Streifen ab, wobei sich das Relief würfelförmig darstellen kann. In der Doppelkontrastfüllung wird auch die Vater'sche Papille deutlicher sichtbar (Abb. 21). Im Falle ihrer orthograden Abbildung ist sie gewöhnlich als eine ovale oder runde Aufhellung erkennbar, manchmal mit einem zentralen Fleck, oft mit konvergierenden Falten in der Umgebung. In der tangentialen Projektion äußert sie sich als ein flacher Füllungsdefekt, gewöhnlich mit leicht erhabenen Umrissen. Die Papillengröße ist verschieden, ihr Durchmesser überschreitet jedoch nie 1,5 cm. Nach der Insufflation treten auch die Veränderungen des dritten Abschnitts des Duodenalschenkels deutlicher hervor und zwar durch den Druck der Mesenterialgefäße sowie durch die Wirbelsäule. Bei maxi-

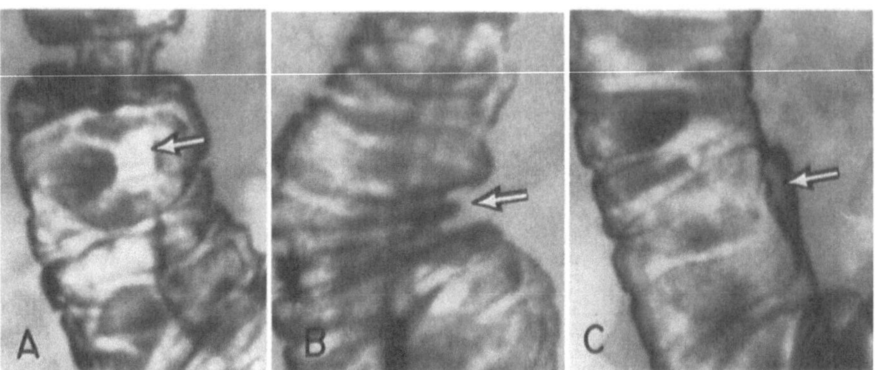


Abb. 21a—c. Darstellung der Vater'schen Papille bei der Duodenographie in Hypotonie im Reliefbild nach der Insufflation (Pfeil). a Orthograde Darstellung der Papille; b und c Tangentiale Darstellung der Papille

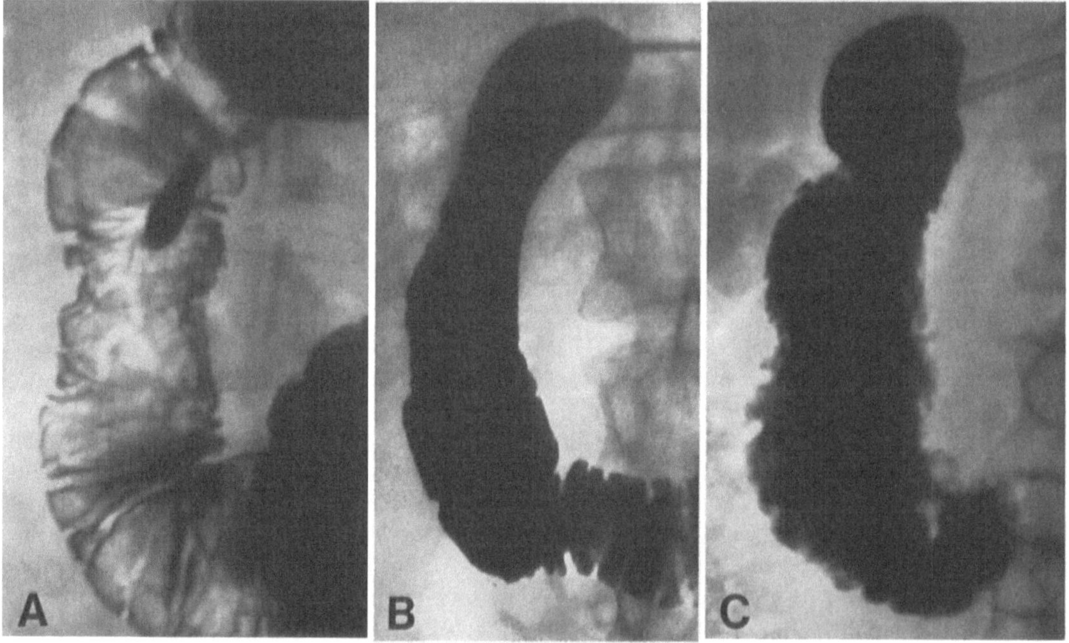


Abb. 22a—c. Charakteristische Veränderungen der medialen Wand des absteigenden Schenkels des Duodenum. a bei chronischer Pankreatitis; b bei postnekrotischer Pseudocyste des Pankreaskopfes; c bei Pankreaskopfcarcinom

maler Wandaufblähung kann in der äußeren Kontur des absteigenden Schenkels eine flache Impression durch den Druck der Gallenblase zustandekommen.

Bei der Auswertung der Untersuchung im Hinblick auf Pankreasveränderungen ist es erforderlich, vor allem auf die innere Duodenalkontur und die Gegend der Vater'schen Papille zu achten. Unter den pathologischen Abweichungen kommen hauptsächlich Veränderungen der Form, der Umrisse, der Füllung und des Reliefs vor. Am häufigsten wird die Deformierung der inneren Wand des absteigenden Schenkels angetroffen (Abb. 22). Diese

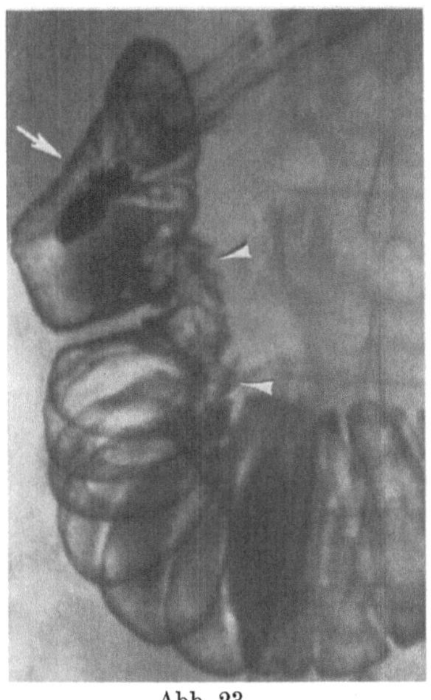

Abb. 23

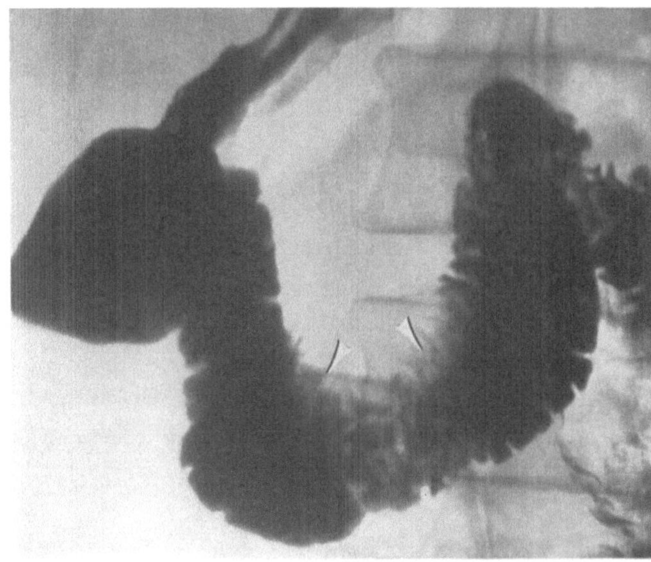

Abb. 24

Abb. 23. Pankreaskopfcarcinom mit Tumorinfiltration der medialen Wand des absteigenden Duodenalschenkels. Zerstörung des Schleimhautreliefs (Pfeil) und Verdrängung des oberen Duodenum durch die vergrößerte Gallenblase (Pfeil)

Abb. 24. Scirrhotisches Pankreaskopfcarcinom mit Infiltration und Traktion der medialen Duodenalwand (Pfeil) und Verkleinerung der Duodenalschlinge

kann durch den Druck des veränderten Pankreas verschieden weit nach rechts verdrängt und eingedellt sein. Manchmal kommen flache oder tiefere Impressionen zustande. Diese Veränderungen lassen sich durch den Vergleich mit der äußeren Kontur gut beurteilen. Auch kleine Deformierungen können nachgewiesen werden. Bei reinem Druck sind die Umrisse der deformierten Wände glatt, denn durch die Kompression sind an der betreffenden Stelle auch die Falten verformt und verdrängt. Beim Einwachsen des Tumors in das Duodenum resultiert die Rigidität des betroffenen Abschnittes mit unebenen, unscharfen Konturen und verschieden großen Füllungsdefekten (Abb. 23, 24). Bei Adhäsion finden sich die Zeichen einer Ausziehung.

Von großer Wichtigkeit, und verhältnismäßig oft zu beobachten, ist das Symptom der doppelten inneren Kontur. Sie kommt hauptsächlich bei der Luftfüllung zur Darstellung. In der Prallfüllung kann sie infolge der Überdeckung durch das Barium weniger deutlich sein. Wird ein größerer Abschnitt des Pankreas ergriffen, kann sie einen streifenartigen Charakter haben. Dann weist der größte Anteil des absteigenden Schenkels eine doppelte innere Kontur auf. Das Symptom der doppelten Kontur gehört zu einem der häufigsten Merkmale der Erkrankung der Vater'schen Papille (Abb. 25). Das Schleimhautrelief zeigt verschiedenartige Veränderungen. Beim Einwachsen von tumorösen Gewebe ist es deutlich unregelmäßig bis zerstört, durch Druck wird es abgeflacht bzw. geglättet, infolge des Zuges durch Adhäsion kann eine der Falten zu der zipfelig ausgezogenen Wand hinzielen.

Veränderungen der äußeren Duodenalkontur kommen nicht häufig vor und sind gewöhnlich durch sekundäre Prozesse verursacht, z. B. durch vergrößerte Lymphknoten, eine vergrößerte Gallenblase oder einen Nierentumor.

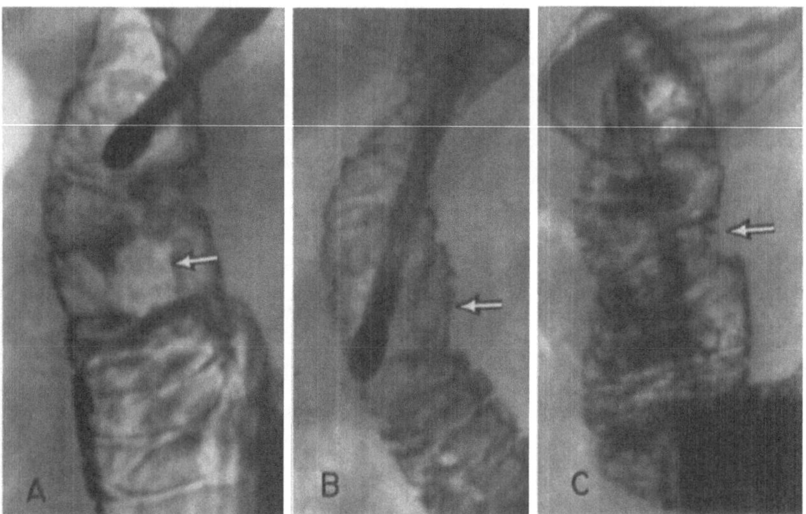


Abb. 25a—c. Verschiedene Bilder der pathologisch veränderten Vater'schen Papille (Pfeil). a Orthograde Darstellung einer entzündlich vergrößerten Papille; b Tangentiale Darstellung einer entzündlich vergrößerten Papille; c Tangentiale Darstellung einer deformierten Papille bei Papillitis sclerotisans

## 6. Dünndarmuntersuchung

Die Dünndarmuntersuchung leistet in der Diagnostik der Pankreaserkrankungen wenig (Abb. 26). Veränderungen am Dünndarm sind zwar bei Pankreaserkrankungen sehr oft nachweisbar, jedoch handelt es sich dabei nur um unspezifische Veränderungen, wie sie auch bei zahlreichen anderen Erkrankungen, so des Dünndarms oder anderer nahe oder entfernt gelegener Organe vorkommen.

Die Dünndarmveränderungen sind hauptsächlich bei solchen Pankreaserkrankungen zu beobachten, bei denen es zur Abflußhemmung der Galle und des Pankreassaftes in den Darm kommt (Chocholáč), oder bei denen der Inhalt der Enzyme im Duodenalsaft herabgesetzt ist. Es resultiert hierbei eine Störung der Verdauung und der Resorption im Dünndarm, insbesondere der Fette und Eiweißstoffe. Klinisch tritt oft das Bild der Pankreassteatorrhoe auf. Veränderungen des Dünndarms können aber auch auf neurogenem Wege — reflektorisch — zustande kommen. Bei der Untersuchung des Dünndarms mit der Zielrichtung auf das Pankreas genügt es gewöhnlich, den Dünndarm nach üblicher Magenuntersuchung in halbstündigen Intervallen für die Dauer von 3—6 Std nachzukontrollieren.

Am häufigsten kommen bei Pankreaserkrankungen funktionelle, seltener morphologische Veränderungen vor. Die funktionellen Veränderungen äußern sich in vom Normalen abweichenden Funktionssteigerungen oder -hemmungen, deren Ausmaß manchmal dem Fortschreiten der Pankreasstörungen, insbesondere bei der Pankreassteatorrhoe, parallel verläuft (Golden). Im ganzen läßt sich jedoch keine präzise Abhängigkeit feststellen. Das Relief ist oft geschwollen, unregelmäßig, die Falten sind breit und die Wandkonturen gezähnelt. Gleichzeitig treten auch lokale oder universelle Tonusveränderungen auf. Unregelmäßige spastische Segmentation wechselt mit breiten dilatierten Abschnitten ab. Das Maximum der Veränderungen findet sich gewöhnlich am oberen Jejunum. Häufig kommt es auch zur Störung der Motilität. Die Dünndarmpassage ist in leichteren Fällen anfangs oft beschleunigt. Bei schwereren Pankreasstörungen sieht man eine Passageverlangsamung. Ziemlich oft weist das Jejunum eine Hypomotilität auf, wogegen das Ileum eine Beschleunigung der Passage zeigt. Bei fortgeschrittener Hypomotilität und Tonusherabsetzung sind oft die einzelnen Dünndarmschlingen erweitert, mit Gas und Sekretionsflüssigkeit gefüllt.

Morphologische Veränderungen können bei großen Tumoren des Pankreaskörpers und des -schwanzes oder bei Cysten sichtbar sein. Hierbei ist gewöhnlich die oberste Jejunumschlinge ergriffen.

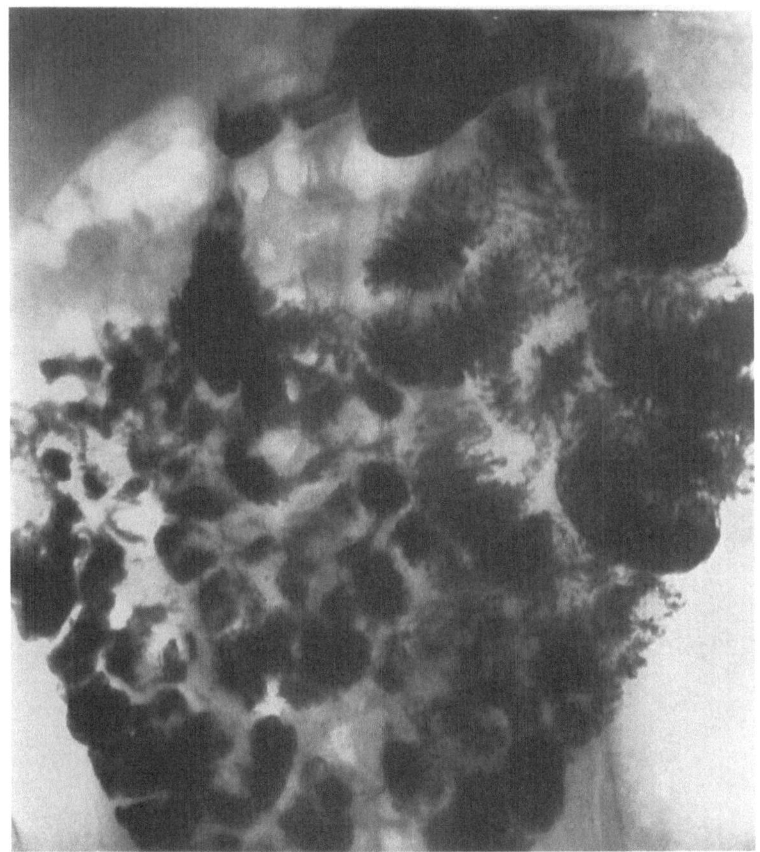

Abb. 26. Normalbild des Dünndarmes 90 min nach Verabreichung des Kontrastmittels und Hyperventilation

## 7. Dickdarmuntersuchung

Die Dickdarmuntersuchung stellt für die Diagnostik der Pankreaserkrankungen eine Ergänzungsmethode mit enger spezieller Zielrichtung dar. Sie findet Anwendung bei der Bewertung des Ausmaßes eines Tumors, bei der Feststellung seines Übergreifens auf das Transversum und bei der Bestimmung der Ausdehnung einer Cyste. Als Ausschlußuntersuchung hat sie differentialdiagnostische Bedeutung. Die festgestellten Veränderungen sind jedoch nicht spezifisch.

Zur Orientierung genügt im allgemeinen die Luftfüllung des Dickdarms. Es ist zweckmäßig, sie an die Magenuntersuchung anzuschließen, um die Beziehung des Transversum und der großen Magencurvatur zu veranschaulichen (ERNST). Für das detaillierte Studium der Veränderungen des Dickdarmes ist eine Irrigoskopie mit gezielten Aufnahmen, evtl. ergänzt durch Luftfüllung, durchzuführen.

Man beurteilt die Lage, die Umrisse, die Füllung und das Relief des Transversum und der linken Colonflexur. Das Transversum wird bei größeren Pankreasvorgängen gewöhnlich nach vorn und abwärts, seltener aufwärts verdrängt. Es wird dadurch oft von der großen Magencurvatur abgedrängt. Die linke Flexur kann in jeder Richtung disloziert werden. Bei reinem Druck zeigen die verdrängten Abschnitte glatte Konturen; das Einwachsen des Tumors äußert sich durch Wandrigidität mit verschieden großen Defekten. Sogar Stenosen kommen vor.

Häufiger als die morphologischen treten funktionelle Veränderungen auf, hauptsächlich bei akut verlaufenden Pankreatitiden. Ein recht oft beobachtendes Begleitsymptom der Pankreaserkrankung ist eine markante Gasansammlung im Dickdarm, insbesondere in der linken Flexur. Shenström stellte bei Kranken mit Steatorrhoe ein unregelmäßiges Mosaikrelief mit oberflächlichen Defekten der Füllung fest, die sogar an das Bild von Polypen erinnerten, verursacht von den Resten des Fettstuhles, die an der Wand festklebten.

## 8. Nierenuntersuchung

Auch an den Nieren können die Pankreasprozesse verschiedene Veränderungen hervorrufen (Abb. 27). Es handelt sich jedoch um unspezifische Veränderungen, die verhältnismäßig selten, meist erst in späteren Stadien bei umfangreicher Pankreasvergrößerung auftreten. Die betroffenen Niere kann dorsalwärts, abwärts oder lateral verdrängt sein.

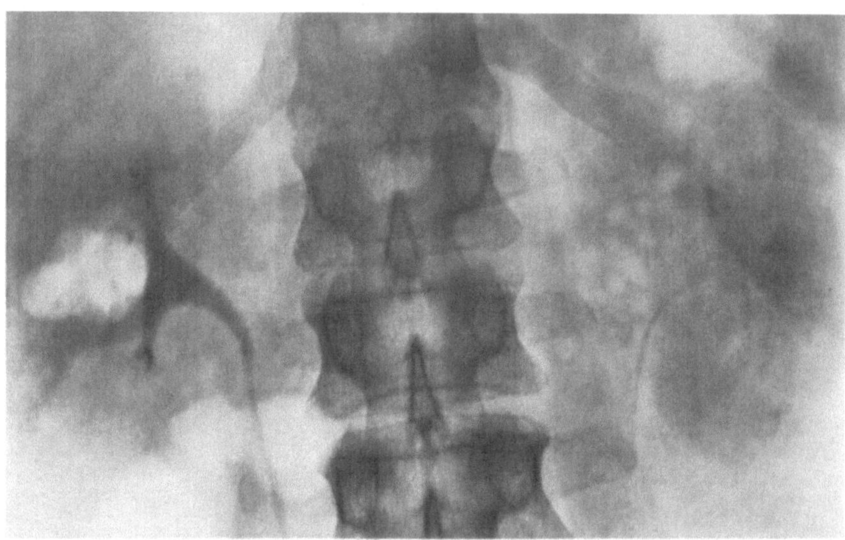

Abb. 27. Veränderungen der Funktion und Füllung des Beckenkelchsystems der linken Niere durch den Druck eines Pankreascarcinoms

Die Funktionsstörung im Sinne der Herabsetzung der Konzentration und der Verspätung der Ausscheidung ist einseitig und gewöhnlich die Folge der Kompression der Nierengefäße. Die Nierenkelche sind meist schlecht gefüllt, deformiert und zeigen Merkmale des extrarenalen Druckes. Zur Nierendarstellung kann die Ausscheidungsurographie, die retrograde Pyelographie oder die Nierenarteriographie angewandt werden.

## 9. Untersuchung der Gallenblase und der Gallenwege

Die Untersuchung der Gallenblase und der Gallenwege zählt in der Diagnostik der Pankreaserkrankungen zu den Grunduntersuchungen. Ihre Anwendung verfolgt dabei zwei Ziele: Erstens um die Erkrankungen der Gallenblase und der Gallenwege, die oft gemeinsam mit der Pankreaserkrankung einhergehen, aufzudecken und evtl. voneinander abzugrenzen, da ihre klinischen Symptome manchmal ähnlich sein können. Zweitens sollen die sekundären Veränderungen der Gallenausführungsgänge, die Folge eines pathologischen Pankreasprozesses sind, festgestellt werden. Sie leistet dadurch direkte Hilfestellung in der

Diagnostik der Pankreaserkrankungen. Auch zur Wahl der Behandlung trägt sie bei; denn ein operativer Eingriff an der Gallenblase kann bei gleichzeitiger Erkrankung auch die Pankreasaffektion günstig beeinflussen.

Man wendet die perorale Cholecystographie, die intravenöse Cholangiographie und in speziellen Fällen verschiedene Methoden der direkten Füllung an. Diese werden entweder während der Operation, der Laparoskopie oder unter Zuhilfenahme der percutanen Punktion durchgeführt. Die Auswahl dieser Untersuchungsarten hängt hauptsächlich vom klinischen Befund, der Zielrichtung und der Ausarbeitung der einzelnen Methoden ab.

### a) Perorale Cholecystographie

Es ist angezeigt, die Gallenblasenuntersuchung bei allen Kranken mit Verdacht auf Pankreaserkrankung, besonders bei chronischen Pankreatitiden, durchzuführen. Nur in akuten Fällen, bei Kranken mit Gelbsucht, mit Funktionsstörungen der Leber, mit Durchfällen und selbstverständlich nach der Cholecystektomie, unterbleibt sie. Für die

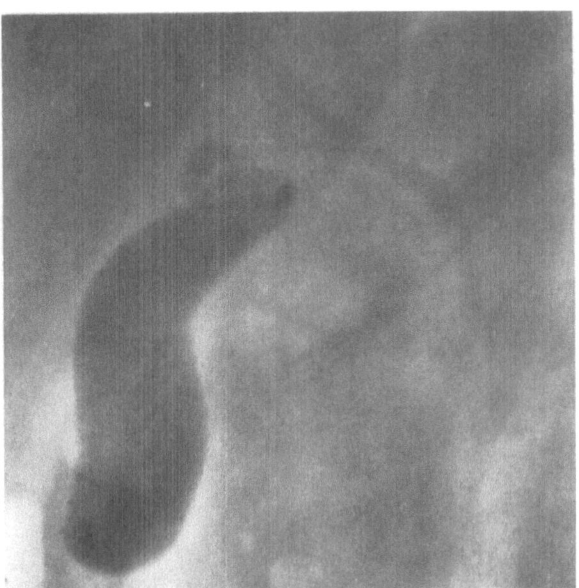

Abb. 28. Entleerungsphase der cholecystographischen Untersuchung mit Darstellung des Choledochus und Ductus cysticus

Diagnostik des Pankreas ist hauptsächlich die zweite, die Entleerungsphase der Untersuchung von Bedeutung, wobei die Füllung des Gallengangs erzielt werden kann (Abb. 28).

Bei der Auswertung ist es wichtig, die Größe der Gallenblase, ihre Entleerungsfähigkeit, die Füllung der Gallenwege, ihre Breite und den Nachweis des Kontrastmittels im Duodenum zu beurteilen. Die Breite des Choledochus erscheint bei dieser Untersuchung gewöhnlich enger als bei der intravenösen Cholangiographie.

Die perorale Cholecystographie kann bei einer Pankreaserkrankung sowohl ein völlig normales Bild, als auch verschiedene pathologische Veränderungen bieten. Ein häufiger Befund ist bei der Pankreaserkrankung die Ausweitung der Gallenblase und die Hemmung ihrer Entleerung (das sog. *radiologische Courvoisier'sche Symptom* — Bord, Debray). Es tritt schon ziemlich zeitig auf und ist auf die Einbeziehung der Gallenausführungswege bei Prozessen des Pankreas oder der Vater'schen Papille zurückzuführen. Die Entleerung ist dabei verlangsamt, und das Kontrastmittel kann sich in der Gallenblase mitunter einige Tage stauen. Weiterhin können verschiedentlich Deformierungen der Gallenblase und des

Cysticus direkt durch den Druck des Pankreasprozesses oder durch sekundär vergrößerte Lymphknoten verursacht sein. Werden die Gallenwege stärker betroffen, so kommt es gewöhnlich nicht zur Füllung der Gallenblase. Keine von den erwähnten Veränderungen ist jedoch nur für die Pankreaserkrankung spezifisch.

### b) Intravenöse Cholangiographie

Auch die Untersuchung der Gallenwege mittels der intravenösen Cholangiographie ist bei Kranken mit Pankreaserkrankungen oder mit entsprechendem Verdacht indiziert. Selbst bei akuten Zuständen kann sie durchgeführt werden, wobei sie zur Abgrenzung der Pankreas- von der Gallenblasenentzündung hilft (Johnson, H. C.). Beim beginnenden Obstruktionsikterus oder nach seinem Abklingen ist sie ebenfalls wertvoll (Caroli). Ohne Erfolg und kontraindiziert ist sie beim ausgeprägten Obstruktionsikterus und bei fortgeschrittenem diffusem Leberschaden. Die Darstellung der Gallenwege erfolgt nicht bei

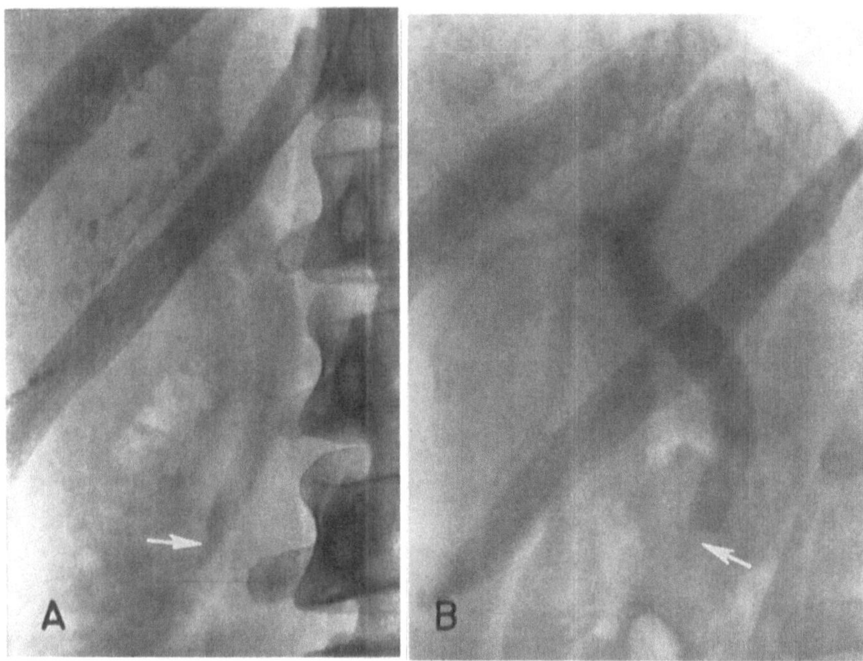


Abb. 29 a und b. Verschiedene Bilder des Ductus choledochus bei der intravenösen Cholangiographie bei zwei Kranken nach Cholecystektomie. a Füllung des sphincteralen Abschnittes des Choledochus (Pfeil); b Spasmen des sphincteralen Abschnittes nach Applikation von Morphin (Pfeil)

einem Bilirubinspiegel im Blut über 4,8 mg% und bei der Retention von Bromsulphthalein über 64% (Wise) oder über 30% in 45 min (Henrard).

Manchmal ist es zweckmäßig, die intravenöse Cholangiographie der peroralen Cholecystographie anzuschließen. Die Zeitfolge der Aufnahmen muß entsprechend gewählt werden. Bei den Pankreatopathien, hauptsächlich bei ausgeweiteten Gallengängen und bei leichtem Ikterus füllen sich die Gallengänge und die Gallenblase gewöhnlich erst später auf. Es ist dabei erforderlich, Aufnahmen noch nach 3, 6—12 Std anzufertigen (Caroli). In besonderen Fällen wird es notwendig sein, eine Pharmakoradiographie durchzuführen.

Von den pathologischen Veränderungen sind für die Diagnostik der Pankreaserkrankungen die im Bereich des Pankreasabschnittes des Choledochus vorkommenden Veränderungen am wichtigsten (Abb. 29). Hierbei kann seine Verengung entweder diffus oder nur im terminalen Anteil lokalisiert sein. Auch verschiedene andere Deformierungen können auftreten, doch manchmal entzieht sich der untere Abschnitt völlig der Füllung, so daß das

Bild den Eindruck eines kurzen Choledochus erweckt. Der obere Abschnitt des Choledochus oberhalb des Pankreas ist oft breiter. Manchmal kann aber der ganze Hepatocholedochus verengt sein. Von Bedeutung ist hierbei, die funktionellen Veränderungen von den morphologischen zu unterscheiden. Bei funktionellen Veränderungen sind die Umrisse der Füllung meistens glatt, bei den morphologischen, sei es infolge von Entzündung, Adhäsionen oder von Geschwülsten, sind die Wände eher rigid, gestreckt und manchmal uneben. Die präzise Abgrenzung ermöglicht vor allem die Pharmakoradiographie. Gewöhnlich tritt eine Störung der Entleerung des Choledochus hinzu und das Kontrastmittel kann sich in ihm sehr lange stauen. Bei der Erschlaffung des Sphincters ist die Füllung des Choledochus ungenügend, und das Kontrastmittel fließt sogleich in das Duodenum ab. Neben diesen Befunden am Choledochus, die direkt durch den Prozeß des Pankreas oder der Vater'schen Papille hervorgerufen sind, werden oft noch die oben erwähnten Gallenblasenveränderungen angetroffen. Alle durch die intravenöse Cholangiographie festgestellten Abweichungen von der Norm sind für eine Pankreaserkrankung nicht spezifisch und können auch auf Grund anderer Ursachen zustandekommen.

### c) Direkte percutane Cholangiographie

Die Gallenwege füllen sich hierbei durch die percutane transhepatische Punktion der ausgeweiteten intrahepatischen Gallengänge (Abb. 30, 31). Ihre Indikation gilt für die Kranken mit fortgeschrittener Gelbsucht, bei denen einfachere Methoden nicht durchge-

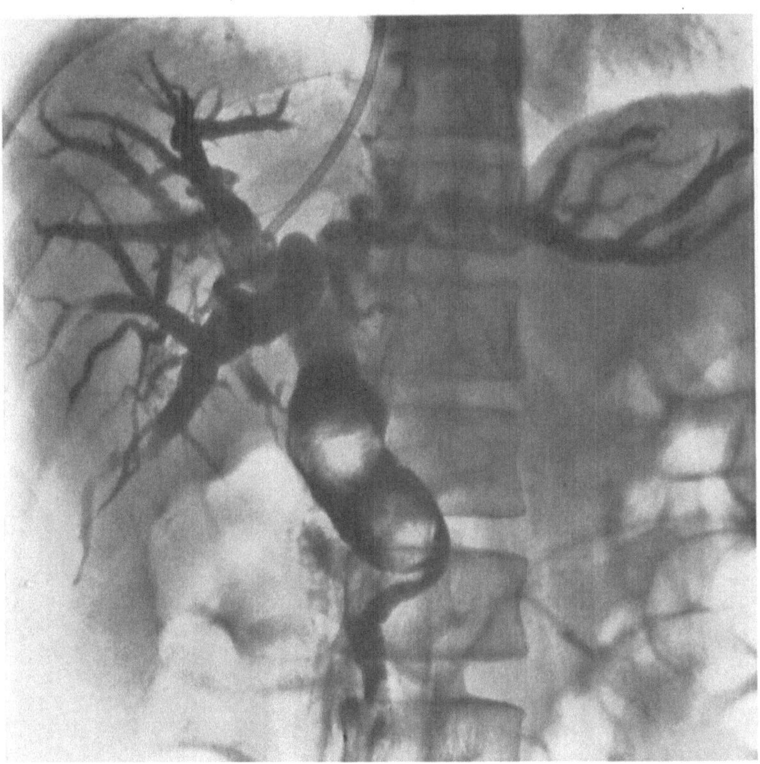

Abb. 30. Transjugulare Cholangiographie bei chronischer Pankreatitis und Choledocholithiasis

führt werden konnten, oder erfolglos blieben und bei denen man über die Diagnose und Operation entscheiden muß. Man erwartet von der Methode entscheidende Hinweise auf den Typ der Gelbsucht und die Lage und den Charakter des Verschlusses der Gallengänge.

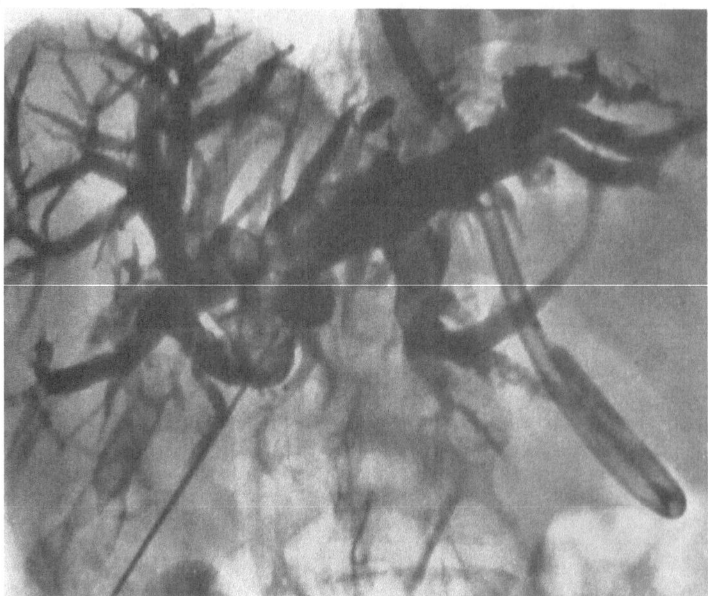

Abb. 31. Percutane transhepatische Cholangiographie bei einem Carcinom der Gallenwege mit Verschluß des Ductus hepaticus im Leberhilus

Die Punktion der Leber kann durch die Bauch- oder Brustwand (Carter, Saypol) erfolgen. Da diese Methode ein hohes Risiko darstellt — nämlich die Gefahr der Blutung ins Peritoneum oder des Durchsickerns der Galle mit nachfolgender Choleperitonitis — soll sie nur kurz vor der Operation durchgeführt werden. Der transjugulare Zutritt bei der Leberpunktion (Hanafee), unter Umgehung der Peritonealhöhle und der Leberkapsel-Punktion, setzt das Risiko beträchtlich herab. Ein Führungskatheter wird nach der percutanen Punktion in die innere jugulare Vene gelegt und eine der Lebervenen katheterisiert. Die modifizierte Ross'sche Nadel wird

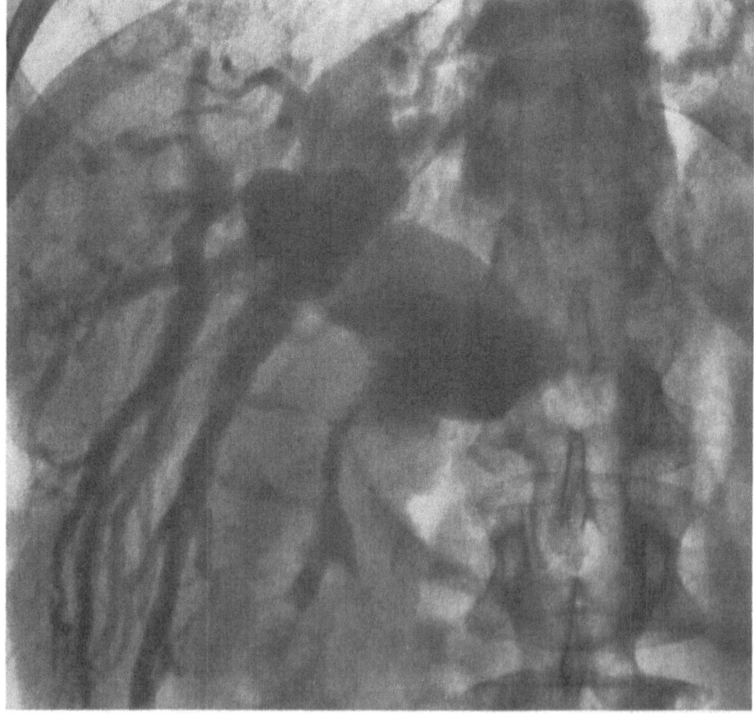

Abb. 32. Transjugulare Cholangiographie bei einem Carcinom des Pankreaskopfes mit Verschluß des Choledochus in seinem mittleren Abschnitt

dann durch den Katheter eingeführt und die Punktion der intrahepatischen Gallengänge in der Richtung des Leberhilus vorgenommen. Der eingeführte Katheter kann nach der Punktion in einem der erweiterten Gallengänge belassen und zur Dekompression des Gallensystems benutzt werden. Die Cholangitis stellt die Kontraindikation dieser Methode dar. Alle Patienten müssen mindestens 24 Std mit Antibiotica vorbehandelt werden.

Die Bilder der percutanen Cholangiographie sind sehr eindrucksvoll (Abb. 32, 33). Sie zeigen in der Regel die ausgeweiteten intra- und extrahepatischen Gallenwege. Gut

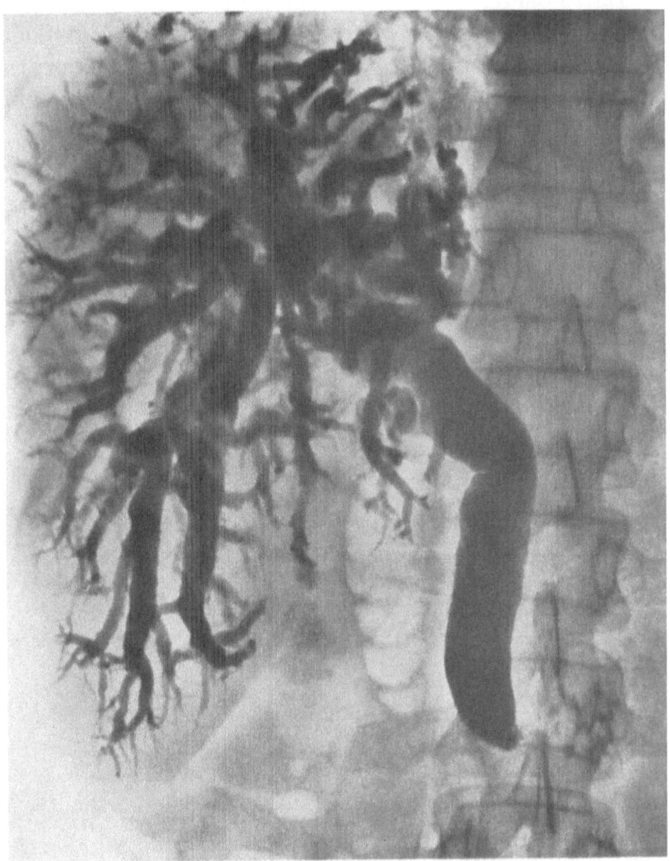

Abb. 33. Transjugulare Cholangiographie bei einem Carcinom der Vater'schen Papille mit Verschluß des terminalen Choledochus

sichtbar ist auch der Ort der Stenose oder der Obstruktion. Für die Differentialdiagnostik des Charakters der Erkrankung und zur Unterscheidung entzündlicher von tumorösen Veränderungen ist es wichtig, das Bild der Stenose oder des Verschlusses präzise zu beurteilen, ob konkav, konvex oder horizontal. Ferner ist die Frage der Konstanz der Veränderungen bei einer längeren Injektion des Kontrastmittels von Bedeutung.

### d) Peroperative Cholangiographie

Die Kontrastdarstellung der Gallenwege während der Operation bietet dem Chirurgen auch bei der Pankreaserkrankung eine wertvolle Unterstützung in der Operationsdiagnostik (Caroli, Mallet-Guy). Sie sollte beim operativen Eingriff am Pankreas, insbesondere beim Obstruktionsikterus, beim unklaren Palpationsbefund im Bereich des Pankreaskopfes und bei Erkrankung der Vater'schen Papille durchgeführt werden.

Die Bilder der peroperativen Cholangiographie sind dieselben wie bei der direkten percutanen Cholangiographie. Zuweilen kann man auf der Aufnahme noch den Reflux des Kontrastmittels in den Ductus Wirsungianus beobachten (Abb. 34). Dieser schwankt nach

Angaben einzelner Autoren zwischen 8 und 60 % und hängt von einer Reihe von Faktoren ab, hauptsächlich jedoch von der Untersuchungstechnik und den anatomischen Verhältnissen im Bereiche der Papille. Er kommt bei der Anwendung eines hohen Injektionsdruckes, bei Verwendung einer größeren Kontrastmittelmenge, bei der Durchführung von mehreren Aufnahmen und nach Verabreichung der die Muskulatur des Sphincter Oddi beeinflussenden Pharmaka vor. Auch durch die Prämedikation und durch die Anästhesie wird er beeinflußt. Eine höhere, oberhalb des Sphincters lokalisierte Verbindung des Choledochus mit dem Ductus Wirsungianus begünstigt den Reflux. Als duodenopankreatischer Reflux kommt er bei getrennter Einmündung beider Ausführungsgänge zustande (Caroli). Meist erfolgt nur die Füllung eines kurzen Abschnittes des Ductus Wirsungianus.

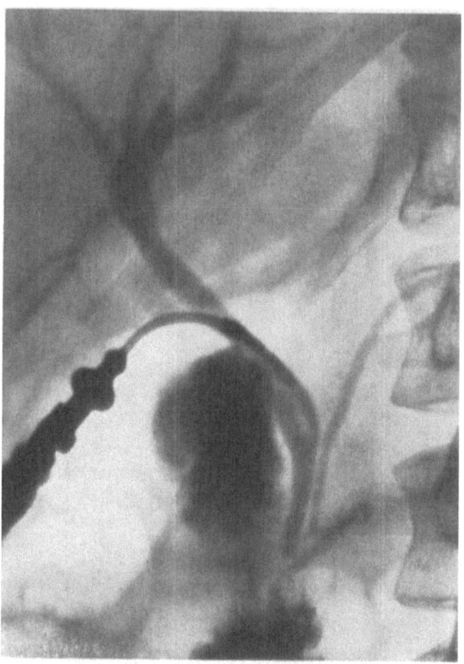

Abb. 34. Intraoperative Cholangiographie mit Reflux des Kontrastmittels in den Ductus Wirsungianus (Beobachtung von Hess)

Zuweilen kommt es jedoch auch zur Darstellung des ganzen Ductus bis in den Bereich des Schwanzes. Der Reflux in den Ductus Wirsungianus erfolgt sowohl bei Patienten ohne Erkrankung der Vater'schen Papille oder des Pankreas, als auch bei solchen mit Pankreaserkrankungen. Sarles und Stalport stellten ihn bei den Pankreatitiden in geringerem Prozentsatz als normal fest, wogegen Bergkvist und Hess ihn bei Pankreatitiden häufiger beobachteten. Es besteht auch keine einheitliche Ansicht bezüglich der Deutung des Pankreasrefluxes. Caroli mißt ihm keine pathologische Bedeutung bei. Mallet-Guy dagegen sieht in ihm einen bestimmten pathologischen Zustand. Mit Rücksicht auf die vielen Faktoren, die seine Entstehung ermöglichen, kann man ihn nicht als Ausdruck einer Erkrankung der Vater'schen Papille oder des Pankreas deuten. Als pathologisch kann er erst bei der Füllung eines ausgeweiteten oder sonstwie veränderten Ausführungsganges angesehen werden.

## 10. Pneumoperitoneum

Die Aussagemöglichkeiten des Pneumoperitoneum in der Diagnostik der Pankreaserkrankungen sind sehr beschränkt und seine Anwendung kommt nur in vereinzelten Fällen in Betracht. Die Anlage eines Pneumoperitoneum kann in der Differentialdiagnose helfen, einen Pankreastumor von einem Tumor der Leber oder von einer vergrößerten Milz abzugrenzen, jedoch nicht einen Tumor des Pankreas von den umgebenden Lymphknoten oder dem Retroperitonealgewebe ausgehenden Tumoren zu unterscheiden. Von diagnostischer Bedeutung ist nur ein pathologischer Befund.

Die Einstichstelle zur Insufflation des Peritoneum wird von den Autoren unterschiedlich gewählt. Es müssen der Palpations- und auch der Durchleuchtungsbefund berücksichtigt werden, insbesondere im Falle einer tastbaren Resistenz. Bei einem normalen Befund ist es vorteilhaft, die Punktion am lateralen Rand des linken Musculus rectus, etwa 2—3 cm unterhalb der Nabellinie durchzuführen.

Als Füllungsgas kann man am besten Kohlendioxyd, Distickstoffoxyd oder Sauerstoff benützen; das Quantum hängt vom Konstitutionstyp des Kranken ab und soll etwa 1,5—2 l Gas betragen. Die Untersuchung kann durch die Anwendung des Schichtbildverfahrens ergänzt oder durch die Mageninsufflation erweitert werden. Günstig für die Darstellung des Pankreas und seiner Veränderungen ist die Bauchlage mit vertikalem Strahlengang (Abb. 35). Geeignet ist auch die rechte und linke Seitenlage mit horizontalem Strahlengang.

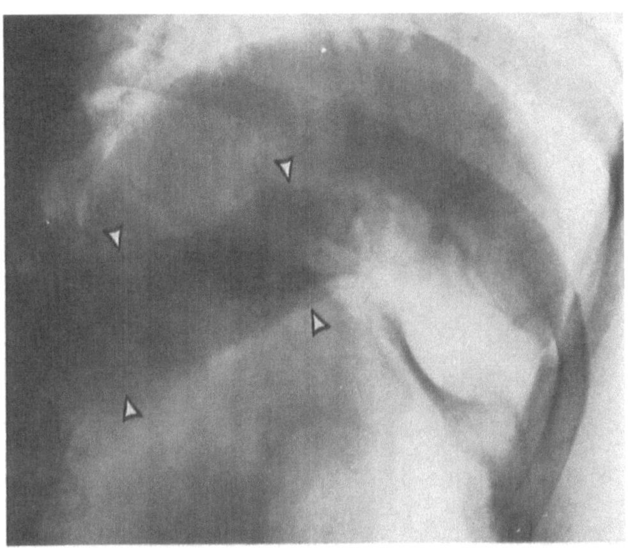

Abb. 35. Darstellung des linken Pankreasteiles bei Pneumoperitoneum in Bauchlage (Pfeil)

Das pathologisch veränderte Pankreas kommt im Pneumoperitoneum in verschiedenartiger Form zur Darstellung, aus der manchmal die Natur des Prozesses gedeutet werden kann. Die Cyste weist eine glatte und gewöhnlich regelmäßig gewölbte Begrenzung auf (Abb. 36, S. 34). Die Oberfläche des bösartigen Tumors ist meist uneben und oft unregelmäßig konfiguriert. Bei Adhäsionen oder beim Übergreifen des Tumors auf die Nachbarschaft bleibt das veränderte Pankreas beständig mit den umgebenden Organen fixiert. Die Adhäsionen können zuweilen als Bänder sichtbar werden. Die Lebermetastasen äußern sich durch eine unebene und knotige Oberfläche der Leber.

## 11. Pneumoretroperitoneum

Die Insufflation des Retroperitonealraumes war in den fünfziger und frühen sechziger Jahren eine der wichtigsten Spezialuntersuchungen in der Diagnostik der Pankreaserkrankungen. Die größten Möglichkeiten bot sie in Verbindung mit der Mageninsufflation und dem Schichtbildverfahren. *Die Pneumostratipankreatographie* (MACARINI) läßt die direkte Darstellung des Pankreas zu. Das Gas im Retroperitoneum grenzt die hintere Fläche des Pankreas ab, seine vordere Fläche wird vom luftgefüllten Magen abgebildet. Dadurch tritt das Pankreas im umgebenden Gas deutlich hervor und ist am besten in den Seiten- und Axialschichtbildern sichtbar. Durch die Pneumostratipankreatographie werden Größe, Form und Lage des Pankreas, umschriebene pathologische Prozesse, umfangreiche diffuse Vergrößerungen und seine Beziehungen zu den umgebenden Organen und Geweben dargestellt. Sie kann hauptsächlich in der Differentialdiagnostik, zur Abgrenzung des Pankreastumors von den Tumoren der umgebenden Organe und zur Bestimmung der Ätiologie des Krankheitsprozesses eingesetzt werden. Nach Levrat ermöglicht sie, die Natur des Prozesses bei der Mehrzahl der Tumoren des Pankreas und bei etwa 75% der Pankreatitiden zu bestimmen. Die Pneumostratipankreatographie hat jedoch Grenzen ihrer diagnostischen Leistungsfähigkeit. Es gelingt nicht, durch sie Prozesse, die keine

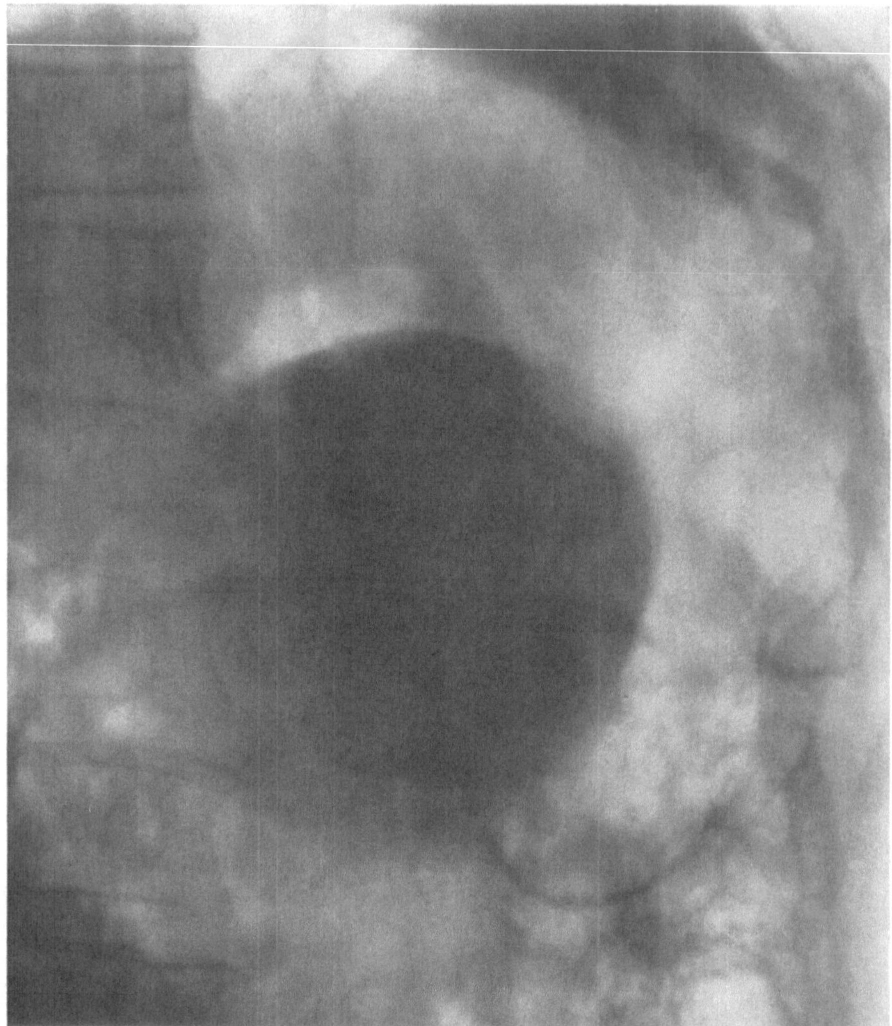

Abb. 36. Pseudocyste des Pankreas bei Pneumoperitoneum und Mageninsufflation. (Beobachtung von Blazek)

Pankreasvergrößerung zur Folge haben, zu finden. Auch hier ist für die Diagnostik nur ein pathologischer Befund verwertbar. Infolge zahlreicher Variationen der Ausmaße des normalen Pankreas läßt sich eine leichte Vergrößerung nur schwer beurteilen. Auch versagt die Methode oft bei Fettleibigen, bei denen sich der Retroperitonealraum infolge größerer Fettanhäufung nur ungenügend darstellt. Die Patienten vertragen die Pneumostratipankreatographie in der Regel ohne größere Beschwerden. Bei schonender Durchführung stellt sie kein besonderes Risiko dar.

Nach Einführung der Arteriographie mit selektiven und „superselektiven“ Methoden zur Katheterisierung, trat die Pneumostratipankreatographie in den Hintergrund.

Die Insufflation des retroperitonealen Raumes kann auf verschiedene Weise erfolgen. Die einfachste und am meisten angewandte Art ist die praecoccygeale Punktion (De Gennes). Zur Insufflation wird Sauerstoff, Kohlendioxyd oder Distickstoffoxyd in einer Menge von 1,5—2 l benützt. Es ist möglich, entweder die ganze Menge in Bauchlage oder die eine Hälfte in rechter und die zweite in linker Seitenlage zu insufflieren. Wichtig ist jedoch, daß der Brustkorb dabei höher als das Becken liegt. Nach der Insufflation bleibt der Kranke 20—30 min in Rückenlage (Macarini), in Bauchlage mit angehobenem Brustkorb (Ledoux-Lebard) oder in halbsitzender Körperstellung (Cocchi), damit sich das Gas im Retroperitonealraum besser verteilen kann. Der Magen wird erst kurz vor der Durchführung der Aufnahmen insuffliert. Man kann Brausepulver verwenden, vorteilhafter ist es jedoch, die Luftfüllung mit der Sonde vorzunehmen, damit die Magenfüllung bei eventueller Rumination während der länger dauernden Durchführung der Aufnahmen ergänzt werden kann. Zur Verhinderung der Rumination kann man eine Ballonsonde verwenden. Levrat führt die Sonde bis in das Duodenum ein, um es gemeinsam mit dem Magen aufzublähen und dadurch den Pankreaskopf besser darzustellen.

Eine gleichzeitige Gasfüllung im transversalen Dickdarmabschnitt ermöglicht eine bessere Darstellung der unteren Pankreasfläche.

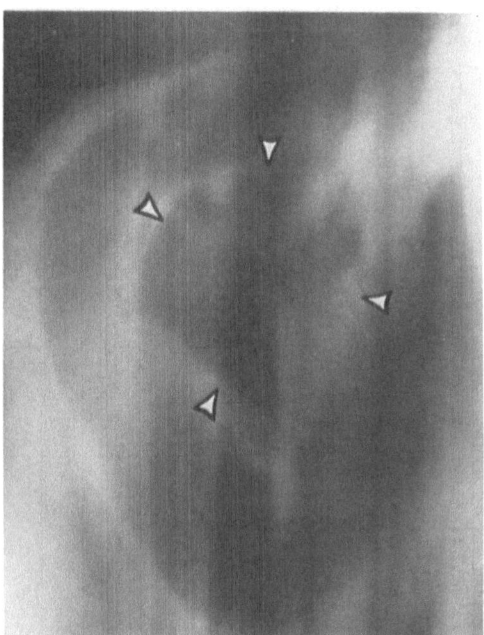

Abb. 37. Pneumostratipankreatographie in der anteroposterioren Projektion mit Darstellung des Pankreaskopfes (Pfeil). (Beobachtung von Teichmann)

Manche Autoren benützen eine andere Untersuchungstechnik. Lüdin und Guien kombinieren das Pneumoretroperitoneum mit dem Pneumoperitoneum. Mosseley strebt an, alle Organe der Pankreasumgebung darzustellen. Er kombiniert das Pneumoretroperitoneum mit der intravenösen Cholangiographie, Ausscheidungsurographie und füllt den Magen mit Kontrastmittel. Kisseler vergrößert die Kontrastdichte des Pankreas mit Hilfe der intravenösen Injektion von Sekretin und Jodkontrastmittel. Diese Kombination ermöglicht die Herstellung guter Bilder, auch mit geringerer Gasmenge.

Zur Orientierung kann eine anteroposteriore Übersichtsaufnahme und eine linke Seitenaufnahme gemacht werden. Diese bieten einen Gesamtüberblick über die Gasverteilung, die Nieren, den Psoasmuskel und über die Milz. Das Pankreas ist gewöhnlich nicht zu sehen. Selten kann es auf der Seitenaufnahme vor der Wirbelsäule, vor dem oberen Nierenpol und hinter der Magenrückwand angedeutet sichtbar sein. Es ist jedoch meist von den übrigen Organen in der Umgebung des Pankreas nicht abgrenzbar.

Von zusätzlicher Bedeutung sind die Schichtbilder in anteroposteriorer Projektion (Abb. 37). Diese werden in einer Tiefe von 10—15 cm mit Zentrierung auf den LW 2 durchgeführt. Die Darstellung des Pankreasschwanzes kann zuweilen in der Schichttiefe von 10 cm am oberen Nierenpol und an der visceralen Fläche der Milz gelingen. Er darf aber nicht mit einer akzessorischen Milz oder der Nebenniere verwechselt werden. Der Pankreaskörper ist manchmal in der Schichttiefe von ca. 12 cm bandförmig waagerecht bis schräg verlaufend abgebildet. Der Kopf ist nur wegen der Überlagerung ausnahmsweise sichtbar. Im ganzen ist die Darstellung des Pankreas in dieser Lage unzureichend. Teschendorf empfiehlt eine Drehung um 30 Grad in die linke Schrägprojektion, wobei das Pankreas in einer Ebene gelagert ist.

Die wichtigsten und für die Diagnostik beweiskräftigsten Aufnahmen sind die Schichtaufnahmen in Seiten- und Axialprojektion. Die Seitenaufnahmen werden in aufrechter Körperstellung, in der Regel im Sitzen durchgeführt, damit das Gas den Magenkörper besser aufbläht (Abb. 38). Ist die Untersuchung im Sitzen unmöglich, wird Gebrauch von der linken Seitenlage gemacht. Perili und Teichmann empfehlen die rechte Seitenlage, hauptsächlich für die Untersuchung des Pankreaskörpers und des -schwanzes. Zur richtigen Auswertung der Untersuchung ist es sehr wichtig, sich an eine bestimmte Technik bzw.

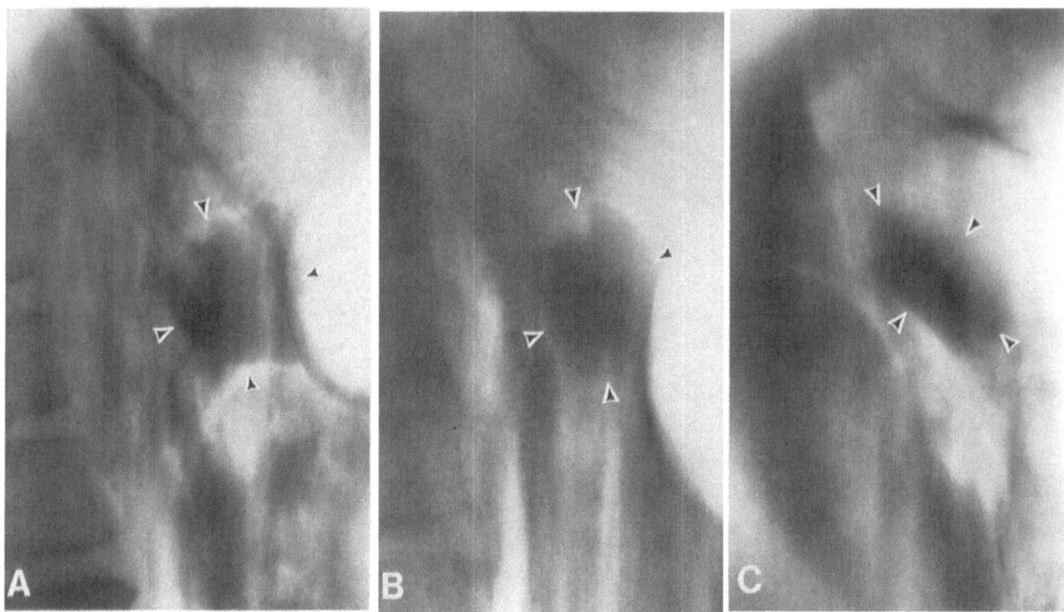


Abb. 38a—c. Pneumostratipankreatographie in der Seitenprojektion (Beobachtung von Teichmann). a Pankreaskopf (Pfeil); b Pankreaskörper (Pfeil); c Pankreasschwanz (Pfeil)

Lagerung zu gewöhnen, denn mit der Veränderung der Körperlage ändert auch das Pankreas seine Lage und die einzelnen Projektionen lassen sich nicht gut vergleichen. Die Aufnahmen werden in der Regel in einem Abstand von je 2 cm durchgeführt. Man fängt 3—4 cm rechts von der Medianlinie an und endet 5—6 cm von der linken Brustwand. In dieser Projektion erfolgt die Pankreasdarstellung im Querschnitt. Auf den Aufnahmen wird rechts von der Wirbelsäulenmitte der Pankreaskopf sichtbar. Die Darstellung des Körpers erfolgt im Abstand von 2—6 cm und die des Schwanzes im Abstand von 6—10 cm von der Wirbelsäulenmitte nach links. Der Kopf weist oft eine Dreieck-, zuweilen jedoch eine Ovalform auf. Die Breite beträgt durchschnittlich 3—4 cm, die Höhe 4—7 cm. Dorsalwärts vom Kopfe läßt sich manchmal die Aorta und die untere Hohlvene nachweisen. Ventralwärts befindet sich der Magen und nach oben die Leber. Bei der Gasfüllung des Duodenum ist der Pankreaskopf gut abgrenzbar. Der Pankreaskörper ist flacher als der Kopf und hat die Form eines schmalen Dreiecks, einer flachen Ellipse oder einer flachen Birne. Er ist meistens 3—4 cm hoch, 1,5—2 cm breit. Seine Größe nimmt in der Richtung zum Schwanz ab. Vor dem Pankreaskörper befindet sich der luftgefüllte Magen, unter ihm die duodenojejunale Biegung, manchmal auch der Dickdarm und die Jejunumschlingen.

Hinter dem Pankreaskörper sind die Niere oder Nebenniere und darüber die Milz sichtbar. Der Schwanz ist von verschiedener Form, er kann flach, abgerundet, drei- oder viereckig sein. Er ist 2—3 cm hoch und 0,5—2 cm breit. Vor ihm ist gewöhnlich der Magen, manchmal auch die linke Flexur des Dickdarmes, oberhalb die Milz, dorsalwärts die Niere und Nebenniere und unterhalb der Dick- oder auch der Dünndarm gelegen.

Bei der axialen (transversalen) Schichtbildtechnik werden gewöhnlich 3—5 Aufnahmen in den Schichttiefen von je 1—1,5 cm angefertigt, die zwischen BW 12 bis LW 3 liegen. Dabei wird das Pankreas in seiner ganzen Länge abgebildet, so daß sich seine einzelnen Abschnitte gut vergleichen lassen. Das Pankreas hat hierbei die Form einer Pfeife,

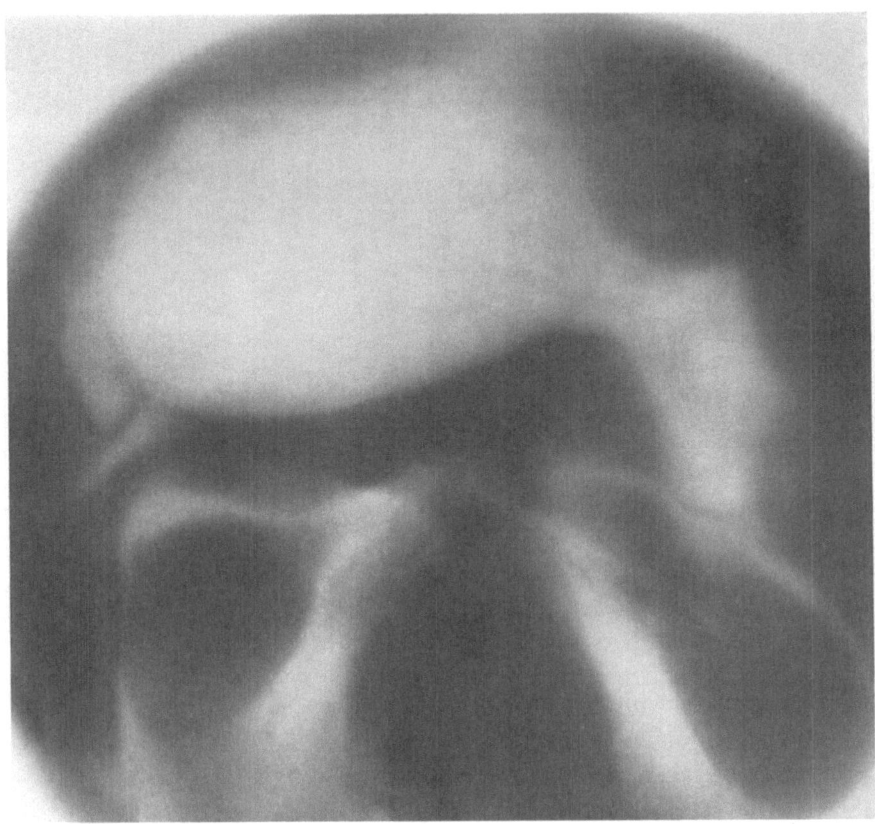

Abb. 39. Pneumostratipankreatographie in der axialen Projektion mit Darstellung des ganzen Pankreas (Beobachtung von LEVRAT)

ist flach, S-förmig oder mit einer kleinen Zunge vergleichbar. Es hat glatte Umrisse, kann jedoch in den Randschichten, hauptsächlich am oberen Rand, ein leicht lobuläres Aussehen zeigen. Auf der Schichtaufnahme in Höhe von BW 12—LW 1 wird gewöhnlich nur der Schwanz, evtl. auch der Körper sichtbar. Auf der Schichtaufnahme in Höhe von LW 1—2 ist gewöhnlich das Pankreas in seiner gesamten Länge dargestellt (Abb. 39). Vor ihm befindet sich der aufgeblähte Magen, rechts von ihm die Leber, links die Milz, hinten die Aorta, die untere Hohlvene und die Nieren. Solange jedoch das Duodenum nicht gasgefüllt ist, ist der rechte Abschnitt des Kopfes von den umgebenden Organen nicht abgrenzbar. In Höhe des 3.—4. LW ist in der Regel der untere Anteil des Kopfes vor der Wirbelsäule nachzuweisen.

Nur die bestmögliche Pankreasdarstellung erlaubt die richtige Auswertung der Untersuchung. Es ist besonders wichtig, daß das Gas in dem Retroperitonealraum gleichmäßig verteilt ist und die Füllung des Magens und des Retroperitoneums ausreichend ist.

Sonst wird die Beurteilung beträchtlich erschwert, und es kann zu Trugschlüssen kommen. Bei unzureichender Füllung des Magens ist der Pankreasschatten von der Magenrückwand und bei zu geringer Insufflation des Retroperitoneum ist der Pankreasschatten vom Nierenschatten schlecht abgrenzbar. Das normale Pankreas wird beim richtigen Untersuchungsverlauf gut abgebildet und von den umgebenden Organen durch eine verschieden breite Gasschicht abgegrenzt. Am besten kommt immer seine hintere Begrenzung zur Darstellung. Seine Umrisse sind unter normalen Verhältnissen gut ausgeprägt und glattrandig, nur am oberen Rand können sie leicht wellenförmig sein. Weniger deutlich erfolgt die Pankreasdarstellung bei fettleibigen Kranken. Die Größe, Form und Lage des Pankreas ist schon normalerweise recht variabel. Aus diesem Grunde ist es nicht gut möglich,

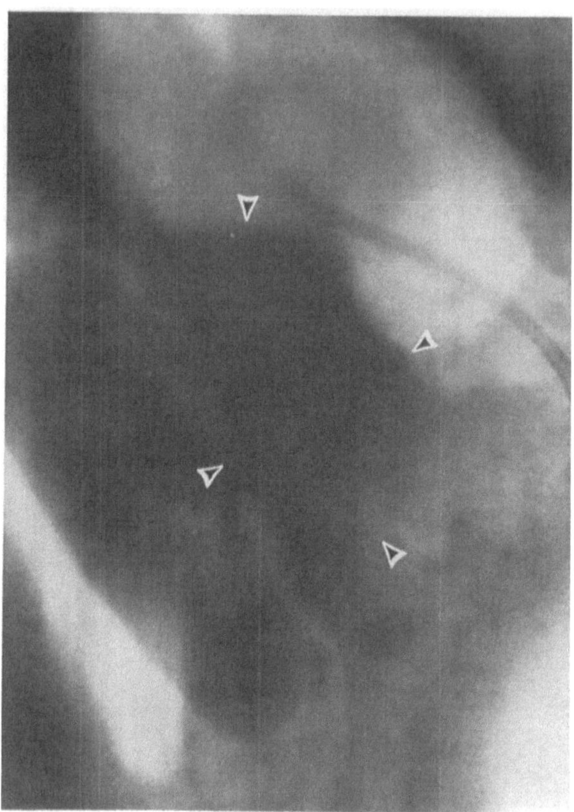

Abb. 40. Carcinom des Pankreaskörpers und -schwanzes (Pfeil). Pneumostratipankreatographie in der Seitenprojektion

präzisere Grenzen zwischen dem normalen und pathologischen Bild festzulegen. Daher sollten alle Veränderungen, hauptsächlich kleinere Abweichungen mit Vorsicht bewertet werden.

Die Pankreaserkrankung kann sich durch verschiedene Veränderungen äußern. Ein sehr wichtiges pathologisches Merkmal ist die schlechte Pankreasabbildung und die Verwischung seiner Ränder. Dieses Moment spielt bei der sich in die Umgebung fortpflanzenden Entzündung, bei einem Ödem, bei peripankreatischen Adhäsionen oder beim Einwachsen eines Tumors eine Rolle. Die Obliteration tritt hauptsächlich im Bereich des retropankreatischen Raumes ein. Manchmal sind peripankreatisch vergrößerte Lymphknoten sichtbar, die hauptsächlich für bösartige Geschwülste beweiskräftig sind. Bei ausgedehnteren Prozessen können diese Lymphknoten mit dem Tumor in eine einzige unregelmäßige Verschattung zusammenfließen und den ganzen retrogastrischen und retroperitonealen Raum ausfüllen. Bei Tumoren ist auch ihre nähere Beziehung zur Magenrückwand von Bedeutung, da diese oft sekundär mitbetroffen ist. Die Pankreasvergrößerung, insbesondere die Vergrößerung von geringerem Ausmaß und diffusem Charakter, soll mit Vorsicht ausgewertet werden. Als pathologisch können in der Regel nur umfangreichere diffuse oder geringere Vergrößerungen, die mit anderen Veränderungen kombiniert sind, gewertet werden. Besser läßt sich eine umschriebene Vergrößerung beurteilen. Durch die Pneumostratipankreatographie ist man in der Lage, auch kleinere umschriebene Vergrößerungen festzustellen. Beweiskräftig sind hauptsächlich unregelmäßige und lokalisierte Vorwölbungen einer seiner Begrenzungen. Aus der Umformung der Konturen kann zuweilen auf die Natur des pathologischen Prozesses geschlossen werden. Bei kleineren

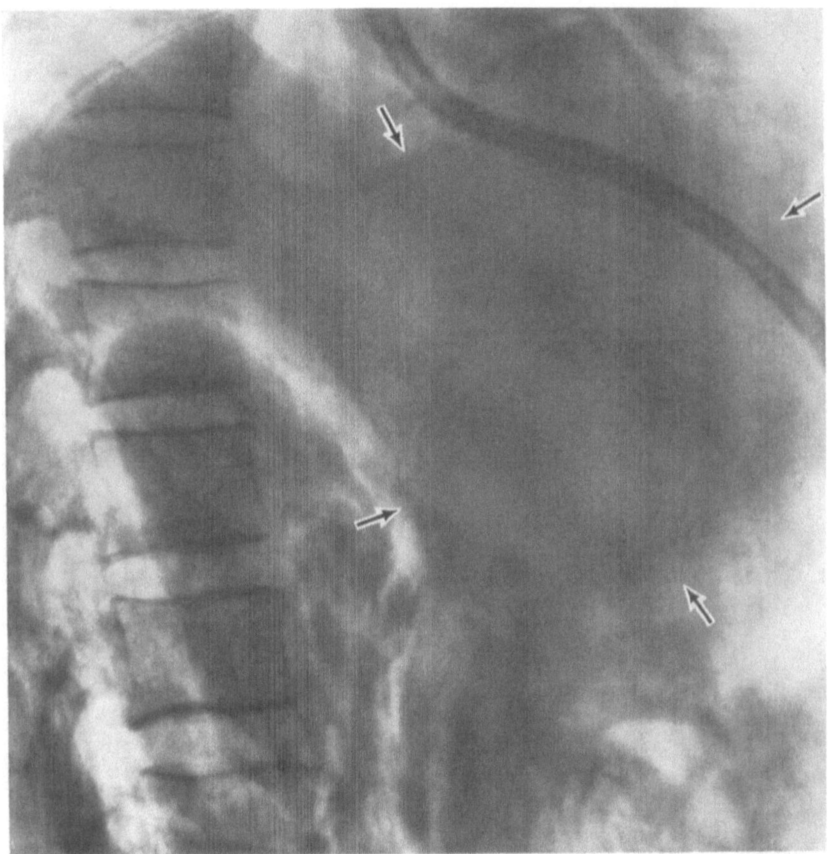

Abb. 41. Riesige Pseudocyste des Pankreas (Pfeil). Pneumopankreatographie. Übersichtsaufnahme in der Seitenprojektion. (Beobachtung von Teichmann)

lokalisierten Tumoren pflegt die Kontur unregelmäßig, im ganzen jedoch gut ausgeprägt zu sein. Bei umfangreichen Geschwülsten, hauptsächlich beim Einwachsen in die Umgebung, sind die Umrisse oft verwischt. Die Oberfläche einer Cyste ist gewöhnlich glatt, solange keine größeren Adhäsionen vorhanden sind.

## 12. Arteriographie

Die Pankreasarteriographie ist die wichtigste Spezialmethode in der Diagnostik von Pankreasprozesses. Durch sie ist es möglich, das Pankreas direkt darzustellen, seine Topographie und Morphologie verläßlich zu beurteilen und seine pathologischen Prozesse zu diagnostizieren. Von größter Bedeutung ist ihre Anwendung in der Diagnostik der Pankreas-

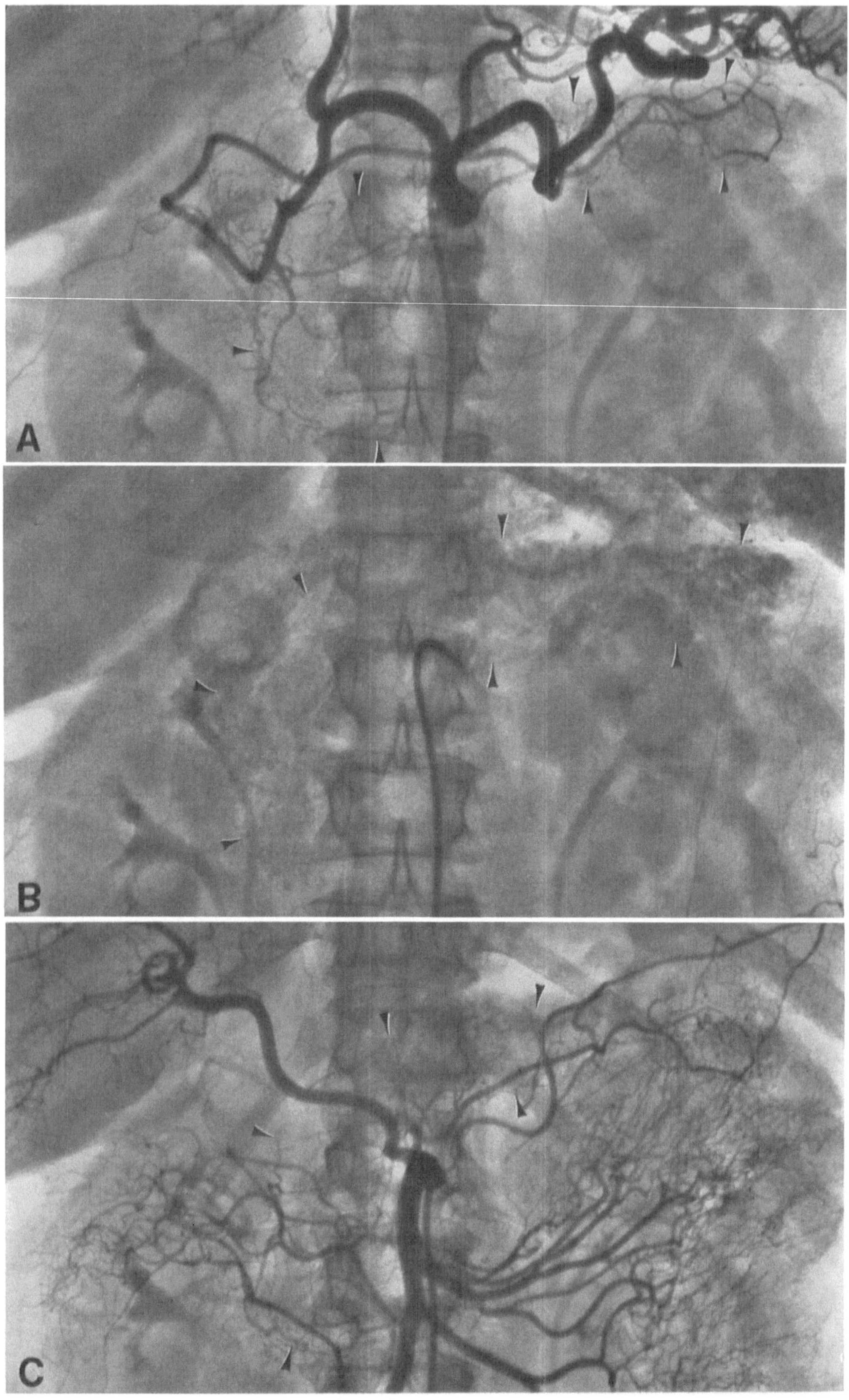


Abb. 42a—c. Pankreasarteriographie. a Arterielle Phase der Arteriographie der A. coeliaca mit Darstellung der Arterien in Pankreaskopf und -schwanz (Pfeil); b Capilläre Phase der Arteriographie der A. coeliaca mit „Anfärbung" des Pankreas (Pfeil); c Arteriographie der A. mesenterica cranialis mit Darstellung der Arterien im unterem Pankreaskopf und -körper (Pfeil)

tumoren. Beim Pankreascarcinom erlaubt sie manchmal schon im Frühstadium die richtige Diagnose. Durch die Feststellung der Ausdehnung des Tumors und seiner Beziehung zu den großen Gefäßen trägt sie zur Beurteilung der Operabilität bei. Beim Hyperinsulinismus und Zollinger-Ellison Syndrom gestattet sie, die von den Langerhans'schen Inseln ausgehenden und vascularisierten Geschwülste zu erkennen, sobald diese eine wahrnehmbare Größe erreichen. Bei den Entzündungsprozessen gelingt die Bestimmung des Grades und der Komplikationen, vor allem der Pseudocyste. Die Bedeutung der Arteriographie für die Differentialdiagnostik ist nicht zu unterschätzen. Es gelingt verläßlich, die Pankreasprozesse von den Erkrankungen der umgebenden Organe und Strukturen, des Magens, der Milz und des Retroperitoneum, abzugrenzen. Wichtige Aussagen sind über die Leber,

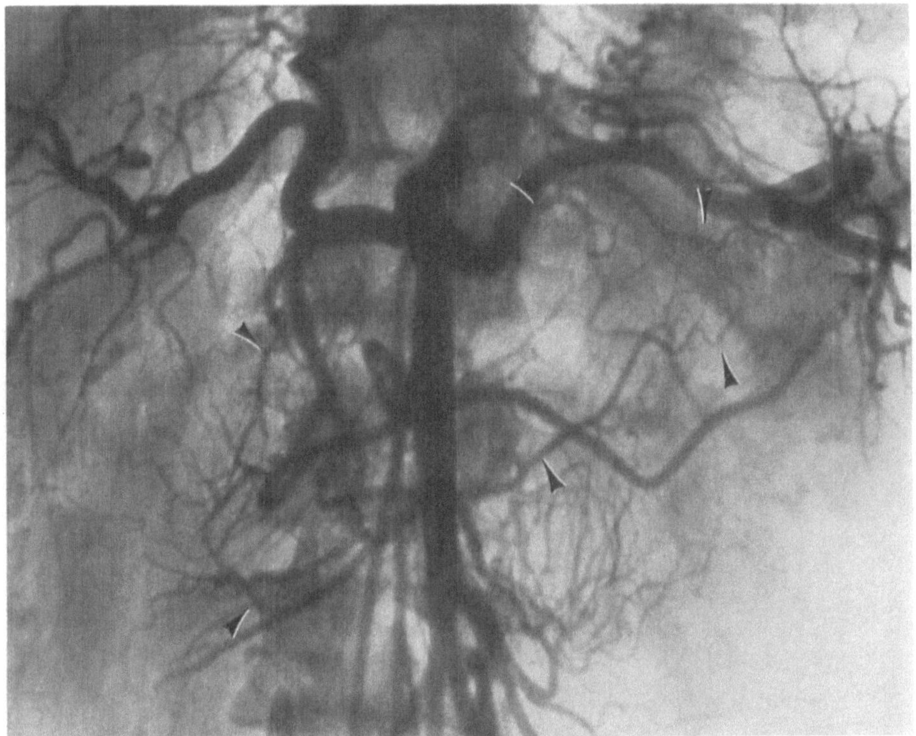

Abb. 43. Simultane Arteriographie der A. coeliaca und A. mesenterica cranialis mit Darstellung der ganzen arteriellen Pankreasversorgung (Pfeil)

das Portalflußbett sowie über deren sekundäre Veränderungen möglich. Auch die in diesem Gebiet sehr häufig vorkommenden Gefäßanomalien sind feststellbar, wodurch dem Chirurgen oft unangenehme Komplikationen erspart werden. Durch Bestimmung des Typs der Pankreasgefäßversorgung hat der Chirurg die Möglichkeit, die im Einzelfall schonendste Operation zu wählen. Auch die Arteriographie hat jedoch ihre Grenzen der Leistungsfähigkeit. Nicht immer gelingt es den entzündlichen Pankreasprozeß von einem Tumor abzugrenzen. Für die Diagnostik ist auch bei dieser Methode vorwiegend der positive Befund von Bedeutung.

Die Arteriographie sollte stets als erste Spezialmethode angewandt werden. Erst im Falle von Unsicherheit der Diagnose kommen die anderen Spezialmethoden, d.h. die Splenoportographie und die Pneumostratipankreatographie, in Frage.

Zur Darstellung der Pankreasarterien sind nur gezielte Methoden geeignet; die selektive Arteriographie der A. coeliaca und der A. mesenterica cranialis werden zuerst durchgeführt. Man kann sie am besten mit einem Katheter nacheinander durchführen. Die simultane Arteriographie der beiden Arterien mit zwei Kathetern ist bei der Anwendung der „superselektiven" Katheterisation gewöhnlich nicht mehr nötig. Die „superselektive" Arteriographie der Pankreasgefäße sollte immer dann durchgeführt werden, wenn durch die gezielten Methoden ungenügende Auskünfte erreicht wurden. Abhängig von dem Pankreasteil und der Anatomie der Pankreasgefäße können verschiedene Arterien katheterisiert werden. Die Prozesse im Pankreaskopf werden am besten mit der gezielten Arteriographie der A. hepatica communis, gastroduodenalis oder pancreatico-duodenalis caudalis dargestellt. Die gezielte Arteriographie der A. pancreatica dorsalis und lienalis bildet am besten Körper und Schwanz des Pankreas ab.

Unter den Kathetermethoden werden die percutane Punktion nach Seldinger mit konstrastdichten Polyäthylenkathetern am häufigsten angewandt. Für die Kathetereinführung wird gewöhnlich der ascendente Weg mit Punktion der Femoralarterie gewählt. Für die „superselektive" Katheterisation ist es manchmal angezeigt, den descendenten Weg mit Punktion der A. axillaris zu benützen.

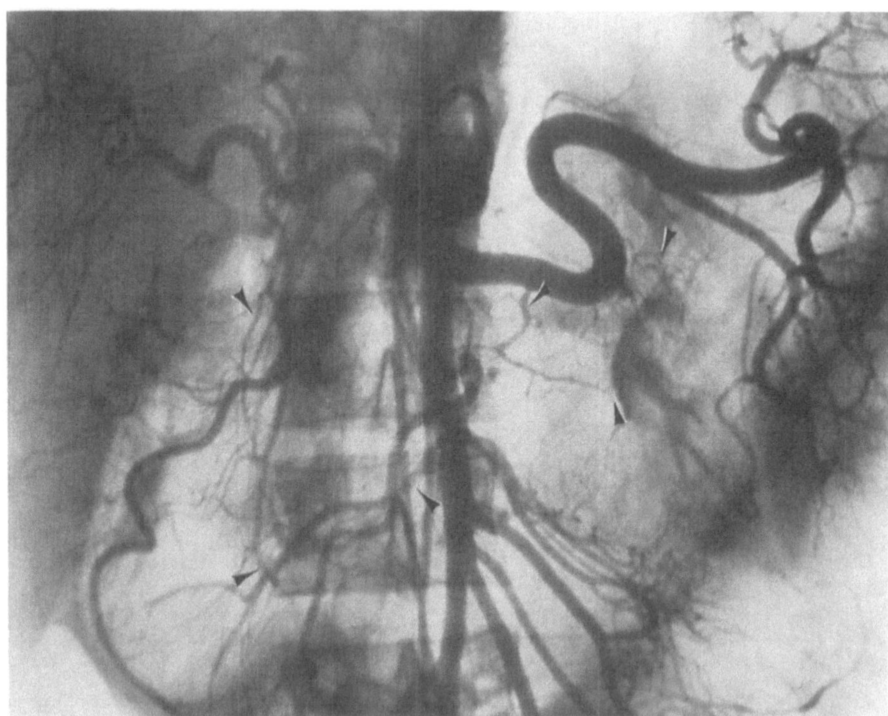

Abb. 44. Simultane Arteriographie der A. coeliaca und A. mesenterica cranialis bei der Mageninsufflation mit Darstellung der ganzen arteriellen Pankreasversorgung (Pfeil)

In der Vorbereitungszeit wird die Kontrastmittelüberempfindlichkeit geprüft. Bei unruhigen Kranken werden Sedativa verabreicht. Die Untersuchung erfolgt in Lokalanästhesie unter strengster Asepsis. Die Punktion erfolgt an der Stelle des am besten tastbaren inguinalen Abschnittes der A. femoralis oder des lateralen Abschnittes der A. axillaris. An der Einstichstelle wird eine kleine Hautincision vorgenommen, um das Einführen und die Manipulation des Katheters zu erleichtern. Der Katheter ist am Ende entsprechend der Anatomie der zu katheterisierenden Arterie unterschiedlich gebogen. Für die A. coeliaca oder mesenterica cranialis wird das Katheterende in der Länge von 3—5 cm nach vorne halbkreisförmig gebogen. Zur „superselektiven" Arteriographie ist es von Bedeutung, noch eine sekundäre Biegung des letzten Zentimeters des Katheters abhängig von der Anatomie der Arterie vorzunehmen (Rösch).

Nach der Punktion und Entfernung der Kanüle wird der Katheter mittels Führungsdraht in die Bauchaorta bis zur Zwerchfellhöhe eingeführt. Er wird nach Entfernung des Führungsdrahtes mit seinem gebogenen Ende nach vorne gedreht und dann langsam in die Höhe des 12. BW—1. LW herausgezogen, worauf der Katheter in die A. coeliaca direkt oder erst nach entsprechenden Manipulationen hineinspringt. Manchmal ist es von Vorteil, und zwar bei asthenischen Patienten, den Katheter zuerst in die Nierenarterie einzuführen und dadurch eine längere Biegung des Katheterendes zu erreichen. Die gezielte Katheterisierung der A. coeliaca und der A. mesenterica cranialis wird damit wesentlich erleichtert. Die Einführung des Katheters erfolgt unter

Durchleuchtungskontrolle, und die richtige Lage des Katheters wird durch Vorspritzen von 3—5 ml des Kontrastmittels sichergestellt.

Nach der Kontrolle der Katheterlage in der A. coeliaca werden 30—40 ml eines 76%igen Kontrastmittels eingespritzt. Die Injektionsgeschwindigkeit beträgt 8—12 ml/sec. Die ersten 7 Aufnahmen werden gewöhnlich in Intervallen von einer halben Sekunde, dann 3—4 Aufnahmen in je einer Sekunde und die sechs letzten Aufnahmen in Intervallen von 3 sec angefertigt. Dadurch erreicht man eine gute Übersicht über das arterielle Flußbett, über die capilläre Phase und bisweilen auch über das portale Flußbett.

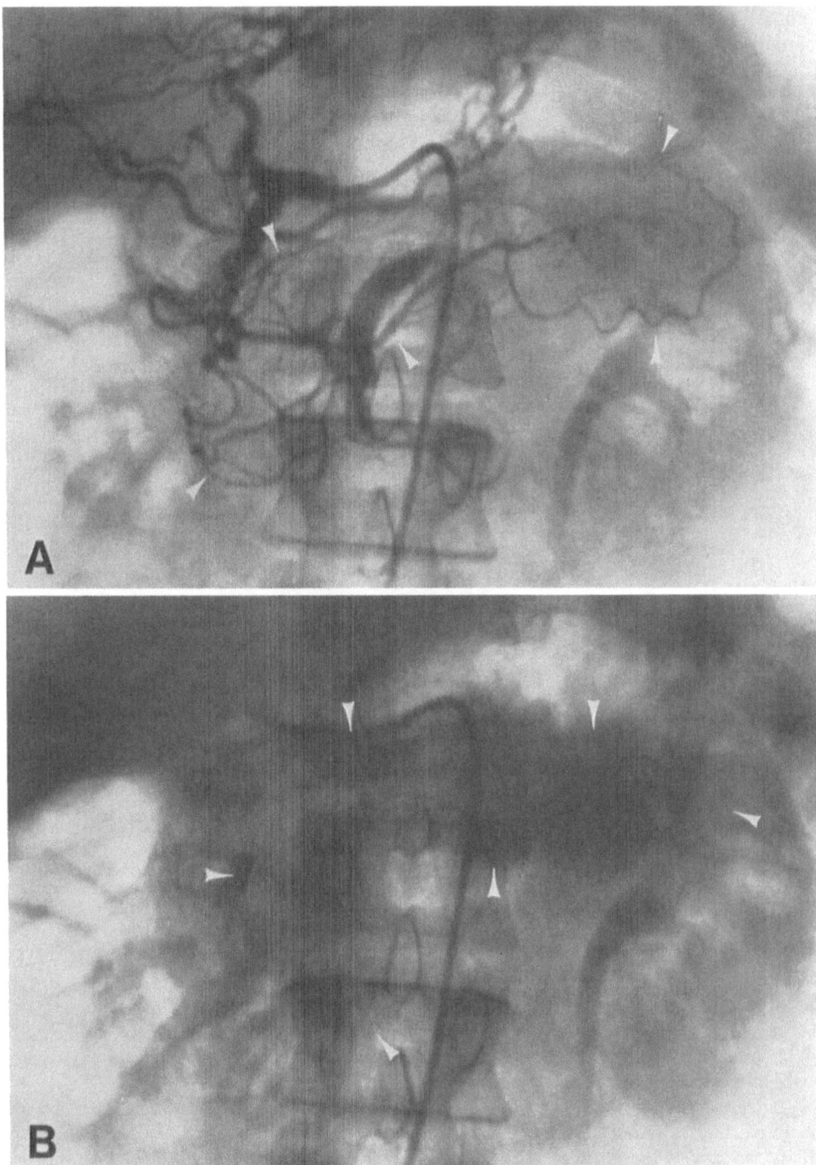


Abb. 45a und b. Gezielte Arteriographie der A. hepatica communis. a Arterielle Phase. Darstellung der Arterien des ganzen Pankreas (Pfeil) mit Füllung der A. mesenterica cranialis. Die A. pancreatica transversalis geht von den Pankreaskopfästen ab; b Capillärphase mit guter „Anfärbung" des ganzen Pankreas (Pfeil)

Nach der Arteriographie der A. coeliaca zieht man den Katheter aus ihrem Stamm heraus. In der Höhe des 1.—2. LW, etwa 1—2 cm unterhalb der Austrittsstelle der A. coeliaca springt er gewöhnlich selbst oder nach Manipulation in den Stamm der A. mesenterica cranialis. Seine richtige Einführung wird wiederum durch Probeinjektion einer kleinen Kontrastmittelmenge überprüft. Zur Darstellung der A. mesenterica cranialis werden 25—40 ml des 76%igen Kontrastmittels verwandt.

Bei der simultanen Arteriographie der A. coeliaca und der A. mesenterica cranialis benützt man zwei Katheter, die beidseitig in die A. femoralis eingeführt werden. Wenn dies nicht möglich ist, können beide Katheter in die gleiche A. femoralis eingeführt werden. Nach Einführung der Katheter in die Stämme der gewünschten Arterien werden sie durch ein Y-Verbindungstück verbunden und es werden 60—70 ml des Kontrastmittels in 4 sec eingespritzt. Die Aufnahmen werden in der antero-posterioren und schrägen Projektion durchgeführt. Die schräge Projektion dient zur besseren Darstellung bzw. Auswertung der Gefäße im Bereiche des Pankreaskopfes.

Für die „superselektive" Arteriographie mit den doppelgebogenen Kathetern ist es oft nützlich, einen externen Manipulator anzuwenden (Rösch). Er ermöglicht, die gewünschte Form dem Katheterende zu geben und die individuellen Arterienäste zu katheterisieren. Ein erfahrener Untersucher mit gutem Gefühl für den Katheter kann ihn mit dem Manipulator direkt in die A. coeliaca oder mesenterica cranialis einführen und weiterhin den Katheter in die gewünschte Arterie vorschieben. Es ist aber empfehlenswert, dem Katheter in

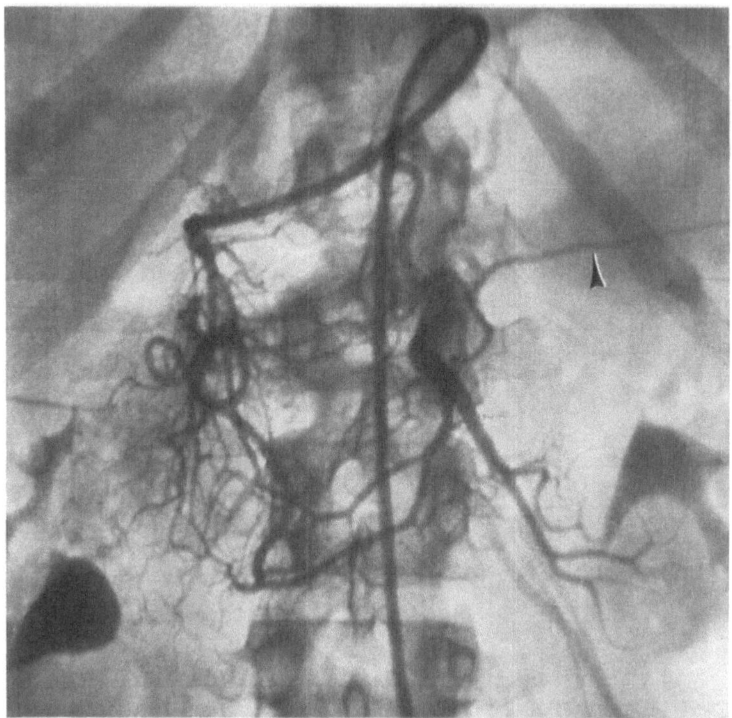

Abb. 46. Gezielte Arteriographie der A. gastroduodenalis mit Darstellung der Arterien des Pankreaskopfes, der A. pancreatica tranversalis (Pfeil) und Füllung der A. jejunalis

der Aorta oberhalb der A. coeliaca mit Hilfe des Manipulators die gewünschte Form zu geben und dann durch sorgfältiges Ausziehen und Manipulieren den Katheter in die entsprechende Arterie zu bringen. Die Menge des injizierten Kontrastmittels ist von der Größe der katheterisierten Arterie abhängig. 4—20 ml eines 76% Kontrastmittels werden dabei in 4 sec injiziert.

Zur besseren Darstellung und Auswertung der Pankreasgefäße schlug Ödman vor, den Magen vor der Arteriographie mit Luft zu füllen. Nach der Insufflation, am besten mit Hilfe von Brausepulver, wird der Magen aufgebläht, so daß seine Gefäße die Pankreasgegend nicht überdecken und die Auswertung nicht erschweren.

Eine bedeutende Verbesserung der Pankreasarteriographie brachte die direkte Vergrößerung der Angiogramme mit Hilfe der Feinfokus-Röntgenröhre. Ihre Kombination mit der „superselektiven" Katheterisierung ist wertvoll und ermöglicht sogar, winzige intrapankreatische Äste verläßlich zu beurteilen.

Keinen diagnostischen Fortschritt brachte die Pharmakoangiographie. Sekretin, Cholecystokinin oder Fette, die die Pankreasfunktion stimulieren und seine Zirkulation vergrößern, wurden erprobt. Sie haben die Darstellung der arteriellen oder capillären Phase nicht wesentlich geändert (Ödman).

Nach der Untersuchung muß für eine gute Kompression der Einstichstelle für die Dauer von 5—10 min gesorgt werden, und der Patient muß für 6—10 Std Bettruhe einhalten. Bei vorsichtiger Untersuchungstechnik können fast alle Zwischenfälle, wie z. B. ein umfangreicheres subcutanes Hämatom in der Umgebung der Einstichstelle oder auch Komplikationen, wie Thrombose oder Gefäßverletzungen vermieden werden.

Die gezielte *Arteriographie der A. coeliaca* hat drei Phasen: Die Gefäß-, die capilläre und die venöse Phase (Abb. 42). In der Gefäßphase der Untersuchung werden die A. coeliaca und ihre Hauptzweige — die A. lienalis, die A. hepatica communis und die A. gastrica sinistra — gefüllt. Die A. lienalis verläuft verschiedenartig gewunden zum Milzhilus und von ihren Abzweigungen ist oft die A. pancreatica magna gut sichtbar. Sie entspringt etwa im mittleren Abschnitt der Milzarterie und hat einen kurzen, manchmal

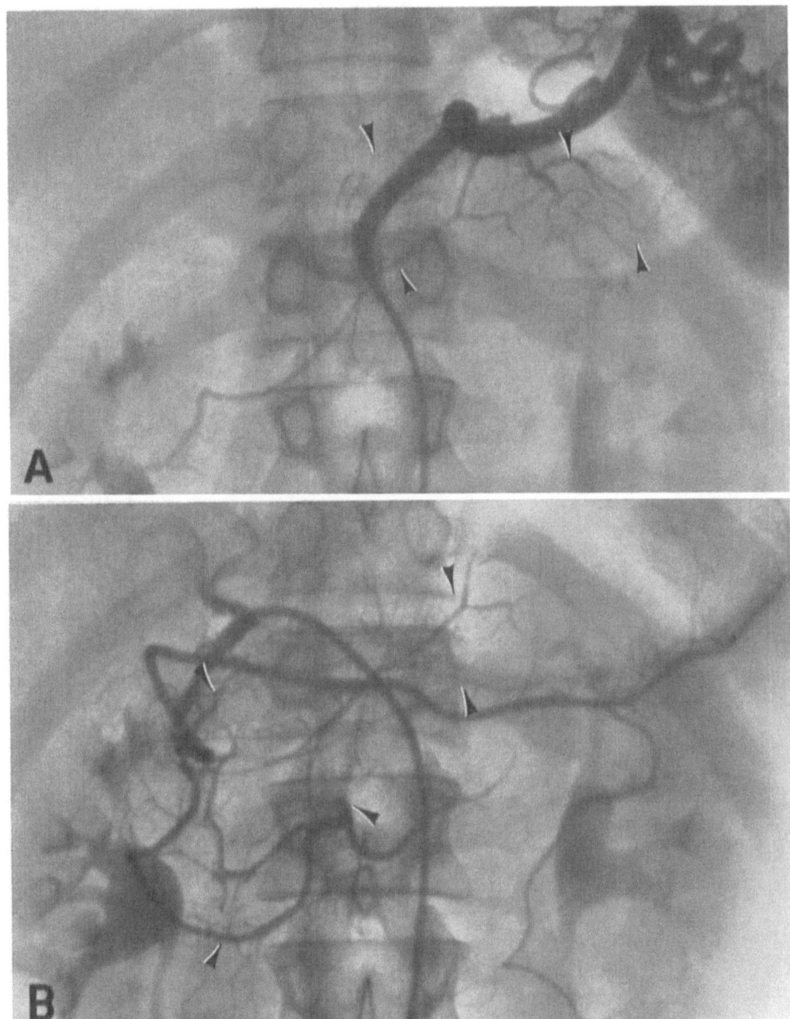


Abb. 47a und b. Pankreasarteriographie. a Gezielte Arteriographie der A. lienalis mit Darstellung der Arterien des Pankreaskörpers und -schwanzes (Pfeil); b Gezielte Arteriographie der A. gastroduodenalis mit Darstellung der Arterien des Pankreaskopfes und -körpers (Pfeil)

ziemlich breiten und schräg nach links verlaufenden Stamm. Anschließend teilt sie sich in mehrere Äste. Die A. pancreatica dorsalis zweigt manchmal im medialen Abschnitt der Milzarterie ab, verläuft gewöhnlich abwärts und teilt sich typisch in zwei horizontal verlaufende Zweige. Es läßt sich hauptsächlich ihr linker Ast, der zum unteren Körperrand geht, gut verfolgen. Die A. pancreatica caudalis und die Rami pancreatici sind weniger gut sichtbar. Bei der üblichen Untersuchung sind die Pankreaszweige der Milzarterie manchmal durch reichliche Aufzweigung der Magengefäße überdeckt. Sie treten besser in der Magenluftfüllung nach der Insufflation auf, wobei die Magengefäße, die in der Umgebung beider Curvaturen verlaufen, nicht über die Pankreaszweige projiziert werden.

Deutlicher als bei der Arteriographie der A. coeliaca sind diese Pankreasgefäße bei der *gezielten Arteriographie der Milzarterie* sichtbar (Abb. 47).

Die A. hepatica communis geht aus der A. coeliaca nach rechts ab. Nach dem Verlauf von 3—6 cm gibt sie die A. gastroduodenalis ab, die abwärts gerichtet ist. Als erster der Pankreasäste tritt von der A. gastroduodenalis die A. pancreaticoduodenalis cranialis

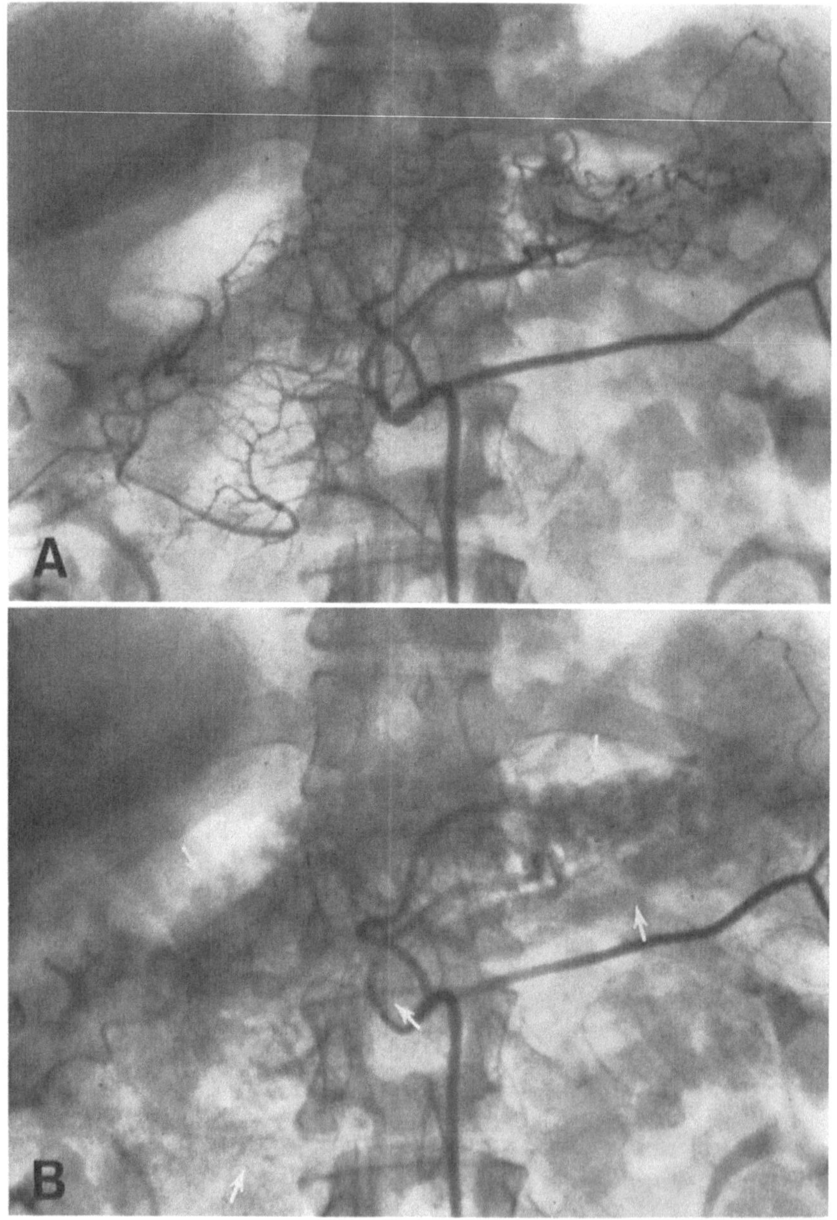


Abb. 48a und b. Gezielte Arteriographie der A. pancreatica dorsalis (in diesem Fall ein Ast der oberen Mesenterialarterie). a Arterielle Phase mit Darstellung der Arterien im ganzen Pankreas; b Capilläre Phase mit „Anfärbung" des ganzen Pankreas (Pfeil)

dorsalis ab, die in einem leichten Bogen schräg abwärts verläuft und später in eine Querlage umbiegt. Einen ähnlichen Verlauf weist auch die A. pancreaticoduodenalis cranialis ventralis auf, die etwas tiefer liegt. Weitere Aufteilungen dieser Äste pflegen unterschiedlich differenzierbar zu sein, da sie manchmal nur ungenügend gefüllt sind. In anderen Fäl-

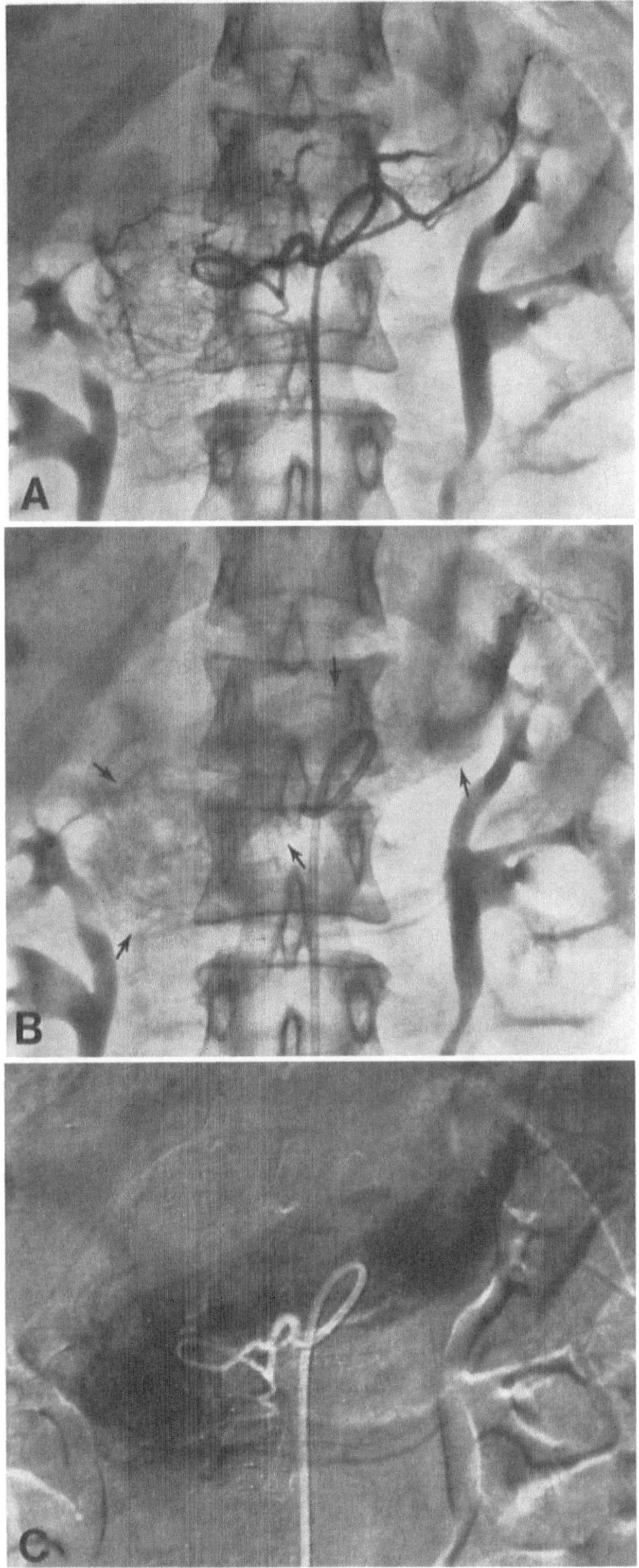


Abb. 49a—c. Gezielte Arteriographie der A. pancreatica dorsalis (in diesem Falle ein Ast der oberen Mesenterialarterie). a Arterielle Phase mit Darstellung der Arterien im ganzen Pankreas; b Capilläre Phase mit „Anfärbung" des Pankreas (Pfeil); c Subtraktionskopie der capillären Phase mit guter Pankreasopazität

len, hauptsächlich bei der Katheterisierung der A. hepatica, werden über die Verbindungszweige auch die unteren pancreaticoduodenalen Arterien bisweilen auch der Stamm der A. mesenterica cranialis und Anastomosen zum Pankreaskörper und Pankreasschwanz angefüllt (Abb. 45). Da die Auswertung der kleinen Pankreaszweige im Kopf auf den anteroposterioren Aufnahmen wegen der Überdeckung durch die Wirbelsäule oft erschwert sein kann, ist hier die schräge Projektion nützlich. Die A. gastroepiploica dextra verläuft in verschieden großen Bogen zur großen Magenkurvatur.

In der capillären Phase (Pankreasopazität) bildet sich das Pankreas diffus oder homogen kontrastreich ab. Die Opazität fängt etwa 5—7 sec nach dem Injektionsbeginn an und dauert 4—6 sec. Am besten läßt sie sich im Bereich des Körpers und des Schwanzes,

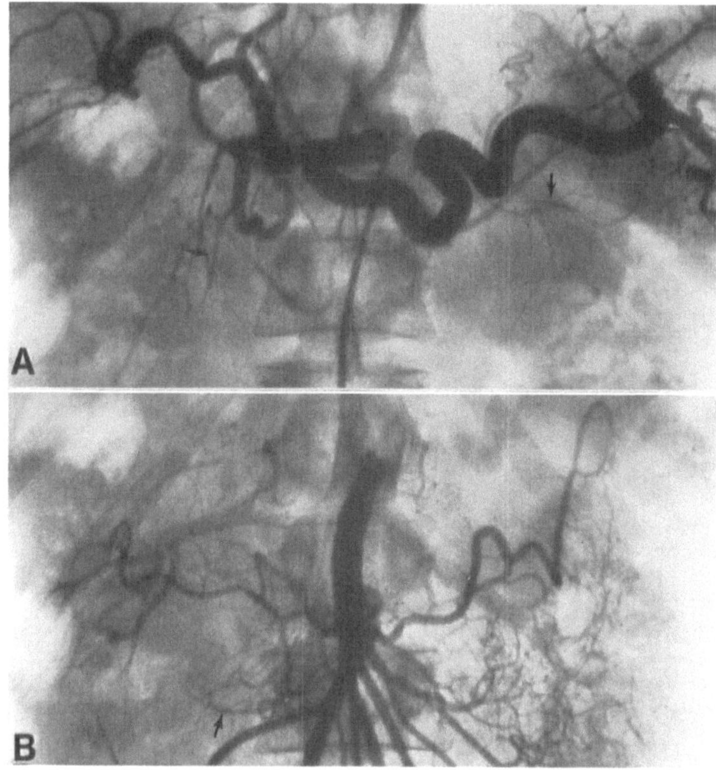


Abb. 50a und b. Chronische Pankreatitis. a Arteriographie der A. coeliaca. Umformung der Arterien in Pankreaskopf und -schwanz (Pfeil); b Arteriographie der A. mesenterica cranialis. Leichte Hypervascularisation des unteren Abschnittes des Pankreaskopfes. Leichte Deformierung der A. pancreaticoduodenalis inferior (Pfeil)

hauptsächlich bei der Füllung der A. pancreatica magna erkennen. Der linke Pankreasteil tritt dann walzenförmig mit glatten Konturen hervor. Er verläuft entweder quer oder schräg zum Milzhilus. Im Bereich des Pankreaskopfes ist die Abbildung der Opazität oft weniger ausgeprägt. Schon besser sichtbar ist sie bei der Arteriographie der A. hepatica und Anfüllung der Verbindungszweige und der unteren pancreaticoduodenalen Arterien. Die Pankreasopazität dauert gewöhnlich kürzere Zeit als die Milzopazität. Zur besseren Darstellung der Pankreasopazität kann man mit gutem Erfolg die Subtraktionstechnik (Ziedses des Plantes) anwenden (Abb. 49).

Die Füllung der Milzvene und der Pfortader in der venösen Phase läßt eine Beurteilung ihrer Beziehungen zum Pankreas zu.

Bei der *Arteriographie der A. mesenterica cranialis* kommt in der arteriellen Phase die Füllung ihres Stammes und der abgehenden Äste zum Dick- und Dünndarm zur Darstellung (Abb. 42). Die Pankreasäste sind gewöhnlich weniger gut sichtbar und auf Grund der Überlagerung durch andere Gefäße manchmal auch schwierig differenzierbar. Besser lassen sie sich bei Patienten, bei denen eine Enteroptosis besteht, beurteilen. Die Aa. pancreaticoduodenalis caudalis ventralis und dorsalis gehen nach ihrem gemeinsamen oder selbständigen Austritt aus der A. mesenterica cranialis oder auch von einem ihrer größeren Äste im Bogen nach rechts, teilen sich bald in kleine Zweige auf und anastomosieren mit den oberen Zweigen. Zum Körper und zum Schwanz des Pankreas zweigt oft ein kleinerer oder größerer Ast ab, der anastomosieren oder die A. pancreatica transversalis bilden kann. Manchmal kommt es zur Füllung der A. pancreatica dorsalis, die nach oben verläuft und sich in einen rechten und linken Zweig aufteilt. In der capillären Phase der Arteriographie der A. mesenterica cranialis ist das Pankreas selten auswertbar dargestellt. Seine Dichte ist infolge der geringeren Versorgung aus der A. mesenterica cranialis und der Verdünnung

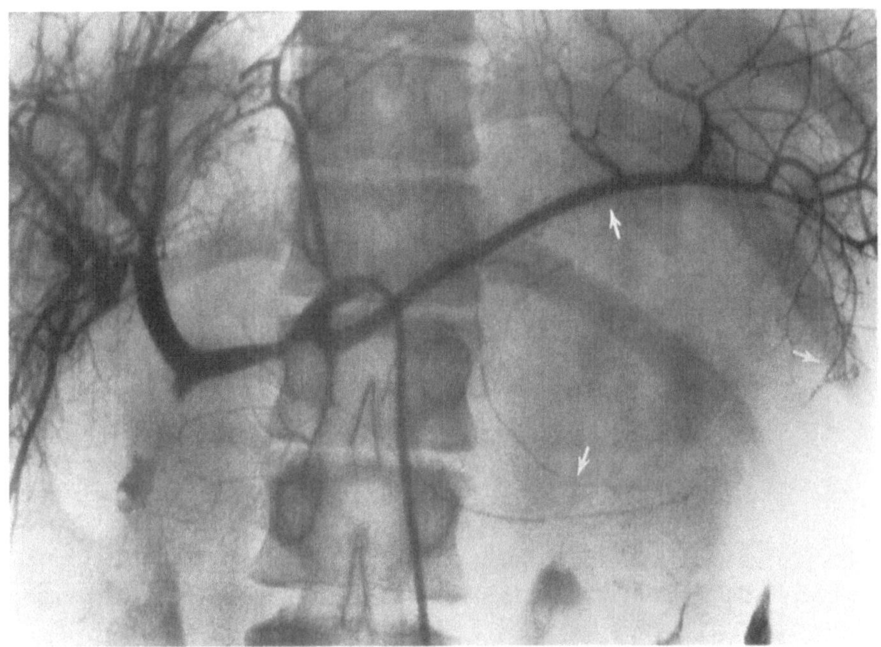

Abb. 51. Pseudocyste des linken Pankreasabschnittes. Arteriographie der A. coeliaca. Verdrängung der A. lienalis und ihrer Äste in Körper und Schwanz des Pankreas (Pfeil), die einen gefäßlosen Herd umgeben

durch das aus den Zweigen der A. coeliaca zufließende kontrastfreie Blut nur geringfügig. Außerdem wird das Pankreas machmal durch die Dickdarmwand überdeckt. In der venösen Phase kommen die Hauptstämme der Darmvenen und gewöhnlich die Pfortader mit ihren Leberästen zur Darstellung.

Bei der *simultanen Arteriographie* werden alle Pankreasarterien auf einmal abgebildet (Abb. 43, 44, 53). Sehr gut kann man gewöhnlich die Zweige des Pankreaskopfes, die sogenannte ventrale und dorsale Arkade und ihre Äste zum Duodenum und Pankreas beurteilen. Von Bedeutung ist deren Vergleich in den antero-posterioren und schrägen Projektionen. Auch die capilläre Phase ist hauptsächlich im Pankreaskopf oft besser dargestellt. Neben dem Pankreasparenchym pflegt auch das Duodenum mit Kontrastmittel angereichert zu sein.

Durch die „*superselektive*“ *Arteriographie* werden in der Gefäßphase die katheterisierten Arterien und ihre intrapankreatischen Äste dargestellt (Abb. 45—49). Man kann, hauptsächlich mit direkter Vergrößerung der Angiogramme, sogar winzige Zweige von 0,2 mm Durchmesser erkennen. Neben den kathetisierierten Arterien werden durch zahlreiche Anastomosen auch die anderen Pankreasarterien und sogar große Stämme in der

Pankreasumgebung gefüllt. Eine gute „superselektive" Injektion kann manchmal das arterielle Flußbett des ganzen Pankreas darstellen. Es ist von keinen anderen Organgefäßen überdeckt und man kann es zuverlässig auswerten. Die capilläre Phase ist bei der „superselektiven" Arteriographie oft gut sichtbar. Manchmal hebt sich das ganze Pankreas, hauptsächlich unter Anwendung der Subtraktions-Technik, von seiner Umgebung deutlich ab.

Bei der Auswertung der Arteriogramme muß man vorsichtig sein und mit einer großen Variabilität und mit breiten Grenzen des Normalbildes rechnen. Das Pankreas ist fast gänzlich von folgenden Gefäßen umfaßt: von der A. lienalis, A. hepatica communis, A. gastroduodenalis und A. pancreatica transversalis. Neben diesen verlaufen in seiner engsten Nähe die A. coeliaca und die A. mesenterica cranialis. Durch die Lage dieser Gefäße kann deshalb gewissermaßen auch die Pankreasgröße beziehungsweise eine Ver-

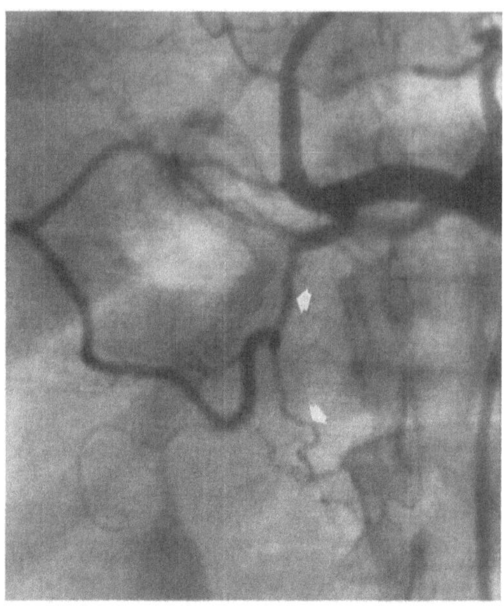

Abb. 52. Carcinom des Pankreaskopfes. Arteriographie der A. coeliaca. Infiltration der A. gastroduodenalis und der Pankreasarterien im Pankreaskopf (Pfeil)

größerung beurteilt werden. Bei pathologischen Vorgängen, insbesondere bei größeren Cysten und Tumorenkommt, es zu deren Deformierung und Verlagerung. Dies erfolgt jedoch gewöhnlich erst bei umfangreicheren Prozessen. Ferner wertet man die Reichhaltigkeit und Breite der Pankreasarterien aus, was hauptsächlich für die Diagnostik der entzündlichen Veränderungen wertvoll ist. Man muß auch sorgfältig nach Gefäßinfiltration und Gefäßneubildung forschen, die das Merkmal einer Geschwulst sind. Neugebildete Gefäße dürfen jedoch nicht mit den Gefäßen, die sich in den Bereich des Pankreas von der Umgebung her hineinprojizieren, verwechselt werden. Von Bedeutung ist ferner eine ausführliche Auswertung der Pankreasopazität. Sie ermöglicht, die Lage, die Form und die Größe des Körpers und des Schwanzes, zu beurteilen. Bei kleineren pathologischen Prozessen, wie z.B. bei kleineren Cysten, kann die Opazität inhomogen mit verschiedenen Füllungsdefekten vorkommen (Ödman).

## 13. Splenoportographie

Die direkte percutane Splenoportographie war vor der Einführung der selektiven Arteriographie eine der wichtigsten speziellen Untersuchungsmethoden. Die gute Auswertung der Abweichungen des splenoportalen Stammes war oft maßgebend für die Diagnostik der Pankreasprozesse. Die Arteriographie mit indirekter Abbildung der portalen Zirkulation in der venösen Phase der Untersuchung ersetzt jedoch die Splenoportographie in den meisten Fällen. Die Splenoportographie ist jetzt nur dann indiziert, wenn die Arteriographie nicht durchgeführt werden kann oder die Abbildung des splenoportalen Stammes ungenügend ist.

Die Möglichkeiten der Splenoportographie in der Diagnostik der Pankreaserkrankungen sind bedingt durch die intensive Beziehung des Pankreas zu den großen Gefäßen des portalen Strombettes, zur Milzvene und zur Pfortader. Das pathologisch veränderte Pankreas verursacht sehr oft, zuweilen schon sehr frühzeitig Veränderungen dieser Venen. Sie können deformiert, verdrängt, eingeengt oder auch völlig verschlossen sein. Diese

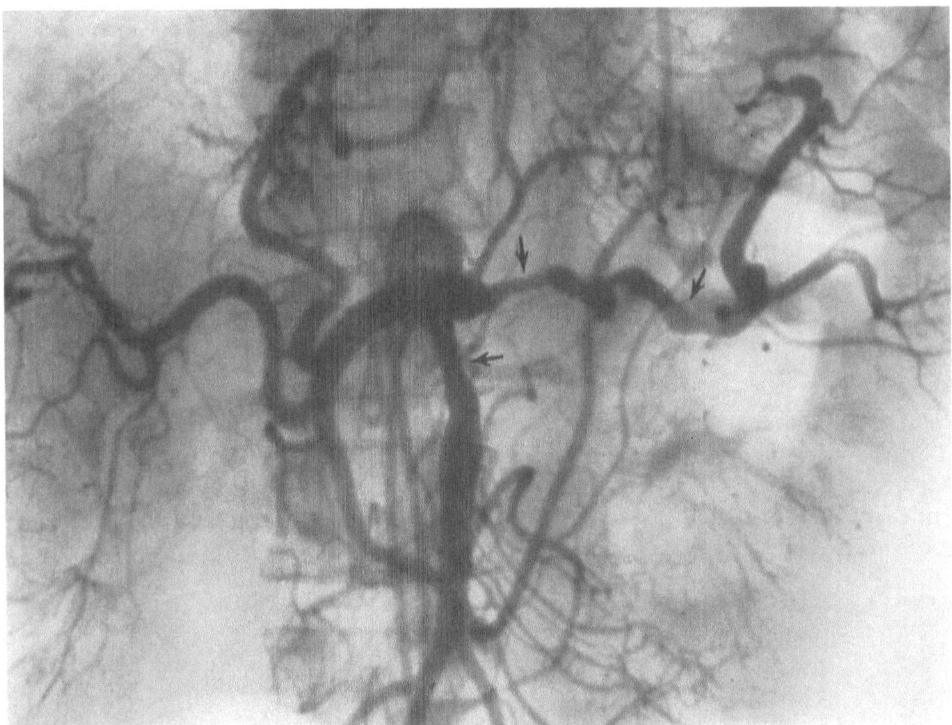

Abb. 53. Carcinom des Körpers und Schwanzes des Pankreas. Simultane Arteriographie der A. coeliaca und mesenterica cranialis. Infiltration und Verjüngung der A. lienalis und des oberen Abschnittes der A. mesenterica cranialis (Pfeil)

Veränderungen sind zwar nur von lokalem Charakter, jedoch mit Rücksicht auf ihre typische Lage und den Mechanismus der Auswirkung des pathologisch veränderten Pankreas, können Befunde zustande kommen, die nur schwer von anderen Erkrankungen nachgeahmt werden.

Die Splenoportographie bietet die größten Möglichkeiten in der Diagnostik der Pankreatitiden, die diffus das gesamte Pankreas oder seinen Kopf ergreifen, und in der Diagnostik der Tumoren, die im Pankreasschwanz und -körper lokalisiert sind. Hier ist man durch sie in der Lage, selbst kleine Tumoren festzustellen. In der Diagnostik der im Pankreaskopfe vorkommenden Tumoren sind ihre Möglichkeiten beschränkter, wodurch diese Methode gewöhnlich erst umfangreichere Veränderungen festgestellt werden können. Die Splenoportographie läßt auch den Umfang der Geschwulst beurteilen, hauptsächlich ihre dorsale Ausdehnung. Auch zur Auffindung metastatischer Herde in der Leber trägt sie bei. Dies ist eine wertvolle Hilfe zur Bestimmung der Operabilität und Festlegung des Operationsplanes.

Der Untersuchungsablauf ist der gleiche wie bei der Milzuntersuchung. Falls die Splenoportographie bei Kranken mit Obstruktionsikturus durchgeführt wird, ist es notwendig 4—5 Tage vor der Untersuchung Vitamin K zu injizieren. Weiterhin ist es angebracht eine möglichst präzise und schonende Untersuchungstechnik zu wählen. Die Mehrzahl der Kranken mit Pankreasprozessen hat eine Milz von normaler Größe. Am zweckmäßigsten ist es, die Untersuchung unter Durchleuchtungskontrolle durchzuführen.

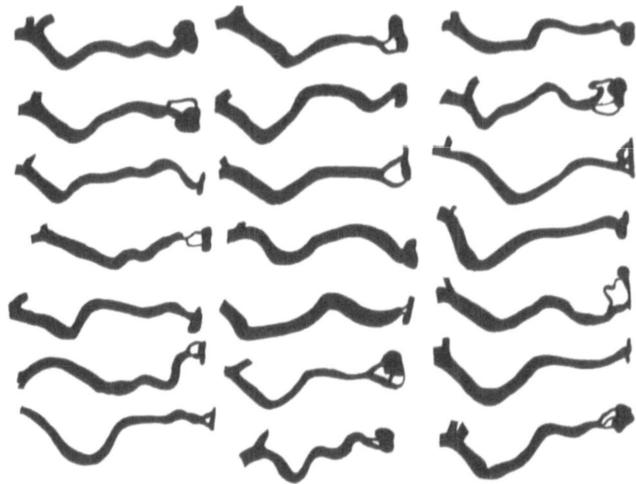

Abb. 54. Schemen von verschiedenartigen Typen der normalen splenoportalen Stämme

Bei der Auswertung des Splenoportogrammes im Hinblick auf das Pankreas soll vor allem auf die Veränderungen des extrahepatischen Abschnittes des portalen Strombettes geachtet werden (Abb. 54). Jedoch mit Rücksicht auf seine Variabilität muß die Bewertung mit Vorsicht erfolgen. Von Wichtigkeit sind die Veränderungen der Leberaufzweigung. Sie ermöglichen, gleichzeitig bestehende Lebererkrankungen festzustellen und so die

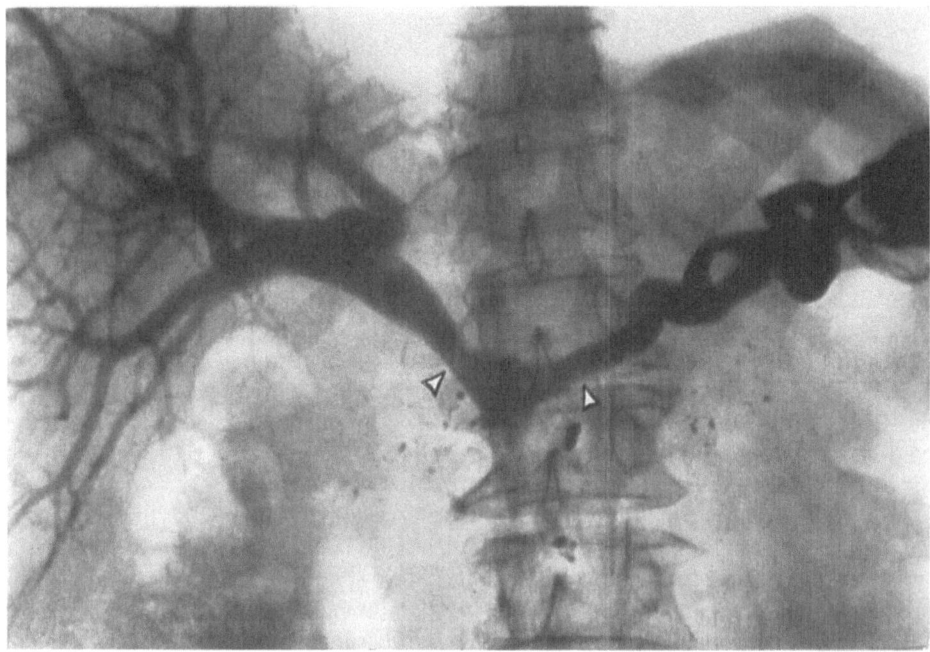

Abb. 55. Deformierung und Verjüngung des medialen Abschnittes der Pfortader und der Milzvene (Pfeil) bei subakuter Pankreatitis. Kontrastmittelreste im Pankreas nach intraoperativer Wirsungographie

Beziehungen der Erkrankungen dieser Organe, die oft gemeinsam vorkommen, näher zu bestimmen. Kennzeichnend für die Pankreaserkrankung ist das Vorliegen eines Hindernisses des splenoportalen Stammes. Es kann sowohl nur durch Druck oder Zug als auch durch direktes Einwachsen des Tumors oder durch eine sekundäre Thrombose hervorgerufen werden und äußert sich durch verschiedenartige Deformierungen des betreffenden Venenabschnittes. Manchmal ist die Vene eingeengt oder es kann das Pelottensymptom sichtbar werden. Zuweilen kommt es zum völligen Abbruch. Hier kommt es hauptsächlich auf

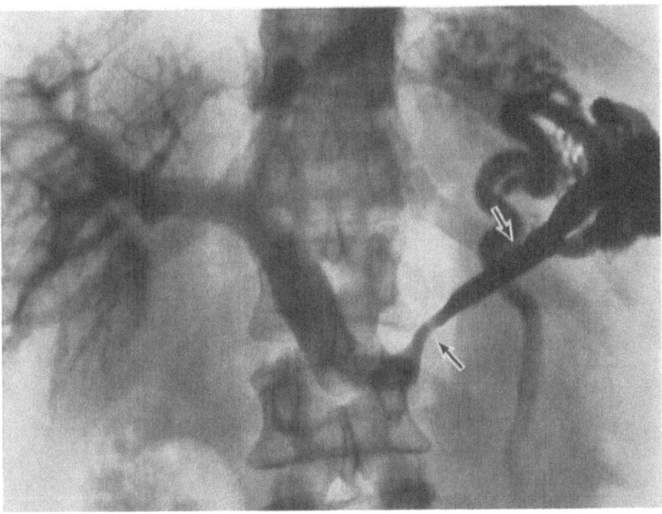

Abb. 56. Fortgeschrittene Deformierung der Milzvene (Pfeil) bei hypertrophischer Pankreatitis mit Vergrößerung des linken Pankreasabschnittes. Kollateralen zum Magen und Retroperitoneum

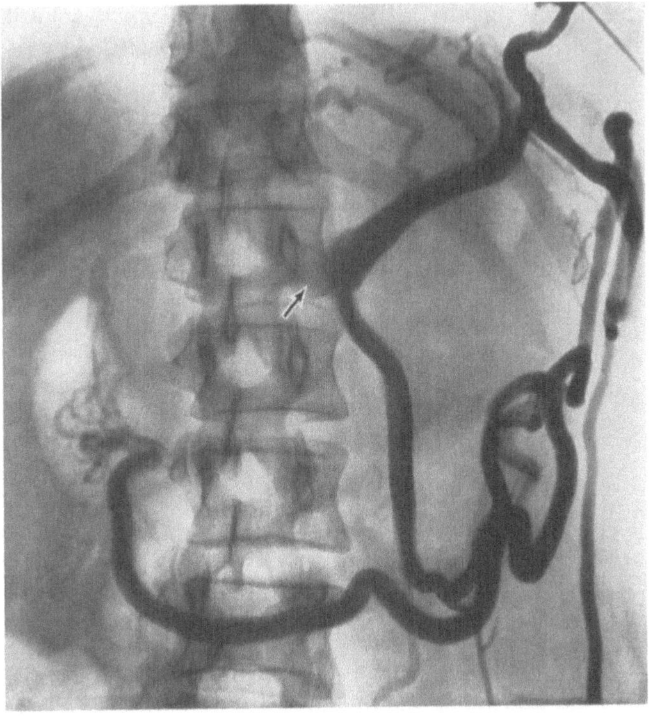

Abb. 57. Vollkommener Verschluß der Pfortader und des rechten Abschnittes der Milzvene (Pfeil) durch den Druck einer Pseudocyste des Pankreas. Reicher Kollateralkreislauf zu Magen, Darm und Omentum

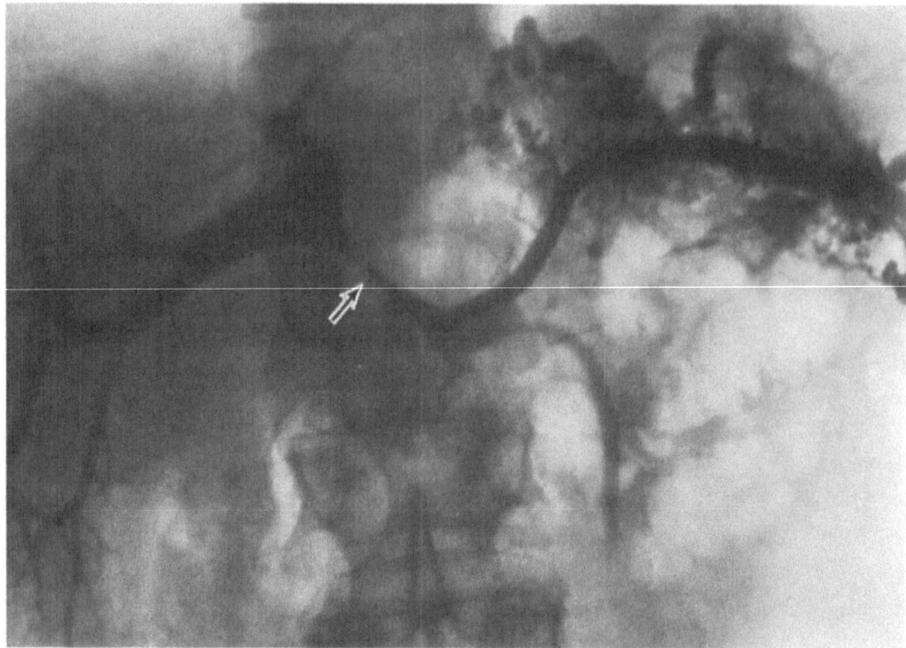

Abb. 58. Fortgeschrittene Stenose der Pfortader (Pfeil) bei einem Pankreaskopfcarcinom. Reiche Füllung des Kollateralkreislaufes zum Magen

Ausmaß und Richtung der Ausdehnung des pathologischen Prozesses an. Bei Druck oder Zug allein bleiben die Umrisse des umgeformten Venenanteils glatt; das Durchwachsen eines Tumors äußert sich mit deutlich unscharfer oder defekter Füllung. Die Lage der Veränderungen ist verschieden und hängt von der Lokalisation des Pankreasprozesses ab.

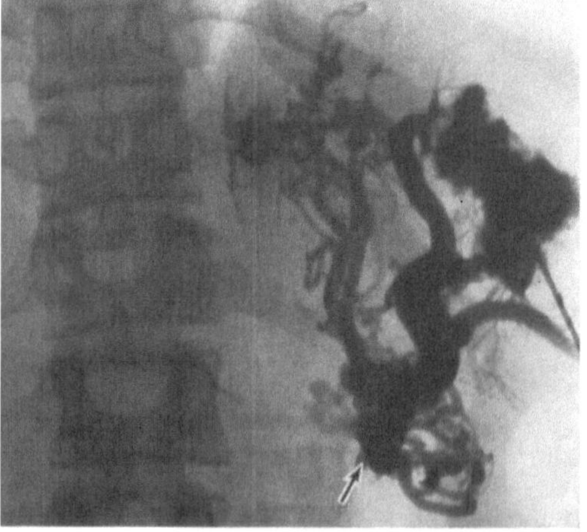

Abb. 59. Vollkommener Verschluß des linken Abschnittes der Milzvene (Pfeil) bei einem Carcinom des Pankreasschwanzes mit Füllung der Magenvaricen und Kollateralen in der Milzhilusgegend

Die vom Schwanz ausgehenden Prozesse formen den linken Abschnitt der Milzvene um (Abb. 56, 59), die des Pankreaskörpers ihren mittleren Abschnitt (Abb. 55, 57). Wird der Kopf betroffen, kommt es hauptsächlich zu Veränderungen des medialen Abschnittes der Milzvene und der Pfortader (Abb. 58). Bei der diffusen Pankreasvergrößerung, vor allem auf entzündlicher Basis, kommt oft das Bild des in der Größe wechselnden Hindernisses vor der Wirbelsäule zustande. Ein weiteres Symptom ist die Kontrastmittelstauung verschiedenen Grades in der Milzvene, die von der alleinigen Verlangsamung des Abflusses bis zur Umkehr des Blutstromes in den Kollateralkreislauf reichen kann. Es kommt gewöhnlich zur Füllung der typischen Zuflußvenen und der präformierten Kollateralen. Bei größerem Umfang des Hindernisses in der Milzvene ist bei Pankreaserkrankungen oft eine Füllung des hepatopetalen Kollateralkreislaufes im Bereich des Magens und des Dickdarmes zu beobachten. Durch diese Kollateralen fließt das Kontrastmittel um das Hindernis herum und füllt den durchgängigen Abschnitt der Pfortader und ihre Leberzweige an. Letztere weisen bei gleichzeitig bestehender Lebererkrankung verschiedene Veränderungen auf. Bei metastatischen Herden in der Leber sind hauptsächlich Druckveränderungen und Gefäßamputationen zu sehen. Es kommt zu einem charakteristischen Bild auch in der capillären Phase in Form zahlreicher Füllungsdefekte, je nach Größe und Anzahl der Metastasen.

## 14. Cavographie

Die Cavographie stellt in der Pankreasdiagnostik eine Ergänzungsmethode dar (Abb. 60). Ihre Möglichkeiten gehen aus den anatomischen Beziehungen hervor. Die untere Hohlvene befindet sich dicht hinter dem Pankreaskopf und liegt seiner Hinterfläche an. Dadurch können die pathologischen Vorgänge am Pankreas die untere Hohlvene verschie-

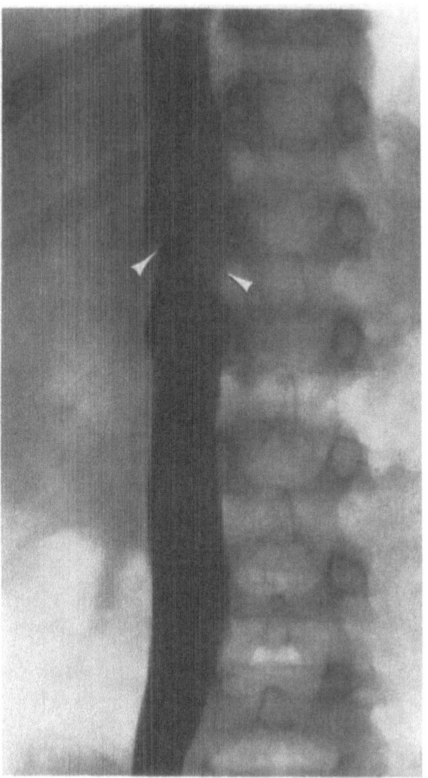

Abb. 60. Normalbild der unteren V. cava mit Randdefekten in Höhe der Ausmündung der Nierenvenen (Pfeil)

denartig, hauptsächlich im Bereich ihrer vorderen und linken Fläche, umformen. Außerdem kann die untere Hohlvene durch die vergrößerten Lymphknoten, von denen es in ihrer Umgebung eine große Anzahl gibt, verdrängt werden. Durch die Cavographie kann so das dorsale Ausmaß der pathologischen Pankreasvergrößerung aufgezeigt und manchmal auch die Natur derselben bestimmt werden.

Aus der Feststellung der Beziehung der Geschwulst zur unteren Hohlvene, hauptsächlich ihres Einwachsens in dieselbe, läßt sich eine Voraussage zur Operabilität beisteuern, wobei jedoch nur der pathologische Befund als beweiskräftig angesehen werden kann.

Die untere Hohlvene kann auf dem transspinosen Wege durch Injektion des Kontrastmittels in die Dornfortsätze der unteren Lendenwirbelsäule dargestellt werden (Schobinger). Geeigneter ist jedoch ihre direkte Darstellung durch die Injektion in eine oder in beide Femoralvenen, hauptsächlich bei der Anwendung der percutanen Katheterisierung nach Seldinger. Die Untersuchung wird in mittlerem Inspirium durchgeführt. Der Valsava'sche Versuch ist hierfür durch die Erhöhung des intrathorakalen Druckes nicht geeignet, denn dabei geht die Darstellung des oberen Abschnittes der V. cava inferior manchmal schwieriger vor sich. Die Darstellung der unteren Hohlvene erfordert gewöhnlich 8—10 Aufnahmen. Die ersten vier werden in Intervallen

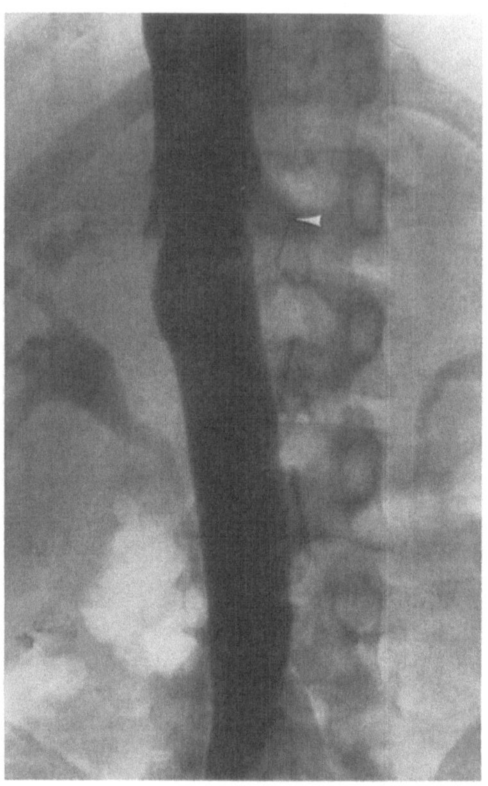

Abb. 61. Normalbild der unteren V. cava mit angedeuteter retrograder Füllung der linken Nierenvene (Pfeil) bei erhöhtem intrathorakalem Druck

von einer halben sec, die weiteren 2—3 in Intervallen von 1 sec und die 2 letzten im Intervall von 2 sec geschossen. Die Aufnahmen sollten simultan in zwei Projektionen gemacht werden.

Die untere Hohlvene entsteht durch Zusammenfluß der Beckenvenen in der Höhe des 4.—5. LW. Sie verläuft vor dem rechten Wirbelsäulenrand hinauf bis zum unteren Rand des Herzens, gewöhnlich in Höhe des 12. ThW. Ihr Verlauf ist gerade, nur bei älteren Personen kann sie in cranialer Richtung leicht nach rechts abweichen, manchmal ist sie auch mäßig gebogen. In Höhe des 2.—3. Zwischenwirbelraumes weicht sie leicht nach vorne ab. Die untere Hohlvene zeigt eine homogene und glattrandige Füllung, nur am Orte der Einmündung der größeren Venen sind regelmäßig verschieden große Defekte und Verwischungen der Konturen als Folge des Zuflußes größerer Mengen von kontrastfreiem Blut sichtbar. Diese Veränderungen kommen hauptsächlich am Orte der Mündung der gegenseitigen Beckenvene und in Höhe des 2. LW an der Einmündung der Nierenvenen vor, wobei es zur Bildung randständiger „Defekte“ kommt. Ähnliche Veränderungen lassen sich auch im oberen Abschnitt der unteren Hohlvene an der Einmündung der größeren

Lebervenen finden. Bei einem erhöhten intrathorakalen Druck kann dagegen ein kleiner Reflux des Kontrastmittels in die Nierenvenen vorkommen (Abb. 61).

Die Prozesse des Pankreaskopfes mit dorsalwärts sich ausdehnender Vergrößerung können an der unteren Hohlvene verschiedene Veränderungen verursachen. Am beweiskräftigsten sind die Veränderungen an ihrer vorderen und linken Wand (Abb. 62). Am häufigsten finden sich Druckveränderungen in Form flacher oder tieferer Impressionen. Bei entzündlicher Vergrößerung ist der Druck meistens klein und die Umrisse des veränderten Anteiles sind glatt. Bei einer Geschwulst mit dorsaler Ausdehnung und hauptsächlich im Falle ihrer Fixation an den größeren Gefäßen sind die Impressionen umfangreicher und tiefer. Manchmal gibt es hierbei deutlich unebene defekte Venenumrisse (SCHOBINGER). Eine ausgedehnte Geschwulst des Kopfes kann zum Verschluß oder auch

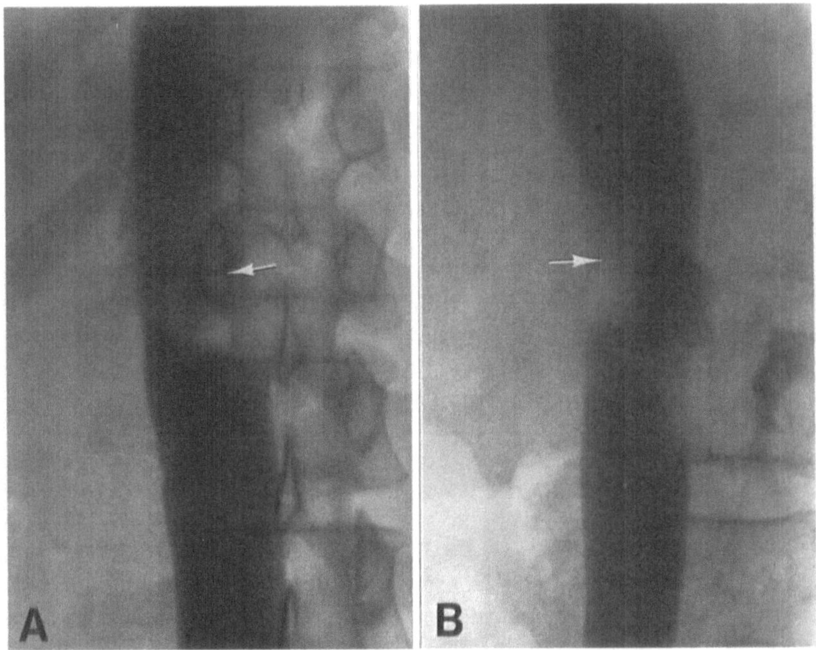


Abb. 62a und b. Carcinom des Pankreaskopfes mit Infiltration der linken und vorderen Wand der unteren Hohlvene (Pfeil). Cavographie. a Anteroposteriore Projektion; b Laterale Projektion

zur sekundären Thrombose der unteren Hohlvene mit allen ihren Folgen führen. Bei Metastasen in der Umgebung der unteren Hohlvene sind verschieden große polyzyklische Defekte sichtbar.

## 15. Wirsungographie

Die Kontrastdarstellung der Ausführungswege des Pankreas — die Wirsungographie — stellt eine höchst spezielle röntgenchirurgische Untersuchung dar (Abb. 64). Sie wird vom Chirurgen, gewöhnlich zusammen mit der Druckmessung in den Pankreasausführungsgängen, im Operationssaal durchgeführt. Dabei sollen die Natur des pathologischen Prozesses und der dann folgende geeignete Operationseingriff bestimmt werden. Die Wirsungographie ermöglicht mitunter, die Veränderungen der Ausführungswege des Pankreas und auch zuweilen die Veränderungen der Vater'schen Papille selbst anschaulich darzustellen. Ausmaß und Grad der Pankreatitis und manchmal auch ihre Ursache sind feststellbar. Bei der Dränage des Ductus Wirsungianus ermöglicht sie, den Verlauf der Heilungsvorgänge der Erkrankung zu beurteilen. In Fällen mit unzureichenden Ergebnissen der direkten Palpation bei der Operation, wenn die Bestimmung der Natur des Prozesses nicht möglich ist, hilft sie, einen Entzündungsvorgang von einer Geschwulst abzugrenzen. Durch sie ist man in der Lage, auch kleine, sich der Palpation noch entziehende Geschwülste nachzuweisen, ferner die genauere Lage der Konkremente oder Cysten und ihre Beziehungen zum Ausführungssystem zu bestimmen. Sie ermöglicht auch die Diagnose der Pankreasruptur und ihrer Folgen. Hepp und Mercadier schlagen die Wirsungographie bei jedem veränderten Pankreas vor und alle Chirurgen, die mit ihr arbeiten, halten sie für unentbehrlich vor jeder Operation des Pankreas.

In den letzten Jahren wurde ein neuer Weg für die Wirsungographie geöffnet. Die fortschreitende Entwicklung der endoskopischen Methoden ermöglichte die Katheterisierung der Vater'schen Papille und Durchführen der Wirsungographie ohne Operation. Durch das in das Duodenum eingeführte flexible Endoskop wird ein Katheter in die Vater'sche Papille dirigiert und das Kontrastmittel direkt in den Ductus Wirsungianus installiert. Man kann sicher sein, daß diese neue Technik, wenn sie routinemäßig angewandt wird, die Pankreasdiagnostik weiterhin verbessern wird.

Die Wirsungographie hat jedoch auch ihre Schattenseiten und Gefahren. Sie bringt das Risiko der Ruptur feiner Kanälchen und dadurch auch die Entstehung der akuten Pankreatitis, ja sogar der Pankreasnekrose (Pollock, Sarasin) mit sich. Bei Beachtung der Kontraindikationen, richtiger Auswahl und schonender Untersuchungstechnik nimmt jedoch dieses Risiko beträchtlich ab. Die Hauptkontraindikation der Wirsungographie stellt die akute Pankreatitis und eine akute Phase der rezidivierenden Pankreatitis dar. Patel warnt ferner vor ihrer Durchführung bei schwerer Arteriosklerose und bei Kranken mit Hypertension. Ein normales Pankreas kann auch sehr empfindlich auf das Einspritzen des Kontrastmittels reagieren. Demgegenüber ist beim sklerotisch veränderten Pankreas die Verträglichkeit der Injektion sehr gut, einerseits infolge der Veränderungen des Parenchyms und der gestörten Sekretion des Pankreassaftes, andererseits wegen des Enzymmangels.

Neben den direkten Methoden der Füllung der Ausführungswege des Pankreas mittels Punktion oder Katheterisierung oder im Zuge der Sektion kann auch die Füllung der Ausführungswege durch Reflux bei der Cholangiographie, durch die direkte Injektion bei äußerer Pankreasfistel oder bei Dränage des Ductus Wirsungianus vorgenommen werden. Jede Methode hat ihre Vorzüge und Nachteile, sowie ihre entsprechenden Indikationen.

Bei der Wahl der Untersuchungsmethode soll man vom Lokalbefund ausgehen, die Untersuchungsmöglichkeiten in Erwägung ziehen und die Durchführung einer einfachen und wenig anspruchsvollen Methode anstreben.

*Die Punktionswirsungographie* (Hepp u. Mercadier) ist die einfachste und mit dem kleinsten Risiko verbundene Methode. Ihre Durchführung ist jedoch beim nicht erweiterten Ausführungssystem nicht möglich. Ihr Vorteil liegt in der guten Beurteilung der zentralen Abschnitte des Ausführungsgangsystems und der Veränderungen der Papille. Bei der Injektion des Kontrastmittels direkt in die Cyste kann man ihre Beziehung zum Ausführungssystem beurteilen.

Für die Punktion wird eine kurze Nadel mit einem Durchmesser von 1—1,2 mm mit Mandrain und kurz geschliffener Spitze verwendet. Die Punktion wird entweder am Orte der tastbaren Anschwellung oder direkt in den Ductus Wirsungianus im Bereiche des Halses durchgeführt. Der Ductus Wirsungianus liegt hierbei direkt unterhalb des oberen Pankreasrandes und ist zuweilen als ein steifer Strang tastbar. Die Nadel wird senkrecht zum Pankreas eingeführt. Beim Durchdringen des Hauptausführungsganges macht sich ein kleiner Widerstand bemerkbar. Nach der Beseitigung des Mandrains fließt der Pankreassaft, zuweilen sogar unter Druck, heraus. Beim Mißlingen kann die Punktion in anderer Richtung wiederholt werden. Es ist jedoch in der Regel nicht erforderlich, denn die Punktion des ausgeweiteten Ausführungsganges gelingt ohne Schwierigkeiten. Bei der Füllung werden wasserlösliche Jodkontrastmittel in der Konzentration von 35—50% benutzt. Es wird soviel Kontrastmittel, wie Pankreassaft abgeflossen ist, injiziert. Die Injektion muß unter Anwendung des geringsten Druckes vor sich gehen. Nur wenn das Pankreassekret unter Druck abfließt, kann eine schnellere Injektion vorgenommen werden. Die Aufnahmen werden während des Einspritzens und nach der Injektion durchgeführt. Die Belichtungszeit muß möglichst kurz sein, damit die übertragene Aortenpulsation ausgeschaltet werden kann. Die Einstichstelle sollte gleich nach der Beseitigung der Nadel genäht werden. Diese Untersuchungsweise läßt keine Ruptur der Ausführungsgänge befürchten.

*Die Katheterisations-, ascendente Wirsungographie* (Doubilet, Leger) wird dort durchgeführt, wo die Untersuchung mit der Punktion nicht möglich ist (Abb. 63). Sie ist technisch viel anspruchsvoller und birgt ein größeres Risiko als die Punktion.

Die Katheterisations-Wirsungographie wird im Anschluß an die vertikale Duodenotomie im unteren Abschnitt des absteigenden Schenkels durchgeführt. Zum Aufsuchen der Vater'schen Papille, was manchmal recht schwierig sein kann, ist es zweckmäßig, die Gallenblase zu komprimieren, da die abfließende Galle verläßlich die Papillenlokalisation aufzeigt. Für die Katherisation verwendet man einen 1—2 mm dicken flexiblen plastischen Katheter. Die Katheterisation kann ohne Schädigung der Papille (Leger) oder nachdem der Sphincter Oddi incidiert wurde (Doubilet), durchgeführt werden. Der Katheter wird 3—5 cm in den Ductus Wirsungianus eingeführt. Das Einführen muß ohne Widerstand vor sich gehen; der Katheter soll nicht völlig das Lumen des Ausführungsganges ausfüllen. Bei richtiger Einführung fließt der reine Pankreassaft ab. Man injiziert gewöhnlich 2—3 ml des 50—70%igen Kontrastmittels. Die Injektion soll unter möglichst geringer Druckanwendung und langsam, am besten binnen 5—10 min, stattfinden. Sonst könnte es zur Schädigung der kleinen Ausführungsgänge und zu schweren Komplikationen evtl. sogar zur Pankreasnekrose kommen. Nur bei der Sphincterotomie, bei

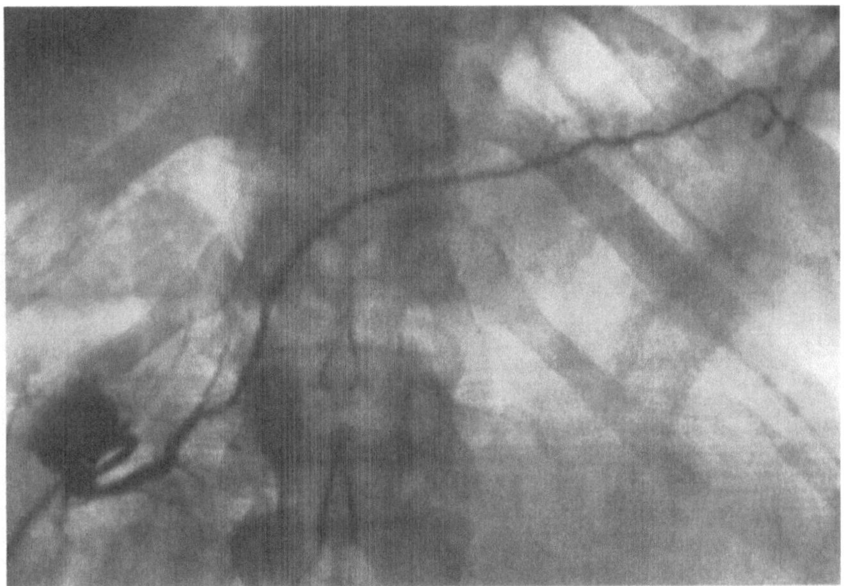

Abb. 63. Intraoperative ascendente Wirsungographie. Normalbild des Ductus Wirsungianus. (Beobachtung von Anacker)

ausgeweiteten Ausführungsgängen und völlig lockerer Lage des Katheters, wobei das überflüssige Kontrastmittel in das Duodenum abfließen kann, gelingt es, sogar 5—10 ml einzuspritzen. Die Aufnahmen werden während der Injektion und nach ihrer Beendigung angefertigt. Für die Feststellung der kleinen Geschwülste, hauptsächlich der Adenome, ist es möglich, die zweizeitige Injektion anzuwenden Die übliche Kontrastmittelmenge wird zweimal im Intervall von 10 min eingespritzt. Bei der ersten Injektion kommt das Ausführungssystem zur Darstellung. Das eingespritzte Kontrastmittel ändert die Durchlässigkeit des Epithels und seine Semipermeabilität, so daß es bei der zweiten Injektion in das Parenchym eindringt und das ganze Parenchym diffus darstellt.

*Die Wirsungographie nach der Sectio* (Nardier u. Lataste) findet nur in Sonderfällen Anwendung und muß immer durch eine Anastomose zwischen dem Ausführungssystem und Jejunum ergänzt werden. Trotzdem enthält sie das Risiko der Bildung einer Pankreasfistel. Ihr Vorteil liegt in der Möglichkeit der Beurteilung der unteren Abschnitte der Ausführungswege, des Sphincters und des Bereiches der Papille. Auch das Risiko der Schädigung der kleinen Ausführungswege ist hierbei gering.

Sie wird entweder nach Incision im Bereich des Pankreashalses und Präparation des Ductus Wirsungianus oder nach der Sektio des Pankreasschwanzes durchgeführt. Hierbei kann jedoch das Aufsuchen des Ductus Wirsungianus in der Schnittfläche zuweilen schwierig sein. Die Technik der Injektion des Kontrastmittels und der Aufnahmen ist ähnlich wie bei der Wirsungographie durch Punktion.

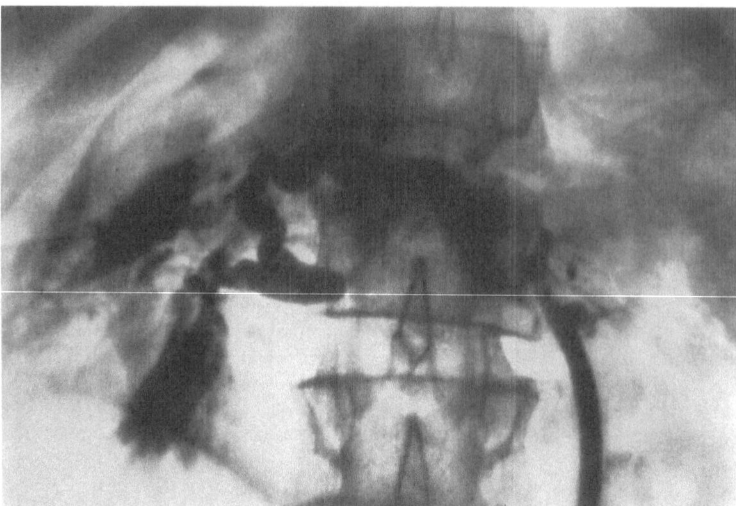

Abb. 64. Intraoperative descendente Wirsungographie bei einer chronischen Pankreatitis. (Beobachtung von Anacker)

*Die Wirsungographie durch Reflux* kann bei der peroperativen oder selten sogar bei der intravenösen Cholangiographie zustande kommen (Abb. 65). Das Kontrastmittel dringt hierbei aus dem gefüllten Choledochus direkt in den Ductus Wirsungianus. Die Wirsungographie durch Reflux ist eine unzuverlässige Untersuchung. Sie bietet nur unvollständige Informationen und bei pathologischen Veränderungen kommt es nur selten zur Darstellung des Ductus Wirsungianus.

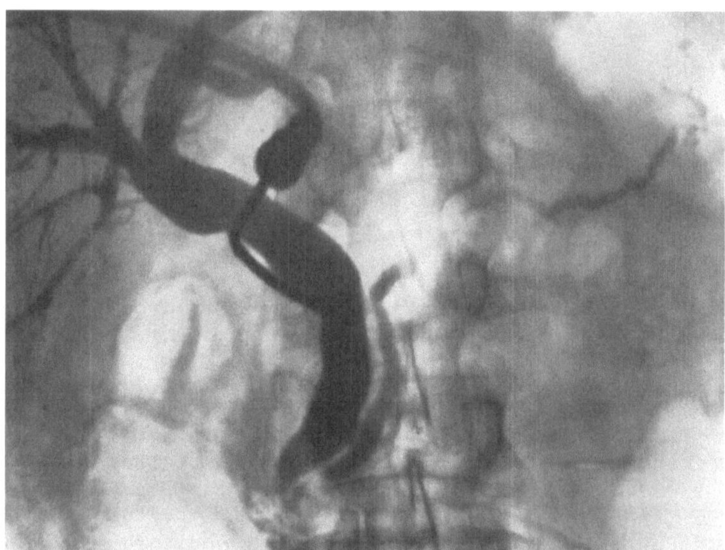

Abb. 65. Intraoperative Wirsungographie durch Reflux bei der Cholangiographie. (Beobachtung von Chudáček)

Bei der peroperativen Cholangiographie ist verhältnismäßig oft eine Kontrastmittelfüllung des Pankreasausführungsganges hauptsächlich seines zentralen Abschnittes zu beobachten. Doubilet verwirklichte seine Füllung durch Anwendung einer geeigneten Technik sogar in 61% der Untersuchungen. Er erzeugt einen Spasmus des Oddi'schen Sphincters durch lokale Applikation von 30 ml der 0,1 N HCl-Lösung, die er mittels der Sonde in die Umgebung der Vater'schen Papille injiziert und die Kontrastmittelinjektion unter größerem Druck als normalerweise durchführt.

Bei der intravenösen Cholangiographie kommt es nur sehr selten zum Reflux und gewöhnlich nur in geringem Umfang. Daneben ist die Füllung des Ductus Wirsungianus gewöhnlich wenig kontrastdicht, so daß eine ergiebige Beurteilung nicht gut möglich ist. MONTALDO zeigte jedoch, daß Konkremente im unteren Abschnitt des Ductus Wirsungianus nachgewiesen werden können. Um den Reflux zu erzielen, schlug er folgende Technik vor: Etwa 10—30 min vor der Injektion des Kontrastmittels wird 0,01 g Morphin subcutan verabreicht. Dadurch wird ein Spasmus des Sphincter Oddi erzielt und damit eine Druckerhöhung in den Ausführungsgängen. Nach der Injektion des Kontrastmittels werden gewöhnlich 2—3 Aufnahmen bei zusammengezogenem Sphincter angefertigt. Anschließend wird durch Inhalation Amylnitrid appliziert. Es kommt zur Erschlaffung des Sphincters und man kann manchmal auf einigen der seriographischen Aufnahmen, die in kurzen Intervallen gemacht werden, die Füllung des Ductus Wirsungianus feststellen.

*Die Wirsungographie bei der Drainage des Ductus Wirsungianus und bei der äußeren Pankreasfistel* hat eine ähnliche Technik:

Der Kranke bleibt während 24 Stunden nüchtern, damit die Sekretion des Pankreassaftes möglichst gering bleibt. DOUBILET verabreicht dazu wegen der Sekretionshemmung und der Herabsetzung der Enzymkonzentration im Saft noch 50 mg Bantin oder 15 mg Probatin intramusculär eine Stunde vor der Untersuchung. Zur besseren Veranschaulichung der Ausführungswege bei der Drainage empfiehlt er zusätzlich die Verabreichung

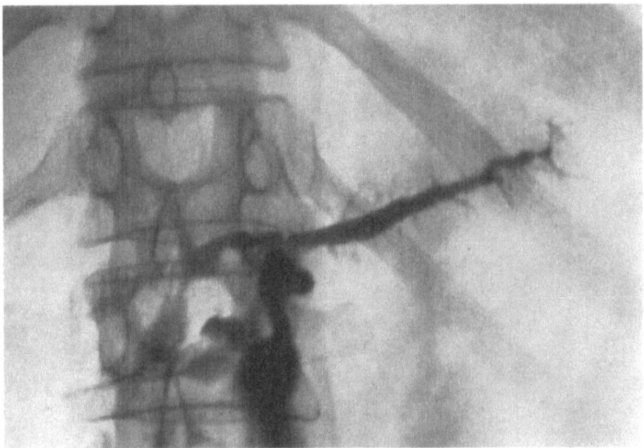

Abb. 66. Wirsungographie bei äußerer Pankreasfistel

von Morphin 5 min vor der Untersuchung. Das Kontrastmittel muß hierbei wiederum sehr langsam und unter geringstem Druck eingespritzt werden. Am besten ist es, den Verlauf der Füllung unter Durchleuchtung zu beobachten, wodurch die Anwendung einer ausreichenden Menge des Kontrastmittels und die Durchführung von Zielaufnahmen ermöglicht wird.

*Die endoskopische Wirsungographie* (OI, TAKAGI, ANACKER) wird am besten unter Durchleuchtungskontrolle durchgeführt (Abb. 67). Die enge Zusammenarbeit mit den Gastroenterologen ist hier von Wichtigkeit.

Ein flexibles Duodenoskop wird in das absteigende Duodenum eingeführt. Die Vater'sche Papille erscheint gewöhnlich an der Medialseite als eine rundliche, quallenartige Prominenz mit durchschimmernder Gefäßzeichnung. Auf dem Papillenostium sieht man nicht selten galliges, schleimiges Sekret. Die Identifizierung der Papillenöffnung ist gesichert, wenn man einen Ausschub von Galle beobachten kann. Die Kathetereinführung in das Papillenostium erfordert gute Erfahrungen. Er kann direkt in das Ostium vorgeschoben werden oder man kann die Katheterspitze auf die Papillenöffnung legen und die gesamte Endoskopspitze in Richtung der Papille bewegen, so daß der Katheter in das Ostium eindringt. Das Kontrastmittel wird unter Durchleuchtungskontrolle injiziert und man muß alle Regeln der ascendenten peroperativen Wirsungographie einhalten. Die Aufnahmen werden während der Injektion und nach ihrer Beendigung in verschiedenen Projektionen angefertigt.

In Normalfällen kommt es nur zur Füllung der Hauptausführungsgänge des Ductus Wirsungianus und manchmal auch des Ductus Santorini. Nur selten werden auch die größeren Zuführungskanälchen gefüllt. Weder die kleineren Kanälchen noch die Acini werden dargestellt. Der Ductus Wirsungianus ist 2—4 mm breit, verläuft in der Regel schräg, ist oft gestreckt, manchmal kann er jedoch verschiedenartig gewunden sein. Seine Umrisse sind parallel, glattrandig, sein Durchmesser ist regelmäßig und verjüngt sich allmählich in der Richtung zum Schwanz. Nur im Bereich des Pankreashalses ist etwa in der Hälfte der Fälle eine leichte Verengung nachweisbar (Leger). Diese ist physiologisch, und läßt sich von einer pathologischen Verengung dadurch abgrenzen, daß die Ausführungswege in und vor ihr keine Ausweitung aufweisen. Die Passage des Kontrastmittels ins Duodenum erfolgt frei. Der Druck in den Ausführungswegen beträgt 12—14 cm der Wassersäule.

Die pathologischen Veränderungen bei der Wirsungographie sind für die einzelnen Erkrankungen typisch und lassen mitunter die Natur der Erkrankung beurteilen. Bei der Herabsetzung des Sekretionsdruckes, insbesondere bei Entzündungen, kommt es zur Füllung auch der kleineren Zuführungskanälchen. Bei Verlust der Semipermeabilität des Epithels erfolgt auch die Füllung des Parenchyms und damit eine Opazitätsabbildung. Oft ist eine Ausweitung der Ausführungswege, hauptsächlich des Hauptausführungsganges zu sehen. Die Veränderungen können entweder diffus oder lokalisiert vorkommen.

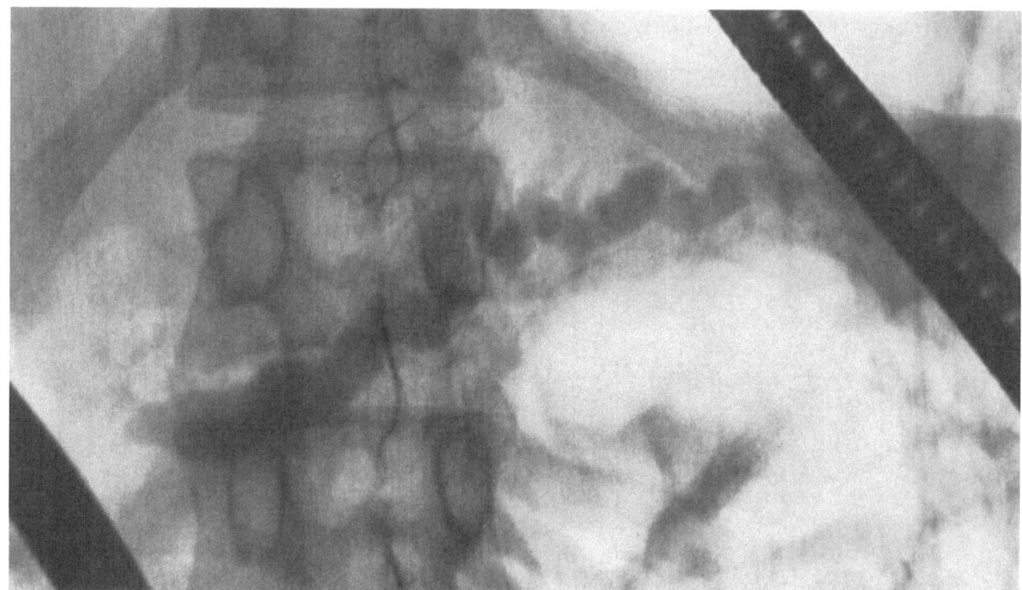

Abb. 67. Endoskopische Wirsungographie bei einer chronischen Pankreatitis

Der ausgeweitete Ductus Wirsungianus kann manchmal sogar von cystischem Charakter sein. Die Ausführungswege sind oft entweder durch Adhäsionsvorgänge oder durch Druck verschiedenartig deformiert. Es kann auch zur Verengung mit sekundärer Stauung oberhalb des Hindernisses kommen bis zur völligen Amputation. Diese Veränderungen treten hauptsächlich bei Tumoren auf. Für die Diagnostik der kleinen Tumoren ist vor allem die Beurteilung der Opazitätphase des Pankreas bei doppelter Injektion durch den Nachweis verschiedenartig geformter Füllungsdefekte wichtig. Bei den Cysten und Pseudocysten ist es dagegen von Bedeutung, der Beziehung der Cyste zu dem Ausführungssystem nachzugehen und das Austreten des Kontrastmittels außerhalb des Bereiches des Pankreas festzustellen.

## 16. Ausscheidungspankreatographie

Nach der Einführung der peroralen Cholecystographie, der Ausscheidungsurographie und später auch der intravenösen Cholangiographie wurde die Erfindung auch solcher Kontrastmittel angestrebt, die die Darstellung des Pankreas ermöglichen.

Die bisherigen Versuche blieben jedoch ohne größeren Erfolg. Es wurde zwar festgestellt, daß verschiedene Farbmittel, wie z.B. Anilin (Ingraham), Methylen- oder Akridinrot (White) oder andere Stoffe, wie z.B.

Alloxan (SHAPIRO), in größerer Konzentration durch das Pankreas ausgeschieden werden. Nach Jodeinverleibung verlieren sie jedoch entweder diese Affinität oder ihre Konzentration ist für die Darstellung des Pankreas völlig ungenügend. Hoffnungsvoller schien die Anwendung von Schwermetallen zu sein. DRINKER stellte nach Verabreichung von ZnO beträchtlich höhere Konzentration von Zink im fibrotisch veränderten Pankreas als im Normalpankreas fest. Seine Versuchsergebnisse wurden auch von SCOTT bestätigt. Die Versuche mit radioaktivem Zink (SHELINE, SHAPIRO, MESCHAN) haben dann erwiesen, daß das Pankreas Zink in größerer Menge aufnimmt und die Zellen des Pankreas Zink konzentrieren können. Zu ähnlichen, jedoch nicht so erfolgreichen Ergebnissen ist es nach der Verabreichung von Mangan und Kobalt gekommen (MESCHAN).

Alle bisherigen Präparate führten jedoch zu enttäuschenden Ergebnissen. Die größte Schwierigkeit bereitet die Herstellung eines nichttoxischen Präparates. Zink, Mangan und Kobalt sind als Schwermetalle toxisch und führen in den Konzentrationen, die zur genügenden Darstellung erforderlich sein würden, zur Schädigung des Organismus. Ein weiteres Problem stellen hierbei die chemischen Eigenschaften der erzeugten Verbindungen dar.

Zu bestimmten Erfolgen kam auf diesen Gebiet die Isotopendiagnostik und zwar unter Ausnützung einer reichen Enzymsynthese und Anhäufung von Aminosäuren im Pankreas. Nach Verabreichung von radioaktivem Selen ($^{75}$Se), das an Methionin gebunden ist, erfolgt seine Akkumulation im Pankreas und man gewinnt gammagraphische Bilder des Pankreas. Die gleichzeitige Akkumulation des Selenomethionins in der Leber wirkt jedoch noch störend, und bei einer Hepatomegalie ist die Beurteilung des Pankreas kaum möglich.

Man kann jedoch der Hoffnung Ausdruck verleihen, daß schon in kurzer Zeit in der klassischen Röntgenologie oder in der Isotopendiagnostik eine Verbindung gefunden wird, die das Pankreas nach intravenöser oder peroraler Applikation darzustellen ermöglicht und daß auf diese Weise viele Probleme, die bisher der zufriedenstellenden Pankreasdiagnostik im Wege stehen, gelöst werden.

# II. Spezieller Teil: Röntgendiagnostik der Pankreas-Erkrankungen

Pankreaserkrankungen kommen zuweilen als selbständige Krankheiten vor, öfter jedoch gemeinsam mit Erkrankungen anderer Organe, so der Leber, der Gallenblase, der Gallenwege und des Magen-Darm-Traktes. Die Diagnostik der Pankreaserkrankungen wird dadurch erschwert, daß ihre klinischen Merkmale wenig ausgeprägt sind, oder daß diese von den Symptomen der Erkrankungen der erwähnten Organe überdeckt werden. Es muß deswegen der Hauptgrundsatz der Pankreasdiagnostik gelten: Immer an die Möglichkeit einer Pankreaserkrankung denken. Bei der Pankreasuntersuchung ist es erforderlich, von der ausführlichen Beurteilung der Anamnese und des klinischen Bildes auszugehen und die Grund-Röntgen- und Laboratoriumsuntersuchungen durchzuführen. Auf Grund dieser Untersuchungsergebnisse werden dann die zweckmäßigen speziellen Methoden ausgewählt. Die Enddiagnose ist das gemeinsame Ergebnis der Auswertung der Röntgen- und Laboratoriumsuntersuchungsbefunde und des klinischen Bildes.

## 1. Anomalien und angeborene Erkrankungen

Pankreasanomalien kommen verhältnismäßig oft vor und sind von unterschiedlicher Bedeutung. Das Fehlen des Pankreas ist mit dem Leben nicht vereinbar; es wird gleichzeitig mit anderen schweren Anomalien, vor allem bei den Anencephalen, beschrieben (POPPEL). Die Anomalien der Pankreasform sind hauptsächlich in der Differentialdiagnostik in Betracht zu ziehen. Das Pankreas kann im ganzen vergrößert oder verkleinert sein, manchmal kommt es nur zur Vergrößerung eines Teiles, hauptsächlich des Kopfes. Zuweilen beobachtet man nur eine Vergrößerung des Processus uncinatus, der abgetrennt werden kann. Er bildet dann ein selbständiges Pankreas minor. Manchmal ist die Oberfläche des

Pankreas mehr gelappt. Nicht häufig ist die Abspaltung des Schwanzes zu beobachten. Ebenso selten ist die Ektopie des ganzen Pankreas, z. B. in eine Zwerchfellhernie (Poppel). Auch die verschiedenen Anomalien der Ausführungswege des Pankreas, die verhältnismäßig oft vorkommen, muß man in der Differentialdiagnostik in Betracht ziehen. Von größerer Bedeutung vom Standpunkt sowohl der Klinik als auch der Röntgendiagnostik aus ist das aberrante und annuläre Pankreas. Eine angeborene Erkrankung stellt die fibrocystische Pankreasdysplasie dar.

### a) Aberrantes Pankreas

Das aberrante, heterotopische Pankreas ist eine Insel des Pankreasgewebes, welche vom Pankreas entfernt ist und in keiner Verbindung mit ihm steht. Es kann entweder der Ausdruck eines Atavismus sein oder durch Abtrennung eines kleineren Pankreasteiles während der Entwicklung zustande kommen. Dieser Befund ist keine Seltenheit. De Castro Barbosa fand ein aberrantes Pankreas bei 500 Bauchoperationen. Im Obduktionsmaterial erscheint es in 0,6—5,6%, je nachdem ob man darauf achtet. Feldman fand das aberrante Pankreas bei vorsichtiger Nachforschung sogar in 13,7% der Obduktionen. Es war jedoch meist nur klein. Das aberrante Pankreas kommt häufiger bei Männern als bei Frauen vor (etwa dreimal so oft) und wird zwischen dem 40.—50. Lebensjahr entdeckt. Es liegt gewöhnlich in der Umgebung des Pankreas. Die Lage im Magen, Duodenum und

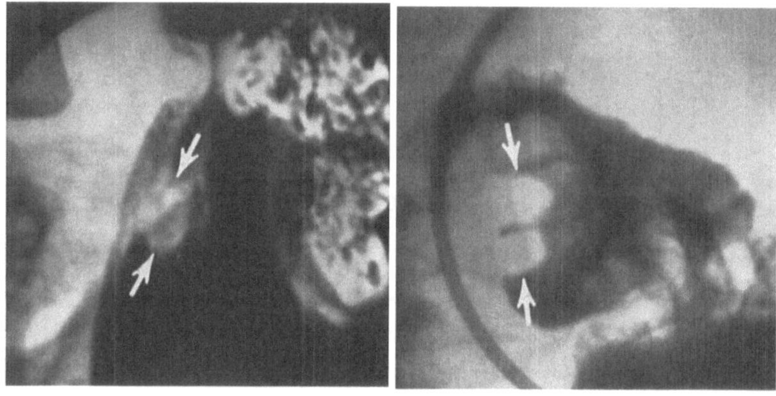

Abb. 68. Abberrantes Pankreas im präpylorischen Anteil des Magens (Pfeil)

Abb. 69. Abberrantes Pankreas im duodenalen Bulbus in tangentialer Projektion (Pfeil) mit Füllung des Ausführungskanälchens

Jejunum wird in 70% aller Fälle beobachtet. Einen häufigen Befund stellt es weiterhin in Divertikeln, und zwar auch im Meckel'schen Divertikel, dar. Man kann es jedoch auch in der Milz, in den Gallenwegen, im Mesenterium oder im Nabel finden. Im Magen ist das aberrante Pankreas gewöhnlich im präpylorischen Anteil, hauptsächlich an der Rückwand und an der großen Kurvatur lokalisiert, zuweilen kann es direkt im Pylorus liegen (Abb. 68). Im Duodenum wird es vor allem in der Umgebung der Vater'schen Papille gefunden. Am häufigsten (etwa in 75%) ist es in der Submucosa lokalisiert und ragt in das Lumen vor. Seltener ist es in den tieferen Wandschichten und ganz selten unter der Serosa gelegen. Seine Größe ist unterschiedlich. Manchmal ist es mikroskopisch klein, das andere Mal kann der Durchmesser sogar 4 cm erreichen. Mit zunehmendem Alter nimmt es an Größe zu (Feldman). Gewöhnlich ist es kugelrund oder oval, und an der Oberfläche ist es leicht abgeflacht. Oft enthält es die Ausführungskanälchen und an deren Einmündung in den Verdauungskanal befindet sich an der Erhebung der Insel eine Eindellung. Histologisch ist es aus normalen Sekretionsparenchym gebildet und in etwa 30% sind auch die Langerhans'schen Inselzellen vorhanden.

Klinisch äußert sich das aberrante Pankreas auf verschiedene Weise, wobei es auf seine Größe, Lage und hauptsächlich auf die sekundären Veränderungen ankommt. Eine kleinere Insel, falls sie nicht direkt im Pylorus oder in der Vater'schen Papille liegt, bereitet meistens keine Beschwerden und wird gewöhnlich als Zufallsbefund nachgewiesen. Beschwerden bedingt erst das aberrante Pankreas vom größeren Ausmaß, wenn es zur Passagehemmung führt oder wenn es sekundär verändert ist; so kann es zur akuten Nekrose, chronischen Entzündung, zu Abscessen, Cysten oder auch zum Tumor kommen. Dabei sind die malignen Tumoren im aberranten Pankreas relativ häufiger als im Normalpankreas zu finden (KJELLMAN). Die häufigsten Äußerungen des aberranten Pankreas bilden jedoch Merkmale der sekundären Veränderungen der umgebenden Schleimhaut. Bei der Lage im Magen und Duodenum kommt es aufgrund der Reizwirkung häufig zur Geschwürbildung (MARTINEZ in 74%). Das aberrante Pankreas äußert sich dann mit typischen Beschwerden im Sinne eines Geschwürs, zuweilen auch mit einer Blutung. Im Dünndarm kann es zur Invagination und zum Verschluß führen. Selten verursacht das aberrante Pankreas den Hyperinsulinismus (KJELLMAN).

Die Feststellung eines aberranten Pankreas erfordert gewöhnlich nur die übliche Untersuchung mit Bariumsuspension, im Falle der Lage im Duodenum kann die Duodenographie in Hypotonie angewendet werden. Das aberrante Pankreas ist als ein breit ansitzender, zentraler oder randständiger, unbeweglicher Füllungsdefekt sichtbar. Es ist gewöhnlich kugelrund oder oval, von glatten Umrissen. Seine Größe schwankt zwischen 1—2 cm. Das Relief oberhalb ist verschmälert, glatt und ohne Falten. Bei kleinerer und flacherer Insel kann es eine abgeflachte Schleimhautfalte überqueren. Die Schleimhaut in der Umgebung ist nicht verändert. Die Peristaltik ist frei und passiert den Defekt ungehindert. Die Wände sind elastisch und solange das aberrante Pankreas keine sekundären Veränderungen zur Folge hat, sind auch keine Spasmen nachweisbar. Das Bild des aberranten Pankreas entspricht somit dem Charakter einer gutartigen Geschwulst. Als einziger Befund, der für das aberrante Pankreas typisch ist und nach dem es auch mit einer gewissen Sicherheit gedeutet werden kann, ist die Füllung des Ausführungskanälchens (Abb. 69). In der frontalen Projektion ist es möglich, diese in Form einer zentral gelagerten Kontrastmittelansammlung innerhalb des Defektes zu sehen. Die Größe schwankt zwischen 0,1 bis zu 1 cm und zuweilen ist auch eine Aufteilung angedeutet. In der tangentialen Projektion ist die Füllung des Ausführungskanälchens als ein verschieden breites und tiefes Band im Randdefekt dargestellt, das manchmal mit leichter Ausweitung endet.

Bei sekundären Veränderungen des aberranten Pankreas oder der umgebenden Schleimhaut kommen Spasmen, Irritationen der betreffenden Anteile des Magens oder Duodenums sowie Vergröberung des Reliefs vor. Manchmal können diese Veränderungen unter dem Bild eines Geschwürs auftreten. In diesen Fällen kann der Nachweis des aberranten Pankreas schwierig sein. Es kann übersehen oder mit anderen Prozessen verwechselt werden.

In der Differentialdiagnostik ist es notwendig, das aberrante Pankreas von einem Polypen abzugrenzen. Der Polyp besitzt meistens eine engere Basis, zuweilen sogar einen Stiel und ist beweglich. Die Abgrenzung von benignen Tumoren ist sehr schwer und nur bei der Füllung des Ausführungsganges des aberranten Pankreas möglich. Hierbei muß man die Füllung des Kanälchens von einer oberflächlichen Schleimhautulceration oberhalb des Tumors abgrenzen. Diese ist weniger regelmäßig, von unscharfen Umrissen und gewöhnlich fehlt die zentrale Lokalisation. In der lateralen Projektion findet sich kein Kanälchen in dem Defekt. Der maligne Tumor zeigt verglichen mit dem aberranten Pankreas, eine unregelmäßige Form des Defektes und Veränderungen der Umgebung: hauptsächlich unregelmäßige Schleimhaut, Wandrigidität und Störung der Peristaltik. Bei einer Duodenallage ist es immer erforderlich, auch Geschwulstprozesse des Pankreas auszuschließen. Bei sekundären Veränderungen des aberranten Pankreas oder seiner Umgebung ist die Unterscheidung oft schwierig.

### b) Anuläres Pankreas

Das anuläre Pankreas kommt verhältnismäßig selten vor. Es ist durch ein Band des Pankreasgewebes gebildet, das aus dem Pankreaskopf ausläuft und das Duodenum umfaßt. Dieser Ring ist meist unvollkommen und wird von den Ausläufern des Parenchymgewebes an der Rück- und Vorderwand des Duodenum gebildet. Diese Ausläufer sind dann durch fibrotisches Gewebe verbunden. Das anuläre Pankreas kann in verschiedener Höhe den absteigenden oder unteren Duodenalschenkel umfassen. Am häufigsten kommt es im mittleren Abschnitt des absteigenden Schenkels vor. Es ist von verschiedener Breite. Zuweilen ist es nur von einem schmalen Gewebeband gebildet. Manchmal erreicht seine Breite 3 cm. Es hat eigene Ausführungsgänge, die in den Ductus Wirsungianus, aber auch selbständig ins Duodenum, selten in den Choledochus einmünden. Das anuläre Pankreas verursacht eine Einengung des Duodenum und kann eine verschieden umfangreiche Stenose zur Folge haben.

Die klinischen Merkmale des anulären Pankreas hängen vom Ausmaß der Duodenalobstruktion ab. Bei Neugeborenen verursacht das gewöhnlich einen völligen oder beinahe völligen Duodenalverschluß. Oft finden sich noch andere Anomalien, hauptsächlich im Sinne von Darm-Malrotation. Zuweilen besteht eine Kombination mit Duodenalatresie und Herzanomalien. Klinisch zeigen sich bald nach der Geburt die Symptome des hohen Ileus und durch seine Beziehung zur Vater'schen Papille kommt es zuweilen auch zur Gelbsucht. Bei Erwachsenen kann das anuläre Pankreas völlig symptomlos verlaufen und ist dann ein Zufallsbefund bei einer Untersuchung anderer Zielrichtung. Manchmal ist es sogar nur ein Obduktionsbefund. Die Merkmale können erst beim Vorkommen der sekundären Veränderungen im anulären Pankreas, so bei chronischer Entzündung und Fibrose zum Vorschein kommen. Sie treten meist zwischen dem 30.—50. Lebensjahr auf und führen zu wechselnder Verengung des Duodenums mit allen ihren Folgen. Der Kranke klagt über das Gefühl eines vollgefüllten Magens, über Schmerzen, Nausea, Erbrechen. Manchmal verliert er an Gewicht. Infolge der Stauung kommt es zuweilen zur sekundären Gastroduodenitis und Geschwürsbildung mit den typischen Symptomen. Bei tieferer Lage des Ringes können durch die Stase und sekundären Veränderungen auch die Gallenwege betroffen werden. Verhältnismäßig selten kommt es im annulären Pankreas zur akuten Nekrose und zur Entstehung eines malignen Tumors.

Das Röntgenbild des anulären Pankreas hängt vom Ausmaß der Obstruktion ab. Bei Neugeborenen genügt zur Diagnostik gewöhnlich die Leeraufnahme, welche die typischen Merkmale eines hohen Verschlusses zeigt, ohne Hinweise auf die Ursache. Der Magen und der obere Duodenalabschnitt sind oft beträchtlich aufgebläht und enthalten Flüssigkeit und Gas. In aufrechter Körperlage findet sich das typische Bild zweier breiter Spiegel, wovon sich der eine im Magen, der andere im Bulbus befindet. Der untere Duodenalabschnitt sowie der übrige Dünn- und Dickdarm sind beim völligen Verschluß ohne Gasinhalt. Falls diagnostische Zweifel aufkommen, ist es möglich, mittels Sonde in den Magen kleinere Mengen eines wasserlöslichen Jodkontrastmittels oder Luft einzubringen und direkt den Verschluß und seine Lage in geeigneter Projektion darzustellen.

Bei Erwachsenen ist das Bild eines komplikationslosen annulären Pankreas fast typisch. Es kommt schon bei üblicher Duodenaluntersuchung zur Darstellung (Abb. 70). Die präzisere Auswertung der Veränderungen erfordert jedoch außerdem die Durchführung der Duodenographie in Hypotonie. Die Außenwand des absteigenden Schenkels oder des dritten Duodenalabschnittes weist einen Defekt auf. Das Duodenum ist dadurch exzentrisch eingedellt und verengt. Bei den gleichzeitigen Veränderungen im Pankreaskopf kann diese Verengung zirkulär sein. Der Defekt ist von verschiedener Tiefe und Länge. Er bildet zuweilen nur eine schalenförmige Impression. Manchmal ist er tiefer und seine Länge erreicht 1—3 cm. Die Umrisse des eingeengten Abschnittes sind glatt. An seinen Rändern ist manchmal ein typisches Überragen und eine Vorwölbung der umgebenden Wand über dem Ring sichtbar (Dodd, Poppel). Die Schleimhaut ist am Orte der Eindellung regelmäßig, jedoch verschiedenartig atrophisch, die einzelnen Falten sind abgeflacht und verdrängt. Die Irritation kommt in der Regel nicht zum Ausdruck. Für das annuläre Pankreas ist die Stabilität der Veränderungen charakteristisch. Sie ändern sich weder durch die Lage, die Atmung noch durch die Kompression. Auch die wiederholte Untersuchung bietet immer dasselbe Bild. Oberhalb der Einengung ist das Duodenum verschieden weit, in diese Ausweitung kann bei fortgeschritteneren Fällen auch der Magen einbezogen werden. Zuweilen sind die Stenoseperistaltik und später auch die Retroperistaltik ausgeprägt. Die Entleerung des Magens und des Bulbus ist dann erschwert. Die Kontrolluntersuchungen weisen nach 4 und 8 Std., bei fortgeschrittener Stenose auch nach 24 Std, verschieden große Kontrastmittelreste nach. Das Duodenum unterhalb der Einengung ist entweder von normaler Breite oder enggestellt. Bei den sekundären Veränderungen des anulären Pankreas oder in seiner Umgebung verändert sich dieses Bild beträchtlich. Es treten Irritationen, Spasmen, Veränderungen der Schleimhaut und oft auch Ulcerationen auf. Später entstehen Adhäsionen und verschiedenartige sekundäre Deformationen. Danach sind die Bilder nicht mehr typisch und eine präzise Diagnostik ist schwierig.

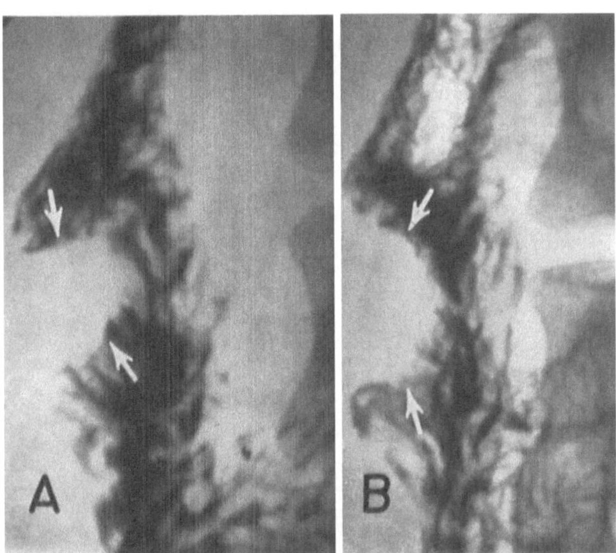


Abb. 70a und b. Anuläres Pankreas an dem absteigenden Schenkel des Duodenums (Pfeil). Duodenumuntersuchung (Beobachtung von WALKO). a Anteroposteriore Projektion; b Leichte schräge Projektion

In der Differentialdiagnostik bei Kindern läßt sich das anuläre Pankreas nicht von anderen Anomalien, z.B. von der Duodenalatresie oder den congenitalen Duodenalsträngen abgrenzen. Die Behandlung derartiger Anomalien ist jedoch immer dieselbe: der chirurgische Eingriff. Bei Erwachsenen kommen vor allem die Ulcuskrankheit mit Irritation und Stenose, die adhäsiven Umformungen, die Tumoren des Duodenum, des Pankreas oder die Lymphknotentumoren, der arteriomesenteriale Verschluß oder Duodenalmembranen in Betracht. Zur Bestimmung des Charakters des Prozesses ist die typische Lage der Veränderungen, das Reliefbild und die Bildkonstanz von Hilfe.

### c) Die cystische Pankreasfibrose — Mucoviscidose

Die cystische Pankreasfibrose — die Mucoviscidose — ist eine angeborene und familiäre Erkrankung von unbekannter Ursache. Sie kommt bei Neugeborenen und kleinen Kindern vor und nimmt meist einen fatalen Verlauf. Der Sektionsstatistik nach stellt sie etwa 4% der Todesursachen bei Kleinkindern dar. Sie wurde von FANCONI (1936) bechrieben. Er nannte sie auf Grund der morphologischen Pankreasveränderungen cystische Fibrose. Anfangs wurde sie für eine primäre Pankreaserkrankung gehalten, und ihre Ursache wurde in der Atresie der Ausführungswege gesucht (OPPENHEIMER). Später erwies es sich jedoch, daß es sich um eine Erkrankung fast aller exokrinen Drüsen handelt, und daß die Pankreasveränderungen nur zu einer ihrer Äußerungen gehören (die Mucoviscidose — FABER, die generalisierte Exokrinopathie — DI SANT'AGNESE).

Die Erkrankung äußert sich durch die Bildung von anormalem Sekret. Es sind vor allem das Pankreas und die Bronchialdrüsen, weniger die Schweiß- und Speicheldrüsen und die Gallengänge betroffen. In den Ausführungsgängen des Pankreas und in den Bronchen kommt es durch Anhäufung des eingedickten Mucinsekretes zur Obturation und zu sekundären morphologischen Veränderungen. Die kleinen Kanälchen und Acini des Pankreas sind cystenartig ausgeweitet, das Parenchym ist degeneriert und wird durch fibrotisches Gewebe ersetzt. Die Langerhans'schen Inseln bleiben jedoch unversehrt. Das Pankreas ist im ganzen starr, manchmal normal groß oder verkleinert. Seine Oberfläche kann unregelmäßig sein. Infolge der Hypo- bis Afunktion des Pankreas kommt es zur Störung der Verdauung. Die Obliteration der Bronchen und die Lungensymptome treten in etwa 90% der Fälle auf. Es kommt zu Atelektasen, Bronchiektasen, Emphysem und bei sekundärer Infektion auch zur Lungenentzündung. Die Leber ist seltener betroffen. Es kann zur Obstruktion einiger Gallengänge, zur Fibrose, Pericholangitis oder sogar zur Cirrhose mit portaler Hypertension kommen. Nach Di Sant 'Agnese ist etwa ein Drittel der Kindercirrhosen auf die Mucoviscidose zurückzuführen. In den Speichel- und Schweißdrüsen kommt es zur Sekretionssteigerung und zu anomaler Konzentration der Elektrolyte. Im Schweiße steigert sich die NaCl-Konzentration manchmal fast um das vierfache.

Den klinischen Merkmalen zufolge wird die Mucoviscidose in drei Grundformen eingeteilt: den Mekoniumileus, die Form mit überwiegenden Lungenveränderungen und die

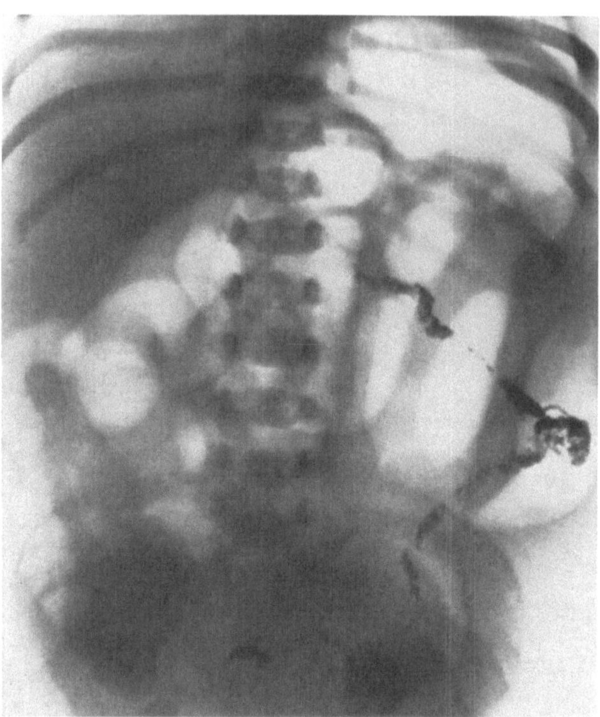

Abb. 71. Mekoniumileus bei einem 2 Tage alten Kind. Im hypoplastischen Dickdarm kleine Bariumreste nach irrigoskopischer Untersuchung. (Beobachtung von Šnobl)

Form mit vorwiegenden Darmsymptomen. Neben diesen typischen Formen kann man in letzter Zeit bei der Anwendung der Antibiotica und der enzymatischen Substitutionsthaerpie noch den unvollständigen, abortiven Formen begegnen. Sie können zuweilen unter dem Bilde eines Asthma (Frazier) oder wiederholter Lungeninfektionen vorkommen. Diesen früher nur dem Kindesalter zugeordneten Krankheiten kann man auch bei Erwachsenen begegnen (Slama). Es überwiegen dann gewöhnlich die Lungensymptome und die Pankreasveränderungen verlaufen klinisch unauffällig.

Zum *Mekoniumileus,* in etwa 10% der Fälle der Mucoviscidose, kommt es sogleich oder bald nach der Geburt. Seine Ursache bildet der Verschluß des Dünndarmes durch verändertes Mekonium (Abb. 71, 72).

Das Mekonium, das hauptsächlich von Epithelzellen, Gallensalzen, Cholesterol, Fett und Mucin gebildet ist, braucht zu seiner Verdauung den Pankreassaft und die Galle. Bei Fehlen des Pankreassaftes entsteht ein abnormal dickes und visköses Mekonium, welches fest an der Schleimhaut haftet und die Schlingen des unteren Ileum obstruiert. Der Verschluß kann teilweise oder vollkommen sein. Am Orte des Verschlusses ist der Dünndarm hypotrophisch und schmal. Als Folge des Funktionsausfalles unterliegt auch der Dickdarm der Hypotrophie und bildet gewöhnlich einen nur 0,5—1 cm breiten Streifen ohne Haustrierung (Microcolon). Demgegenüber ist der Dünndarm oberhalb der Hindernisse stark ausgeweitet und hypertrophisch. Es kann infolge der Hyperperistaltik ein Volvulus entstehen. Der Mekoniumileus nimmt meist einen schweren, letalen Verlauf. Bei der Obstruktion des Dünndarmes durch verändertes Mekonium kann es während des intrauterinen Lebens oder im perinatalen Zeitabschnitt zur Perforation der Darmwand und zum Eindringen von Mekonium in die Peritonealhöhle und zur Entstehung einer sterilen *Mekoniumperitonitis* kommen. Ihr wichtiges Symptom, vom Standpunkt der Röntgendiagnostik aus, ist die Einlagerung von Kalksalzen in die ausgetretenen Mekoniummassen.

Das Röntgenbild des Mekoniumileus weist auf ein Hindernis im unteren Ileumabschnitt hin, wobei die Schlingen des Dünndarmes beträchtlich aufgebläht sind. Bei der Untersuchung im horizontalen Strahlengang sind in der Regel Spiegel sichtbar. Sie können je-

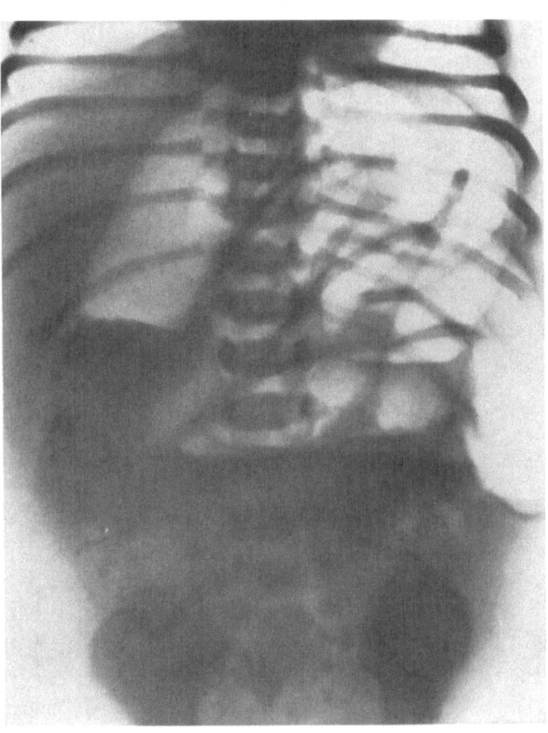

Abb. 72. Mekoniumileus bei einem 3 Tage alten Kind. Im hypoplastischen Dickdarm Bariumreste nach irrigoskopischer Untersuchung. (Beobachtung von Šnobl)

doch auch fehlen (Neuhauser). Der Luftfüllungsabbruch im Dünndarm am Orte des Verschlusses ist manchmal nicht scharf. Das Gas kommt etwa in 40% der Fälle (Poppel) auf Grund der intensiven Peristaltik in das Mekonium hinein und bildet kleine Gasbläschen (Neuhauser). Die Bläschen zusammen mit den als Resistenz zu tastenden Mekoniummassen sind ein wichtiges differentialdiagnostisches Merkmal (Herson). Im Bereich des Dickdarmes ist kein Gas nachweisbar. Die Untersuchung mit dem Bariumeinlauf zeigt das Bild des Mikrocolons. Die präzise Bestimmung der Ursache des Ileuszustandes ist schwer. Man muß auch immer an eine Obstruktion anderer Natur, hauptsächlich an die Darmatresie denken. Bei der Mekoniumperitonitis kann man, wenn auch selten, das Gas im subphrenischen Raum, zuweilen auch Verkalkungen in der Bauchhöhle beobachten. Die Mekoniumperitonitis kann auch andere Ursachen haben als die der Obstruktion des Darmes durch Mekonium, z. B. auch hier die Darmatresie.

*Mucoviscidosis mit überwiegenden Lungenmerkmalen* ist hauptsächlich bei Kindern bis zu 6 Monaten anzutreffen (Abb. 73, 74).

Klinisch treten Atembeschwerden auf. Der Husten gleicht dem bei Pertussis. Die Expectoration ist mucös und von einer Cyanose begleitet. Es entstehen sekundäre Thoraxdeformitäten, besonders eine Ausweitung in anterodorsaler Richtung. Die Darmsymptome sind weniger ausgeprägt. Der Verlauf der Erkrankung ist wechselnd progressiv. Die Lungensymptome nehmen ab, um in größerer Intensität von neuem aufzutreten. Es entstehen Pneumonien, Bronchiektasien, manchmal auch Lungenabscesse. Mit dem Fortschreiten der Erkrankung kommt es zur Herzschädigung bis zum Bilde des Cor pulmonale. Bei wiederholten Lungeninfektionen kleinerer Kinder sollte man deshalb immer auch an die Mucoviscidose denken. Nach Dickey haben 60% der Respirations- und Lungenerkrankungen der Kinder diese Ätiologie. Auch Lungenatelektasen der Kinder bis zu einem Jahr sind gewöhnlich durch die Mucoviscidose hervorgerufen (White).

Für den Nachweis der Veränderungen sind die Übersichts- und Schichtbilder ausreichend. Kompliziertere Untersuchungen, hauptsächlich die Bronchographie muß man ablehnen, denn sie führen zur Verschlechterung der Bronchialobstruktion und können eine akute respiratorische Insuffizienz hervorrufen (Michel). Auf der Lungenaufnahme ist die Vergröberung der bronchovasculären Struktur, die sich bis in die Peripherie, hauptsächlich in die Basen erstreckt, nachweisbar. Im Parenchym sind anfangs kleinere Ate-

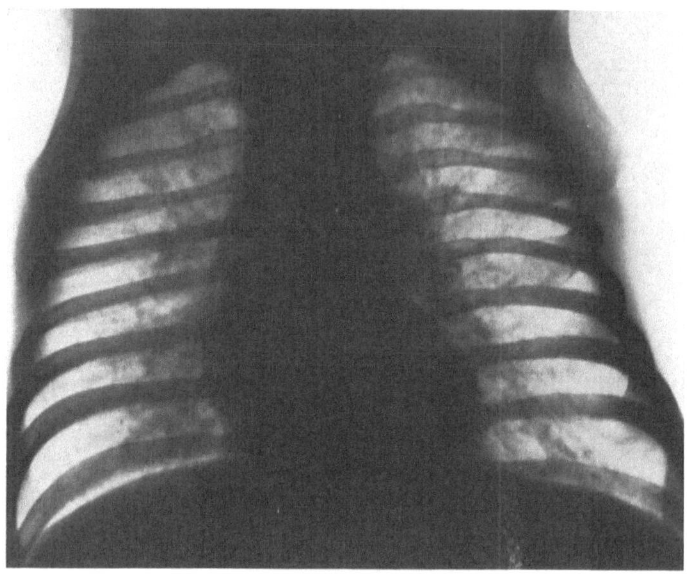

Abb. 73. Mucoviscidosis mit überwiegenden Lungenmerkmalen bei einem 3 Monate alten Kind (Beobachtung von Šnobl)

lektasen, eine Folge der Obstruktion kleinerer Bronchen, zu finden. Später kommt es zur Zunahme der Atelektasen. Diese nehmen sogar einen segmentären Charakter an. Manchmal sind sie gehäuft und beidseitig. Zwischen den Atelektasen findet sich emphysematös verändertes Lungengewebe. Das Emphysem zeigt sich besonders in der retrosternalen und retrokardialen Gegend (Michel). Hierbei kommt es auch zur markanten Vorwölbung des Brustkorbes nach vorne. Das Zwerchfell steht tief, ist abgeflacht, gering beweglich. Die Intercostalräume sind ausgeweitet und manchmal nach außen vorgewölbt. Das Herz ist verkleinert.

Wenn eine sekundäre Infektion eintritt, ist eine auffällige Ausweitung, Vergröberung und Ausdehnung der bronchovasculären Struktur sichtbar und die Parenchymveränderungen sind zahlreicher, weniger regelmäßig und konfluierend. Später kommt es zur Vergrößerung des Herzens und zur Stauung im kleinen Kreislauf. In der Differentialdiagnostik sollte man stets an die Tuberkulose denken. Zusammen mit den übrigen Symptomen, hauptsächlich mit der Veränderung der Pankreassekretion und dem Nachweis von anomalen Elektrolytkonzentrationen im Schweiß, ist jedoch die Mucoviscidose mit Sicherheit zu diagnostizieren.

*Mucoviscidosis mit überwiegenden Darmsymptomen* wird gewöhnlich bei über 6 Monate alten Kindern angetroffen.

Durch Schädigung der Verdauung und der Resorption von Fetten und Eiweißstoffen kommt es zu Durchfällen mit fettigem, stinkendem Stuhl, zu Ernährungsstörungen und zur Dystrophie. Es resultiert das Bild der Coeliakie, zuweilen des Darminfantilismus. Zugleich mit den Darmsymptomen treten die Lungensymptome auf. Diese können unauffällig sein, oft in Form wiederholter Infektionen oder asthmatischer Beschwerden.

Bei der Untersuchung des Dünndarmes sind bei den leichteren Formen der Erkrankung Irritationen und Spasmen festzustellen. Die einzelnen Schlingen sind kontrahiert. Das Kontrastmittel erscheint oft segmentartig verteilt, zuweilen auch schollenförmig und ausgeflockt. Überdies sind in ihnen Gas und Flüssigkeitsansammlungen nachzuweisen. Ihre Falten sind verbreitert und grob. Die Darmpassage ist beschleunigt. In späteren Phasen der Erkrankung findet sich eine Hypotonie. Die Darmschlingen sind dann ausgeweitet,

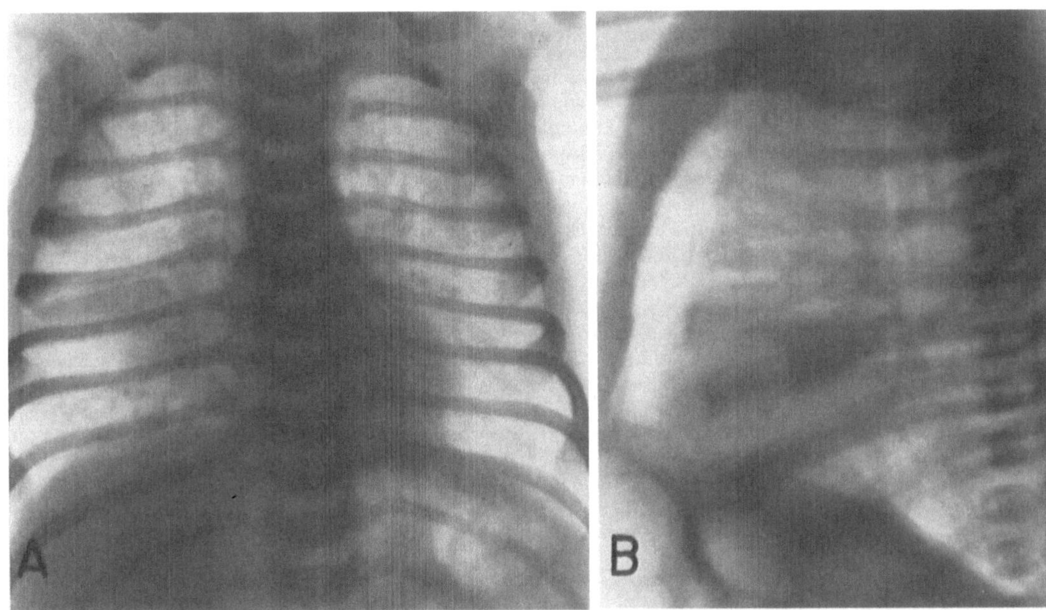


Abb. 74a und b. Mucoviscidosis mit fortgeschritteneren Lungenmerkmalen bei einem 4 Wochen alten Kind. Atelektase des rechten Mittellappens. Vorwölbung des Brustkorbes nach vorne, Emphysem in retrosternaler und retrokardialer Gegend (Beobachtung von Šnobl). a Anteroposteriore Projektion; b Laterale Projektion

enthalten eine größere Menge von Gas und Flüssigkeit, und die Darmmotilität ist verlangsamt. In den Lungen kann man gewöhnlich eine Vergröberung der bronchovasculären Struktur, Anzeichen von Emphysem, seltener Atelektasen oder Entzündungsvorgänge erkennen. In der Regel zeigt sich zugleich eine auffällige Ausweitung des Brustkorbes. Die Skeletstruktur ist infolge der Schädigung der Kalkresorption diffus rarefiziert. Auch die Gallenwege sind Veränderungen unterworfen. Jones stellte bei der intravenösen Cholangiographie die Ausweitung der Gallengänge bei schweren Zuständen fest. In der Differentialdiagnose müssen auch andere Ursachen der Coeliakie in Betracht gezogen werden. Entscheidend sind jedoch die Befunde der Pankreassekretion sowie die gleichzeitig nachweisbaren Lungenveränderungen.

## 2. Entzündungsvorgänge

Pankreasentzündungen treten in verschiedenen Formen und Graden auf. Vom Standpunkt der Röntgendiagnostik aus können sie in akute Entzündungen, Pankreasabscesse und chronische Entzündungen eingeteilt werden.

### a) Pankreatitis acuta

Die akute Pankreatitis stellt eine klinische Einheit dar. Darin eingeschlossen sind die akut verlaufenden Pankreaserkrankungen verschiedener Genese, die durch unterschiedliche Veränderungen des Pankreas in Erscheinung treten. Zuweilen handelt es sich um eine tatsächliche Entzündung, wobei das Infektionsagens auf dem Blut- oder Lymphwege oder durch die Ausführungswege eintreten kann. Auch das direkte Übergreifen aus der Umgebung auf das Pankreas kommt vor. Häufiger ist jedoch die verschieden ausgedehnte, mit Blutung verbundene Nekrose. Diese kann durch den Reflux der veränderten Galle in die Ausführungswege des Pankreas, nach einem Unfall, auf Grund von Gefäßveränderungen oder als Folge allergischer, neurogener oder chemischer Einflüsse entstehen.

Bei akuter Pankreatitis erfolgt gewöhnlich die Schädigung der kleinen Ausführungsgänge und die Aktivierung der Pankreasenzyme. Der Pankreassaft kann auf diese Weise frei ins Parenchym und in die Pankreasumgebung gelangen. Die Wirkung seiner Enzyme hat die Auflösung der betroffenen Gewebe zur Folge. Je nach Intensität der Schädigung kommt es zu verschiedenartigen Veränderungen. Bei leichteren Formen entsteht nur ein Ödem und eine Hyperämie des Pankreas und der umgebenden Gewebe. Meist kommt es jedoch zur Pankreasnekrose, die nur herdförmig sein kann. Bei fortgeschritteneren Graden werden größere Bezirke befallen. Zuweilen kann das ganze Pankreas nekrotisch werden. Es kommt dann meist zur Gefäßschädigung und zur Blutung. Letztere zählt zu den Charakteristica der akuten Pankreatitis. Weitere charakteristische Merkmale sind die herdförmigen Fettnekrosen der nächstgelegenen zuweilen auch entfernteren Gewebe der Pankreasumgebung.

Das Exsudat mit dem Pankreassaft dringt entlang der Ligamenta in die Nachbarschaft des Pankreas und in den Bereich der Bursa omentalis. Es kann auch in das Retroperitoneum, zur Niere und entlang des Psoasmuskels wandern. Über die Bursa omentalis kann es in die Peritonealhöhle gelangen. Zuweilen geschieht die Ausbreitung zum Zwerchfell und weiter entlang der Speiseröhre und der Aorta in das Mediastinum. Dadurch kommen die nahen und entfernten Abscesse und die unechten Cysten zustande.

Das klinische Bild der akuten Pankreatitis hängt von den Veränderungen und dem Ausmaß der Pankreasschädigung ab. Es kann zu einem leichten Verlauf mit vorübergehenden Symptomen bis zu sehr schweren Formen mit schnellem, tödlichen Ausgang kommen. Bei leichteren Formen, deren Grundlage das Ödem und die Hyperämie bildet, wird der Schmerz im linken Oberbauch, oft auch das Erbrechen zum Grundsymptom. Diese Formen kommen sekundär, z. B. bei der Parotitis oder bei der Erkrankung der Organe in der Pankreasumgebung vor. Bei schweren, auf Grund umfangreicher Nekrose zustandekommenden Formen überwiegen heftige bis zum Vernichtungsgefühl gesteigerte Schmerzen. Gewöhnlich liegt ein schwerer Kreislaufkollaps vor. In der Diagnostik der akuten Pankreatitis spielen die Anamnese und das klinische Bild die Hauptrolle. Sehr wertvoll für die Diagnose erweisen sich hierbei die Laboratoriumsuntersuchungen: erhöhte Diastasewerte in Harn und Blut, Glykämie, Herabsetzung des Blutcalciumspiegels, Leukocytose mit unterschiedlicher Linksverschiebung.

Der Röntgenuntersuchung kommt hier eine entscheidende Rolle in der Differentialdiagnostik zu. Sie hilft, manche Erkrankungen, die unter einem ähnlichen Bild verlaufen, z. B. die Perforation des Magen- und Duodenalgeschwürs, den Ileus, zuweilen auch die akute Gallenblasenerkrankung oder die Erkrankung der Organe der Brusthöhle auszuschließen. Dadurch engt sie die Reihe der für die Differentialdiagnostik in Erwägung kommenden Erkrankungen ein und ermöglicht, die Orientierung in bestimmter Richtung. Sie stützt eine unsichere klinische Diagnose der akuten Pankreatitis. Von Wichtigkeit ist hierbei die Feststellung von Pankreaskonkrementen oder von Veränderungen des Duodenums. Mit Hilfe der Röntgenuntersuchung ist es auch möglich, den Fort- bzw. Rückgang der Erkrankung zu beurteilen und Komplikationen, vor allem die postnekrotischen Pseudocysten festzustellen oder auszuschließen.

Die Wahl der Untersuchung und ihr Fortgang muß individuell in Abhängigkeit von dem gesamten Zustand des Kranken getroffen werden. Falls es der Status erlaubt, sind Thoraxuntersuchung und Leeraufnahme des Abdomen durchzuführen. Die Kontrastmitteluntersuchung des Magens und des Duodenum sollte im akuten Stadium nur zur raschen Entscheidung bezüglich der Operationsindikation vorgenommen werden. Man kann kleine Mengen von Bariumaufschwemmung oder wasserlöslichen Jodpräparaten auch bei heftigen Symptomen verabreichen (BERGKVIST, SAMUEL, ŠIMON). Ansonsten ist es indiziert, mit Barium erst nach dem Abklingen der akutesten Symptome oder nur bei leichteren Formen der akuten Pankreatitis zu untersuchen (HULTÉN, SCHINZ). Für die Differentialdiagnostik und zur Bestimmung der zweckmäßigsten Behandlung bei leichteren Formen, kann zusätzlich die intravenöse Cholangiographie eingesetzt werden.

Die akute Pankreatitis bietet keine einheitliche Röntgensymptomatik. Sie ist sehr polymorph und variabel und hängt immer vom Ausmaß der Schädigung des Pankreas und der umgebenden Gewebe ab. Sie ändert sich beträchlich im Verlaufe der Erkrankung, manchmal von Tag zu Tag. STEIN stellte in der Literatur insgesamt 23 Symptome zusammen, die bei der akuten Pankreatitis angetroffen werden können. Entweder sind es die direkten Veränderungen, die durch das vergrößerte Pankreas zustandekommen oder die indirekten — funktionellen Veränderungen. Zu Beginn der Erkrankung kommen in der Regel nur die indirekten Veränderungen zum Vorschein, da das Pankreas noch nicht wesentlich vergrößert ist. Diese treten zuweilen schon 6 Std nach dem Beginn der Erkrankung auf (BARRY) und sind an umgebenden, aber auch an entfernteren Organen, am Magen, Dünn-

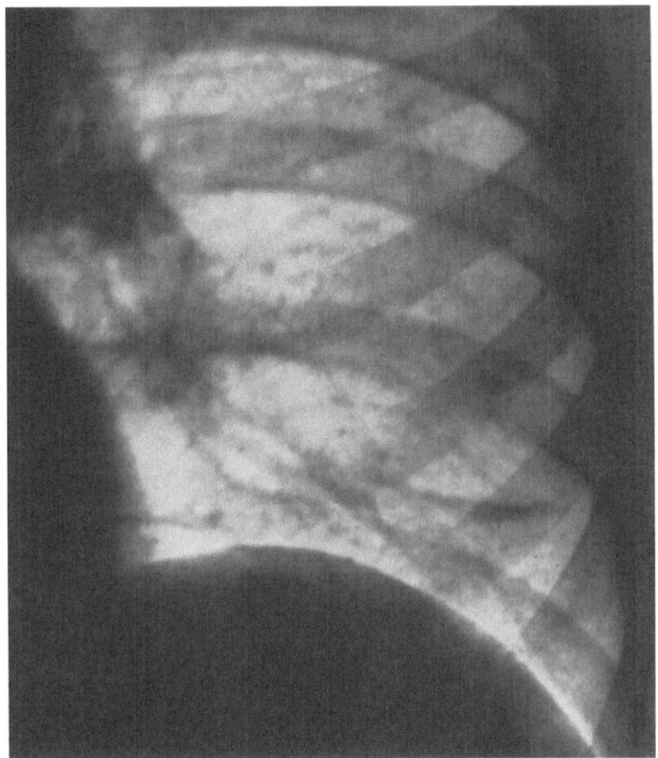

Abb. 75. Plattenförmige Atelektasen in der linken Lungenbasis bei einer akuten Pankreatitis

und Dickdarm, in den Lungenbasen und am Zwerchfell ablesbar. Ihr Ursprung kann entzündlich, toxisch oder neuromusculär sein. Später kommt es zur partiellen oder Gesamtvergrößerung des Pankreas. Vor allem die Vergrößerung des Kopfes (dieser kann 2—3 mal so groß werden — METHENY) verursacht eine direkte Druckwirkung auf die Organe der Nachbarschaft. Zugleich treten die funktionellen Veränderungen in verschiedener Intensität auf. Das Bild kann durch Komplikationen der akuten Pankreatitis, durch Pseudocysten, Abscesse und bei den fortgeschritteneren Formen auch durch eine diffuse Peritonitis beeinflußt werden.

*Die Thoraxuntersuchung* zeigt Veränderungen insbesondere des Zwerchfells, der Pleura und der basalen Partien der Lunge (BOCKUS, STEIN) etwa in der Hälfte des Krankengutes. Am frühesten tritt die Hemmung der Beweglichkeit des hinteren Zwerchfellabschnittes in Erscheinung. Später ist meist das ganze Zwerchfell betroffen, das zuweilen paretisch und hochgestellt sein kann. Bei der Entzündung des Pankreaskörpers und des

Schwanzes wird hauptsächlich die linke Zwerchfellhälfte betroffen. Die Entzündung des Pankreaskopfes kann Veränderungen auch rechts verursachen. Zuweilen, besonders bei schweren Formen sind beide Zwerchfellhälften in Mitleidenschaft gezogen. Ziemlich bald, manchmal schon 24 Std nach Beginn der Erkrankung, ist in der Pleurahöhle ein kleiner Erguß, hauptsächlich links, zu finden. Er kommt in etwa 20% der Fälle vor (Leger), ist zunächst klein und im hinteren Phrenicocostalwinkel lokalisiert. Später nimmt er zu. Bei sekundärer Infektion oder durch Eindringen der nekrotischen Massen kann ein Empyem entstehen. In den Lungenblasen kommt es zur Hypoventilation und zur Ausbildung der plattenförmigen Atelektasen, die vorwiegend linksseitig oder auch beidseitig auftreten können (Abb. 75).

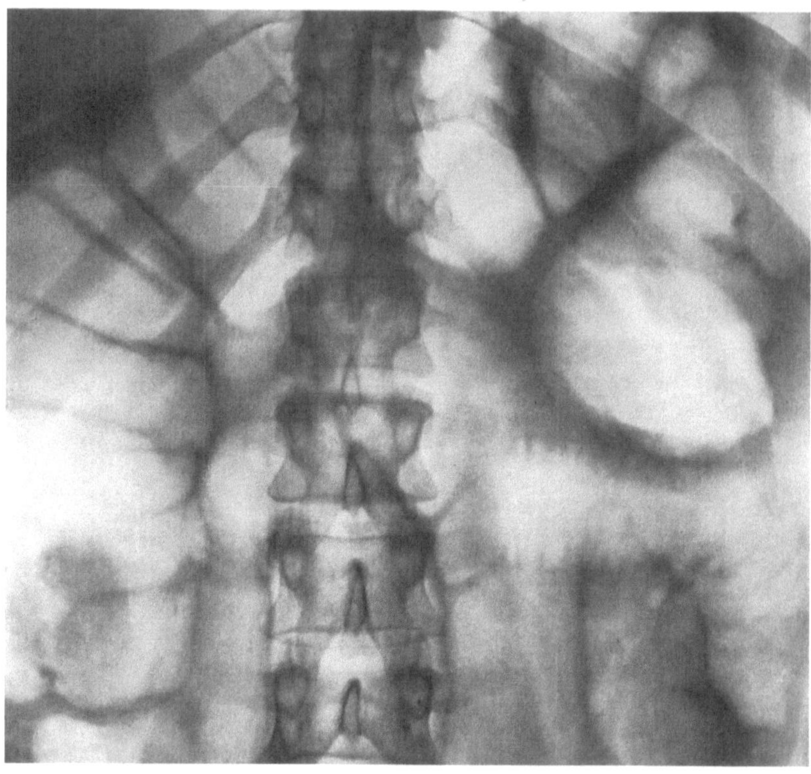

Abb. 76. Akute Pankreatitis mit umfangreichem Meteorismus des Dick- und Dünndarmes

*Die Leeraufnahme des Abdomen* ermöglicht, eine Magen- und Duodenalperforation oder einen Ileus ausschließen. Bei akuter Pankreatitis kann die Leeraufnahme ein Normalbild liefern. Es werden jedoch bei mehr als der Hälfte der Fälle (Stein 58 %) verschiedene, meist indirekte Veränderungen nachgewiesen.

Am häufigsten stellt man einen verschieden umfangreichen Meteorismus fest (Abb. 76). Dieser ist entweder diffus und betrifft den größten Teil des Magen-Darm-Traktes oder ist lokalisiert, dann hauptsächlich in der Pankreasumgebung. Ziemlich häufig ist der Magen aufgebläht. Er kann atonisch sein. Manchmal ist Gas im Duodenum, häufiger im Dünndarm nachweisbar. Hierbei ist die Feststellung der isoliert aufgeblähten Jejunumschlinge, das sog. „*sentinel loop*" als Ausdruck eines reflektorischen lokalisierten paralytischen Ileus diagnostisch wertvoll (Abb. 77). Stein fand dieses Zeichen bei 55 % der Kranken. Zuweilen sind auch mehrere aufgeblähte Jejunumschlingen zu sehen, die eine Breite von mehr als 3 cm haben können. Sie weisen manchmal glatte Umrisse auf. Das „sentinel loop"-Merkmal kann zwar auch bei anderen akuten Baucherkrankungen, so bei der akuten Cholecystitis oder Appendicitis vorkommen, es ist aber für die Pankreaserkrankungen mit seiner Lokalisation im linken Mesogastrium kennzeichnend. Vereinzelt können sich die aufgeblähten Schlingen auch ins Epigastrium, selten nach rechts über die Medianlinie hinaus ausbreiten. Bei der akuten Cholecystitis ist das „sentinel loop"-Merkmal gewöhnlich im rechten Mesogastrium, bei der akuten Appendicitis im rechten Hypogastrium lokalisiert. In den meisten Fällen ist das Gas auch im Dickdarm in großer Menge nachzuweisen. Anfangs kann sich zuweilen das sog. „*colon cut*"-Merkmal (PRICE) einstellen, wobei das Colon ascendens und die rechte Flexur durch Gas aufgebläht sind und die Füllung plötzlich am Übergang ins Transversum endet. Später tritt eine Hypotonie des Transversum auf, wahrscheinlich als Folge der Ausbreitung der Entzündung auf das Mesocolon, wobei es stark aufgebläht und gasgefüllt ist. Der Befund der Flüssigkeitsspiegel gehört nicht zum typischen Bild der akuten Pankreatitis. Sie können erst in späteren Zeitabschnitten bei schwereren Formen der Pankreatitis mit Peritoneumreizung und bei Bildung der sekundären Peritonitis mit Darmparese angetroffen werden.

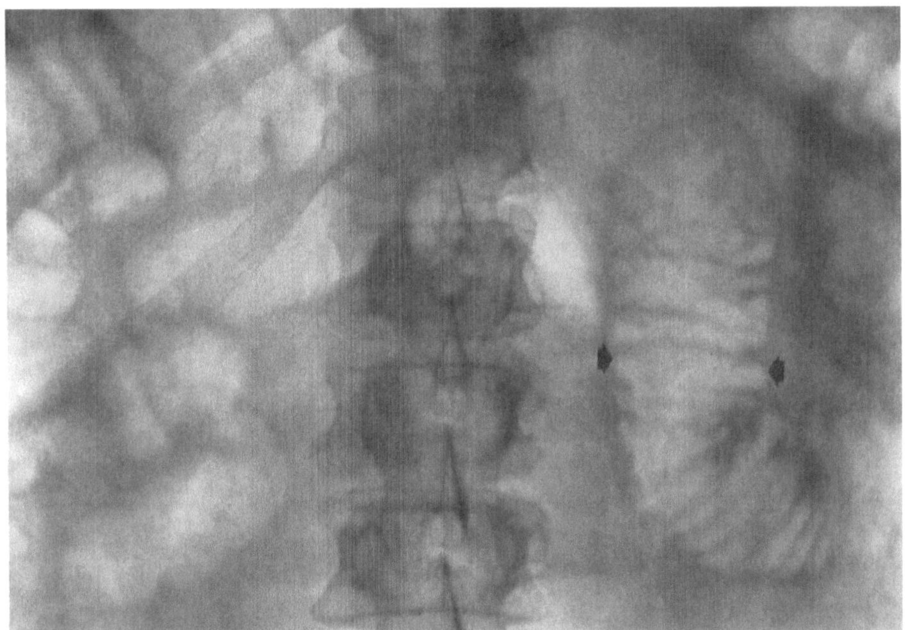

Abb. 77. Akute Pankreatitis mit dem „sentinel loop"-Merkmal der Jejunumschlinge (Pfeil) und mit Meteorismus des Ileum und des Dickdarmes

Bald nach dem Beginn der Erkrankung ist manchmal eine Verdichtung des Epigastrium sichtbar, die auf das peripankreatische Ödem und die Verdickung des Mesocolon zurückzuführen ist. Später kann das vergrößerte Pankreas als eine kontrastdichte, homogene und quer verlaufende Bildung nachweisbar werden (GOLDMANN, HULTÉN). Es ist hauptsächlich bei Gasfüllung des Magens und des Transversum gut sichtbar, drängt diese oft auseinander und erreicht manchmal sogar die Kontrastdichte der Leber (OLIVIER). Sehr wertvoll für die Diagnostik der Pankreatitis ist der Nachweis von Pankreaskonkrementen. Diese kommen zwar nicht häufig vor, STEIN fand sie nur bei 17% der Kranken. Aus ihrer Feststellung kann man auf die pankreatische Herkunft der Beschwerden mit großer Wahrscheinlichkeit schließen. Von bestimmten Wert ist auch der Nachweis von Gallenkonkrementen. Vereinzelt kann man im Bereich des Pankreas kleine Aufhellungen finden, die auf eine sekundäre Gasinfektion der nekrotischen Herde zurückzuführen sind. Selten ist auch der Befund von kontrastdichteren, kugelrunden Verkalkungen im Durchmesser von 1—3 cm, sowohl im Bereich des Pankreas als auch verstreut über die übrigen Teile der Bauchhöhle (BAYLIN, WEEKS). Diese sind durch Verseifung der Herde der

Fettnekrose in der Pankreasumgebung, in Omentum, Mesenterium oder Peritoneum und durch sekundäre Kalksalzablagerungen verursacht. Sie entstehen gewöhnlich sehr frühzeitig, manchmal schon nach 48 Std (Fournier) und gelten als Anzeichen eines schweren Verlaufes der Pankreatitis.

Eine weitere Symptomengruppe bilden die Veränderungen als Folge der Ausbreitung der Entzündung oder des Ödems in das Retroperitoneum, der sekundären Anwesenheit der Flüssigkeit in der Peritonealhöhle und der Veränderungen der Fettschichten der Bauchwand. Die Nieren- und Psoaskonturen, hauptsächlich links, sind oft verwischt und auch die Abgrenzungen der Bauchorgane sind weniger deutlich. Beim Ascites nimmt die Kontrastdichte des Abdomens homogen zu, die Darmschlingen sind von der Bauchwand abgedrängt, und die Räume zwischen den einzelnen Schlingen sind vergrößert. Die Fettschichten der Bauchwand sind oft verwischt, hauptsächlich die Schicht vor dem Peritoneum.

*Die Magen- und Duodenumuntersuchung* mit Kontrastmitteln kann die ganze Skala von Abweichungen vom Normalbild bis zu sehr fortgeschrittenen Veränderungen zeigen. Sie sind abhängig vom Ausmaß und dem Entwicklungsstadium der Pankreasveränderungen (Poppel, Sarasin). Am Anfang der Erkrankung, insbesondere bei leichteren Formen, überwiegen die funktionellen Irritationsvorgänge und Zeichen. Bei schweren Formen und im fortgeschritteneren Stadien der Erkrankung begegnen wir der Hypo- bis Atonie. Zu diesen funktionellen Veränderungen treten die durch die Pankreasvergrößerung hervorgerufenen Druckveränderungen hinzu. Diese Aufteilung ist jedoch nur grob schematisch. Es gibt viele Abweichungen. Die Irritationsveränderungen können in kurzen Zeitabschnitten abwechselnd oder gleichzeitig mit den hypotonischen Veränderungen vorkommen. Es gibt jedoch kein Symptom, das für die akute Pankreatitis spezifisch wäre.

Der Magen kann hypertonisch, quer gelagert, manchmal mit tiefer Peristaltik, das andere Mal rigid und ohne Peristaltik sein (Novák). Zuweilen sieht man einen Gesamtgastrospasmus und die Unverträglichkeit des Magens für Barium mit auffallend flüchtiger Füllung. Häufiger finden sich jedoch nur im Bereich des Antrum Kontraktionen oder tiefe, lang anhaltende Spasmen. Manchmal kommt es zum spastischen Zusammenziehen des Pylorus. Auch die hypotonischen Symptome können total oder lokalisiert zu beobachten sein. Der Magen ist dann ausgeweitet, gasgefüllt, die Peristaltik ist herabgesetzt bzw. fehlend. Das Relief ist hauptsächlich im Bereich der Rückwand des Antrum verändert. Die Falten sind grob, verbreitert und oft quer angeordnet. Die Faltenumrisse können verwischt sein. Wegen der Hypersekretion sind die Reliefveränderungen oft nur mangelhaft ausgeprägt. Zugleich mit den Veränderungen des Tonus gehen die Veränderungen der Passage einher. Bei der Hypotonie ist gewöhnlich eine verlangsamte Magenentleerung vorhanden. In den fortgeschrittenen Stadien können größere Reste des Kontrastmittels im Magen nach 8, sogar nach 24 Std nachgewiesen werden (Franzen).

Die Zeichen der Raumverdrängung treten am Magen erst nach einigen Tagen auf (Sarasin). Vorwiegend findet man eine Magenverdrängung nach oben und vorn mit verschiedenen Impressionen der großen Kurvatur; auch die Abdrängung des Magens vom Dickdarm ist nachweisbar. In der Regel ist der retrogastrische Raum erweitert. Manchmal kann am Magen das Pelottensymptom sichtbar sein.

Das Duodenum weist vor allem lokalisierte Spasmen, am häufigsten im Bereich des absteigenden Schenkels auf. Manchmal kann auch das ganze Duodenum kontrahiert sein. Die Passage ist dann beschleunigt. Hypotonie und Dilatation sind im Duodenum häufiger als im Magen. Die Dilatation kann das ganze Duodenum betreffen. Dieses erschlafft anschließend, zeigt keine Peristaltik und ist mit größerer Gasmenge gefüllt. Es kann das Bild des paralytischen Duodenalileus entstehen (Hultén). Häufiger wird jedoch die Hypotonie und Dilatation nur in einem Teil, entweder im Bulbus, im absteigenden Schenkel oder hauptsächlich im unteren horizontalen Schenkel zu finden sein (Abb. 78). Bei gleichzeitigem Vorkommen der hypo- und hypertonischen Veränderungen kann das sog. *Gießkannen-Phänomen* (PANNHORST) zustande kommen. Der absteigende Schenkel ist dabei spastisch zusammengezogen, schmal, glattrandig und erinnert an den Gießstrom einer Kanne. Die untere Flexur und der untere horizontale Schenkel sind hingegen wesentlich ausgeweitet und mit der Hypersekretionsflüssigkeit, in welche das Kontrastmittel sedimentiert, gefüllt. Die Duodenalentleerung ist gewöhnlich gestört, vor allem bei der schwe-

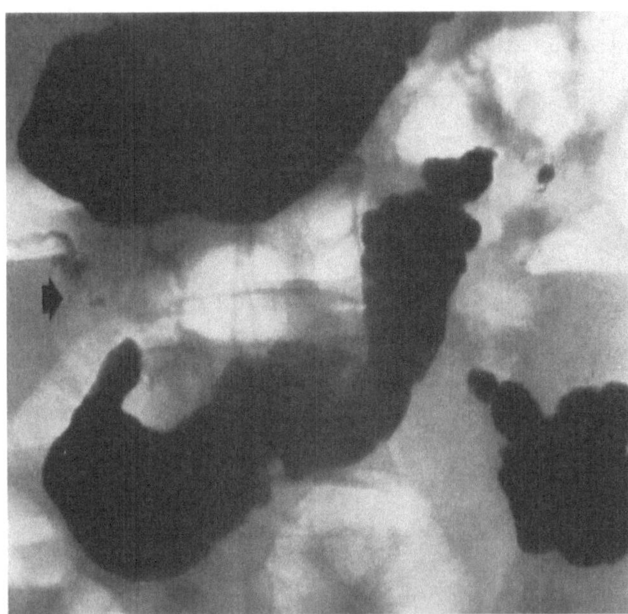

Abb. 78

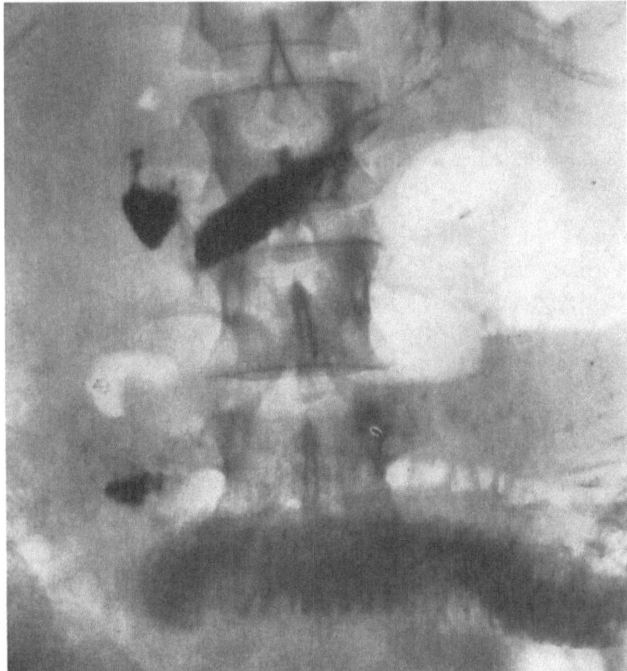

Abb. 79

Abb. 78. Akute Pankreatitis mit Spastizität des absteigenden (Pfeil) und Hypotonie des horizontalen Duodenalschenkels. Meteorismus der Jejunumschlingen in der Umgebung des Pankreasschwanzes

Abb. 79. Akute Pankreatitis mit Irritation des Duodenum und Hypotonie, Dilatation, Meteorismus und Hypersekretion der Jejunumschlingen. (Beobachtung von CHUDÁČEK)

reren Form. Das Kontrastmittel staut sich lange im Duodenum, hauptsächlich in seinem dritten Abschnitt und man kann dort Reste davon noch nach 4 und mehr Stunden finden. Das Duodenalrelief ist vergröbert und oft unregelmäßig. Bei Vorhandensein von Mucin kommt es zuweilen zur Ausflockung des Kontrastmittels. Die Details des Reliefs sind dann nicht mehr sichtbar. Oft treten im Duodenum Druckveränderungen auf. Sie erscheinen nach einigen Tagen, wenn das Pankreas an Größe zunimmt. Manchmal ist das Bild eines großen C sichtbar. Oft ist der Druck jedoch nur lokalisiert ausgeprägt. Wichtig ist das *Papillen-Symptom*, das durch den Druck der vergrößerten Papille und durch das Ödem der Falten in ihrer Umgebung verursacht ist (Poppel). Es tritt in etwa 20 % der Erkrankungen auf (Stein) und ist als verschieden tiefe Impression des inneren Anteiles des absteigenden Schenkels, seltener als ein zentraler Füllungsdefekt sichtbar.

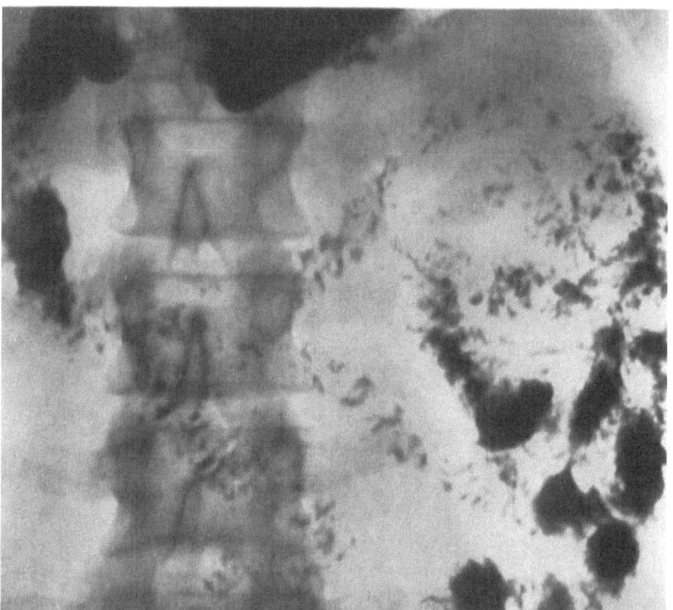

Abb. 80. Rezidiv einer Pankreatitis mit deutlicher Irritation des Jejunum

Die meisten Magen- und Duodenalveränderungen, hauptsächlich die funktionellen, verschwinden nach Besserung des Gesamtzustandes und nach Abklingen der klinischen Symptome. Der Rückgang ist jedoch unvollkommen, und das Bild kehrt nicht völlig zur Norm zurück (Davidovitsch). Gewöhnlich findet man verschiedene Druck- oder Traktionsveränderungen, wie bei chronischer Pankreatitis, in die die akute Pankreatitis übergehen kann.

Bei der *Dünndarmuntersuchung* ist hauptsächlich das obere Jejunum in der Umgebung des Pankreas anfangs reizbar und spastisch zusammengezogen (Abb. 80), es verträgt die Bariumaufschwemmung schlecht. Die Passage ist meistens sehr beschleunigt. Zwischen den spastischen Abschnitten kann man jedoch bald eine lokalisierte Dilatation und Hypotonie einer Jejunumschlinge nachweisen. Später breitet sich die Hypotonie auch auf die anderen Abschnitte aus. Die spastischen Abschnitte wechseln mit den dilatierten ab, später kann der gesamte Dünndarm hypotonisch werden. Es kommt zur Verlangsamung der Passage und manchmal zum Bild eines adynamischen Ileus.

*Die Untersuchung der Gallenblase und der Gallenwege* ist bei der akuten Pankreatitis, hauptsächlich nach dem Abklingen der akuten Symptome, für die Feststellung der gleichzeitigen Gallenblasenveränderungen und für die Indikation einer chirurgischen Behandlung von großer Bedeutung. Die intravenöse Cholangiographie leistet bei der Unterscheidung der akuten Pankreatitis von der akuten Cholecystitis, bei der sich die Gallenwege meistens der Füllung entziehen, wertvolle Hilfe. Bei der akuten Pankreatitis erfolgt eine Kontrastmittelfüllung der Gallenwege in 60 % des Krankengutes (JOHNSON).

### b) Absceß

Der Pankreasabsceß ist eine seltene Erkrankung. Er stellt gewöhnlich eine Komplikation der akuten Pankreatitis dar, kann aber auch durch eine septische Thrombose oder Vereiterung einer postnekrotischen Cyste verursacht sein. Er kann die sekundäre Folge eines Tumors sein.

Der kleinere Absceß bleibt auf das Pankreasparenchym beschränkt, der größere breitet sich in die Umgebung aus. Er kann ins Retroperitoneum, perinephritisch, subphrenisch und in die Bauchhöhle eindringen oder in die umgebenden Organe perforieren. Das klinische Bild des Abscesses hängt von der Grunderkrankung ab. Er äußert sich gewöhnlich durch das septische Zustandsbild und durch heftige Schmerzen im Oberbauch und im Rücken.

Für die Feststellung des Abscesses ist besonders die *Leeraufnahme* wichtig. Die Aufnahmen sollen, wenn möglich, auch mit horizontalem Strahlengang durchgeführt werden. Im Absceß sind dann gewöhnlich ein Flüssigkeitsspiegel und eine Gasblase sichtbar. Bei mehreren kleinen Abscessen findet man mehrere Spiegel. Neben diesen Veränderungen ist meistens die linke Niere und der linke Psoasmuskel schwer differenzierbar. Falls Bedenken über die Lage der Spiegel bestehen, ist für die Differentialdiagnostik die *Untersuchung des Magens und des Duodenum* und die *Irrigoskopie* durchzuführen. Die umgebenden Organe weisen Druckveränderungen je nach der Lage des Abscesses auf. Der Magen ist gewöhnlich nach vorne und aufwärts, manchmal auch nach rechts verdrängt. Die duodenojejunale Flexur und der transversale Abschnitt des Dickdarmes sind meistens abwärts verdrängt. Neben diesen Druckveränderungen treten in den untersuchten Organen, ähnlich wie bei der akuten Pankreatitis, indirekte Veränderungen auf. Zur Ergänzung der Untersuchung ist es wichtig, die Thoraxuntersuchung durchzuführen. Sie ergibt ähnliche Befunde wie bei der akuten Pankreatitis.

Die Ausbreitung des Abscesses und die Entstehung von Komplikationen hat Änderungen des Gesamtbildes zur Folge. Der Flüssigkeitsspiegel nimmt zu und füllt manchmal den ganzen subphrenischen Raum aus. Kommt es zur Perforation des Abscesses in den Verdauungskanal, kann sich der Absceß vollkommen entleeren.

In der Differentialdiagnostik muß man den Absceßspiegel von einem Flüssigkeitsspiegel im Magen, im Dickdarm oder in der aufgeblähten Flexura duodenojejunalis, in einem großen Divertikel oder in einer inneren Hernie unterscheiden. Es ist ferner notwendig, auf die Flüssigkeit in der Bursa omentalis zu achten, den subphrenischen Absceß anderer Herkunft oder den perinephritischen Absceß differentialdiagnostisch in Erwägung zu ziehen.

### c) Chronische Pankreatitis

Die chronischen Entzündungsvorgänge sind die häufigsten Pankreaserkrankungen. Sie können primär sein, häufiger kommen sie jedoch sekundär vor als Begleiterscheinungen von Erkrankungen anderer Organe der Bauchhöhle oder von Gesamterkrankungen. Das Pankreas ist meistens bei Erkrankungen der Gallenblase und der Gallenwege betroffen. Nach den Statistiken kann die chronische Pankreatitis sogar bei 80 % der Kranken mit Cholelithiasis und Cholecystitis nachgewiesen werden (KEHR). Sehr oft, nach manchen Autoren immer (DOUBILET), kommt die chronische Pankreatitis bei Veränderungen der Vater'schen Papille vor. Zu den anderen Organen, die anatomisch, funktionell und pathologisch mit dem Pankreas eng zusammenhängen, gehören die Leber, das Duodenum und der Magen. Man kann so den Entzündungsveränderungen des Pankreas bei Hepatitis,

Lebercirrhose, Geschwür und Divertikel des Duodenums, zuweilen auch beim Magengeschwür begegnen. Das Pankreas kann ferner bei Erkrankungen des Dünn- und Dickdarmes, hauptsächlich bei Colitis oder bei Infektionskrankheiten, z. B. bei der Parotitis, Angina, Pneumonie, Tbc oder Lues, betroffen werden. Überdies kommt es gewöhnlich zur Parenchymentzündung in unmittelbarer Nähe eines Tumors und in dem Pankreasanteil, der sich lateralwärts von einem die Ausführungswege obliterierenden Tumor befindet.

Das Aussehen des Pankreas bei chronischer Pankreatitis ist sehr unterschiedlich. Veränderungen können auch am normalgroßen und makroskopisch unveränderten Pankreas angetroffen werden (Businco, Mallet-Guy). In der Regel jedoch zeigt das Pankreas verschiedenartige Veränderungen. Meist ist es deutlich vergrößert und verliert seine typische Form. Die Vergrößerung kann diffus sein, oder nur lokalisiert, vor allem wird dann der Pankreaskopf betroffen sein. Eine Vergrößerung des Kopfes ist hauptsächlich bei gleichzeitiger Gallenblasenerkrankung festzustellen. Steltener ist dagegen das Vorkommen der isolierten Vergrößerung des Körpers und Schwanzes. Bei der rezidivierenden Pankreatitis ist die Vergrößerung meist vorübergehend, hauptsächlich in der Phase der Aktivierung der Erkrankung. In der Phase der Ruhe kann das Pankreas von normaler Größe sein. Die Pankreasoberfläche verliert ihren regelmäßigen Läppchenbau. Sie kann entweder wie geglättet oder unregelmäßig höckerig durch verschieden große Knoten aussehen, eine Folge der cystischen Ausweitung der Kanälchen. In den akuteren Stadien sind im Pankreas und seiner Umgebung Fettnekrosen zu finden, die später verkalken können. Ferner bestehen unterschiedlich umfangreiche Adhaesionen zu den umgebenden Organen und Geweben, hauptsächlich zum Magen, Duodenum und Retroperitoneum. Die Adhaesionen können zuweilen die umgebenden Strukturen, vor allem den Choledochus und die Milzvene an die unregelmäßigen Knoten der Pankreasoberfläche heranziehen und verschiedenartig umformen (Muratore). Die Lymphknoten in der Umgebung des Pankreas sind gewöhnlich leicht geschwollen. In fortgeschritteneren Stadien der Erkrankung, ist das Pankreas hie und da verkleinert (Hepp u. Mercadier). Die Atrophie des Pankreasparenchyms läßt sich ziemlich oft nachweisen. Sie geht gewöhnlich mit einer unterschiedlichen Vermehrung des Fettgewebes einher, wodurch die sog. lipomatöse Pseudohypertrophie des Pankreas zustande kommt. Beim Abtasten ist das Pankreas starr und sklerotisch. Auf dem Schnitt erweist es sich bei fortgeschritteneren Stadien gefäßarm. Man kann neben den Gewebeveränderungen und der Wucherung des Bindegewebes fast regelmäßig Ausweitungen der Haupt- und Nebenausführungsgänge verschiedenen Ausmaßes nachweisen (Sarles). Die ausgeweiteten Kanälchen zeigen mitunter den Charakter von Retentionscysten. Verschiedentlich entstehen auf Grund der Herdnekrose parenchymatöse Pseudocysten. In den fortgeschritteneren Stadien der Erkrankung sind häufig Konkremente in den Ausführungswegen vorhanden.

Das histologische Bild zeigt Vermehrung des Bindegewebes, entzündliche Infiltration und verschiedene Parenchymveränderungen bis zur Atrophie. In der Phase der Aktivierung der Pankreatitis findet sich mitunter ein umfangreiches Ödem, manchmal auch Herdnekrosen. Diese Veränderungen können diffus sein, häufiger sind sie herdartig. Zwischen den pathologischen Abschnitten kann gesundes Gewebe gefunden werden (Leger, Muratore). Manchmal sind diese Veränderungen mehr in der Umgebung der Kanälchen, hauptsächlich im Bereich des Kopfes, bei gleichzeitiger Erkrankung der Gallenblase, ausgeprägt (Mallet-Guy). Die Fibrose kann peri-, inter- oder intralobulär gelegen sein. Dem makroskopischen und histologischen Bilde nach werden die Pankreatitiden in verschiedene Typen, z. B. in hypertrophische und atrophische, diffuse, segmentäre und lokalisierte, mit oder ohne Verkalkungen, in peri-, inter- und intralobuläre und dgl. eingeteilt. Einige dieser Typen werden als selbständige, andere als verschiedene Phasen derselben Erkrankung angesehen. Man ist sich darüber nicht einig.

Das klinische Bild der Erkrankung kann recht unterschiedlich sein. Manchmal verläuft die chronische Pankreatitis ohne auffällige Merkmale. Das entzündlich veränderte Pankreas wird erst während einer Operation, meist einer Gallenblasenoperation festgestellt. Gewöhnlich äußert sich jedoch die Erkrankung durch verschiedene, mehr oder weniger deutlich ausgeprägte Symptome. Sie können von den Symptomen der Grunderkrankung überdeckt werden. Bei ausführlicherer Erhebung der Anamnese lassen sie sich in der Regel gut feststellen. Vor allem der Schmerz und die Verdauungsbeschwerden geben Hinweise. Der Schmerz sitzt meist im Oberbauch und strahlt nach links bis zur Milz, zuweilen bis unter das Schulterblatt aus; er kann aber auch nach rechts ausstrahlen. Unter den Verdauungsbeschwerden überwiegt der Meteorismus und die Unverträglichkeit von fetten Speisen. Oft sind Durchfälle vorhanden. Atypische Merkmale sind Gelbsucht oder Blutungen in den Verdauungstrakt, hervorgerufen durch sekundäre Veränderungen am Choledochus bzw. der Milzvene. Eine Schädigung des innersekretorischen Pankreasteiles erfolgt in der Regel nicht. Entsprechend den vorherrschenden Symptomen werden die chronischen Pankreatitiden in verschiedene Typen aufgeteilt; in die chronisch progressive und die chronisch rezidivierende Pankreatitis, in die latente und schmerzhafte Form, die mit Gelbsucht einhergehende Form und dgl. Oft läßt sich die Beziehung der einzelnen klinischen Typen zum anatomischen und histologischen Bild verifizieren.

In der Diagnostik muß nicht nur das Pankreas allein betrachtet werden, sondern auch alle anderen Organe, bei deren Erkrankung eine Pankreatitis zustande kommen kann. Dies ist für die Therapie sehr wichtig, denn eine geeignete chirurgische Behandlung der Grunderkrankung beeinflußt oft auch die Pankreaserkrankung günstig. Von den Laboratoriumsuntersuchungen ist die funktionelle Untersuchung der Sekretion-Ausscheidung des Pankreas die wichtigste. In akuteren Stadien der Erkrankung ist die Bestimmung des Harn- und Blutspiegels der Pankreasenzyme von Bedeutung.

Die Röntgenuntersuchungen gehören zu den wichtigsten Untersuchungen bei Verdacht auf eine chronische Pankreatitis. Neben der Thoraxuntersuchung sind die Leeraufnahme, die Untersuchung des Magens und Duodenums, der Gallenblase und der Gallenwege durchzuführen. In die Reihe dieser Grundmethoden muß nach den letzten Erfahrungen auch die Duodenographie in Hypotonie eingefügt werden. Je nach den Ergebnissen dieser Methoden kommen weitere spezielle Untersuchungsmethoden zur Anwendung. Bei unbestimmtem Befund und zur Abklärung der Differentialdiagnose ist die Arteriographie und die endoskopische Wirsungographie von besonderer Bedeutung. Bei der Entscheidung über die operative Behandlung haben sich die peroperativen Untersuchungen, die Cholangiographie und die Wirsungographie bewährt. Die Veränderungen, die durch die Röntgenuntersuchung aufgedeckt werden, sind von unterschiedlichem Wert. Bei manchen kann auf die Pankreatitis mit Sicherheit geschlossen werden, der Wert anderer Veränderungen ist nur relativ. Wichtig ist jedoch ihre Zusammenfassung und Auswertung mit dem klinischenBild und den Ergebnissen der Laboruntersuchungen.

*Die Thoraxuntersuchung* ergibt gewöhnlich, solange es sich nicht um eine abortiv verlaufende Form der Mucoviscidosis handelt, einen Normalbefund. Nur bei der Aktivierung und bei Rezidiven der Erkrankung können manchmal Veränderungen am Zwerchfell und in den Lungenblasen beobachtet werden. Die Befunde sind aber weniger ausgeprägt als bei der akuten Pankreatitis.

*Die Leeraufnahme des Abdomen* muß vor allem auf die Feststellung von Pankreaskonkrementen ausgerichtet werden, die für die Diagnostik der Pankreatitis den wichtigsten Befund darstellen. Eine recht häufige Beobachtung ist ein verschieden ausgedehnter Meteorismus, hauptsächlich des Dickdarmes, wobei sich das Gas meistens im Bereich der erweiterten linken Flexur befindet. Ferner ist es möglich, Verkalkungen in der Pankreasumgebung, Gallenblasenkonkremente, seltener solche der Gallenwege, festzustellen. Von Bedeutung ist auch die Bestimmung der Milzgröße. Ihre Vergrößerung muß hierbei immer den Verdacht auf eine sekundäre Schädigung des splenoportalen Stammes erwecken und erfordert die angiographische Untersuchung. Auch die Feststellung einer Lebervergrößerung ist wertvoll und ermöglicht eine bessere Planung weiterer Untersuchungen.

*Die Magen- und Duodenaluntersuchung* ist hierbei von doppelter Bedeutung; einerseits dient sie zur Feststellung von Organerkrankungen, die zu einer Pankreatitis führen können, andererseits hilft sie bei der Aufdeckung der chronischen Pankreatitis. In 75% des Krankengutes sind von GUIEN und SARLES positive Befunde erhoben worden. Es sind allerdings völlig unspezifische Veränderungen, die auch bei Pankreastumoren und Erkrankungen anderer Organe vorkommen können. Dies muß man bei der Beurteilung berücksichtigen. Der Charakter und das Ausmaß der Magen- und Duodenumveränderungen entspricht oft dem Charakter der Pankreasveränderungen. Die funktionellen Veränderungen sind vor allem zur Zeit der Erkrankungsrecidive vorhanden. In den Zwischenstadien der rezidivierenden Pankreatitis und bei der progressiv verlaufenden Erkrankung überwiegen die organischen Veränderungen. Bei der entzündlichen Pankreasvergrößerung sind die Druck- und oft auch Adhäsionsveränderungen ausgeprägt. Das atrophische Pankreas verursacht vor allem Traktionsveränderungen.

Verhältnismäßig selten werden Veränderungen des unteren Abschnittes der *Speiseröhre und Kardia* bei chronischer Pankreatitis festgestellt. Das Relief kann lokalisiert geschwollen sein (KUHLMANN). An der Kardia sind zuweilen Spasmen zu beobachten.

Im Magen sind vor allem die Veränderungen im Bereiche des *Antrum* ausgeprägt. Als funktionelle Veränderungen sieht man tiefere, lokalisierte Spasmen. Manchmal kann das ganze Antrum zusammengezogen sein. Die regionäre Zusammenziehung des präpylorischen Abschnittes steht manchmal in scharfem Gegensatz zu der guten Füllung der übrigen Magenteile (LÜDIN). Sehr oft kommen bei der chronischen Pankreatitis verschiedene Antrumdeformationen zum Vorschein, die durch das Zusammentreffen der funktionellen und organischen Veränderungen (Traktions- oder Druckveränderungen) hervorgerufen werden. (Abb. 81) Der präpylorische Abschnitt kann angehoben, eingeengt und knieartig in Richtung zur kleinen Kurvatur abgebogen sein, zuweilen zeigt er, hauptsächlich bei sekundären Veränderungen des Omentum minus einen s-förmigen Verlauf. Mitunter verläuft der ganze Antrumabschnitt auffällig horizontal, und die kleine Kurvatur ist gestreckt (Lüdin). Manchmal ist die ganze antropylorobulbäre Gegend in die Länge gezogen und das Antrum verengt. Bei umfangreicher Vergrößerung des Pankreaskopfes sind die Druckveränderungen ausgeprägt. Sie kommen am deutlichsten am liegenden Kranken zur Darstellung und sind gewöhnlich in Form verschieden großer Vorwölbungen und Verdrängungen der großen Antrumkurvatur, seltener als Verengung oder als Antrumfüllungs-

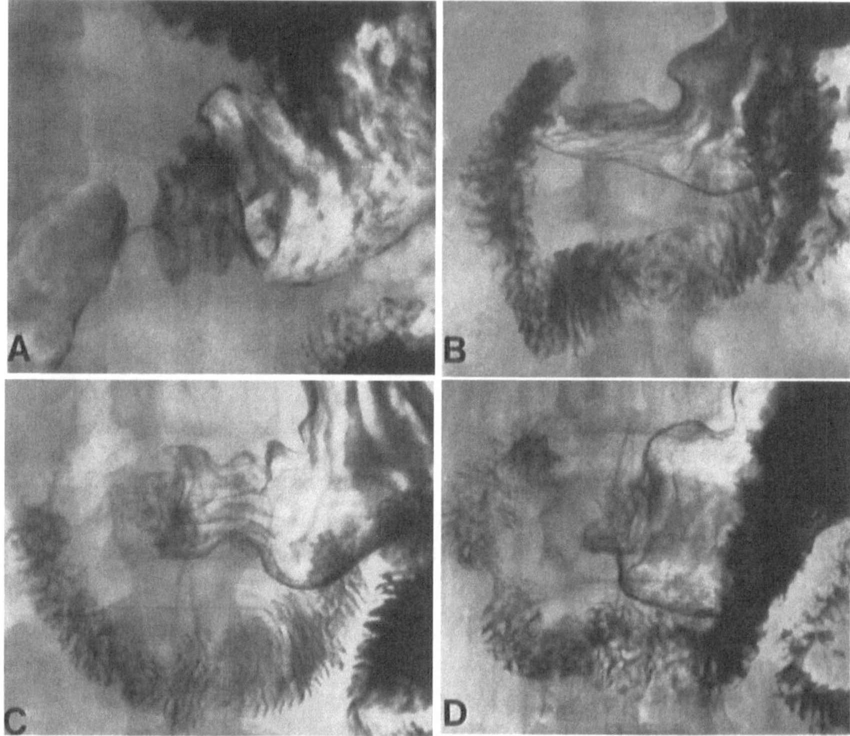


Abb. 81 a—d. Verschiedene Umformungen des Magenantrum bei Kranken mit chronischer Pankreatitis

defekt sichtbar. Beim elongierten Magen kann auch die kleine Kurvatur verdrängt werden. Im Stehen können diese Veränderungen verschwinden und sind erst bei dosierter Kompression oder wiederum am liegenden Kranken nachweisbar. In der Seitenprojektion kann sich der Abstand der Rückwand des Antrum vor der Wirbelsäule um mehr als die Breite des Wirbelkörpers vergrößern. Bei der atrophischen Pankreatitis kann der retrogastrische Raum verengt sein. Dieser Befund sollte jedoch nur sehr vorsichtig gewertet werden. Die Umrisse der Füllung sind meistens glatt, nur bei ausgeprägteren Adhäsionen sind sie uneben und manchmal zipfelig ausgezogen. Am häufigsten finden sich die Adhäsionsvorgänge auf der Rückwand und der kleinen Kurvatur des Antrum und können als unregelmäßige Zähnelung imponieren. Bei Lageveränderungen kommt dann auch die Fixation der Wand zum Vorschein. Die Peristaltik verläuft in der Regel an diesen Stellen normal, ist jedoch oberflächlicher und weniger regelmäßig. Sehr oft sieht man Reliefveränderungen, hauptsächlich an der Rückwand des Antrum. Die Falten sind hier in der Regel quer, breit und hoch angeordnet. Beim sekundären Ödem und Schleimhautentzündung pflegt das Relief unregelmäßig zu sein.

Veränderungen des *Magenkörpers* treten seltener auf. Sie finden sich erst bei umfangreicher Vergrößerung des Körpers oder Schwanzes des Pankreas, hauptsächlich bei den Komplikationen der Pankreatitis, bei der Entstehung von Pseudocysten oder größeren Retentionscysten vor allem in Form von Druckveränderungen. Bei der Vergrößerung des Pankreaskörpers ist verschiedentlich ein stufenartiger Defekt des mittleren Abschnittes der kleinen Kurvatur mit leichter Verschiebung des Magenkörpers nach links nachweisbar (KUHLMANN). Dies wird wiederum im Liegen und bei dosierter Kompression besser sichtbar. Hier kann es zum Pelotteneffekt kommen. Bei ausgedehnterer Schwanzvergrößerung resultiert auch eine Deformierung der großen Kurvatur. Der Magenkörper ist dann unterschiedlich nach rechts verdrängt. Gewöhnlich kommt es zur Ausweitung des retro-

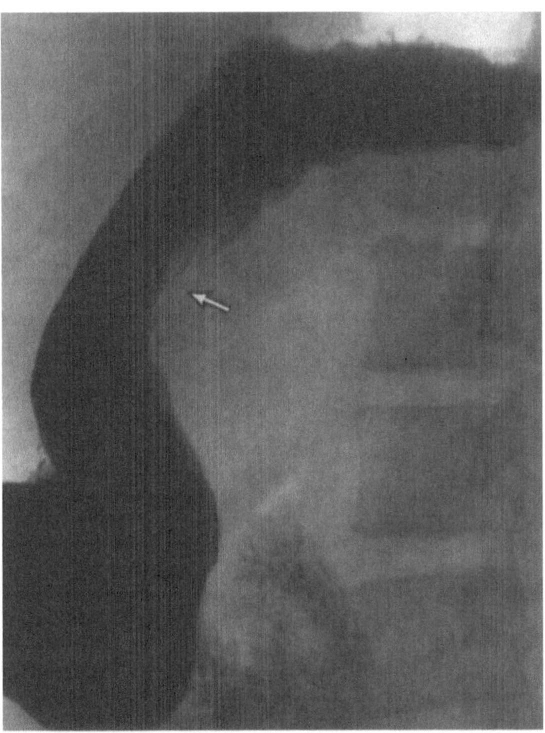

Abb. 82. Chronische hypertrophische Pankreatitis mit Vergrößerung des linken Pankreasanteiles. Ausweitung des retrogastrischen Raumes mit Verdrängung der hinteren Magenwand (Pfeil)

gastrischen Raumes (Abb. 82). Auf der Rückwand des Magens sind manchmal verschieden große Impressionen sichtbar. SARASIN sah sogar die Deformation der Rückwand dicht subkardial. Bei umfangreicherer Vergrößerung kann das entzündlich veränderte Pankreas eine konstante Magenkaskade verursachen. Gemeinsam mit den Druckveränderungen gehen hierbei auch Adhäsionsveränderungen einher. Seltener beobachtet man Veränderungen durch sekundäre Schädigung der Magenwand. Die Wand, hauptsächlich im Bereich der kleinen Kurvatur, ist dann gestreckt, manchmal sogar rigid. Zuweilen kommt es zur anhaltenden rechtwinkeligen Deformierung der kleinen Kurvatur des Körpers und des Antrum. Die Magenentleerung bleibt gewöhnlich unversehrt. Nur bei konstanten Spasmen des Antrum und des Pylorus oder bei der seltenen sekundären Deformierung mit Stenosenbildung, ist die Entleerung gehemmt, und man kann bei den Kontrolluntersuchungen nach 4, 8 und mehr Stunden einen verschieden großen Rest im Magen nachweisen (LINDBOM).

Das *Duodenum* ist bei der chronischen Pankreatitis sehr oft verändert. Diese Befunde können sehr mannigfaltig sein. Als funktionelle Störungen kommen hauptsächlich im Bereich der funktionellen Sphincteren des Duodenum — dem bulboduodenalen, medioduodenalen und Ochsner'schen Sphincter-Spasmen und Querkontraktionen vor. Manchmal kommt es zur Irritation des gesamten Duodenum mit sehr beschleunigter Passage des Kontrastmittels. Auch eine Hypotonie mit verlangsamter Motilität, Retroperistaltik und Stauung des Kontrastmittels in den unteren Duodenalabschnitten kann auftreten. In der Regel ist das Duodenalrelief im Sinne einer Duodenitis mit breiten, groben bis unregelmäßig angeordneten Falten verändert. Manchmal kann das Relief weniger deutlich bis verwaschen sein.

An organischen Veränderungen werden wiederum die Anzeichen des Druckes und der Traktion, je nach dem Charakter der Pankreasschädigung, beobachtet. Bei größerer diffuser Pankreaskopfvergrößerung kann das ganze Duodenum umgeformt sein. Es erscheint das Symptom des großen C. Dies spricht jedoch mehr für Pseudocysten. Die Druckveränderungen sind im Duodenum meist umschrieben. Ihre Darstellung hängt von der Lage ab, sie sind jedoch immer mit Reliefveränderungen, d.h. Abflachung der Kerkring'schen Falten bis Glättung der Umrisse oder des länglichen Reliefverlaufes und Lumeneinengung verbunden (Abb. 84). Eine Duodenalstenose entwickelt sich jedoch in der Regel bei der Pankreatitis nicht. Adhäsionen führen zu Unregelmäßigkeiten der inneren Kontur, verschieden tiefen zipfeligen Ausziehungen der inneren Wand, Umformungen des Duodenalverlaufes. Bei der Pankreasatrophie kommen vor allem Traktionsveränderungen vor. Es kann auch eine Verkleinerung der Duodenalschlinge nachweisbar sein. Etwa in der Hälfte der Fälle sind Duodenaldivertikel zu finden (Haring, Lüdin). Diese können primär, bei angeborenen Wandveränderungen des Duodenum oder sekundär infolge der Wandausziehung durch Adhäsionen zum Pankreas entstanden sein. Manchmal ist auch die Vater'sche Papille in das Divertikel einbezogen. Der Nachweis des Divertikels erweckt den Verdacht einer möglichen Pankreatitis und zwingt zu aufmerksamer Nachforschung nach anderen Veränderungen. Von Bedeutung ist hier der Befund der entzündlich veränderten Divertikel und derjenigen in der Nähe der Papilla Vateri. Diagnostisch wertvoll sind ferner die Verände-

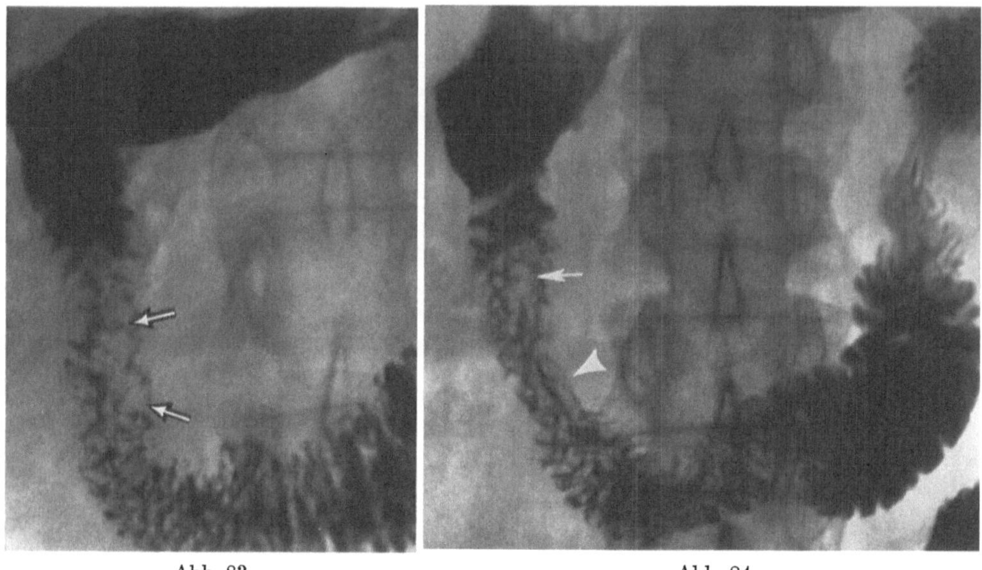

Abb. 83 Abb. 84

Abb. 83. Chronische rezidivierende Pankreatitis mit Veränderungen des Schleimhautreliefs des absteigenden Duodenalschenkels (Pfeil)

Abb. 84. Chronische Pankreatitis mit Druck- und Adhäsionsveränderungen des Duodenum, vor allem des absteigenden Schenkels (Pfeil), und mit angedeutetem Papillenzeichen (Pfeil)

rungen der Divertikel hinsichtlich der Druck- oder Traktionsdeformationen. Weiterhin wichtig ist auch die Bestimmung der Druckempfindlichkeit bei der Palpation während der Duchleuchtung. Sie wird gewöhnlich oberhalb des Kopfes, seltener oberhalb anderer Pankreasabschnitte angegeben.

Die einzelnen Duodenalabschnitte können typische Veränderungen aufweisen. Der *Bulbus* zeigt manchmal eine Irritation mit mangelhafter Füllung und unregelmäßigem Relief. Öfters ist er breit, hypotonisch und entleert sich langsam, wahrscheinlich eine Folge von Adhäsionsveränderungen an seiner Spitze oder der Kontraktion des funktionellen Sphincters. GUIEN und SARLES halten den horizontalen Verlauf mit unebener, wellenförmiger, unterer Wand, an die die Falten heranrücken, bei rigid gestreckter oberer Wand für charakteristische Bulbusdeformationen. Die Autoren gingen der stufenweisen Entwicklung dieser Veränderungen bei einigen Kranken nach. Sie beobachteten, wie der ursprünglich senkrecht verlaufende Bulbus diese horizontale Lage einnahm. Bisweilen kann die untere Bulbuswand randständige Impressionen, sogar Defekte aufweisen. Selten treten diese Defekte an der oberen Wand auf (SARLES). Zuweilen kommt es zur Verdrängung des Bulbus und der übrigen Abschnitte des oberen Schenkels nach vorne und zum Abrücken von der Wirbelsäule. Bei knotenförmiger Vergrößerung des Pankreas kann durch den Druck auf die Rückwand des Bulbus sogar ein zentraler Füllungsdefekt entstehen. Die Veränderlichkeit der Röntgenbefunde läßt dabei eine Abgrenzung gegenüber einer intramuralen Geschwulst zu.

Diagnostisch sehr wertvoll und für die chronische Pankreatitis kennzeichnend sind die Veränderungen im Bereich des *oberen Duodenalknies* und des oberen Abschnittes des absteigenden Schenkels (GUIEN, SARLES). Es ist hauptsächlich auf die Abrundung der oberen Biegung und die verschiedenartige bogenförmige Verdrängung dieser Abschnitte nach oben und nach rechts mit Lumeneinengung zu achten. Manchmal können zu diesen Befunden noch die Druckveränderungen durch die vergrößerte Gallenblase oder Leber hinzutreten. Die Verengung des Duodenum kann dann zirkulären Charakter zeigen. SARLES fand diese Veränderungen etwa in der Hälfte seines Krankengutes.

Häufig sind auch Veränderungen der anderen Teile des *absteigenden Schenkels*, hauptsächlich im Bereich der Vater'schen Papille zu finden. Die innere Seite kann hierbei wiederum verschieden große Impressionen mit Glättung des Umrisses und Verengung des Lumens aufweisen. Bei größerem Druck ist überdies noch die Verschiebung dieses Abschnittes nach rechts ausgeprägt. Durch die parapapilläre Lage der Impressionen, die Ausziehung der Vater'schen Papille nach medialwärts oder durch die Füllung der Vater'schen Ampulle kommt das typische Bild einer umgekehrten Drei (ε) zustande. Bei den Rezidiven der Pankreatitis kommt als eines der ersten Merkmale das papilläre Zeichen zur Darstellung, das meist durch die vergrößerte Vater'sche Papille hervorgerufen ist (POPPEL). (Abb. 85). Die tangential dargestellte vergrößerte Papille verursacht einen stufenförmigen Defekt der medialen Wand; bei orthograder Abbildung dagegen imponiert sie als ein verschieden großer zentraler Füllungsdefekt, in dessen Mitte sich manchmal ein kleiner der Ausmündung der Ampulle entsprechender Fleck befindet. Bei gleichzeitigen Veränderungen der Gallenwege, insbesondere bei Hypotonie, kann ein verschieden großer Reflux in den Choledochus festgestellt werden. Der Reflux in den Ausführungsgang des Pankreas ist selten.

Im Bereich des *dritten und vierten Duodenalabschnittes* treten die Veränderungen seltener und meist nur bei umfangreicheren Pankreasvergrößerungen in Erscheinung. Bei wesentlicher Vergrößerung des Körpers oder des Schwanzes kann die duodenojejunale Flexur verdrängt und eingeengt werden. Die Passage durch diesen Abschnitt ist dann gehemmt, und es kann zu verschieden großer Lumenausweitung des ganzen Duodenum kommen. Dieses Bild ist jedoch bei der Pankreatitis selten. Dagegen findet man an diesen Stellen eher Anzeichen von Adhäsionen mit Ausziehung der medialen Wand.

In der Differentialdiagnostik der Magen- und Duodenalveränderungen muß man vor allem an Pankreastumoren oder andere Vorgänge in der Umgebung denken, welche ähnliche oder die gleichen Veränderungen verursachen können. Das Fehlen der Reliefdestruktion und der Wandusur läßt eher einen entzündlichen Ursprung dieser Veränderungen vermuten. Die präzise Artdiagnose ist jedoch gewöhnlich nicht möglich.

*Die Duodenographie in Hypotonie* ist dann von Wert, wenn die übliche Duodenaluntersuchung unklare oder nicht überzeugende Ergebnisse bietet, oder wenn die Ursache der festgestellten Veränderungen sich nicht näher beurteilen läßt (Abb. 86—89). Sie ermöglicht eine Diagnose hauptsächlich bei Prozessen im Pankreaskopf. Charakteristische Befunde

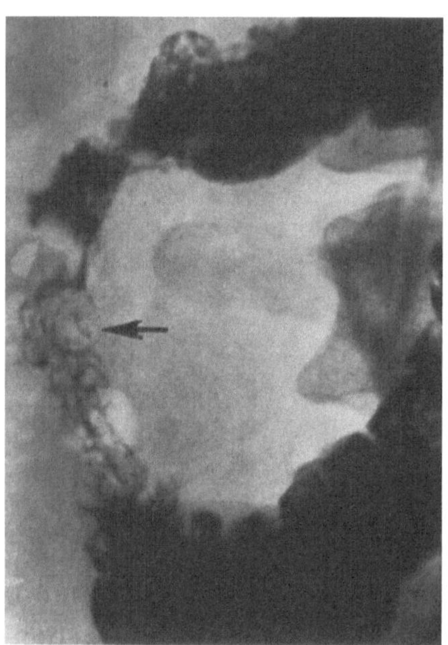

Abb. 85

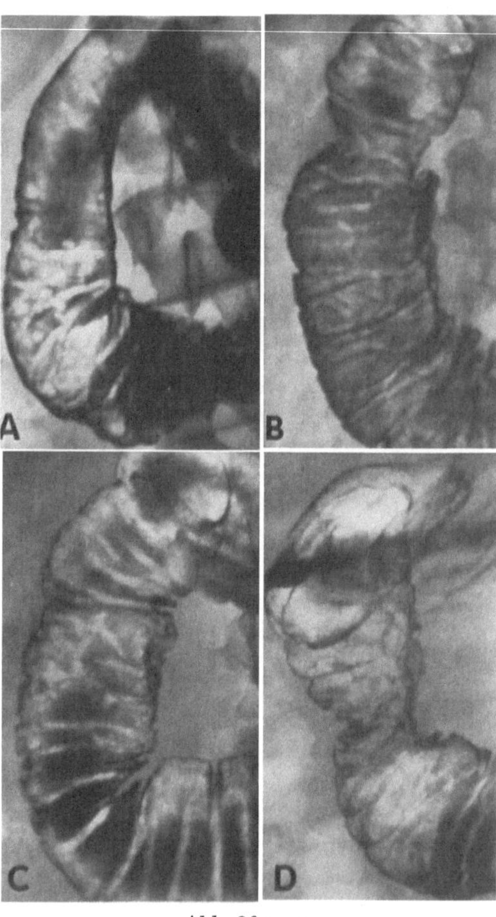


Abb. 86 a—e

Abb. 85. Chronische rezidivierende Pankreatitis. Defiguration des absteigenden Duodenalschenkels mit dem Papillenzeichen (Pfeil)

Abb. 86 a—g. Chronische Pankreatitis. Bilder bei Duodenographie in Hypotonie. Verschiedenartige Veränderungen des absteigenden Schenkels vor allem seiner inneren Wand. a Ausglättung der Innenwand; b Ausglättung und Doppelkontur der unteren Hälfte der Innenwand; c Doppelkontur der Innenwand; d Doppelkontur und Ausziehungen der Innenwand

können bei fast 84% der Kranken mit chronischer Pankreatitis erhoben werden (Mallet-Guy). Es handelt sich hierbei grundsätzlich um dieselben Veränderungen wie sie bei der üblichen Duodenaluntersuchung festgestellt werden. Die Befunde sind aber bei der Duodenographie in Hypotonie deutlicher und besser auswertbar.

Am häufigsten und typischsten sind wiederum die Veränderungen des absteigenden Schenkels des *Duodenum*. Die Innenwand ist entweder ganz oder nur in einem verschieden großen Abschnitt gestreckt, geglättet und ohne charakteristische Zähnelung. Im Vergleich mit der Außenkontur des Duodenum treten diese Veränderungen deutlich auf. Sie kommen

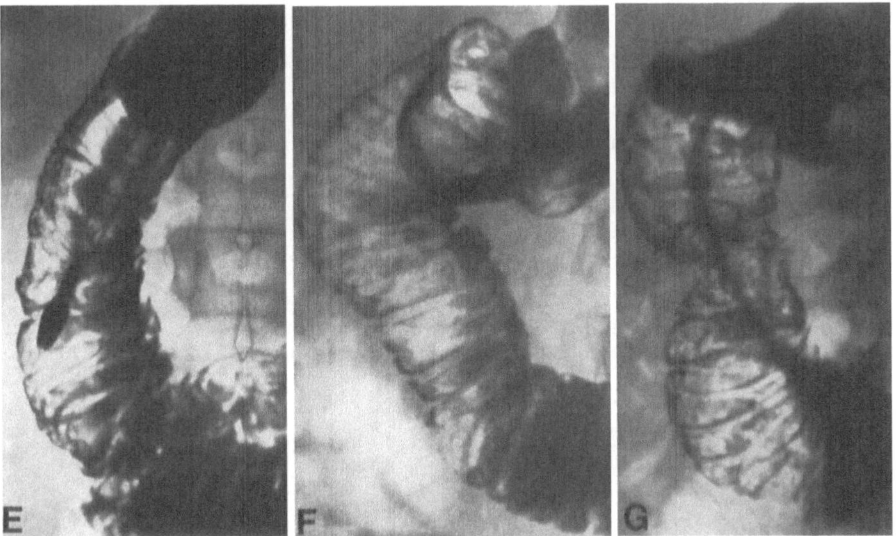


Abb. 86 e—g

Abb. 86 e—g. e Kleine Ausziehungen der Innenwand; f Kleine Unregelmäßigkeiten und Ausziehungen der Innenwand; g Unregelmäßigkeit mit kleinen Ausziehungen der Innenwand

vor allem bei einem Pankreasödem vor und sind wahrscheinlich auf das gleichzeitige ödematöse Durchsickern der Duodenalwand zurückzuführen (KESTENS). Bei sekundären Entzündungsvorgängen der Duodenalwand mit markanter Schwellung der Falten kann der betroffene Teil der inneren Kontur uneben sein, tiefere Eindellungen mit breiter Basis aufweisen, so daß man manchmal an die Zähne einer Säge erinnert wird (MALLET-GUY). Ziemlich häufig finden sich lokalisierte und kleine Druckveränderungen. Es kann jedoch auch ein größerer Wandteil des absteigenden Schenkels betroffen sein. Besonders deutlich

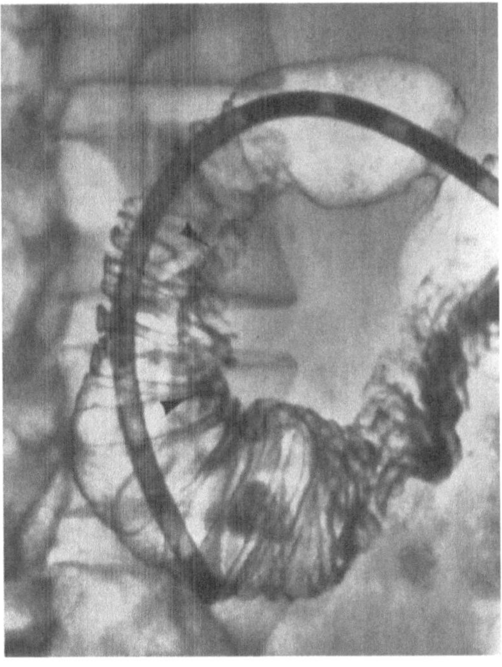

Abb. 87. Chronische Pankreatitis mit Verdrängung und Doppelkontur der Innenwand des absteigenden Duodenum (Pfeil). Duodenographie in Hypotonie

ist dieser Befund bei der Insufflation. Als Folge der Druckveränderungen finden sich Abflachungen oder Doppelkonturen der inneren Duodenalwand, hie und da kleine Impressionen und Prominenzen im Duodenallumen. Das Relief ist an diesen Stellen niedriger, jedoch regelmäßig ausgeprägt. Bei größeren Druckveränderungen ist der absteigende Schenkel verengt und verdrängt oder verschiedentlich umgeformt, z.B. in Form eines Dreieckes oder Flaschenhalses (Mallet-Guy, Sarles). Es kann auch ein Pelloteneffekt in Erscheinung treten. Verhältnismäßig oft kommen Adhäsionen vor. Sie sind gewöhnlich nur gering und äußern sich als oberflächliche, schmale Ausziehungen der inneren Wand. Manchmal läuft in diese Ausziehung eine unversehrte Schleimhautfalte hinein.

Die Duodenographie in Hypotonie veranschaulicht ferner die gleichzeitigen Veränderungen der *Vater'schen Papille*. Im Falle ihrer Vergrößerung ist bei der Insufflation ein Defekt von mehr als 1,5 cm im Durchmesser sichtbar. Abhängig von der Lage der Papille

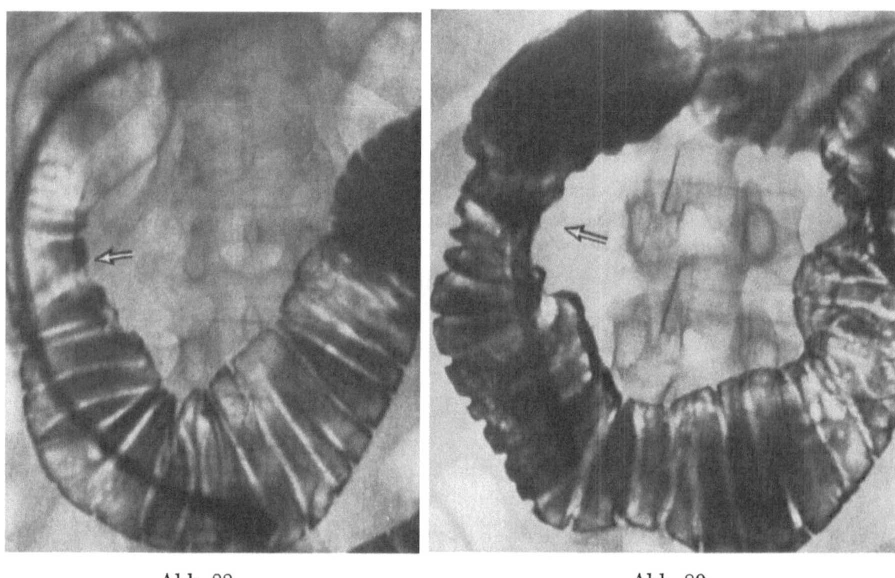

Abb. 88 Abb. 89

Abb. 88. Chronische hypertrophische Pankreatitis. Duodenographie in Hypotonie. Deutliche Verdrängung der inneren Wand des absteigenden Schenkels des Duodenum (Pfeil)

Abb. 89. Chronische hypertrophische Pankreatitis mit Ausweitung der Duodenalschlinge und Kompression des oberen absteigenden Duodenum (Pfeil). Duodenographie in Hypotonie

ist er entweder randständig oder zentral. Er ist regelmäßig, von glatten Konturen und manchmal trifft man in seiner Mitte einen kleinen Fleck an. Bei sekundären Veränderungen der Papille, hauptsächlich bei Sklerose, pflegt der Defekt verschieden umgeformt und weniger regelmäßig zu sein. Auch die Füllung der Vater'schen Ampulle findet sich hierbei öfters als bei der üblichen Untersuchung. Sie kann infolge der Veränderungen des umgebenden Pankreasparenchyms verschiedenartig verformt sein. Bei gleichzeitiger Hypotonie der Gallenwege kann es auch zum längeren Rückfluß in den Choledochus kommen.

In der Differentialdiagnostik zwischen den Entzündungen und den Tumorveränderungen sind vor allem das Reliefbild und die Wandveränderungen von Wert. Die Entzündung weist gewöhnlich ein wohlerhaltenes, wenn auch zuweilen verändertes Relief auf. Die Wand zeigt sich verschiedenartig umgeformt aber ohne Konturunterbrechung. Dagegen pflegt bei den Tumoren das Relief wesentlich unregelmäßiger zu sein. Mitunter verschwindet das Relief vollkommen, und die Wände im betroffenen Abschnitt sind unscharf, mit den Anzeichen des Einbruches zu erkennen.

*Die Dünndarmuntersuchung* ermöglicht bei der chronischen Pankreatitis oft pathologische Befunde am Dünndarm zu erheben, hauptsächlich bei Rezidiven oder in fortgeschritteneren Stadien der Erkrankung mit wesentlicherer Schädigung der Sekretionstätigkeit des Pankreas. Die Zeichen am Dünndarm sind jedoch völlig unspezifisch und für die Diagnostik der chronischen Pankreatitis nur von ergänzender Bedeutung. Die Passagebeschleunigung beginnt im Dünndarm. Das Kontrastmittel kann schon in 30 min das Coecum füllen. Zu allererst kommt es zu Veränderungen des oberen Jejunum, welches dystonische Spasmen mit Segmentierung der Füllung sowie Vergröberung der Falten aufweist. Bei fortgeschritteneren Erkrankungen, wenn es zur deutlichen Steatorrhoe kommt, ist die Darmmotilität eher verlangsamt. Einige Dünndarmschlingen, so vor allem im Bereich

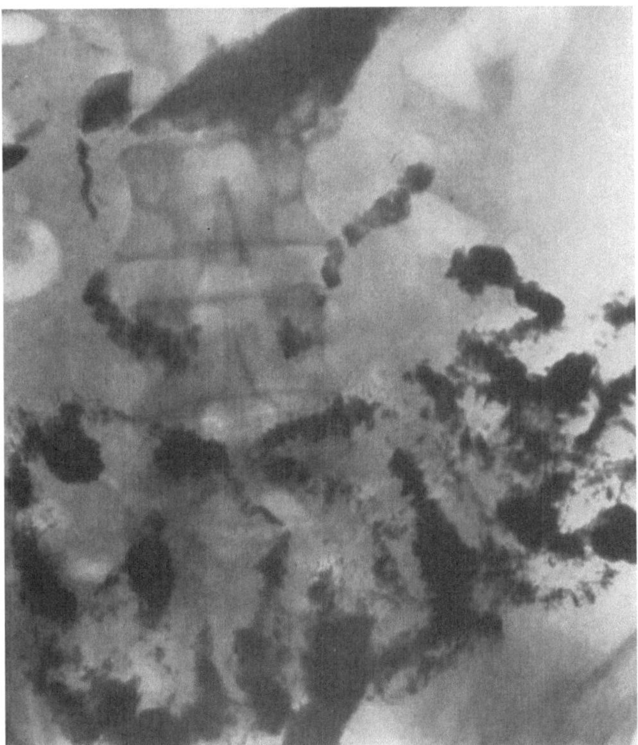

Abb. 90. Chronische rezidivierende Pankreatitis mit Irritation des Dünndarmes

des oberen Jejunum, sind ausgeweitet, wobei manchmal dilatierte Abschnitte mit Spasmen abwechseln. Das Relief ist oft verwischt, wenig deutlich, und die betroffenen Darmabschnitte zeigen geglättete Konturen. In den Schlingen ist dann Gas, Flüssigkeit, Ausflockung des Kontrastmittels und zuweilen auch Spiegelbildung nachweisbar.

*Die Dickdarmuntersuchung* wird vermittels der *Irrigoskopie* nur für den Bedarf der Differentialdiagnostik durchgeführt. Das Colon ist oft meteoristisch aufgebläht und zwar hauptsächlich im Bereich der linken Flexur und des linken Transversumanteiles. Im Transversum kommen manchmal Spasmen und Reliefvergröberung vor. Selten sieht man das Bild zahlreicher Füllungsdefekte von den an der Wand anklebenden Resten des Fettstuhles. Die Druckveränderungen des Dickdarmes bei der chronischen Pankreatitis sind nur vereinzelt und meist nur bei Komplikationen festzustellen. Bei sekundären Mesocolonveränderungen hingegen lassen sich die Traktionsvorgänge mit zipfeligen Ausziehungen der Konturen des Transversum bzw. auch der linken Flexur, zuweilen sogar unter dem Bilde von Traktionsdivertikeln, nachweisen.

*Die Cholecystographie* gehört bei chronischer Pankreatitis zu den Standarduntersuchungen. Über das Pankreas selbst unterrichtet sie zwar nur mangelhaft, dafür kann aber eine gleichzeitige Gallenblasenerkrankung aufgedeckt werden. Dies ermöglicht ein komplexes Bild von der Erkrankung. Die Gallenblase kann bei der chronischen Pankreatitis normal sein. Oft kann man jedoch Veränderungen ihrer Funktion oder Konkremente feststellen. Auch das entzündlich veränderte, hauptsächlich das vergrößerte Pankreas kann an der Gallenblase Veränderungen hervorrufen und zwar infolge einer Kompression des Choledochus mit sekundärer Gallenblasendilatation und verlangsamter und mangelhafter Evakuation. SARLES beobachtet sie etwa bei der Hälfte der Kranken. Bei umfangreicherer Pankreasvergrößerung lassen sich Veränderungen am Ductus cysticus feststellen. Dieser ist meist durch den oberen Rand des Kopfes hinaufgedrängt, in die Länge gezogen und beschreibt einen größeren Bogen.

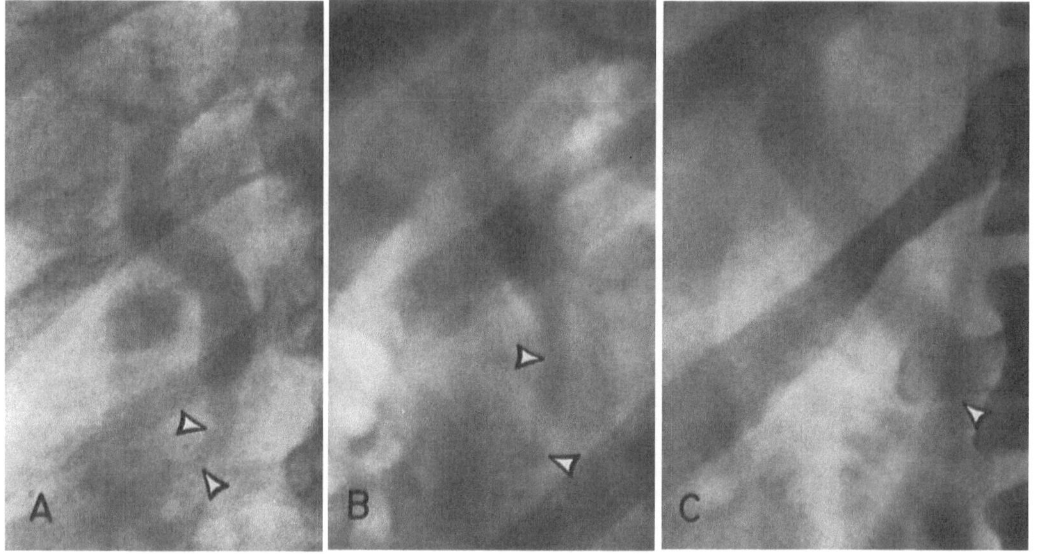


Abb. 91 a—c. Chronische Pankreatitis. Verschiedenartige Typen der Veränderungen des unteren Choledochus bei der intravenösen Cholangiographie. a Veränderungen des I. Typs (Pfeil); b Veränderungen des I. Typs (Pfeil); c Veränderungen des II. Typs (Pfeil)

*Die Untersuchung der Gallenwege* ist eine weitere wichtige Grunduntersuchung. Die Indikation zur intravenösen Cholangiographie besteht bei jedem Kranken mit chronischer Pankreatitis oder im Falle des Verdachtes. Sie vermittelt die Feststellung einer gleichzeitigen Erkrankung der Gallenwege, der Gallenblase und evtl. auch der Vater'schen Papille oder der Veränderungen am Pankreas selbst. Von den übrigen Untersuchungsmethoden der Gallenwege kommt bei der chronischen Pankreatitis die peroperative Cholangiographie für die Differentialdiagnostik und Entscheidung über die Art des operativen Eingriffes (CAROLI, HESS, MALLET-GUY) in Betracht. Sie wird vom Chirurgen dann durchgeführt, wenn die Art der Erkrankung unklar ist, um den Charakter der Pankreasvergrößerung zu bestimmen und um die Verhältnisse im Bereich der Vater'schen Papille zu klären.

Veränderungen der Gallenwege bei Pankreatitis findet man hauptsächlich bei der Schädigung des Pankreaskopfes. Sie sind jedoch nicht konstant. HESS fand einen Normalbefund am Choledochus in einem Viertel, SARLES fast in einem Drittel der Fälle von chronischer Pankreatitis. Für die Diagnose der Pankreatitis ist deswegen nur ein pathologischer Befund beweiskräftig. Die Grundveränderungen treten bei chronischer Pankreatitis im unteren Choledochusabschnitt auf. CAROLI hat zwei charakteristische Typen der Veränderungen abgesondert, die nach ihm der *Typ Caroli I* und der *Typ Caroli II* benannt wurden und eine bestimmte Beziehung zur Entstehung verschiedener Pankreatitistypen aufweisen.

Die Veränderungen des *Typus Caroli I* sind durch die markante Verjüngung und Deformierung des retropankreatischen und durch Erweiterung des suprapankreatischen Abschnittes des Choledochus gekennzeichnet. Bei der intravenösen Cholangiographie kommen sie weniger deutlich zur Darstellung (Abb. 91). Man kann sie bei der intraoperativen Untersuchung beurteilen (Abb. 92). Bei der Injektion unter normalem Druck (10—12 cm Wassersäule) füllen sich oft nur der erweiterte suprapankreatische Teil des Ductus chole dochus und die intrahepatischen Gallengänge. Der deformierte retropankreatische Choledochusteil in einer Länge von 4—8 cm zeigt eine Füllung erst nach Drucksteigerung.

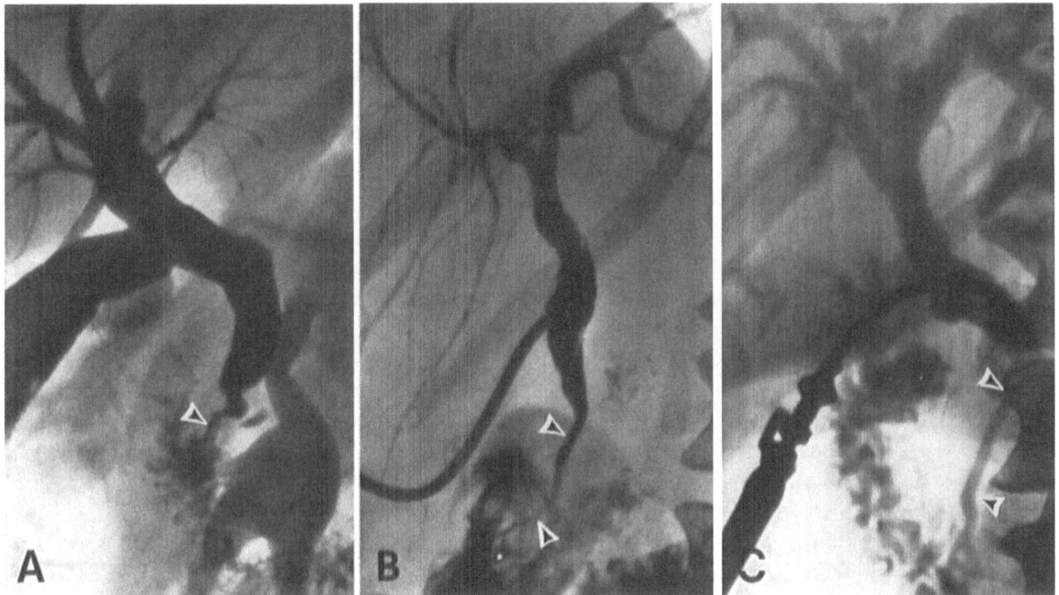


Abb. 92. Verschiedene Veränderungen des Choledochus des I. Typs bei chronischer Pankreatitis (Pfeil). Instrumentelle Cholangiographie

Dieser Abschnitt ist gewöhnlich regelmäßig verengt, gestreckt und von starrem Aussehen. Seltener ist die Verengung unregelmäßig, entweder spindelförmig oder rosenkranzförmig. Die Mündung des Ductus choledochus ist meist offen, und das Sphincterspiel fehlt. In das Duodenum dringt das Kontrastmittel ohne Behinderung ein. Es kommt gewöhnlich nicht zum Rückfluß in den Ductus Wirsungianus.

Diese Veränderungen werden hauptsächlich bei der sklerotischen Pankreatitis beobachtet. SARLES fand sie oft bei der Pankreatitis mit Konkrementen. DEBRAY hält den tief im Pankreas verlaufenden Choledochus für einen der Hauptursachen. Die Veränderungen des Typs Caroli I muß man jedoch in der Differentialdiagnostik von dem funktionellen Verschluß des Choledochus nach Verabreichung von Morphin bei hoher Sphincterisation unterscheiden. Der geschlossene Abschnitt ist nicht länger als 1—3 cm. Ähnliche Veränderungen können Folge der chronisch fibrösen Choledochitis und ausnahmsweise auch des Kopftumors mit unvollständiger Stenose sein. Von den Veränderungen, die durch den Druck aus der Umgebung, z. B. vergrößerte Lymphknoten entstehen läßt sich der Typ I gut unterscheiden. Bei einem Druck aus der Umgebung ist die Verengung gewöhnlich umschrieben. Der Choledochus ist unterhalb von normaler Breite mit elastischen Wänden.

*Der Typ Caroli II* ist durch die Stenose des intramuralen Abschnittes des Choledochus und durch die Ausweitung der anderen Abschnitte der Gallenwege gekennzeichnet. Bei der intravenösen Cholangiographie ist der Bereich der Stenose meistens nicht gut dargestellt (Abb. 91). Es ist nur ein leicht ausgeweiteter und mehr gebogener Choledochus mit plötzlichem Verschluß oberhalb des Duodenum und mit der Füllung der Hauptgallengänge der Leber nchweisbar. Die Füllung des Choledochus hält gewöhnlich lange an, und die Passage ins Duodenum erfolgt meist sehr spät. Anschaulicher sind diese Veränderungen bei der intraoperativen Cholangiographie (Abb. 93). Unter Anwendung des Normaldruckes ist der Choledochus bis zur Duodenalwand gefüllt. Er ist ausgeweitet, regelmäßig konturiert, von herabgesetztem Tonus und oberhalb des oberen Pankreasrandes mit seiner Konvexität verschiedenartig nach links gebogen. Diese Biegung des Choledochus ist manchmal sehr stark bis winkelartig, insbesondere bei Vorliegen einer Parenchymhypertrophie des Pankreas im interduodenocholedochalen Abschnitt. Der Endlauf des Choledochus ist meist trichterförmig, manchmal scharf aber auch weniger regelmäßig. Es kommt im größeren Ausmaß zur Füllung der meist nicht wesentlich ausgeweiteten Lebergallengänge. Bei Druckerhöhung der Füllung wird der verengte, oft nur fadenförmige intramurale Abschnitt des Choledochus in der Länge von etwa 1 cm dargestellt. Das Kontrastmittel dringt dann in das Duodenum ein. Der eingeengte Abschnitt ist oft rigid, ohne charakteristische Bewegungen. Häufig kommt es zum Reflux in den Ductus Wirsungianus, der manchmal geräumiger und verschiedenartig verformt sein kann.

Dieser Typ der Veränderungen wird der primären Erkrankung der Vater'schen Papille und des Oddi'schen Sphincters zugerechnet, eine gewisse Rolle spielt hierbei sicher die Lage des Choledochus außerhalb des Pankreasparenchyms (Debray). Er kommt bei den entzündlichen, hyperplastischen oder sklerotischen Veränderungen der Vaterschen Papille und des Oddi'schen Sphincters vor. Die Pankreatitis ist dabei unzweifelhaft als Folge der Stase sekundär (Caroli, Sarles). In der Differentialdiagnostik der Veränderungen von Typ II muß man den funktionellen Verschluß nach Verabreichung von Morphin, der ein ähnliches Bild aufweist, den Verschluß durch ein Konkrement im unteren Choledochusabschnitt und einen Tumor der Vater'schen Papille ausschließen.

Neben diesen Grundtypen kann man bei der chronischen Pankreatitis noch verschiedene, weniger charakteristische Veränderungen finden. Häufig zeigen sich verschiedene Druck- oder Traktionsverformungen des gut gefüllten und normal breiten Choledochus. Manchmal ist der Choledochus oberhalb des Pankreas bis zu einem scharfen Winkel gebogen, manchmal wiederum halbbogenförmig nach links ausgebuchtet. Sarles hält diese Bilder für niedrigere Stufen der Veränderungen nach Typ I. Für den niedrigeren Grad des Typs II kann man wiederum die spastisch funktionellen Veränderungen im Bereich des Sphincterabschnittes des Choledochus mit plumper Passage des Kontrastmittels in Duodenum ansehen. Selten ist bei der intravenösen Cholangiographie die diffuse Verengung des ganzen Choledochus zu finden, die entweder durch Spasmen oder sekundäre organische Veränderungen verursacht ist (Bílek). Diese Veränderungen kommen aber auch bei anderen Erkrankungen vor und sind deshalb recht vorsichtig zu bewerten.

*Die Pneumostratipankreatographie* kann in der Diagnostik der chronischen Pankreatitis nützlich sein. Sie hilft die Pankreasvorgänge gegen die Prozesse der umgebenden Organe und die Pakreaskonkremente gegen die Verkalkungen in der Umgebung abzugrenzen. Die von Mallet-Guy angegebene Prozentzahl ihrer Zuverlässigkeit liegt bei 92%. Aber nur ein völlig charakteristischer Befund ist beweiskräftig.

Die chronische Pankreatitis zeigt bei der Pneumostratipankreatographie hauptsächlich Adhäsionen und Veränderungen der Pankreasgröße auf (Abb. 94, 95). Die Adhäsionen finden sich meist bei den subakuten Formen, bei den Pankreatitiden mit schweren Rezidiven, bei den abgeheilten Nekrosen und besonders bei fortgeschrittener Peripankreatitis. Bei umfangreicheren Adhäsionen füllt das insufflierte Gas in der Regel nicht die retroperitonealen Räume in der Umgebung des Pankreas, so daß das Pankreas nicht gut abzugrenzen ist und die Schatten mit den der umgebenden Gebilde zusammenfließen. Hierfür ist es jedoch notwendig, diejenigen Veränderungen auszuschließen, die durch andere Entzündungsvorgänge des Retroperitoneums, evtl. durch ungenügende Technik, hervorgerufen sind. Bei weniger umfangreichen Adhäsionen ist die Gasverteilung in der Pankreasumgebung unregelmäßig. Sowohl seine Umrisse als auch die Abgrenzung vom Retroperitoneum sind stellenweise weniger deutlich. Es sind die Adhäsionen zur Niere, Milz und zum Magen sowie zu den großen Gefäßen, wodurch das Pankreas mit ihnen teilweise zusammenfließt. Bei den sich progressiv entwickelnden und sekundären Pankreatitiden kommt es zur Bildung der Adhäsionen und Peripankreatitis erst in späteren Erkrankungsphasen.

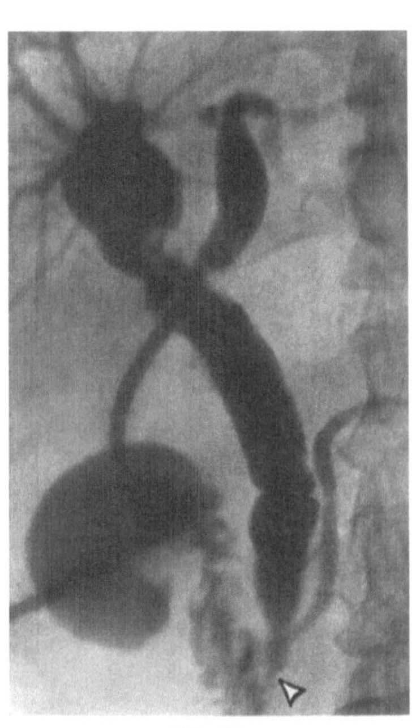

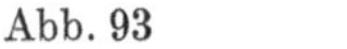

Abb. 93

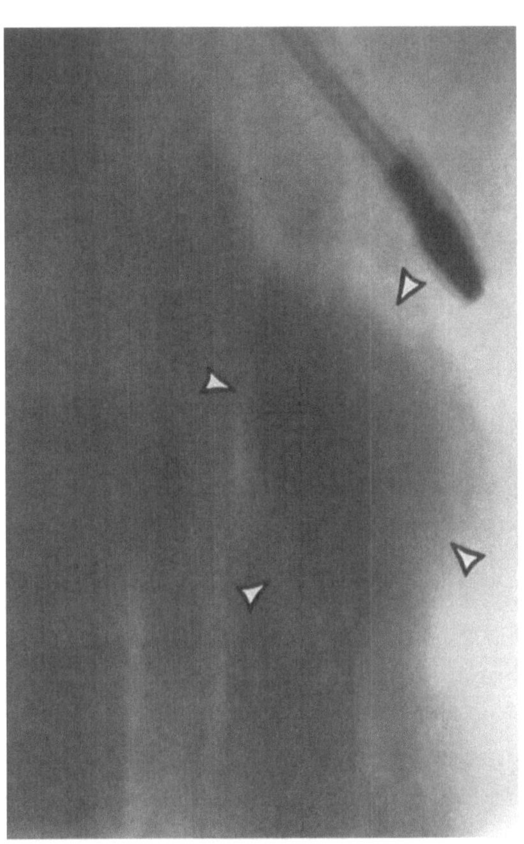

Abb. 94

Abb. 93. Chronische Pankreatitis bei stenosierender Papillitis und Veränderungen des Choledochus vom II. Typ (Pfeil) mit Reflux in den Ductus Wirsungianus. Intraoperative Cholangiographie. (Beobachtung von HESS)

Abb. 94. Chronische Pankreatitis mit leichter Vergrößerung des Pankreas (Pfeil) und mit Adhäsionen in seiner Umgebung. Pneumostratipankreatographie in der Seitenprojektion. (Beobachtung von TEICHMANN)

Weiterhin kann man die Pankreasvergrößerung feststellen. Für die Pankreatitis ist eine regelmäßige Vergrößerung von verschiedenem Ausmaß charakteristisch (LEVRAT). Oft kann man jedoch auch eine lokale Pankreasvergrößerung, hauptsächlich des Kopfes, seltener des Körpers oder des Schwanzes finden. Das verkleinerte Pankreas ist ein seltener Befund. LEVRAT beobachtete hauptsächlich nur lokalisierte Atrophie; die atrophischen Abschnitte wurden von den hypertrophischen abgelöst.

In der Differentialdiagnostik zwischen Entzündung und Tumor spielen die Veränderungen der Lymphknoten, hauptsächlich der retropankreatischen, eine Rolle. Bei den Entzündungsvorgängen treten sie nicht auffällig in Erscheinung. Der retropankreatische Raum ist, solange keine größeren Adhäsionen vorhanden sind, meistens frei. In der Gasfüllung kommen Pankreaskonkremente und Verkalkungen der Umgebung gut zur Darstellung, wodurch ihre Beziehung zum Pankreas gut bestimmt werden kann.

*Die Arteriographie* ist im Rahmen der Diagnostik der Pankreatitis zur Beurteilung des Stadiums und der Komplikationen der Erkrankung, hauptsächlich der Pseudocyste, eine wichtige Untersuchungsmethode. In der Differentialdiagnostik, vor allem im Sinne der Unterscheidung der Pankreatitis von den Prozessen in der Pankreasumgebung und oft auch bei der Abgrenzung von einem Pankreastumor gibt sie wertvolle Auskünfte. Eine Unterscheidung ist jedoch nur bei ganz typischem Befund möglich.

Die arteriographischen Befunde der Pankreatitis hängen von den Entwicklungstufen der Erkrankung und von der Reichhaltigkeit der Pankreasdurchblutung ab. Man kann

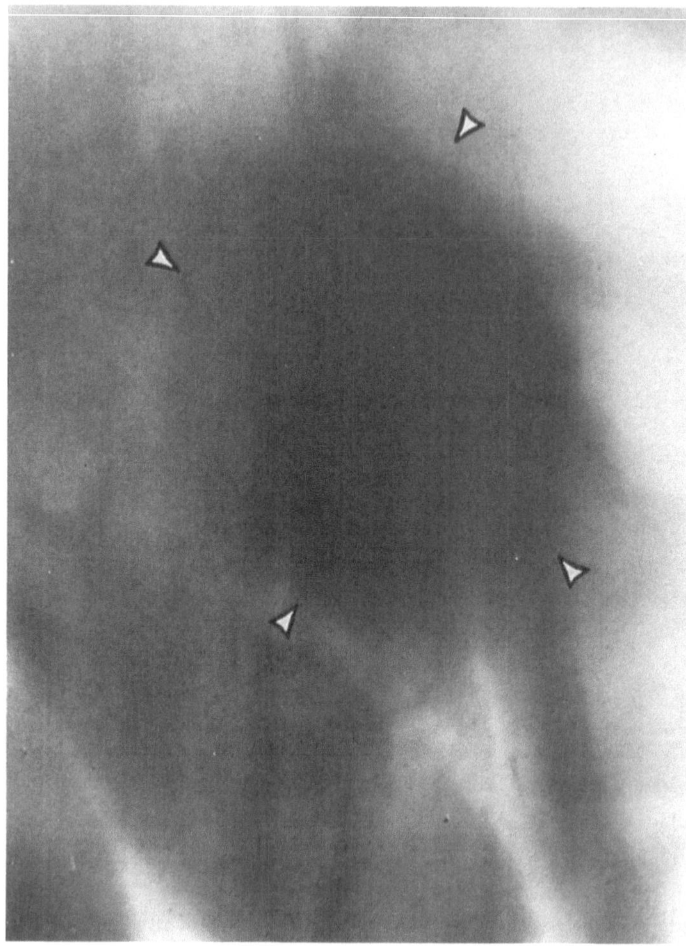

Abb. 95. Chronische hypertrophische Pankreatitis mit umfangreicherer Vergrößerung des Pankreas (Pfeil) und mit Adhäsionen in seiner Umgebung. Pneumostratipankreatographie. (Beobachtung von Teichmann)

einer ganzen Skala von Veränderungen, vom normalen bis zum deutlich pathologischen Bild begegnen. Bei einer leichten Form der Erkrankung, besonders bei einer sekundären Pankreatitis oder im Ruhestadium der Pankreatitis, ist die arterielle Phase gewöhnlich ganz normal. In der capillären Phase pflegt das Pankreas gut abgebildet und manchmal leicht vergrößert zu sein. Seine Konturen können unregelmäßig und uneben sein (Abb. 96).

Bei Erkrankungsrezidiven und hauptsächlich im Falle einer subakuten Pankreatitis findet sich die Hypervascularisation des Pankreas als ein typischer Befund (Abb. 97, 98). Die Versorgungsarterien sind mit ihren pankreatischen Hauptästen manchmal erweitert und bei der Pankreasvergrößerung stellen sie sich auch verdrängt dar. Die meisten Veränderungen kann man jedoch an kleineren intrapankreatischen Zweigen finden. Sie sind vermehrt, oft ausgeweitet oder verschiedenartig deformiert. Sie können gestreckt gewunden und ungleichmäßig breit sein. Manchmal weisen sie verwischte Umrisse auf. Die capilläre Phase fängt früh an und zeigt eine erhöhte Kontrastdichte. Die Pankreasanfärbung kann homogen sein, manchmal enthält sie Defekte. Die durch Hypervascularisation bedingten Veränderungen kommen meist nur lokalisiert vor. Vor allem zeigen sie sich im Kopfbereich, weniger häufig im linken Teil. Selten ist das ganze Pankreas betroffen.

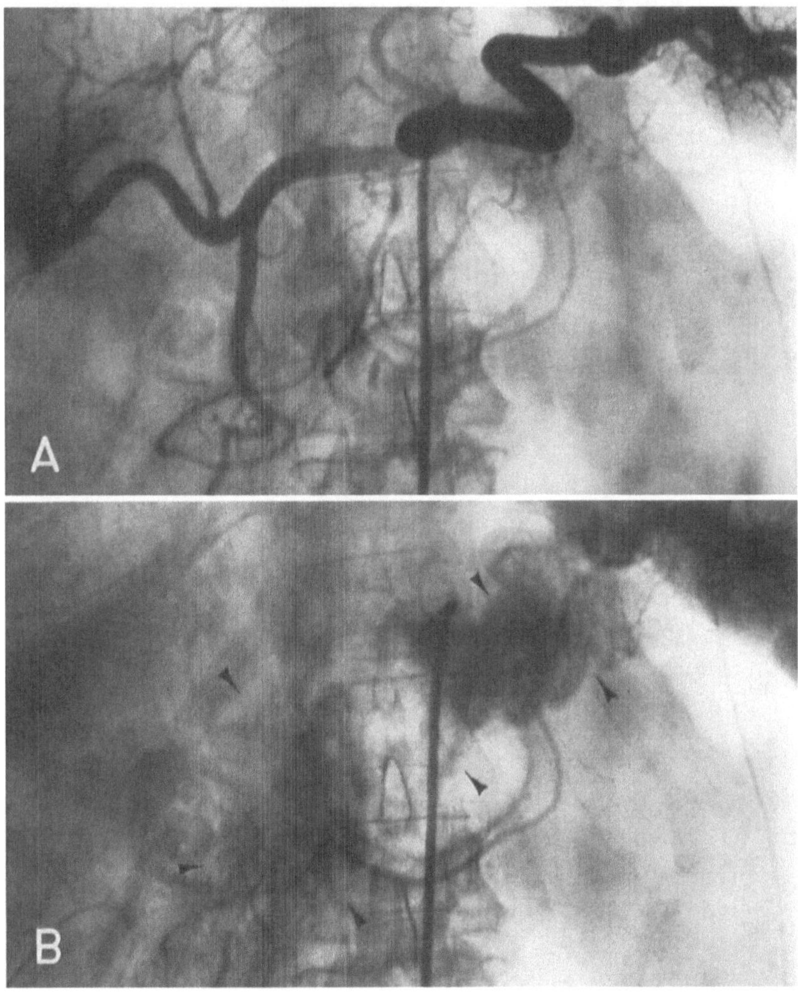


Abb. 96 a und b. Chronische rezidivierende Pankreatitis. Arteriographie der A. coeliaca. a Arterielle Phase. Die Pankreasversorgung ist fast normal; b Capilläre Phase. Gute „Anfärbung" des Pankreas, das unregelmäßige Konturen zeigt (Pfeil)

Chronische Formen der Entzündung des Pankreas kommen hauptsächlich durch Umformung der pankreatischen Äste zum Ausdruck (Abb. 99—102). Die Arterien können gestreckt und rigid, verjüngt oder erweitert sein, oft zeigen sie sich unregelmäßig verbreitert. Diese Veränderungen sind meist diffus im ganzem Pankreas oder in einem größeren Pankreasanteil ausgeprägt. Bei der entzündlichen Pankreasvergrößerung füllen die deformierten Äste einen größeren Raum aus und pflegen verschiedentlich verdrängt zu sein. Man kann die Verdrängung vor allem an den Arterien mit typischem Verlauf, am besten an der A. pancreaticoduodenalis inferior oder der A. pancreatica transversalis sehen. Sie sind oft nach unten bogenförmig verdrängt, manchmal verjüngt oder von unregelmäßiger Breite. Man begegnet jedoch keinen Gefäßabbrüchen. Bei einer größeren Pankreashypertrophie oder bei den Komplikationen der Pankreatitis, hauptsächlich bei einer Pseudocyste werden in der Regel auch die Stämme der umgebenden Arterien verdrängt. Die verdrängten Gefäßabschnitte sind gewöhnlich glatt und nur vereinzelt können sie ohne Anzeichen von Infiltration leicht uneben sein. In der capillären Phase pflegt das vergrößerte Pankreas,

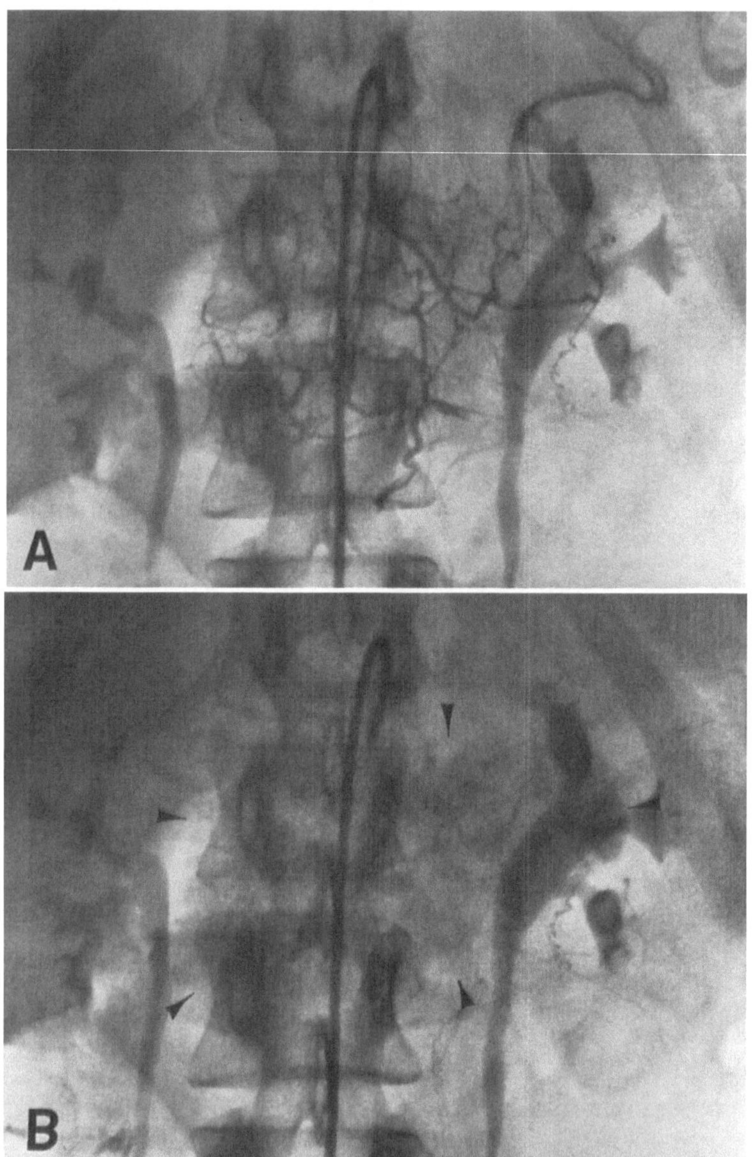


Abb. 97 a und b. Chronische rezidivierende Pankreatitis. Gezielte Arteriographie der A. pancreatica dorsalis. a Arterielle Phase mit leichter Hypervascularisation und Vergrößerung des Pankreaskopfes und -körpers und Deformierung der pankreatischen Äste; b Capilläre Phase. Inhomogene Opazität des vergrößerten Pankreasteiles (Pfeil)

abhängig von seiner Vaskularität, unterschiedlich abgebildet zu sein. Bei den sekundären intraparenchymatösen Cysten, seien es Retentions- oder postnekrotische Cysten, ist die Pankreasanfärbung inhomogen, mit Defektherden.

Die atrophische Pankreatitis zeigt das Bild einer gefäßarmen Pankreasarteriographie. Die Versorgungsarterien sind im allgemein verjüngt, die intrapankreatischen Arterien sind reduziert mit spärlichen Zweigen. Bei fortgeschrittenen Formen der Atrophie ist die arterielle Pankreasversorgung kaum sichtbar. Auch die capilläre Phase pflegt nicht ausgeprägt zu sein. Dieses Bild kommt manchmal nur im linken Pankreasteil vor. In anderen Fällen ist das ganze Pankreas betroffen.

Alle Typen der chronischen Pankreatitis rufen verschiedene Veränderungen des splenoportalen Stammes, vor allem der Milzvene hervor. Dies ist in der venösen Phase der Arteriographie nachweisbar. Sie treten hier jedoch weniger deutlich als bei der Splenoporto-

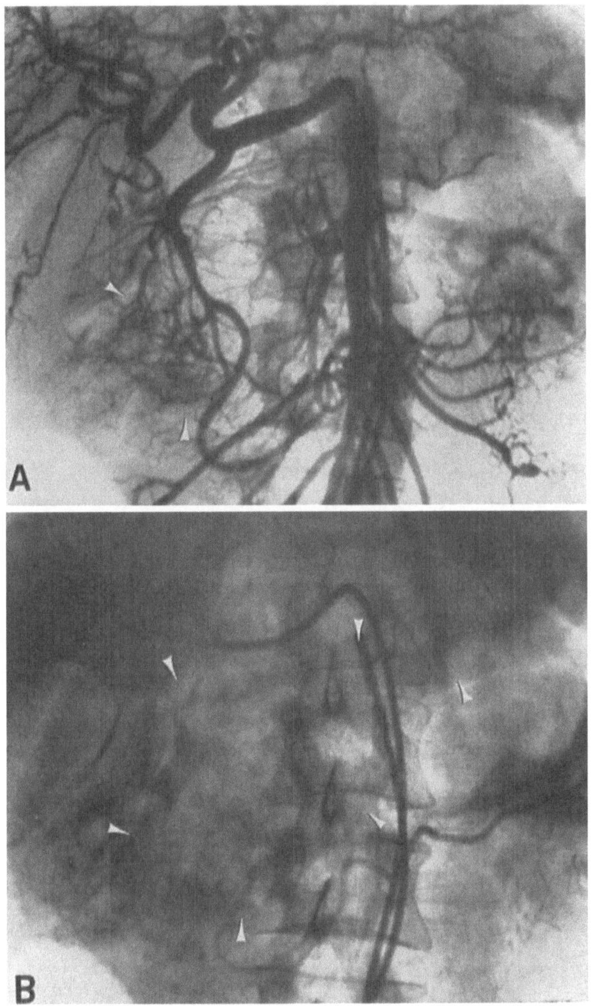


Abb. 98 a und b. Subakute Pankreatitis mit Vergrößerung des Pankreaskopfes. Simultane Arteriographie der A. hepatica und A. mesenterica cranialis. a Arterielle Phase. Deutliche Hypervascularisation hauptsächlich im Bereiche des Pankreaskopfes (Pfeil); b Capilläre Phase. Gute „Anfärbung" des vergrößerten und unregelmäßig begrenzten Pankreaskopfes (Pfeil)

graphie in Erscheinung (s. S. 100). In der Differentialdiagnostik zwischen Entzündung und Tumor spricht für die Pankreatitis die Verschiedenartigkeit und Zerstreuung der Veränderungen und das Fehlen von Arterieninfiltration, Gefäßabbrüchen und Tumorgefäßneubildung. Bei der hypertrophischen lokalisierten Pankreatitis kann jedoch die Unterscheidung beider Prozesse schwierig werden.

*Die Splenoportographie* zeigt bei der chronischen Pankreatitis verschiedene Veränderungen, die von der Lage des Entzündungsprozesses, dem Ausmaß der Pankreasvergrößerung und dem sekundären Betroffensein des splenoportalen Stammes abhängig sind. Solange keine Pankreasvergrößerung zustande kommt, weist die Splenoportographie meistens einen Normalbefund auf. Bei der Pankreasvergrößerung treten gewöhnlich Druckveränderungen auf. Ihrem Ausmaße nach kann man sie in drei Stufen einteilen (RÖSCH). Die Unterschiede zwischen den einzelnen Stufen sind nur quantitativ. Die Stadien gehen ineinander über.

Die Milzvene und hauptsächlich ihr Abschnitt vor der Wirbelsäule ist am häufigsten betroffen. Sie besitzt nur geringe Möglichkeiten dem Druck des vergrößerten Pankreas nachzugeben und wird schon frühzeitig umgeformt. Bei einer kleineren Pankreasvergrößerung kommen Veränderungen I. Grades zustande (Abb. 103, 104, S. 101). Diese stehen in Abhängig-

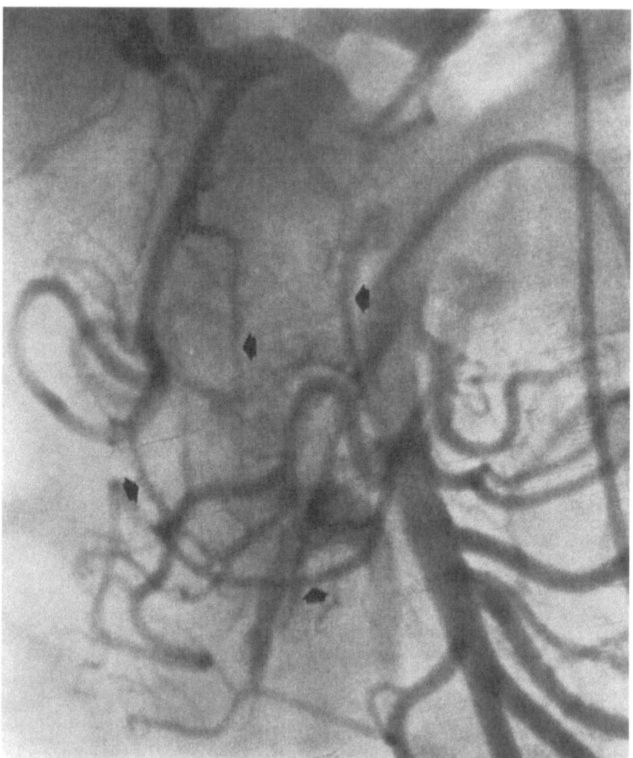

Abb. 99. Chronische Pankreatitis mit diffuser Umformung der Arterien im Pankreaskopf (Pfeil). Simultane Arteriographie der A. coeliaca und A. mesenterica cranialis

keit von der Richtung der Druckwirkung und sind verschiedenartig ausgeprägt. Wirkt der Druck mehr von unten her, kommt es vor allem zu Abflachung des unteren Randes der Milzvene und zu ihrer Verjüngung. Beim Druck von vorne her entsteht oft das Pelottensymptom, die Herabsetzung der Kontrastdichte der Füllung und oft auch eine Ausweitung der Vene. Die Anteile der Milzvene links von der Druckwirkung sind oft breiter als gewöhnlich. Deutliche Entleerungsveränderungen kommen hierbei jedoch noch nicht zustande.

Bei stärkerer Vergrößerung entstehen die Veränderungen II. Grades, wobei es schon zur charakteristischen Stauung in der Milzvene kommt (Abb. 105, 106). Bei der Injektion ist die Deformierung der Milzvene, am häufigsten wiederum vor der Wirbelsäule wie beim I. Grad, zuweilen sogar eine knieartige Biegung dieses Abschnittes, sichtbar. Der laterale Abschnitt der Milzvene ist ausgeweitet, mehr homogen gefüllt. Manchmal kommt es auch zur Füllung ihrer Zuflußäste, vor allem der Hiluszweige. Nach der Beendigung der Injektion entleert sich die Milzvene nicht. Ihre Kontrastmittelfüllung ist 10—20 sec und noch länger zu beobachten. Die Pfortader und ihre Leberzweige entleeren sich jedoch normal. Dadurch kommt das charakteristische Bild — die homogene kontrastdichte Füllung der Milzvene links von der Wirbelsäule mit gleichzeitiger satter Leberopazität — zustande. Das Bild der wesentlich verlangsamten Entleerung der Milzvene ist nebst dem Pankreasdruck noch dadurch beeinflußt, daß beim verlangsamten Blutstrom das schwere Kontrastmittel in die tieferen Venenteile hinabsinkt und dort länger verweilt.

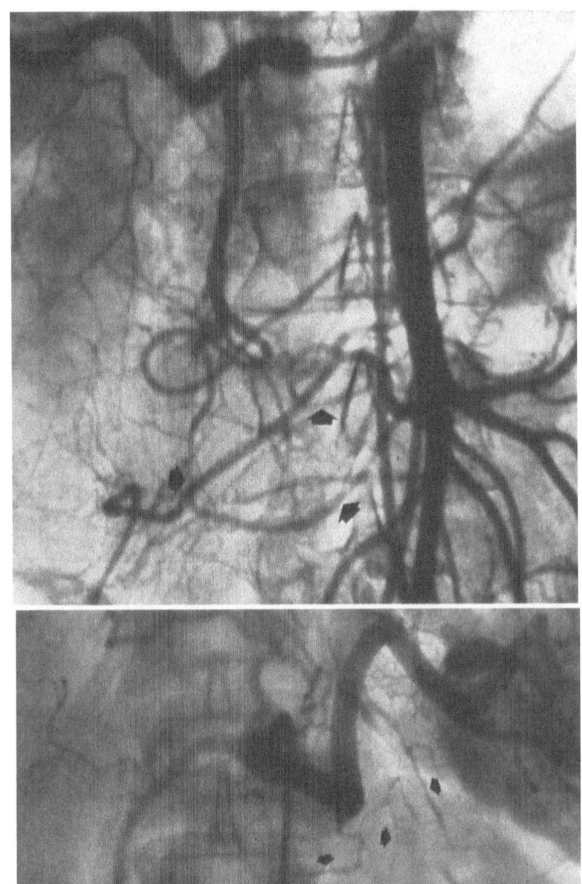

Abb. 100

Abb. 101

Abb. 100. Chronische hypertrophische Pankreatitis mit Verdrängung und Umformung der unteren pancreaticoduodenalen Arterien (Pfeil). Simultane Arteriographie der A. hepatica und A. mesenterica cranialis

Abb. 101. Chronische Pankreatitis mit Vergrößerung des linken Pankreasanteiles. Arteriographie der A. coeliaca. Deutliche Umformung und Unregelmäßigkeit der Arterien in Pankreaskörper und -schwanz (Pfeil)

Mit zunehmender diffuser Pankreasvergrößerung steigern sich die Druckdeformationen der Milzvene. Die Stauung nimmt zu. Es kommen die Veränderungen III. Grades zustande, durch die fortgeschrittenere Venestenose charakterisiert (Abb. 107, 108). Manchmal sind sie nur durch den Druck hervorgerufen. Ziemlich oft beteiligt sich daran auch die anschließende Thrombose. Die Milzvene ist oft markant verjüngt, deformiert und zuweilen völlig unterbrochen. Beim Verschluß infolge reinen Druckes sind die Umrisse der deformierten Vene gewöhnlich glatt und scharf, bei der sekundären Thrombose unscharf und manchmal unregelmäßig. Ein anderes charakteristisches Zeichen der Veränderungen III. Grades ist die Füllung eines umfangreichen Kollateralkreislaufes. Am häufigsten beobachtet man eine rückläufige Füllung der Äste der Milzvene, hauptsächlich der kurzen Magenvenen, von denen aus sich im Bereich des Magenfundus und des -körpers submucöse Varicen-Geflechte bilden können. Von diesen aus fließt das Kontrastmittel weiter durch die Coronarvene des Magens in die Pfortader.

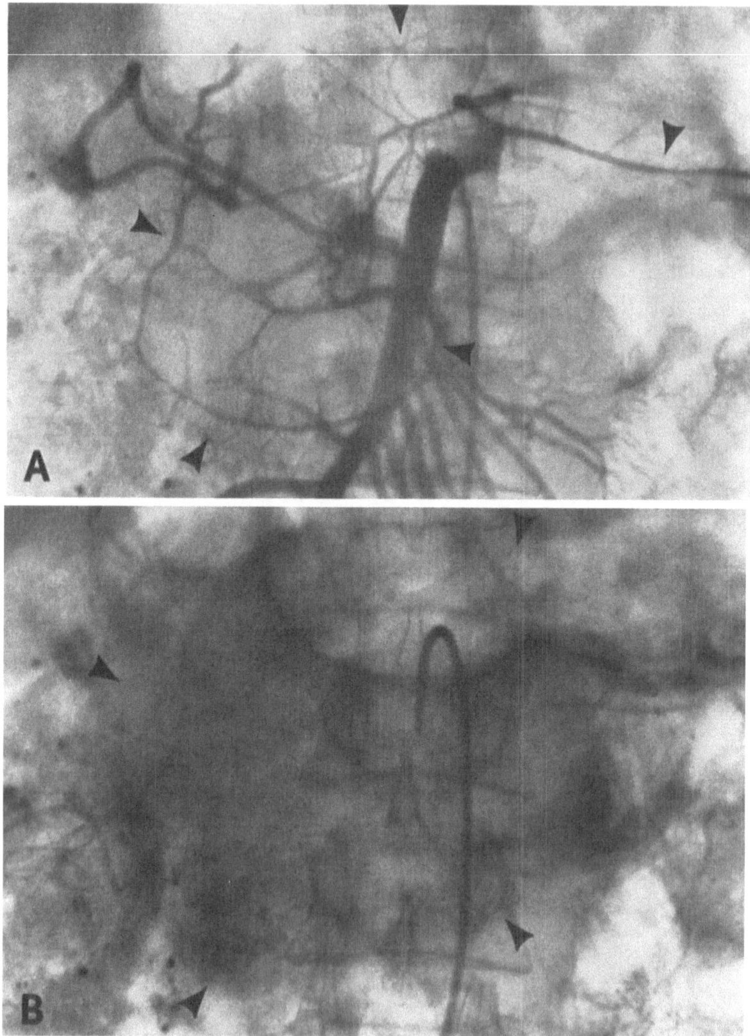


Abb. 102 a und b. Chronische hypertrophische Pankreatitis. Arteriographie der A. mesenterica cranialis. a Arterielle Phase. Deformierung und Verdrängung der Arterien im vergrößerten Pankreas (Pfeil); b Capilläre Phase. Gute „Anfärbung" des vergrößerten Pankreas (Pfeil)

In der Differentialdiagnostik muß man die Veränderungen I. Grades vor allem von dem Bilde der Verdünnung des Kontrastmittels am Ort des Zuflusses von kontrastfreien Blut aus der oberen Mesenterialvene abgrenzen. Hier ist die Herabsetzung der Kontrastdichte rechts mehr ausgeprägt und breitet sich in der Pfortader aus. Das Bild der Veränderungen II. Grades und vor allem das Merkmal des Stagnierens von Kontrastmittel in der Milzvene darf jedoch nicht mit der Restfüllung dieser Vene verwechselt werden, die zuweilen bei größerer Restfüllung des Kontrastmittels in der Milz zustande kommt.

Hierbei ist die Füllung nie homogen und bildet nur schmale, kontrastarme Streifen an der Venenwand. Die Abgrenzung vom direkten Tumoreinwachsen bereitet gewöhnlich keine Schwierigkeiten, denn hier stellen sich die Umrisse des betroffenen Abschnittes ungleichmäßig mit Defekten dar. Unmöglich ist jedoch die Bestimmung der Ursache bei Veränderungen III. Grades. Diese Veränderungen können auch bei einem Pankreastumor, bei postnekrotischer Pseudocyste oder bei Erkrankung der Vene zustande kommen.

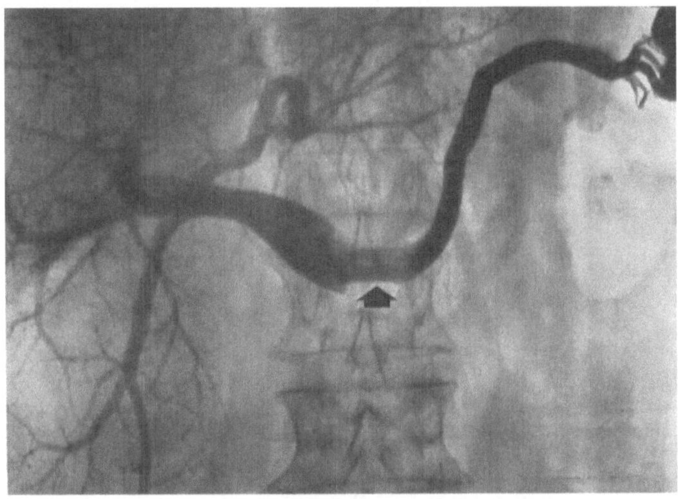

Abb. 103. Chronische Pankreatitis mit leichter Vergrößerung des Pankreaskopfes. Splenoportographie. Veränderungen I. Grades mit Pelottenzeichen vor der Wirbelsäule (Pfeil)

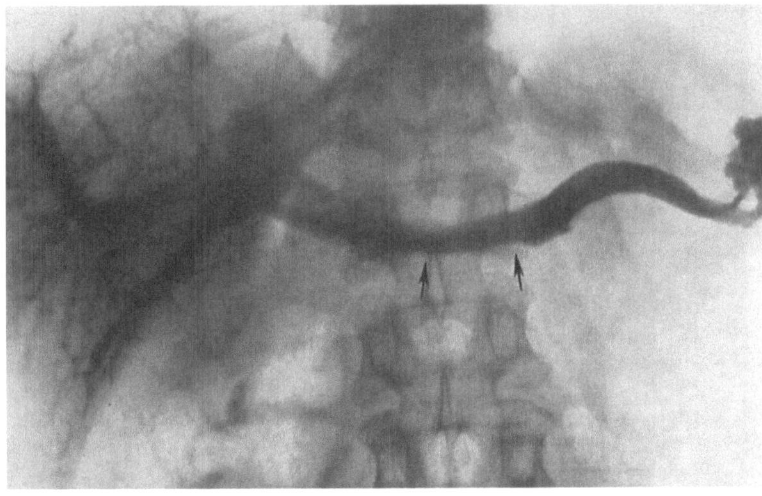

Abb. 104. Chronische Pankreatitis mit leichter Vergrößerung des Pankreas. Splenoportographie. Veränderungen I. Grades mit Verjüngung der Milzvene vor der Wirbelsäule (Pfeil)

*Die Cavographie* kann manchmal in der Differentialdiagnostik weiterhelfen. Die untere Hohlvene wird gewöhnlich nur bei der hypertrophischen Pankreatitis betroffen. Bei einer umfangreicheren entzündlichen Vergrößerung des Pankreaskopfes kann man Impressionen an der vorderen und oft auch an der linken Wand der Hohlvene in Höhe des 1.—3. LW sehen. Sie sind gewöhnlich nur von kleinem Ausmaß und meist flach (Abb. 109). Die Umrisse des betroffenen Abschnittes bleiben jedoch scharf und glattrandig. In anderen Fällen kann die Hohlvene leicht verdrängt sein. Eine größere Deformation der Hohlvene kommt jedoch bei der Pankreatitis gewöhnlich nicht vor.

*Die intra-operative Wirsungographie* bedeutet für den Chirurgen eine wertvolle Hilfe, in der Differentialdiagnostik. Patel hält sie hierbei für eine entscheidende Methode. Sie hilft den Ursprung der Veränderungen bei unklarem Palpationsbefund fest zustellen und den Entzündungs- vom Tumorprozeß zu unterscheiden. Bei festgestellter Pankreatitis leistet sie dem Chirurgen in der Wahl der Behandlung gute Dienste. Durch sie werden die Veränderungen des Ausführungssystems des Pankreas, ihr Ausmaß, zuweilen auch ihre Ursache und sekundäre Veränderungen aufgedeckt, so daß der Chirurg den geeignetsten operativen Eingriff wählen kann (Hess, Leger, Mercadier). Bei der Drainage läßt sich der Heilprozeß des Entzündungsvorganges und der Rückgang der Veränderungen des Ausführungssystems beurteilen (Doubilet).

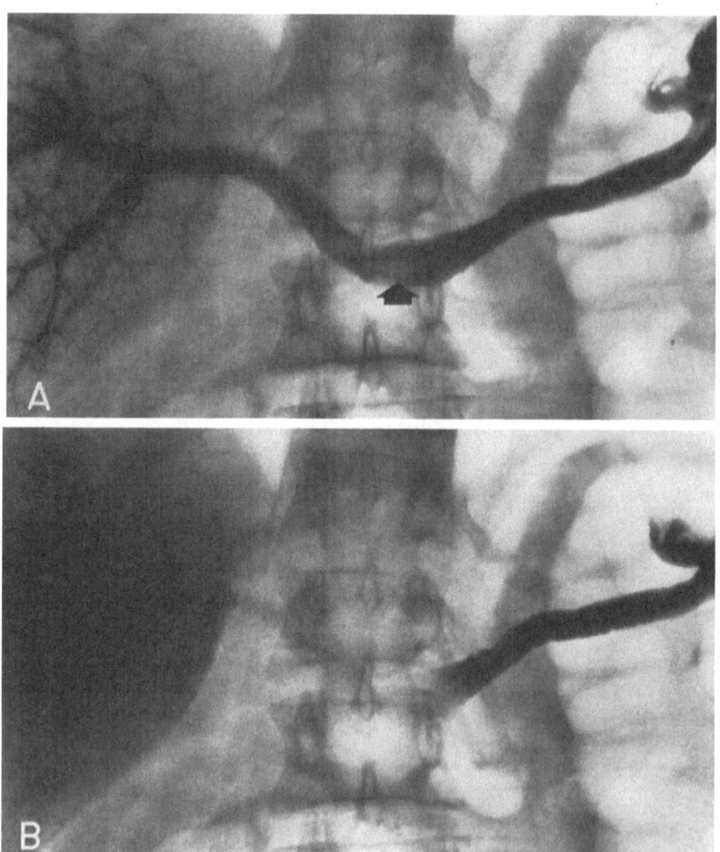


Abb. 105 a und b. Chronische Pankreatitis mit diffuser Vergrößerung des Pankreas. Splenoportographie, Veränderungen II. Grades. a Bei der Injektion des Kontrastmittels. Kompression der Milzvene vor der Wirbelsäule (Pfeil); b 10 sek. nach der Injektion. Stauung in der Milzvene

Die Wirsungographie kann bei der chronischen Pankreatitis unterschiedliche Bilder ergeben, in Abhängigkeit von der Ursache, dem Ausmaß und dem Fortschritt des Prozesses (Abb. 110—112). Sie zeigt manchmal ein Normalbild mit zartem Hauptausführungsgang und Füllung einzelner unausgeweiteter größerer Kanälchen (Anacker, Mercadier, Sarles). Öfters stellen sich jedoch deutliche Veränderungen dar. Bei Auftreten von Rezidiven oder bei den akuteren Erkrankungsformen, wenn es zum Ödem des Pankreas, zum Verlust der Semipermeabilität des Epithels und zur Herabsetzung des Sekretionsdruckes kommt, ist oft das typische Bild der Parenchymfüllung sichtbar. Das Kontrastmittel dringt in die ausgeweiteten Acini ein, die in Form kleiner, unscharf begrenzter Gebilde zur Darstellung kommen. Durch ihre Summation entsteht das polymaculäre Bild, in dem manchmal die

Füllung des Haupt- und Nebenausführungsganges verloren geht. Beim diffusen Ödem ist das ganze Pankreas fleckig angefärbt. Häufiger jedoch bleibt das polymaculäre Bild nur auf einen kleineren Bezirk seines Parenchyms beschränkt. Die übrigen Pankreasteile zeigen entweder ein Normalbild oder nur kleinere Veränderungen der Ausführungswege. Zugleich mit dem Rückgang der Entzündung und des Ödems setzt der Rückgang dieser Veränderungen, das Auflösen der Acinusfüllung und die Rückkehr zum Normalbild ein (DOUBILET).

In fortgeschritteneren Stadien der chronischen Pankreatitis mit Pankreashypertrophie erscheinen ausgeprägte Veränderungen der Ausführungswege. Eine charakteristische Veränderung, die für die Differentialdiagnostik zwecks Unterscheidung der Entzündung

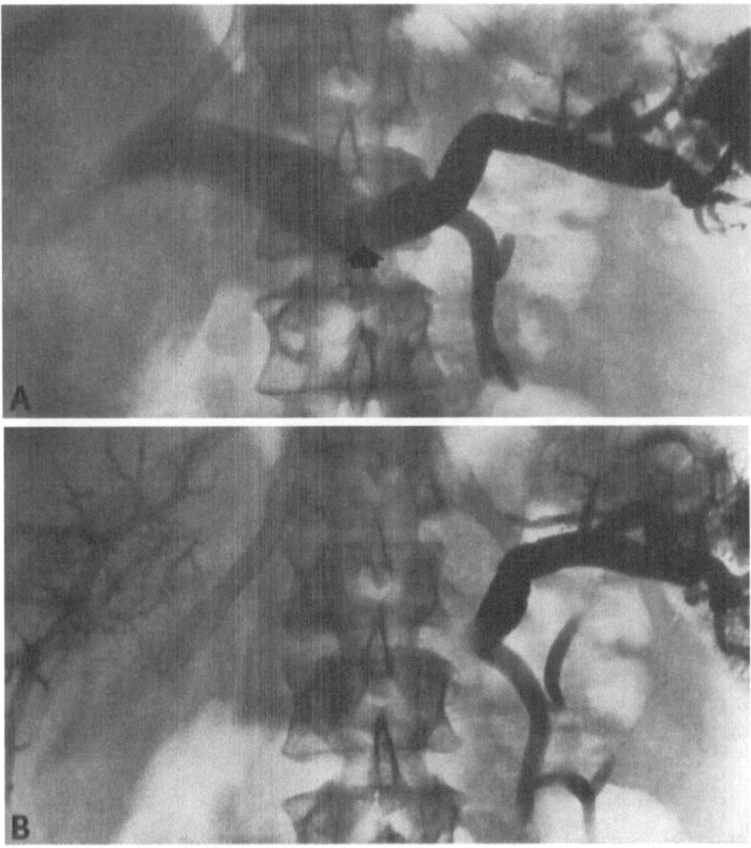


Abb. 106 a und b. Chronische Pankreatitis mit ausdrucksvoller Vergrößerung des Kopfes. Veränderungen II. Grades mit fortgeschrittener Stauung. a Bei der Injektion des Kontrastmittels. Kompression der Milzvene vor der Wirbelsäule (Pfeil) mit retrograder Füllung der Zuflußvenen; b 7 sek. nach der Injektion. Deutliche Stauung in der Milzvene und ihrer Zuflußäste

vom Tumor wertvoll ist, stellt die gleichzeitige Ausweitung und Füllung des Haupt- und der Nebenausführungsgänge dar. Zuweilen ist die Ausweitung diffus. Der Ductus Wirsungianus und die sekundären Kanälchen weisen dann in der Regel ein unregelmäßiges rigides Aussehen auf. Ihre Wände können auf Grund der Epithalmetaplasie uneben und weniger scharf begrenzt sein. Manchmal kommt es zur Verlängerung und zu erhöhter Windung der Kanälchen, hauptsächlich des Ductus Wirsungianus. Der Ductus Wirsungianus kann unregelmäßig bis rosenkranzartig ausgeweitet sein. Bei den sekundären Veränderungen, z.B. bei Stenose auf Grund eines eingekeilten Konkrementes, können sich Retentionscysten, entweder im Haupt- oder in den Nebenausführungsgängen entwickeln. In Fällen von beträchtlicher Ausweitung des Hauptausführungsganges kommen die sekundären Kanälchen gewöhnlich nur in kleinerem Ausmaß zur Darstellung.

Ferner können bei chronischer Pankreatitis verschiedenartige Deformierungen und Stenosen der Ausführungswege nachgewiesen werden. Sie befinden sich gewöhnlich im Bereich der Mündung des Ductus Wirsungianus und im Bereich des Pankreashalses. Sie können aber auch an anderen Stellen vorkommen. Sarles beobachtete öfters die Verjüngung des Ductus Wirsungianus, die den Veränderungen des Choledochus bei Typ Caroli I und II ähnlich waren. Die Stenose hat manchmal den unteren Abschnitt des Ductus

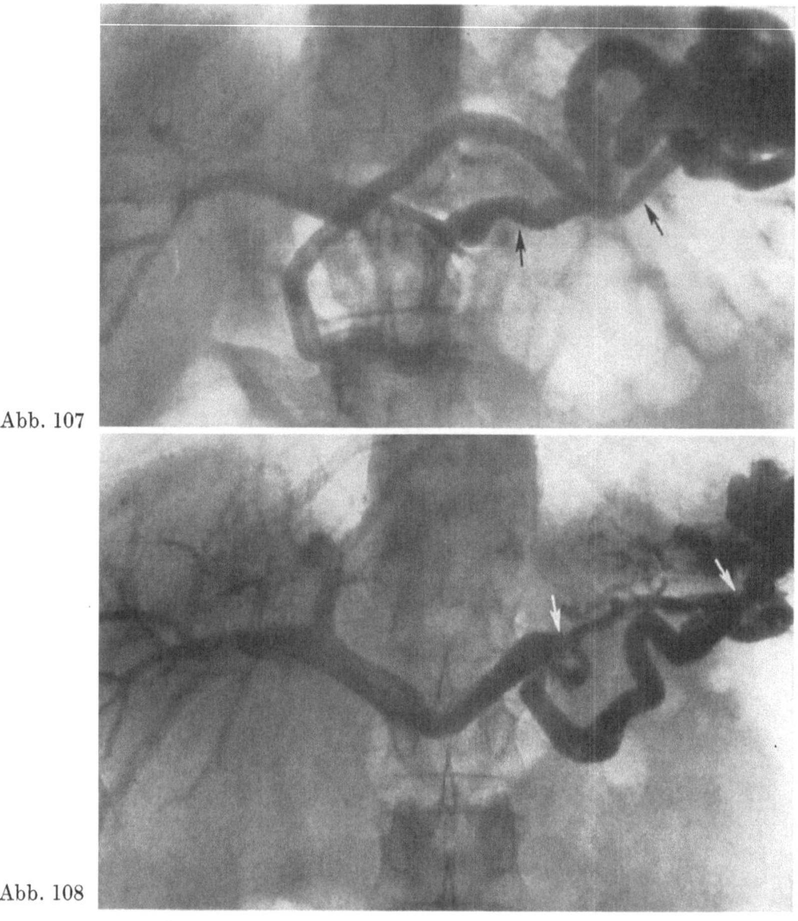

Abb. 107

Abb. 108

Abb. 107. Chronische Pankreatitis mit Vergrößerung des linken Pankreasanteiles. Veränderungen der Milzvene III. Grades. Fortgeschrittene Deformierung und Verengung der Milzvene (Pfeil) mit Füllung des hepatopetalen Kollateralkreislaufes im Magen

Abb. 108. Chronische hypertrophische Pankreatitis. Veränderungen III. Grades. Vollkommener Verschluß des linken Abschnittes der Milzvene (Pfeil) mit hepatopetalem Kollateralkreislauf in Magen und Retroperitoneum

Wirsungianus im Ausmaß von 3—10 cm betroffen, wobei er bis auf 1 mm verjüngt wurde. Diese Veränderungen gingen oft gemeinsam mit den Veränderungen des Choledochus vom I. Typ einher. Manchmal beobachtete er die Verjüngung nur an der Ausmündung des Ductus Wirsungianus, ähnlich dem Typ Caroli II (Abb. 66). Die Pankreatitis kam dabei wahrscheinlich auf Grund der Stenose der Vater'schen Papille zustande.

Die *Konkremente* sind bei der Pankreatographie als Füllungsdefekte, entweder randständig oder zentral dargestellt. Sie sind jedoch oft durch das Kontrastmittel, insbesondere bei größerer Ausweitung der Ausführungswege, überlagert und entziehen sich der Darstellung (Sarles).

Bei der atrophischen Pankreatitis ist die Pankreatographie meist schwer durchführbar und gelingt gewöhnlich nur vermittels des ascendenten Weges. Das Ausführungssystem ist hierbei im ganzen verjüngt, stellenweise beinahe obliteriert. Es kommt nur zur Füllung des schmalen, unregelmäßig konfigurierten Hauptausführungsganges, der oft nach verschieden langem Verlauf einen Verschluß aufweist. Die sekundären Ausführungskanälchen sind in der Regel nicht oder nur vereinzelt schmal und deformiert dargestellt.

## 3. Pankreatolithiasis

Konkremente kommen im Pankreas häufig vor. LÜDIN fand sie bei der Röntgenuntersuchung von 1000 Sektionspräparaten in 5,5%, MOLDENHAUER in 500 Präparaten sogar in 8,8%. Ihr Charakter kann sehr mannigfaltig sein. Sie sind entweder solitär, oder multipel und durchsetzen manchmal das ganze Pankreas (Abb. 113—120). Gewöhnlich sind sie

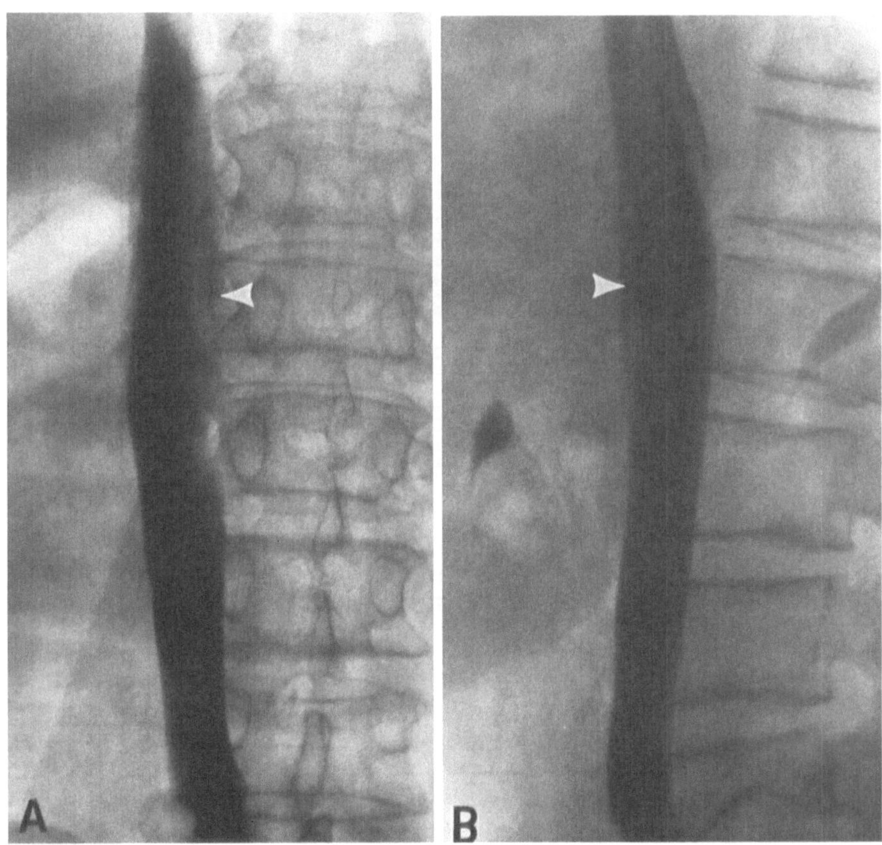


Abb. 109. a und b. Chronische Pankreatitis mit Vergrößerung des Pankreaskopfes. Cavographie. Leichte Druckveränderungen an der linken und vorderen Wand der unteren Hohlvene (Pfeil). a Antero-posteriore Projektion; b Seitenprojektion

klein. Ihre Größe schwankt von Stecknadelkopf- bis Walnußgröße. Selten sind umfangreichere Konkremente, die 200 g und mehr erreichen (RUTH, THOMAYER). Auch ihre Lage ist unterschiedlich. Die Konkremente befinden sich am häufigsten in den großen, kleineren und zuweilen in den winzigen Ausführungskanälchen. Sie können aber auch direkt in den Pankreasacini lokalisiert sein. Die Arbeiten der letzten Jahre (DE BUSCHER, HEPP, HOWARD, MOLDENHAUER und andere) beweisen, daß die früher für Verkalkungen des Pankreas gehaltenen Veränderungen in der Mehrzahl der Fälle kleinen Konkrementen in ausgeweiteten Acini entsprachen. Die tatsächlichen Pankreasverkalkungen treten demgegenüber nur vereinzelt, entweder in Infarkten, in Nekroseherden, in Blutungen, der Cystenwand oder in Tumoren auf.

Das *Pankreaskonkrement* besteht aus dem organischen Kern und aus anorganischen Bestandteilen. Der Kern ist durch Epithel- und Leukocytenzertrümmerungsmassen und Cholesterol gebildet. Manchmal finden sich in ihm auch Gallenfarbstoffe. Der Kern ist klein und bildet gewöhnlich nur 3% des Konkrementes. Sonst beteiligen sich an der Bildung des Konkrementes anorganische Stoffe, vor allem Calciumcarbonat und Calciumphosphat. SARASIN fand im Konkrement bis zu 80% Calciumphosphat. PASCUCCI bis zu 93% Calciumkarbonat.

Die Pankreaskonkremente kommen *häufiger bei Männern* im mittleren Alter vor. POPPEL fand ein Verhältnis zwischen Männern und Frauen von 4:1. Bei langdauernder Beobachtung ist es manchmal möglich, das Wach-

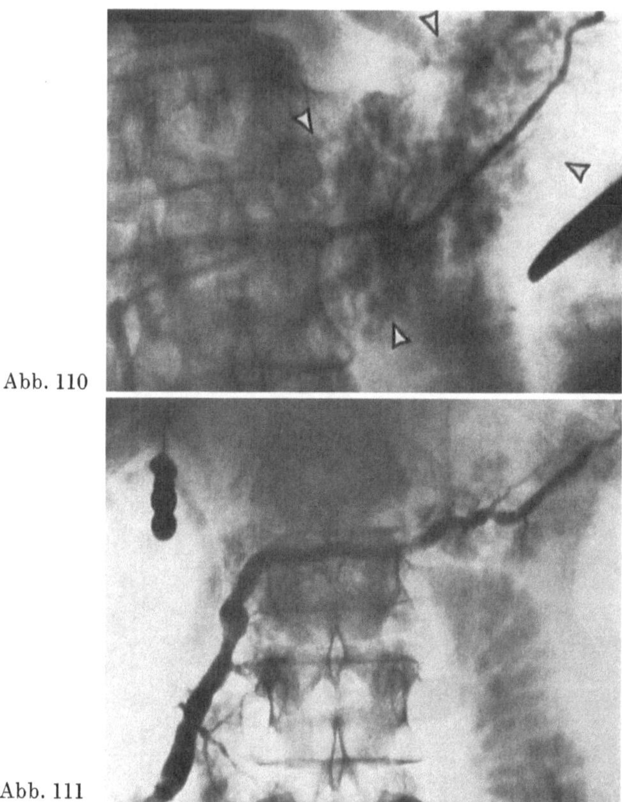


Abb. 110. Chronische rezidivierende Pankreatitis. Intraoperative Wirsungographie. Eindringen des Kontrastmittels in die ausgeweiteten Acini, polymaculäres Bild (Pfeil). (Beobachtung von HESS)

Abb. 111. Chronische Pankreatitis. Intraoperative ascendente Wirsungographie. Unregelmäßigkeiten des Ganglumen, Füllung der sekundären Gänge, Eindringen des Kontrastmittels in Acini. (Beobachtung von HESS)

sen und die Zunahme der Konkremente zu erkennen (HEPP). Vereinzelt kommt es auch zum Verschwinden derselben, zweifellos auf Grund eines spontanen Abganges. An der Entstehung der Pankreaskonkremente beteiligen sich mehrere Faktoren. Hauptsächlich die Entzündung mit erhöhter Mucinbildung, die Sekretstauung, die Epitheldesquamation und der erhöhte Kalkausfall. Dadurch steht die Entstehung der Konkremente im direkten Zusammenhang mit der Pankreatitis, die in der Regel als Ursache der Konkrementbildung anzusehen ist. Nur in seltenen Fällen gibt es einen umgekehrten Verlauf wobei das Konkrement die Ursache der Pankreatitis (EDELMANN) sein kann. Selten entstehen die Konkremente bei Tumoren, die eine Stauung in den Ausführungsgängen hervorrufen (LEGER). Die Konkremente werden hauptsächlich bei chronischer oder rezidivierender Pankreatitis, in fortgeschritteneren Stadien der Erkrankung gebildet. Die Zahl und das Ausmaß der Konkremente muß jedoch nicht immer mit dem Verlaufe der Erkrankung und ihren klinischen Äußerungen in Einklang stehen. Das Vorhandensein von Konkrementen übt jedoch einen ungünstigen Einfluß auf den Verlauf der Pankreatitis aus. Es kann mitunter zu umfangreichen Obstruktionen der Ausführungswege, entweder direkt oder indirekt vermittels der sekundären entzündlichen deformativen Veränderungen der Kanälchen kommen mit entsprechender Ausweitung bis zur Bildung von Retentionscysten. Die chronische Reizung durch die Konkremente

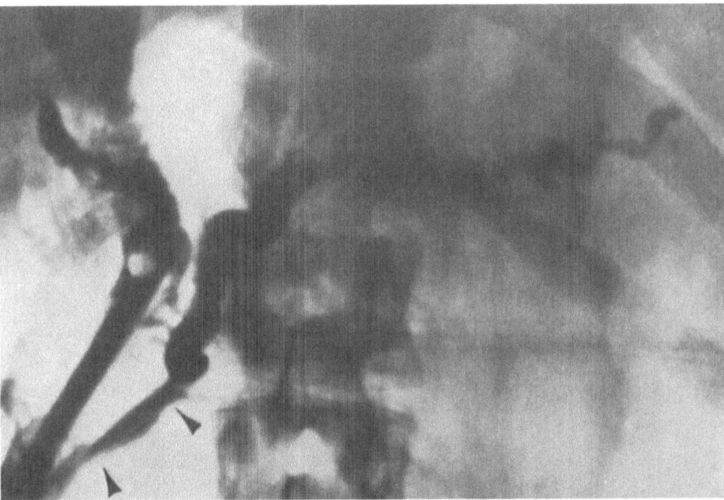

Abb. 112. Chronische Pankreatitis. Intraoperative ascendente Wirsungographie und Cholangiographie. Verjüngung des unteren Abschnittes des Ductus Wirsungianus (Pfeil) und deutliche Erweiterung seines mittleren und linken Abschnittes. (Beobachtung von ANACKER)

kann für die Entstehung von Tumoren von Einfluß sein. Nach neueren Ansichten wird die Pankreatolithiasis als prädisponierender Faktor des Carcinoms angesehen (BARTHOLOMEW, HARPER). PAULINO fand bei seinen Kranken mit chronischer Pankreatitis und Pankreatolithiasis das Carcinom in bis zu 25% der Fälle.

Die *klinischen Symptome* der Pankreatolithiasis sind sehr vielfältig. Manchmal können auch multiple Konkremente ohne wesentliche Symptome bleiben und einen Zufallsbefund bei der Untersuchung anderer Ogane darstellen (HERFORT). Häufiger sind jedoch Anzeichen der Pankreatitis mit einmal nach links und in den Rük-

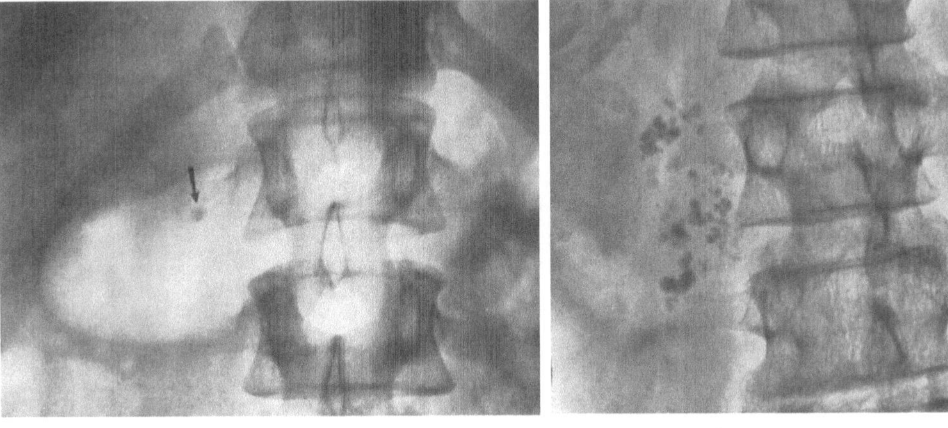

Abb. 113 Abb. 114

Abb. 113. Solitäres Konkrement im Pankreaskopf (Pfeil). (Beobachtung von MOLDENHAUER)

Abb. 114. Zahlreiche Konkremente im Pankreaskopf

ken, ein andermal in die Schulter oder auch nach rechts ausstrahlenden Schmerzen verbunden. Sie gehen oft mit Durchfällen, Abmagerung und zuweilen auch mit vorübergehendem Ikterus einher. Nicht allzuselten kommt die Pankreatolithiasis bei Diabetikern vor.

Der Befund einer Pankreatolithiasis ist insbesondere für die Diagnostik der Pankreatitis wichtig. Die meisten Autoren sehen die Pankreassteine als ein charakteristisches Merkmal und ein glaubwürdiges und verläßliches Zeichen der Pankreatitis an. Ihre Feststellung bedeutet in der Differentialdiagnostik zwischen Pankreasentzündung und -tumor aber keine Entscheidung zu Gunsten der Entzündung, wie man es früher annahm. Ihr Vorhandensein läßt ein Carcinom nicht ausschließen, eher umgekehrt: die längere Zeit überdauernden Konkremente müssen den Verdacht auf das Vorliegen eines Carcinoms wecken.

Die Pankreassteine stellen bei der Röntgenuntersuchung einen verhältnismäßig raren Befund dar, sie werden viel seltener festgestellt, als sie tatsächlich vorkommen. Dafür

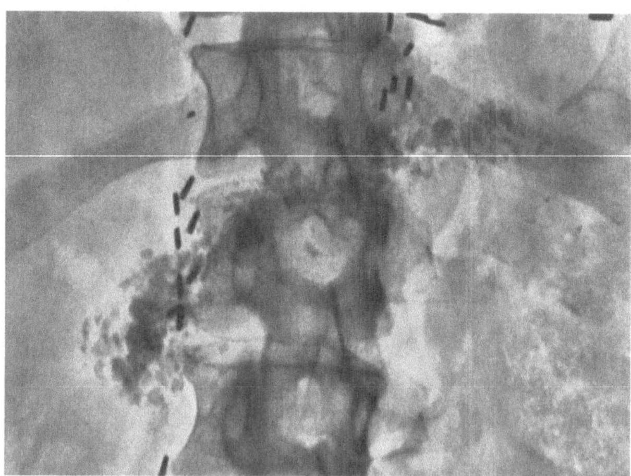

Abb. 115. Multiple kleine Konkremente im Pankreas

gibt es einige Ursachen. Einerseits wird an die Möglichkeit der Pankreatolithiasis weniger gedacht, andererseits entziehen sich viele Konkremente, insbesondere die kleinen solitären und im Kopfe lokalisierten, wegen Überprojektion der Wirbelsäule, der Feststellung. Ein weiterer ungünstiger Faktor für ihre Feststellung ist die schwierige Darstellung von kleineren Konkrementen infolge der Verwischung durch die übertragene Aortenpulsation.

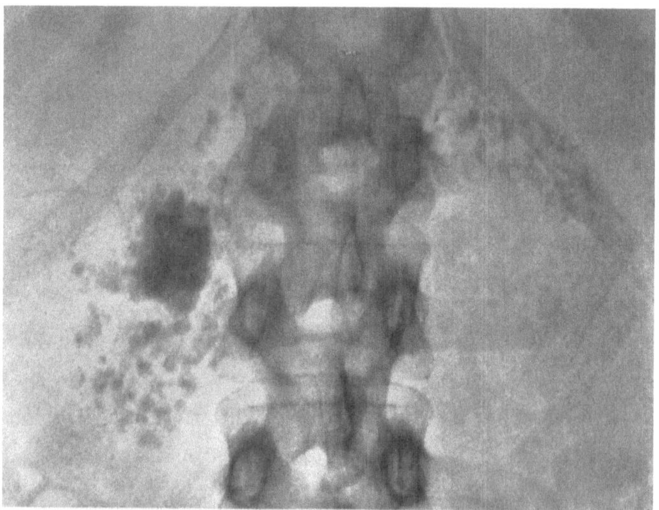

Abb. 116. Multiple kleine Konkremente im Pankreas und ein großes Konkrement im Pankreaskopf

Für die Feststellung der Pankreassteine ist die Leeraufnahme in anteroposteriorer, seitlicher und in Kopftieflage auch in schräger Projektion die wichtigste. Von großer Bedeutung ist hierbei eine gute Vorbereitung mit wirkungsvoller Entleerung des Darmes und eine möglichst kurze Belichtungszeit um die übertragenen Pulsationsbewegungen auf das Pankreas auszuschließen oder möglichst zu beschränken. Zur besseren Darstellung der Konkremente, hauptsächlich im Bereich des Körpers, kann die Luftfüllung des Magens beitragen. Die bessere Veranschaulichung der Lage der Konkremente im Bereiche des Kopfes wird durch die Leeraufnahme mit der ins Duodenum eingeführten Sonde erzielt (ENGELSTAD).

Das Bild der Konkremente auf der *Leeraufnahme* ist verschiedenartig. Die kleinen intraacinösen Konkremente bilden gewöhnlich flockenartige Verkalkungen (SARLES).

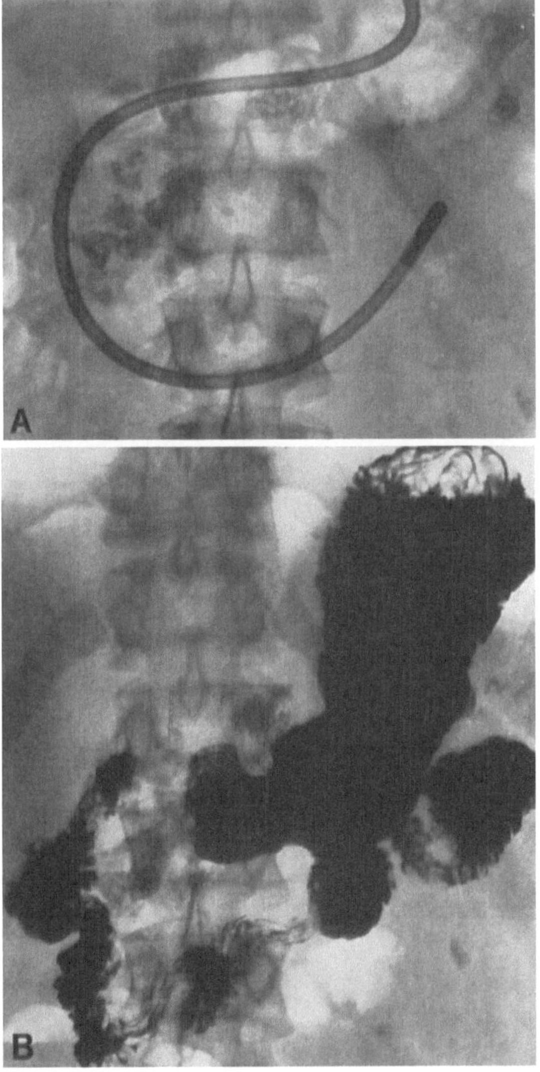


Abb. 117 a, b

Abb. 117. a—e. Multiple Konkremente im ganzen Pankreas. a Leeraufnahme mit der ins Duodenum eingeführten Sonde; b Magenuntersuchung im Stehen. Die Konkremente des Pankreaskörpers sind oberhalb der kleinen Magenkurvatur zu sehen;

Die Konkremente in den Ausführungsgängen können abgerundet oder stachelig, mit unregelmäßigen Konturen, zipfelig, warzen-, maulbeer- bis sternförmig sein. Selten sind die im ausgeweiteten Ductus Wirsungianus gelagerten Konkremente facettiert. Sie sind in Anbetracht des großen Kalkgehaltes meist sehr kontrastdicht, ähnlich Nierenkonkrementen und gewöhnlich dichter als Gallensteine. Manchmal erreichen sie die Kon-

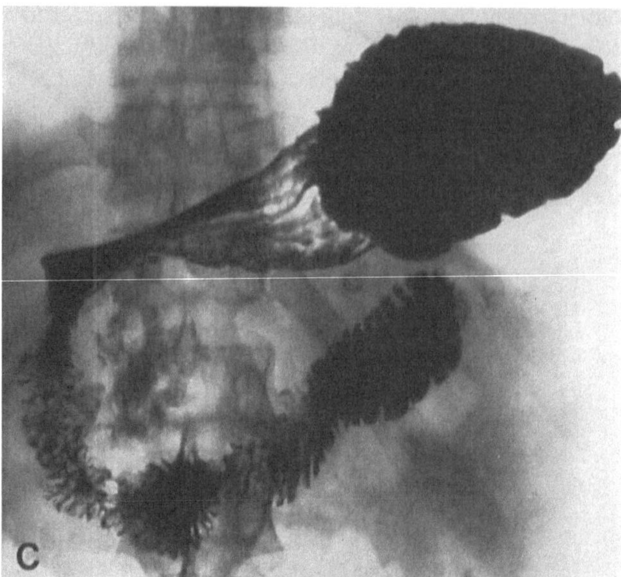


Abb. 117 c. c Magenuntersuchung im Liegen. Die Konkremente des Pankreaskörpers sind vom Magenantrum überdeckt;

trastdichte der Wirbelsäule. Ihre Umrisse sind oft unscharf und verwaschen, wahrscheinlich infolge der übertragenen Pulsation. Ihre Größe schwankt, wie schon angeführt, von Stecknadelkopf- bis Kleinnußgröße. Häufiger kommen sie multipel vor und sind ungleich groß. Solitär oder vereinzelt treten die Konkremente nur in 20% auf. Die Konkremente können in jeden Pankreasteil eingelagert sein. Die multiplen kleinen Konkremente durchsetzen manchmal das ganze Pankreas und stellen anschaulich seine Form dar (Abb. 115). Sie können aber auch unregelmäßige Konglomerate nur in einem Teilabschnitt bilden. Sie sind entweder nur im Kopf lokalisiert, oder sie weisen eine bipolare Lage auf. Es ist der Kopf und der Schwanz betroffen, wogegen der Körper freibleiben kann (Maca-

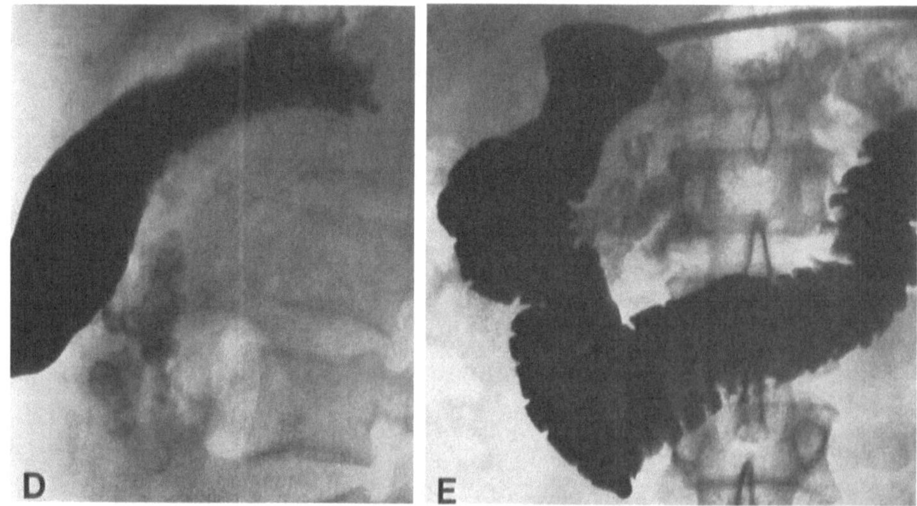


Abb. 117 d, e. d Magenuntersuchung, seitliche Projektion im Stehen. Deutliche retrogastrische Lage der Konkremente; e Duodenographie in Hypotonie. Leichte Druckveränderungen der Innenwand des absteigenden Schenkels

RINI). Die im Ductus Wirsungianus lokalisierten Konkremente können eine walzen- bis bandförmige Anordnung zeigen.

Die Konkremente des Pankreaskopfes projizieren sich in der anteroposterioren Projektion in Höhe des 1.—3. LW und in deren Umgebung. Die Konkremente des Körpers und

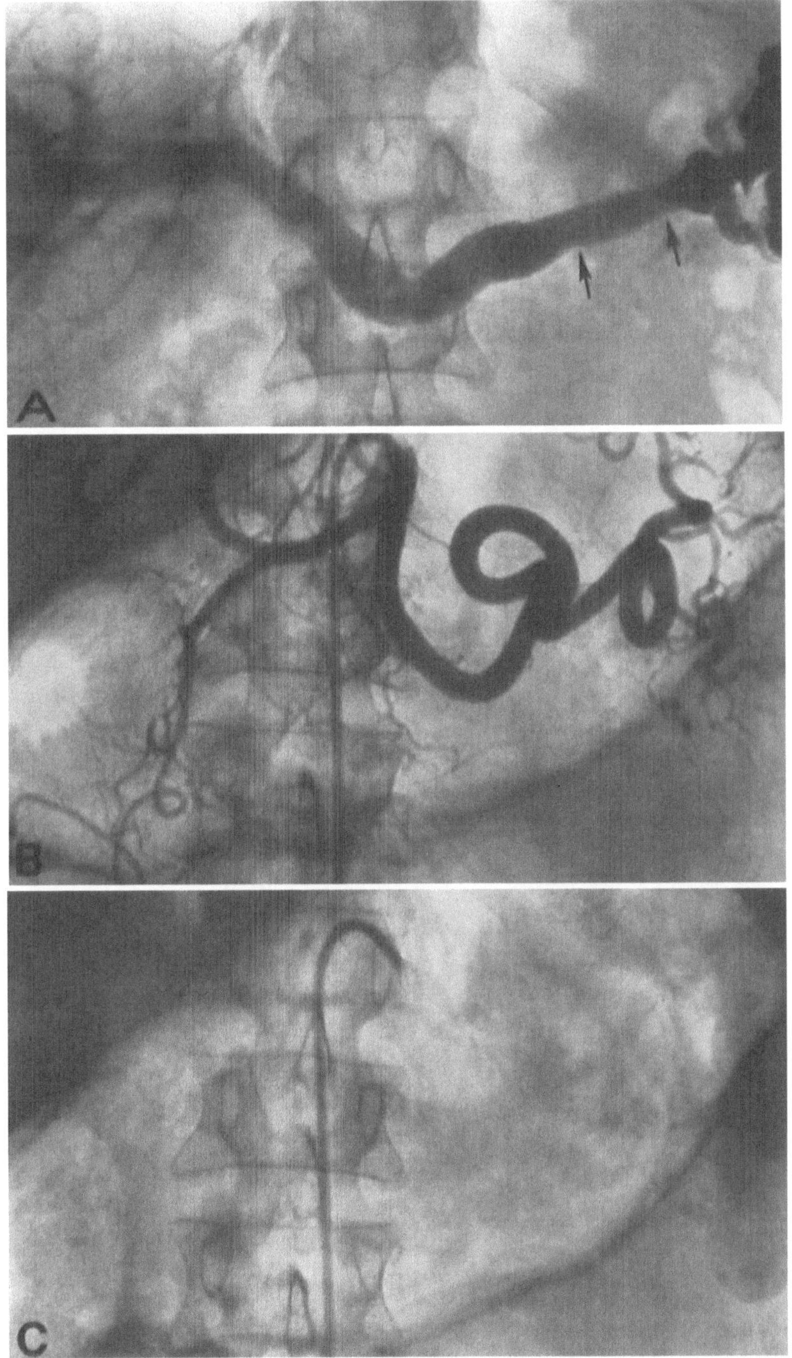


Abb. 118 a—c. Kleine Konkremente im Pankreasschwanz bei linksseitiger Pankreatitis. a Splenoportographie. Leichte Impressionen der unteren Kontur des linken Teiles der Milzvene (Pfeil); b Arteriographie der A. coeliaca bei Mageninsufflation. Arterielle Phase. Normale Verzweigung der Arterien im Bereiche des Pankreaskopfes und -körpers. Fast keine Äste im Pankreasschwanz; c Capilläre Phase. Keine „Anfärbung" des Schwanzes

Schwanzes befinden sich mehr nach links von der Wirbelsäule und höher als bei ihrer Lage im Kopfe. Sie erreichen manchmal das Niveau des 12. ThW. In der Seitenprojektion sind die Konkremente 2—4 cm vor der Wirbelsäule sichtbar, zuweilen können sie mehr als Wirbelkörperbreite von ihr entfernt sein. Die Konkremente des Körpers und Schwanzes projizieren sich mehr dorsalwärts, zuweilen bis in den vorderen Rand des Wirbelkörpers. Bei der Veränderung der Körperlage des Untersuchten, hauptsächlich auf den Seitenaufnahmen mit horizontalem Strahlengang, können beträchtliche Abweichungen von dieser typischen Lage, abhängig vom Grad der Pankreasverschiebung, beobachtet werden.

Differentialdiagnostisch sind die Pankreaskonkremente von folgenden Verkalkungen abzugrenzen: Solche nach Infarkten, nach Herdnekrosen und Blutung, von Verkalkungen in der Cystenwand und in Tumoren, von Konkrementen der Nieren und der Harnleiter,

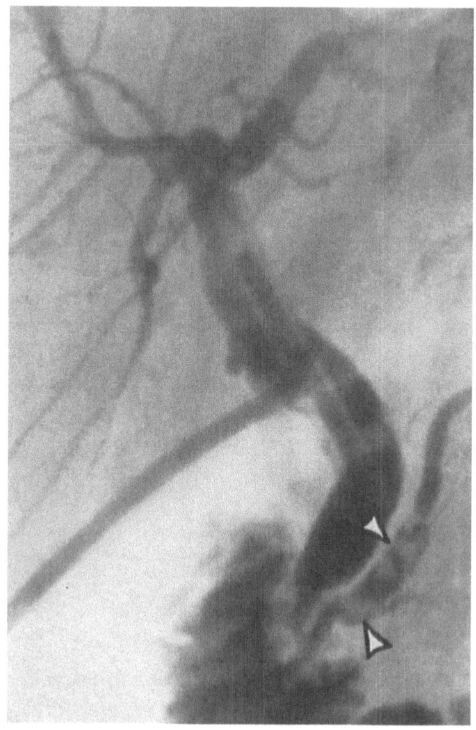

Abb. 119. Konkremente im Ductus Wirsungianus (Pfeil) bei einer stenosierenden Papillitis. Reflux-Wirsungographie bei einer intraoperativen Cholangiographie. (Beobachtung von Hess)

der Gallenblase und der Gallengänge, von Verkalkungen der Lymphknoten und der Gefäße in der Umgebung, hauptsächlich der Milzarterie, von Herdnekrosen, von Verkalkungen der Nebenniere, von Verkalkungen in Geschwülsten und in entzündlichen Herden der Niere, von Osteophyten der Wirbelkörper, von Kalkplatten der Aorta, von Verkalkungen der Rippenknorpel, der Milz, der Leber und dgl. Bei der Differenzierung ist schon der Charakter der Verkalkung und ihre Lage in der anteroposterioren, lateralen und schrägen Projektion maßgeblich. Eine präzise Unterscheidung ermöglichen aber erst die Ergänzungsuntersuchungen der umgebenden Organe, sei es die Magen- und Duodenaluntersuchung oder die Untersuchung der Gallenblase und Gallenwege, der Nieren und Spezialuntersuchungen.

Bei der *Untersuchung des Magens und des Duodenum* projizieren sich die Konkremente des Pankreaskopfes in den Bereich des duodenalen Bogens (Abb. 117). Die Konkremente des Körpers sind oft durch das angefüllte Antrum überlagert. Nur bei einem elongierten

Magen treten sie manchmal oberhalb der kleinen Curvatur hervor. In der Seitenlage weisen die Pankreaskonkremente eine deutliche retrogastrische Lage auf. Bei den Pankreassteinen des Schwanzes sind die Konkremente vom Magenkörper überlagert oder können sich links von ihm befinden. Die Magen- und Duodenumuntersuchung weist gewöhnlich die für die chronische Pankreatitis kennzeichnenden Veränderungen auf.

Die Lage der Konkremente wird ferner mittels der peroralen *Cholecystographie und der Cholangiographie* präzisiert. Der Choledochus kann entweder ein Normalbild oder mannigfache Veränderungen, die für die chronische Pankreatitis kennzeichnend sind, aufweisen. Weitere *Spezialuntersuchungen*, d.h. die Arteriographie, die Pneumostratipankreatographie oder die Splenoportographie tragen zur Klärung der Lage der Konkremente bei (Abb. 118). Ferner ermöglichen sie die Feststellung weiterer Pankreasveränderungen und sind daher wichtig für die Differentialdiagnose. Bei der Wirsungographie kommen die Konkremente als Füllungsdefekte der Kanälchen zum Vorschein (Abb. 119, 120). Manchmal sind sie jedoch vom Kontrastmittel überdeckt und in der Füllung nicht zu erkennen.

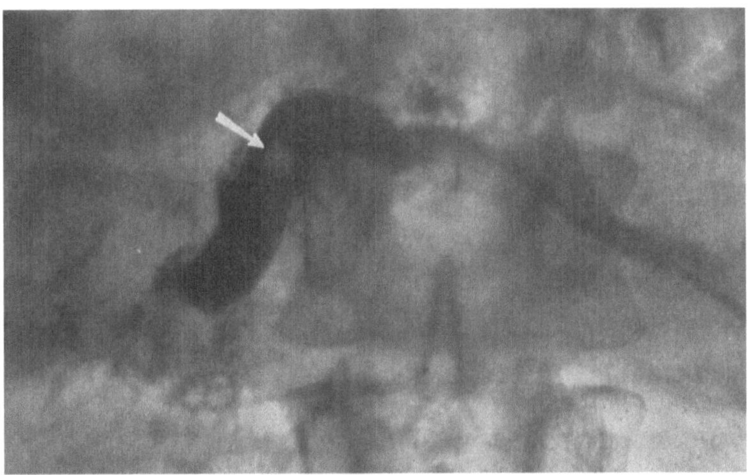

Abb. 120. Kleines Konkrement im erweiterten Ductus Wirsungianus (Pfeil) bei einer stenosierenden Papillitis und Pankreatitis. Descendente intraoperative Wirsungographie. (Beobachtung von ANACKER)

Die Veränderungen des Ausführungssystems des Pankreas sind bei der Pankreatolithiasis meist stärker fortgeschritten, als bei der Pankreatitis ohne Konkremente. Ausgeprägter ist hauptsächlich ihre Ausweitung, die manchmal sogar dem Bild der Retentionscysten gleichen kann.

## 4. Pankreascysten

Die Pankreascysten stellen eine verhältnismäßig seltene Erkrankung dar. Im Sektionsmaterial sind sie in 0,04—0,07% (MACARINI) vertreten. Ganz allgemein teilt man sie in die echten, unechten und parasitären Cysten ein.

*Die echte Cyste* hat eine Auskleidung, ist congenital oder erworben. *Die congenitale Pankreascyste* tritt entweder in Form der cystischen Pankreasfibrose (Mucoviscidosis) oder der polycystischen Pankreaserkrankungen — meist gemeinsam mit Nieren- und Lebercystose — oder als inclusive Cyste auf. *Die Retentionscyste* ist die *erworbene echte Cyste,* die beim Verschluß der Ausführungskanälchen des Pankreas durch einen Stein oder entzündliche Adhäsionen zustande kommt. Nur selten ist die echte erworbene Cyste *tumorösen Ursprungs,* wobei sie den Aufbau des Cystadenoms, Dermoids aber auch den malignen Charakter des Cystadenocarcinoms oder cystischen Sarkoms nachahmen kann.

*Die unechten Cysten* (Pseudocysten, Cystoide) sind im Pankreas am häufigsten. Sie besitzen keine Auskleidung und sind entweder entzündlichen, nekrotischen oder traumatischen Ursprungs. Im Gefolge der akuten Pankreatitis, der akuten Nekrose oder nach einer stumpfen oder penetrierenden Pankreasverletzung kommt es zur Schädigung der Kanälchen. Der Pankreassaft dringt in das Pankreasparenchym ein, breitet sich in seine Umgebung aus und führt zur Selbstauflösung der betroffenen Gewebe. In der Umgebung ihrer Wirkung kommt es zur entzündlichen Reaktion, zur Abgrenzung durch einen fibrösen Saum. Dadurch wird die Pseudocyste gebildet. Ausnahmsweise kann es zur Entstehung einer unechten Cyste auf Grund des Zerfalls zentraler Geschwulstteile kommen.

Unter den *parasitären Cysten* ist am häufigsten die Echinococcuscyste zu finden. Ihre Lokalisation im Pankreas bildet jedoch nur 0,3% des Gesamtvorkommens der Echinococcuscysten (Kourias, Ouvry, Paraskevas). Sie kommt hierbei gewöhnlich sekundär und oft gemeinsam mit Leber- und Lungencysten vor.

*Das makroskopische Aussehen der Cysten* hängt von Ursprung und *Ausmaß* ab. Die Cyste kann klein sein und das Pankreas nicht überragen. Manchmal erreicht sie jedoch einen riesigen Umfang und füllt einen größeren Anteil der Bauchhöhle aus. Die Retentionscysten sind gewöhnlich kleiner, völlig im Pankreas gelegen und haben nur eine unterschiedliche Änderung der Pankreasform zur Folge. Die parasitären Cysten pflegen meist auch

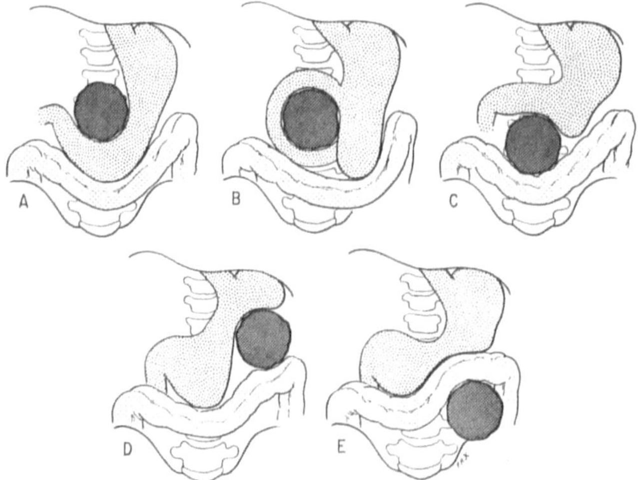


Abb. 121 a—e. Schema der Ausweitung der Pankreascysten. a Der hepatogastrische Typ der Cyste; b Die Kopfcyste des Pankreas mit Verdrängung der Duodenalschlinge; c Der gastrocolische Typ der Cyste; d Der gastrosplenische Typ der Cyste; e Der submesocolische Typ der Cyste

klein zu sein. Die anderen Cysten dagegen sind oft sehr groß und überragen das Pankreas. Dies ist vor allem für die Pseudocysten charakteristisch, die in der Regel in der Pankreasperipherie entstehen und sich mit unterschiedlichem Umfang in die Umgebung ausweiten. Deswegen werden sie manchmal auch als peripankreatische Cystoide bezeichnet. Die Größe der Cyste ist meist stationär oder sie tendiert zu einer allmählichen geringen Vergrößerung. Ihre plötzliche Vergrößerung muß Verdacht auf maligne Degeneration wecken (Poppel). Eine plötzliche Cystenverkleinerung kann Folge ihrer Perforation und Entleerung in den Darm sein (Monauni). Die *Form* der Cyste ist unterschiedlich. Die kleinere Cyste ist meistens kugelrund mit glatten und regelmäßigen Umrissen. Die große Cyste ist eher halbkugelig, durch den Druck der umgebenden Strukturen verschiedenartig deformiert. Sie kann ihre Form auch bei den Lageveränderungen oder bei tieferer Palpation ändern. Ihre *Oberfläche* ist bei den umfangreichen Cysten, hauptsächlich bei den Pseudocysten infolge der sekundären Entzündungsveränderungen weniger glatt und regelmäßig. Die meisten Cysten weisen den Einkammer-Aufbau auf, nur das Cystadenom ist mehrkammerig. Den *Cysteninhalt* bildet eine schokoladenfarbene Flüssigkeit, eine Folge häufiger Blutungen. In der Pseudocyste finden sich gewöhnlich noch die Reste der nekrotischen Pankreasteile oder der umgebenden Gewebe. In der *Wand* der Cyste oder in ihrem Stroma kommt es manchmal zu sekundären Veränderungen und zur Kalksalzablagerung. *Verkalkungen* sieht man öfters bei den Echinococcuscysten und beim Cystadenom, bei denen das Calcium manchmal direkt in die Tumortrabekel abgegeben wird.

Die *Ausweitung* umfangreicher Cysten, hauptsächlich der Pseudocysten in die Pankreasumgebung geschieht in der Richtung des geringsten Widerstandes (Abb. 121). Die kleinere Cyste breitet sich anfangs in der Regel nur nach vorn aus und wölbt sich in den retrogastrischen Raum vor. Die größere Cyste kann sich zwischen die Leber und den Magen ausdehnen (*hepatogastrischer Typ*) (Abb. 125). Sie drängt die Organe auseinander und hebt das kleine Omentum an. Am häufigsten drängt sich jedoch die Cyste oberhalb des Mesocolon nach vorn, verdrängt den Magen nach aufwärts, das Transversum nach abwärts und damit beide auseinander (*gastrocolischer Typ*) (Abb. 133). Verhältnismäßig selten weitet sich die Cyste unterhalb des Mesocolon aus und verdrängt das Transversum oder die linke Flexur nach vorne und aufwärts (*submesocolischer Typ*). Die Cyste kann überdies noch zwischen den Magen und die Milz eindringen (*gastrosplenischer Typ*) (Abb. 127, 129) oder sich der Wirbelsäule entlang abwärts oder entlang der Aorta aufwärts bis in Mediastinum ausbreiten (Doubilet, Edlin).

Die Cyste verursacht bei ihrer Ausdehnung an den umgebenden Organen entsprechende *Druckveränderungen* (Abb. 121—133). Falls das betroffene Organ die Möglichkeit der Verschiebung hat, so der Magen und der Darm, passen sich die Organe dem allmählich zunehmenden Drucke an, und es kommt gewöhnlich nicht zu seiner Obstruktion. Nur selten kann die Funktion dieser Organe durch die Pseudocysten infolge der sekundären adhaesiv-retraktiven Veränderungen verschiedenartig geschädigt sein. Da die Gefäßsysteme und vor allem die großen Venen in der Umgebung der Cyste jedoch nur eine geringe Verschieblichkeit besitzen, kommt es oft zu ihrem Verschluß. Am häufigsten wird das portale Flußbett, hauptsächlich die Milzvene, betroffen. Ihr Verschluß ist anfangs nur eine Folge des Druckes. Bei längerdauerndem Druck der Cyste, hauptsähclich bei der Pseudocyste, schließt sich die Venenthrombose samt allen ihren Folgen an. Es kommt zur Milzschwellung und es bildet sich, hauptsächlich im Bereiche des Magens, ein Kollateralkreislauf, wobei es oft zur Entstehung von submucösen Varicen kommt.

*Die klinischen Merkmale* der Pankreascyste bleiben für längere Zeit unauffällig. Sie machen sich erst bei den Cysten von größerem Ausmaß bemerkbar. Ihr erstes Symptom ist die allmähliche Bauchvergrößerung. Der Kranke bemerkt sie manchmal ohne vorangehende Beschwerden oder auch nach verschieden langer Zeit, nach akuter Nekrose, die entweder unter dem typischen Bild oder dem einer Gallenblasenerkrankung verläuft. Manchmal kommt es nach einer Verletzung zu einer Bauchvergrößerung. Bei größeren Cysten treten noch Druck und Schmerz im Oberbauch sowie die Symptome der Auswirkung auf die umgebenden Organe hinzu. Hauptsächlich sind Verdauungsstörungen, manchmal auch Gelbsucht oder Atemnot zu beobachten. Später kann es bei Thrombose der Milzvene zur Blutung in den Verdauungstrakt kommen.

Für die Diagnostik der Pankreascyste ist die Röntgenuntersuchung sehr wichtig. Der Ablauf der Untersuchung ist der übliche. Nach der orientierenden Thoraxuntersuchung und Leeraufnahme des Abdomen führt man die Untersuchung des Magens und des Duodenum, bzw. des Dickdarmes, der Gallenwege und der Nieren durch. Von großer Bedeutung, hauptsächlich für die Differentialdiagnostik, ist auch die Duodenographie in Hypotonie und die Arteriographie. Wichtige Auskünfte können die Splenoportographie bzw. die Pneumostratipankreatographie, die Cavographie und die Wirsungographie geben. Die Darstellung der Cyste mittels der percutanen Punktion durch Injektion von Kontrastmittel oder durch Insufflation ist wegen der Gefahr des Durchsickerns ihres Inhaltes in das Peritoneum nicht zweckmäßig.

Die Röntgenuntersuchung zeigt die Größe und die Richtung der Cystenausbreitung, ferner die sekundären Veränderungen der umgebenden Organe auf. Sie hilft bei der Unterscheidung der Cyste vom Pankreastumor oder vom Tumor seiner Umgebung. Bei der Anwendung der Arteriographie ist es manchmal möglich, den Typ der Cyste, so z.B. ein Cystadenom, festzustellen. Auch die Wirsungographie hilft zuweilen den Charakter einiger Cysten zu bestimmen. In der Differentialdiagnostik ist es erforderlich, den Pankreastumor, den retroperitonealen Tumor, Nieren- und Nebennierentumoren und die Mesenterial-, Ovarial-, Milz- oder Lebercyste in Erwägung zu ziehen.

*Die Thoraxuntersuchung* ergibt erst bei großen und aufwärts sich ausbreitenden Cysten Veränderungen. Das Zwerchfell, in der Regel die linke Hälfte, bei der hepatogastrischen Cystenausbreitung auch die rechte, ist hochgestellt weniger beweglich. Die Lungenbasen können luftärmer und mit plattenförmigen Atelektasen besetzt sein. Seltener kommt ein Hydrothorax vor (Gross). Die sich aufwärts, entlang der Aorta, fortpflanzende Cyste kann als kugelförmiger Herd im hinteren Mediastinum imponieren (Edlin).

Auch *die Leeraufnahme des Abdomen* zeigt Veränderungen erst bei großen Cysten. Man findet dann im Oberbauch einen unterschiedlich großen, abgegrenzten, regelmäßigen, manchmal kugelrunden oder halbkugeligen Schatten. Er ist gewöhnlich homogen, doch können darin auch Verkalkungen vorkommen. Bei den Parasitärcysten kommt es manchmal zur Verkalkung der ganzen Kapsel, wodurch ein kontrastdichter Ring entsteht. Die zentral lokalisierten Verkalkungen sind in ihrer Form, Kontrastdichte und Anordnung meist unregelmäßig, manchmal auch beweglich (Poppel). Nur ausnahmsweise weisen die Zentralverkalkungen beim Cystadenom eine radiäre Anordnung in Form eines Sonnenkranzes auf (Haukohl). Bei der sekundären Cysteninfektion oder bei ihrer Perforation und Verbindung mit dem Verdauungskanal kann noch eine Gasfüllung mit Flüssigkeitsspiegel hinzutreten. Die Cyste überdeckt gewöhnlich die Nieren und die Psoasmuskeln, deren Konturen dann verwaschen sind. Am Rand der Cyste sind die verdrängten und deformierten benachbarten, Gas enthaltenden Organe, wie Magen und Dickdarm sichtbar. Manchmal kommt es zur Verdrängung der Milz in die Querlage und zu unterschiedlicher Milzvergrößerung. Ein spezifisches Bild kann die Cyste bei der diffusen Pankreatolithiasis zeigen. Sie äußert sich hierbei durch einen unterschiedlich großen, gewöhnlich runden Defekt im Pankreasschatten (Alexander). In diesen vereinzelten Fällen kann die Leeraufnahme auch eine kleine Cyste erkennen lassen.

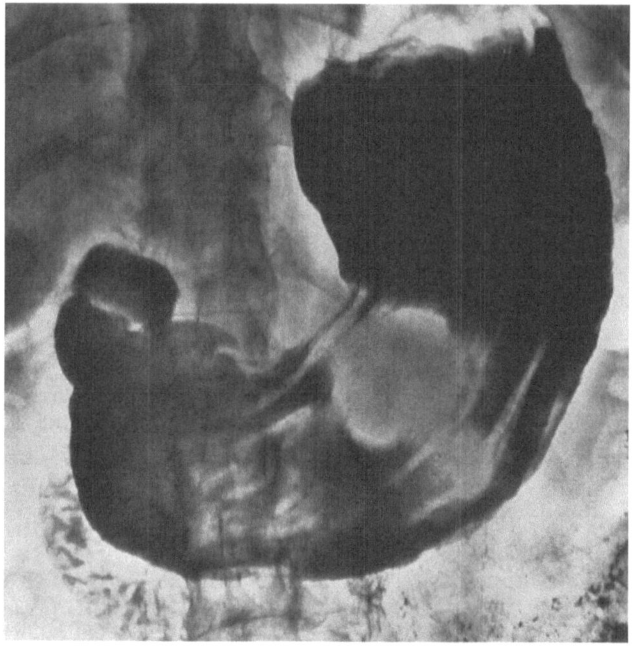

Abb. 122. Cystadenom des linken Pankreasanteils mit Verdrängung des Magens und Pelottensymptom

*Die Magen- und Duodenumuntersuchung* ermöglicht erst solche Cysten festzustellen, die das Pankreas markant vergrößern oder sich in seine Umgebung ausbreiten und ihr Ausmaß sowie die Richtung ihrer Ausweitung zu bestimmen. Sie ist für die Differentialdiagnostik wertvoll. Kleinere, z. B. die Retentionscysten entgehen bei dieser Untersuchung meist der Feststellung. Die Pankreascyste wirkt auf den Magen und das Duodenum hauptsächlich durch Druckveränderungen und zuweilen auch durch Adhäsionen.

Der Magen ist entsprechend dem Ausmaß und der Richtung der Cystenausbreitung unterschiedlich defiguriert und kann in verschiedene Richtungen — ausgenommen dorsale — verdrängt werden. Praktisch ist er immer mehr oder weniger nach vorn verdrängt. Der retrogastrische Raum ist meist sehr markant ausgeweitet. Bei den kleineren und sich nach vorn ausbreitenden Cysten kommt bei der Kompression oder am liegenden Kranken an der Stelle, wo der dorsale Druck sich auswirkt, das Pelottensymptom zum Vorschein. Bei größeren Cysten dieses Typs ist das Pelottensymptom oft schon spontan im Stehen vorhanden, und die Magenfüllung ist dadurch manchmal in zwei Teile aufgeteilt. Bei dem gastrohepatischen Typ der Cyste ist zusätzlich die kleine Curvatur im Bereich des Antrum

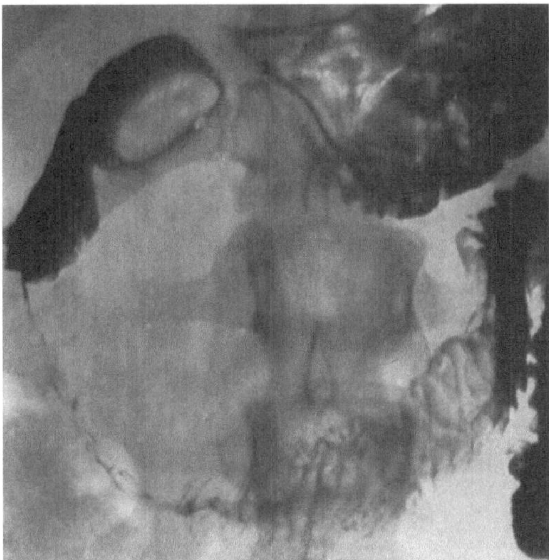

Abb. 123. Pseudocyste des Pankreaskopfes mit Verdrängung und Verjüngung der Duodenalschlinge, vor allem ihres absteigenden Schenkels und des Magenantrum

und des unteren Körperabschnittes verdrängt. Ihr Winkel ist geöffnet und bildet gewöhnlich einen größeren Bogen. Der Pylorus und das Duodenum bleiben jedoch oft an ihrem üblichen Orte (LÜDIN). Die Cyste mit dem Charakter der gastrocolischen Ausbreitung verdrängt den Magen im verschiedenen Ausmaß aufwärts. Bei ihrer Lage im Kopf ist das Antrum verdrängt, bogenförmig aufwärts ausgeschweift, manchmal auch deutlich verengt. Die Cysten, die vom Körper ausgehen, verdrängen die große Magencurvatur im

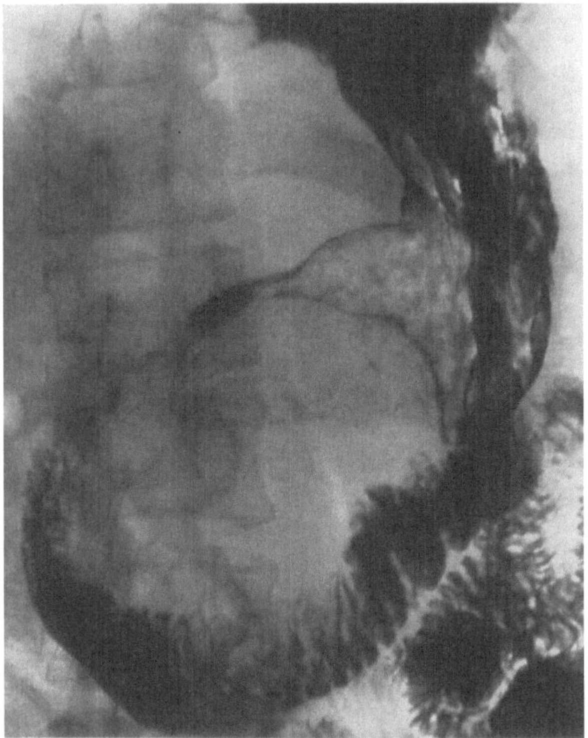

Abb. 124. Pseudocyste des Pankreaskopfes vom gastrocolischen Typ mit markantem Druck auf die große Magencurvatur des Antrum und auf das Duodenum

Bereiche des Angulus. Diese ausgedehnten Cysten verdrängen und verziehen zuweilen auch bogenförmig den ganzen Magen. Beim gastrosplenischen Typ deformiert diese vom Schwanz ausgehende Cyste die große Curvatur des Magenkörpers und verschiebt den Magen verschieden weit nach rechts. Ferner kann der Magen nach oben durch die submesocolische Cyste verdrängt sein. Bei den übrigen Typen der Ausweitung bleibt der Magen ohne wesentliche Veränderungen.

Die Druckveränderungen weisen ein typisches Bild auf. Die Magenwand ist an dieser Stellen elastisch, glattrandig, regelmäßig. Die Peristaltik verläuft in der Regel glatt und nur bei größerem Druck wird sie oberflächenlicher. Das Relief bleibt unversehrt, an der Stelle des Druckes aber sind die Falten abgeflacht und auseinandergedrängt. Ein weiteres

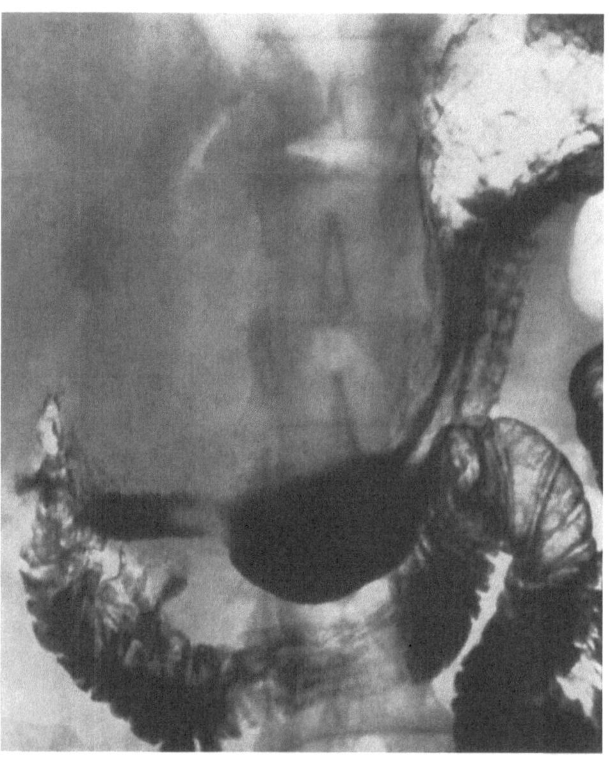

Abb. 125. Pseudocyste des Pankreaskopfes vom hepatogastrischen Typ mit markantem Druck auf die kleine Curvatur des Magenantrum

kennzeichnendes Merkmal ist hierbei die Veränderlichkeit der Druckauswirkung, da die Beweglichkeit des Magens erhalten bleibt und er über die Cyste hinweggleitet. Die Magenentleerung ist gewöhnlich normal, nur bei ausgedehnten Cysten kann sie verlangsamt sein.

Bei den sekundären Veränderungen, hauptsächlich bei der Entstehung von Adhäsionen, ändert sich dieses Bild. Der Magen ist dann an die Cyste fixiert und die Druckveränderungen an ihm sind stabil. Die Wand ist manchmal uneben, mit zipfeligen Ausziehungen versehen, die Peristaltik gewöhnlich gehemmt. Markante Veränderungen kommen auch bei der sekundären Thrombose der Milzvene zustande. Die varicenartig ausgeweiteten und den Ersatzkreislauf bildenden Magenvenen äußern sich durch beträchtliche, sogar polypoidartige Reliefvergröberung, insbesondere in den oberen Magenabschnitten. Bei der selten vorkommenden Perforation der Cyste in den Magen kommt es zur Füllung verschieden großer Höhlen und zwar gewöhnlich von der Magenrückwand aus (Monauni).

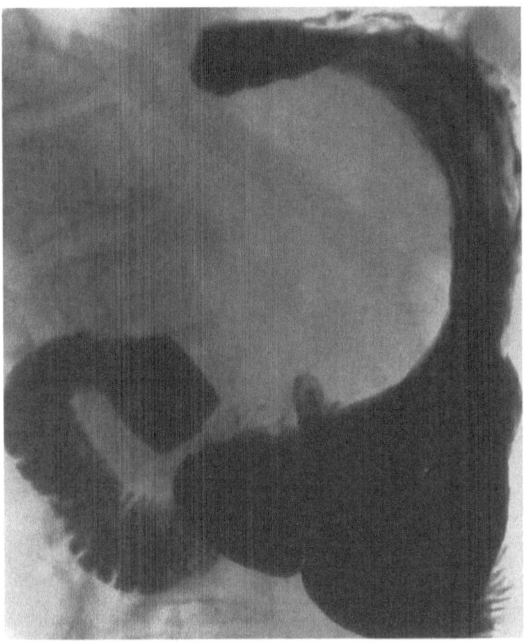

Abb. 126. Pseudocyste des Pankreaskörpers mit deutlicher Verdrängung der kleinen Curvatur des Magens und der hinteren Magenwand

Die Duodenumschlinge ist bei den vom Bereich des Kopfes ausgehenden Cysten erweitert, ihr Lumen ist verjüngt und ihre innere Kontur geglättet. Die Druckveränderungen sind jedoch im Hinblick auf die vordere Cystenausbreitung nicht immer ihrer Größe proportional und können auch, abhängig von der Lage des Patienten bei der Untersuchung, verschieden ausgeprägt sein (Macarini). Gewöhnlich sind sie in Rückenlage mehr ausgeprägt als in Bauchlage. Ferner kommt es oft zur Deformierung der Flexura duodeno-

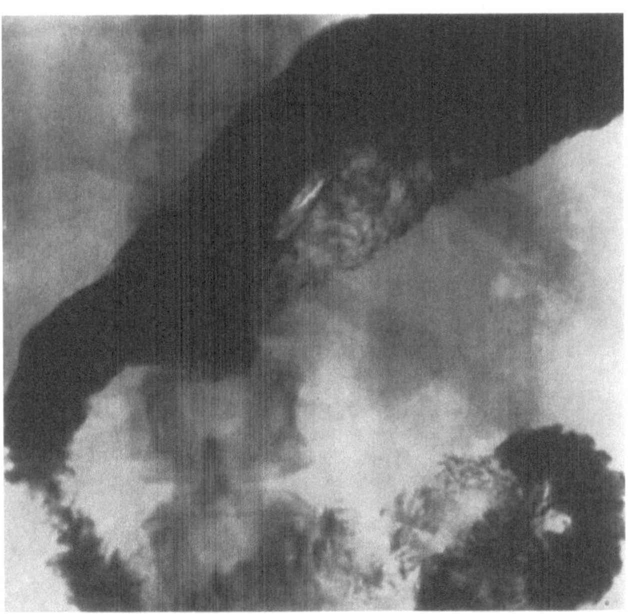

Abb. 127. Pseudocyste des Pankreaskörpers und -schwanzes vom gastrosplenischen Typ mit Verdrängung der großen Curvatur des Magenkörpers und der duodenojejunalen Biegung mit der ersten Jejunumschlinge

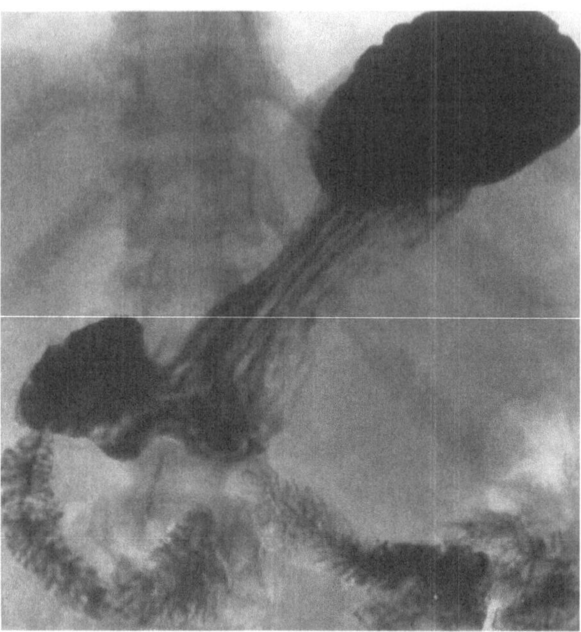

Abb. 128. Pseudocyste des Pankreasschwanzes vom gastrosplenischen Typ mit Verdrängung der großen Curvatur des Magenkörpers und der Jejunumschlingen

jejunalis. Diese ist gewöhnlich nach unten und vorne und gemäß der Ausbreitung der Cyste nach links oder rechts verdrängt. Falls es zur markanten Verjüngung ihres Lumen und zur Passagehemmung kommt, wird das Lumen des Duodenum verschieden ausgeweitet.

Differentialdiagnostisch ist die Cyste vom Pankreastumor durch das große Ausmaß, die Veränderlichkeit der Druckauswirkungen und das Fehlen von Infiltrationsveränderun-

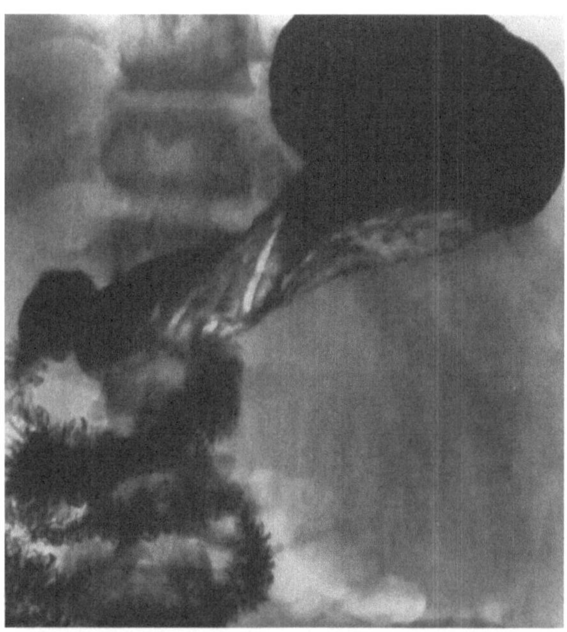

Abb. 129. Umfangreiche Pseudocyste des linken Abschnittes des Pankreas vom gastrosplenischen Typ mit markanter Verdrängung des Magens, des Duodenum, der ersten Jejunumschlingen und der linken Colonflexur

gen abzugrenzen. Bei kleinerer Cyste ist jedoch die Differenzierung manchmal schwierig. Bei den Cysten oder Tumoren der Leber kommt es zur gleichzeitigen Verschiebung des Pylorus und des Bulbus. Der Druck auf den Magen wird hauptsächlich von vorn ausgeübt (LÜDIN).

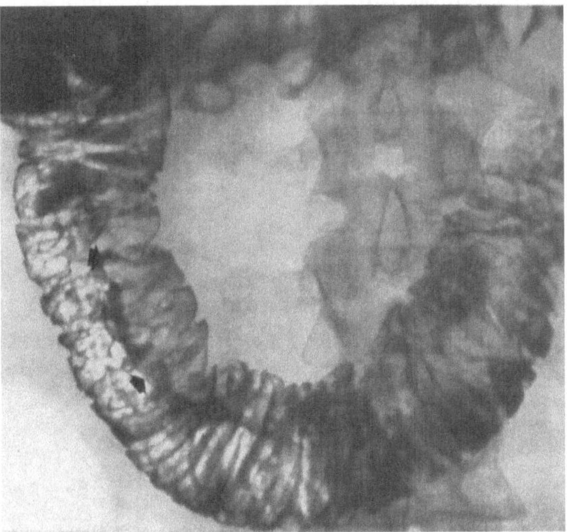

Abb. 130. Pseudocyste des Pankreaskopfes mit Ausweitung der Duodenalschlinge und Doppelkontur des absteigenden Duodenum (Pfeil). Duodenographie in Hypotonie

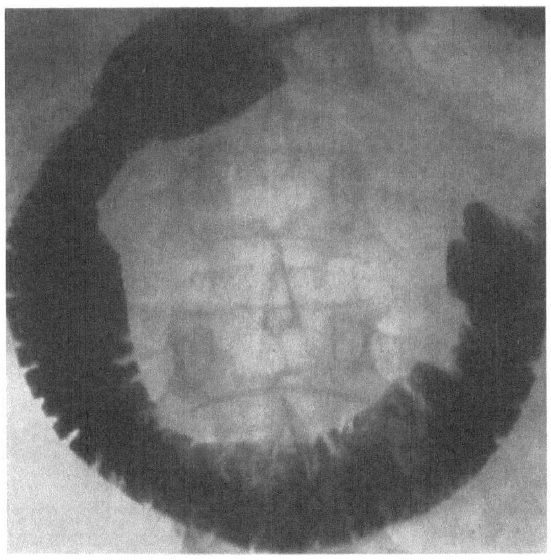

Abb. 131. Pseudocyste des Pankreaskopfes vom gastrocolischen Typ. Duodenographie in Hypotonie. Deutliche Ausweitung der Duodenalschlinge

Die *Duodenographie in Hypotonie* ist vor allem für die Differentialdiagnostik zur Unterscheidung einer Cyste von einem bösartigen Tumor wichtig. Die Duodenalveränderungen sind hierbei von demselben Charakter wie bei der üblichen Untersuchung. Sie sind jedoch deutlicher ausgeprägt und besser auswertbar (Abb. 130—132). Bei einer vom Pankreaskopf ausgehenden Cyste kommt es in der Regel zu einer unterschiedlich umfangreichen Ausweitung der Duodenalschlinge. Der absteigende und der dritte Schenkel sind gewöhnlich am meisten verdrängt. Das Duodenumlumen pflegt gewöhnlich, jedoch nicht grundsätzlich verengt zu sein. Die Innenwand des Duodenum stellt sich manchmal gestreckt und geglättet, in anderen Fällen mit Doppelkontur und Pelottensymptom dar. Das Relief ist meist erhalten, wenn auch abgeflacht. Vereinzelt kommen kleine Adhäsionen vor. Bei einer Cyste des Pankreaskörpers oder des Schwanzes werden hauptsächlich der vierte Duodenalabschnitt und die duodenojejunale Flexur verdrängt und umgeformt.

*Die Dünndarmuntersuchung* kann in der Differentialdiagnostik vor allem zur Unterscheidung der abwärts sich ausbreitenden Cyste des Pankreas von der Mesenterial- oder Ovarialcyste beitragen. Bei der Pankreascyste sind die Dünndarmschlingen gewöhnlich

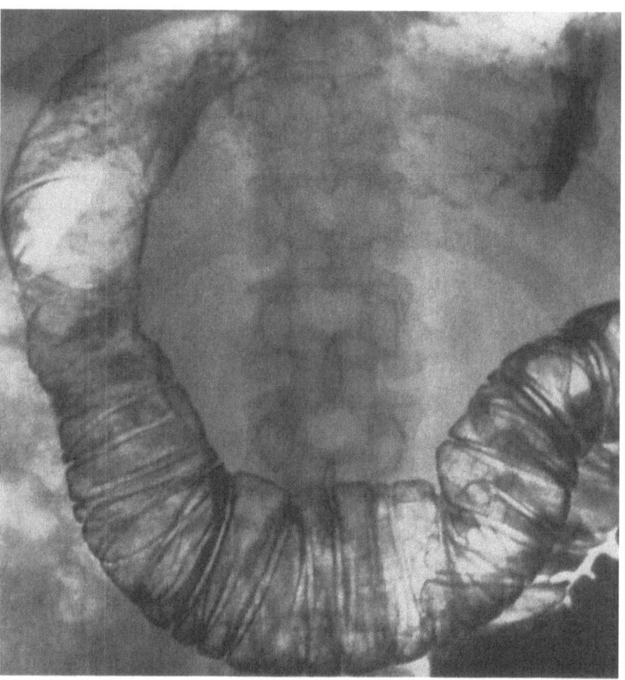

Abb. 132. Pseudocyste des Pankreaskopfes vom gastrocolischen Typ. Duodenographie in Hypotonie. Deutliche Ausweitung der Duodenalschlinge

abwärts verdrängt, bei der Mesenterialcyste geschieht die Druckauswirkung zentralwärts und die Ovarialcyste verdrängt den Dünndarm aufwärts.

Die *Dickdarmuntersuchung* erweist sich bei der Präzisierung des Ausmaßes und der Ausdehnung der Cyste als nützlich. Es kommen hierbei wiederum die typischen Druckveränderungen und vor allem die Auswirkung auf das Transversum, seltener schon auf die linke Flexur zum Ausdruck. Bei der gastrocolischen Ausbreitung ist der mittlere und manchmal auch der linke Transversumabschnitt abwärts und vom Magen abgedrängt. Die Cystengröße tritt dann sehr anschaulich bei gleichzeitiger Magenfüllung in Erscheinung (Abb. 133). Die gastrosplenische Cyste verdrängt vor allem die linke Flexur verschieden tief abwärts und vorn. Bei ihrer Hochlagerung kann sie jedoch nur nach vorn und lateralwärts verdrängt werden. Die vereinzelt vorkommende submesocolische Cyste verschiebt den betreffenden Teil des Transversum und der linken Flexur aufwärts und drängt manchmal das Transversum und das Descendens auseinander. Die Wand ist an der Stelle der Druckauswirkung glatt und elastisch, nur bei sekundären Adhäsionen kann sie zipfelig uneben und manchmal auch fixiert sein.

*Die Untersuchung der Gallenblase und der Gallenwege* kann normale Bilder ergeben. Bei den Pseudocysten wird jedoch oft eine Cholelithiasis oder eine Schädigung der Konzentrations- oder Entleerungsfähigkeit der Gallenblase festgestellt. Seltener kommen direkte Deformierungen durch den Cystendruck vor. Der Choledochus pflegt im unteren Abschnitt unterschiedlich verdrängt zu sein und für die Cyste ist die Form des türkischen Säbels — yataganes — charakteristisch. Sein retropankreatisch gelegener Abschnitt, hauptsächlich in seinem unteren Teil, ist hierbei deutlich bogenförmig nach rechts abgebogen und verjüngt. Der suprapankreatische Choledochusabschnitt ist demgegenüber leicht erweitert. Diese Umformung ist schon bei der intravenösen Cholangiographie angedeutet, markant wird sie jedoch bei der direkten Füllung der Gallenwege.

*Die Nierenuntersuchung* ist in der Differentialdiagnostik bei der Abgrenzung der Pankreascyste vom Nierentumor und der Nierencyste oder von der umfangreichen Hydrone-

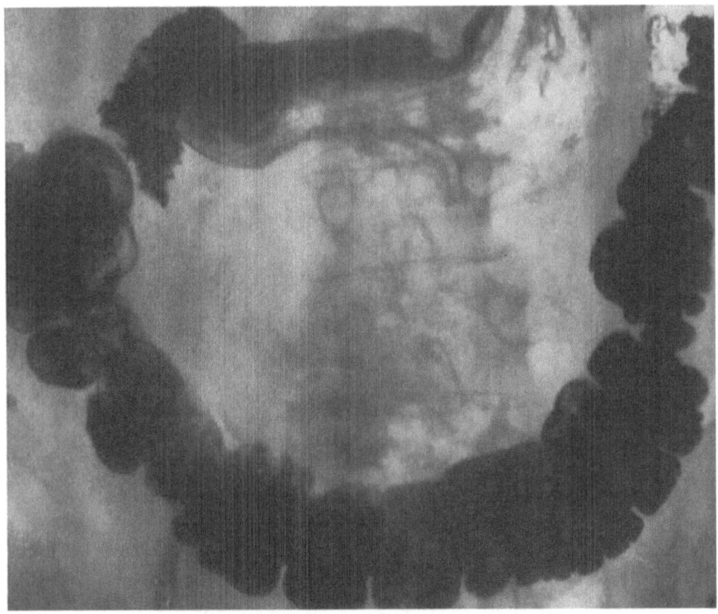

Abb. 133. Pseudocyste des Pankreaskopfes vom gastrocolischen Typ. Verdrängung des Magenantrum von dem transversalen Teil des Dickdarmes

phrose nützlich. Die Nieren sind sekundär meist erst bei umfangreicheren Cysten, gewöhnlich die linke, selten die rechte, betroffen. Es werden Druckveränderungen entsprechend der Richtung der Ausbreitung der Cyste nachweisbar. Die Niere ist in der Regel dorsalwärts und überdies zuweilen abwärts, aber auch aufwärts oder medialwärts, verdrängt. Auch das Nierenbeckenkelchsystem ist oft verdrängt mit sichtbaren typischen Zeichen des extrarenalen Druckes. Bei der Kompression des Gefäßstieles der Niere kann auch die Ausscheidungs- und Konzentrationsfähigkeit der betroffenen Niere in Mitleidenschaft gezogen werden. Die sich abwärts der Wirbelsäule entlang ausbreitende Cyste kann auch die Harnleiter komprimieren sowie deformieren und vereinzelt eine sekundäre Hydronephrose verursachen (Poppel).

*Die Pneumostratipankreatographie* kann besonders für die Differentialdiagnostik zur Abgrenzung der Cyste von den Veränderungen der umgebenden Organe herangezogen werden. Das Bild der Cyste hängt von ihrer Größe und ihrem Typ ab. Die kleinere, vor allem die Retentionscyste, äußert sich durch eine lokalisierte Ausweitung des Pankreas.

Sein Umriß wird im abgegrenzten Abschnitt mehr konvexbogig, beim Vorhandensein mehrerer Cysten wellenförmig. Der Pankreasschatten ist jedoch gut abgegrenzt und regelmäßig. Die größere Cyste ohne sekundäre Entzündungsveränderungen in der Umgebung ist in Form eines kontrastreichen, regelmäßigen, manchmal kugelförmigen, öfters jedoch halb-

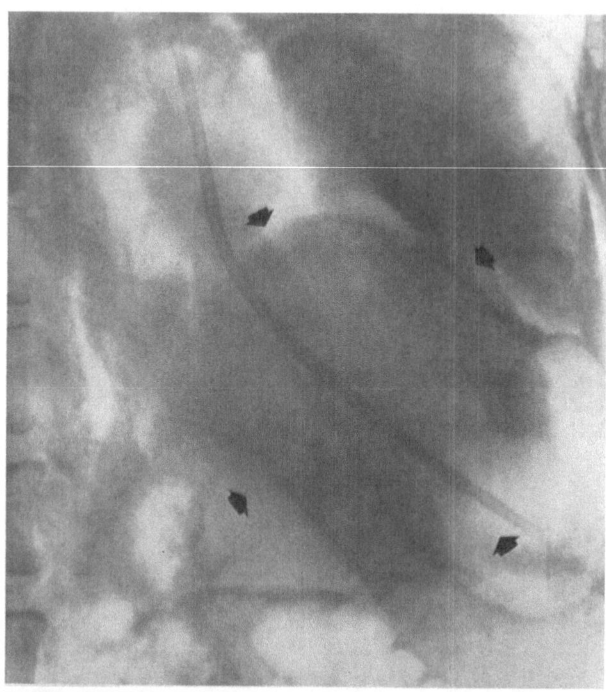

Abb. 134

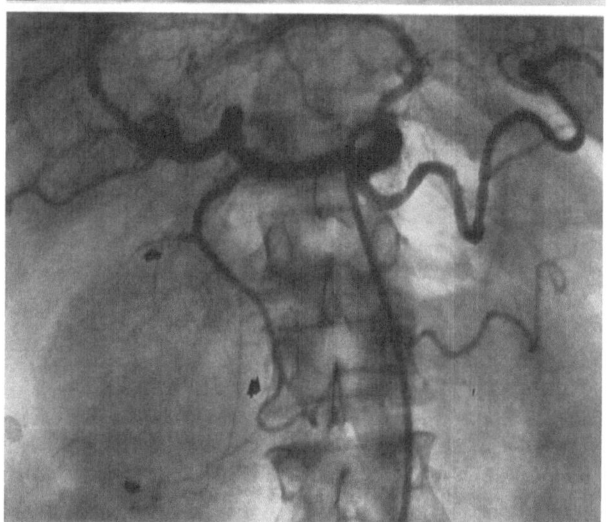

Abb. 135

Abb. 134. Pseudocyste des Pankreaskopfes vom hepatogastrischen Typ (Pfeil). Pneumoperitoneum und Mageninsufflation. Seitenprojektion. (Beobachtung von Blažek)

Abb. 135. Pseudocyste des Pankreaskopfes. Arteriographie der A. coeliaca. Verdrängung der A. gastroduodenalis nach links und ihrer Aa. pancreaticoduodenales (Pfeil) nach oben und unten

kugeligen Tumors mit glatten Konturen, der die umgebenden Organe verdrängt, sichtbar. Sie ist sowohl von der Magenwand als auch von der Niere gut abgegrenzt. Ihre Umgebung ist frei, ohne wahrnehmbare Lymphknoten. Dieses Bild ändert sich bei den Cysten mit sekundären Adhäsionsveränderungen in deren Umgebung, hauptsächlich bei den Pseudocysten. Ihre Abgrenzung wird dann weniger deutlich, ihre Umrisse sind verwischt und können mit der Umgebung zusammenfließen, so daß die Cyste schwieriger zur Darstellung zu bringen ist. Bei fortgeschritteneren Entzündungsveränderungen, infolge umfangreicher Pseudocysten, dringt das Gas in die Umgebung der Cyste meist überhaupt nicht vor. Dadurch büßt das Bild der Cyste seine charakteristischen Züge ein und die Abgrenzung der Cyste von anderen Vorgängen ist nur schwer möglich.

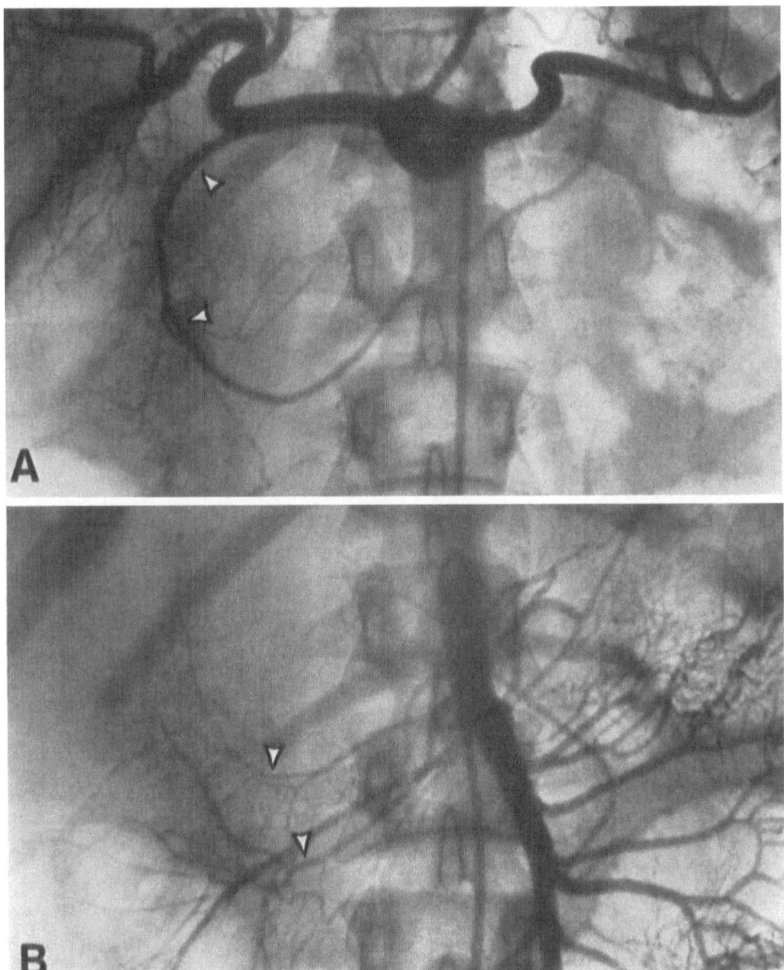


Abb. 136 a und b. Pseudocyste des Pankreaskopfes. a Arteriographie der A. coeliaca. Verdrängung der A. gastroduodenalis und der Aa. pancreaticoduodenales (Pfeil); b Arteriographie der A. mesenterica cranialis. Verdrängung des Stammes der A. mesenterica cranialis und vor allem ihrer pancreaticoduodenalen Äste (Pfeil)

*Das Pneumoperitoneum* kann in der Differentialdiagnostik von Wert sein, doch ist die Indikation nur selten gegeben, denn die Cyste wird meist schon mittels anderer Untersuchungen verläßlich diagnostiziert. Die Cyste kommt in der Gasfüllung als ein kontrastreicher, regelmäßig kugeliger oder halbkugeliger, scharf abgegrenzter und glattrandiger Tumor zur Darstellung, der die umgebenden Organe verdrängt. Bei der postnekrotischen Pseudocyste treten oft Adhäsionen an der Cystenoberfläche und ihrer Umgebung auf. Nach den sekundären Nekrosen können am Peritoneum unregelmäßige Verdickungen übrigbleiben.

*Die Arteriographie* ist in der Diagnose der Pankreascysten die wichtigste Spezialuntersuchung. Sie kann verläßlich die das Pankreas überragende Cyste und manchmal auch die intraparenchymatöse Cyste nachweisen. Die Arteriographie zeigt den Cystenumfang und manchmal auch ihren Charakter, hauptsächlich bei einem Cystadenom. Entscheidende Aufschlüsse gibt sie auch in der Differentialdiagnostik zur Unterscheidung der Cyste von einem Pankreastumor und zur Abgrenzung von den Prozessen in der Umgebung.

Die Verlagerung der umgebenden Arterien ergibt das charakteristische Bild der Cyste. Bei einer kleineren intraparenchymatösen Cyste werden nur die pankreatischen Zweige verdrängt. Die größere Cyste verdrängt schon die umgebenden Gefäßstämme. Die Cyste

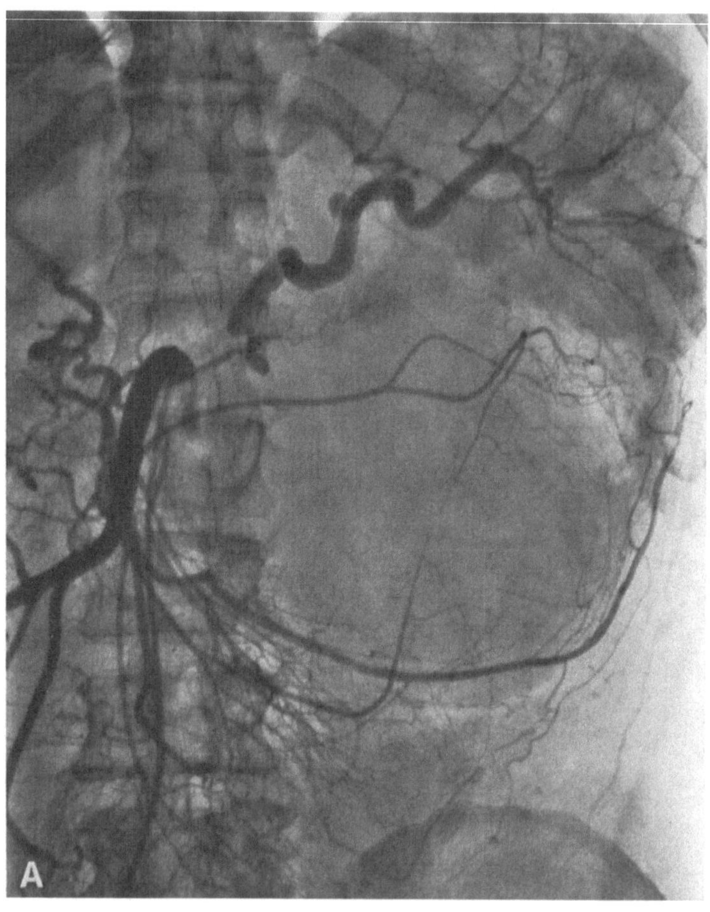


Abb. 137 a und b. Umfangreiche Pseudocyste des linken Pankreasanteiles. a Arteriographie der A. mesenterica cranialis. Verdrängung der Pankreas- und Jejunalarterien.

des Kopfes verdrängt die A. hepatica communis nach oben, die A. gastroduodenalis gewöhnlich nach rechts, vereinzelt jedoch nach links, und die A. mesenterica cranialis nach links. Die Cyste des Körpers oder des Schwanzes verdrängt vor allem die Milzarterie nach oben und die A. mesenterica cranialis nach rechts. Mit diesen Arterien werden übereinstimmend auch ihre pankreatischen Zweige, die manchmal die Cyste umkreisen, verdrängt. Die betroffenen Arterien werden bogenförmig verformt, bei einer größeren Cyste werden sie manchmal noch verengt, ihre Konturen bleiben jedoch glatt. Dieses Bild ist sehr wichtig zur Unterscheidung von einem bösartigen Tumor.

Weitere Veränderungen hängen vom Charakter der Cyste ab. Die meisten Cysten und hauptsächlich die Pseudocysten enthalten keine Gefäße und kommen als avasculäre

Herde zwischen den verdrängten Arterien zum Vorschein (Abb. 135—137). Dieser Herd ist gewöhnlich kugelförmig oder ovoid. Die Pankreasreste pflegen gefäßarm zu sein. Ihre Arterien sind manchmal im Sinne der Pankreatitis umgeformt. Die capilläre Phase ist selten und nur bei einer kleineren Cyste gut ausgeprägt. Die Cyste kommt dann in der Anreicherung des Parenchyms mit Kontrastmittel als ein Defekt zur Darstellung (ÖDMAN). In der venösen Phase findet sich oft ein Verschluß des splenoportalen Stammes mit Füllung der Kollateralen im Magen, Dickdarm und Omentum.

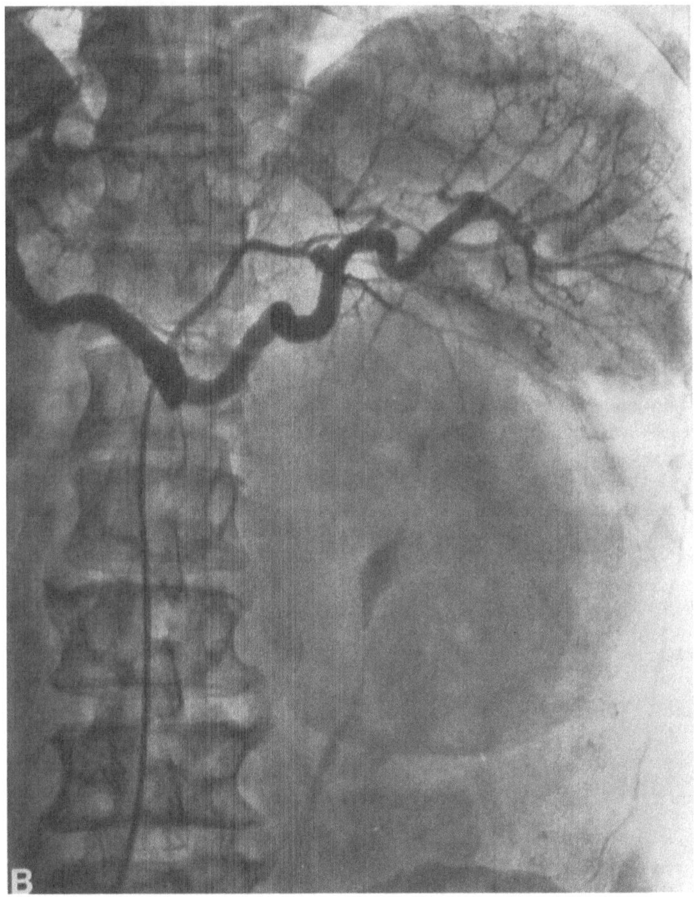


Abb. 137 b. Arteriographie der A. coeliaca. Verdrängung der Magen- und Pankreasarterien

Ein abweichendes Bild bietet das *Cystadenom*, das eine reiche Vascularisation besitzt (Abb. 138, 139). Aus den verdrängten und oft auch erweiterten Arterien gehen in den Tumor zahlreiche, verschieden breite, oft gewundene und reiche Netze bildende Gefäße ab. Später kommt es zu einer dichten Anfärbung des Tumors, wodurch er gegenüber seiner Umgebung deutlich hervortritt. Seine Anfärbung ist oft inhomogen, und enthält kleine und größere Defekte, bedingt durch die im Cystadenom vorkommenden Cysten.

*Die Splenoportographie* leistet Hilfestellung bei der Präzisierung des Ausmaßes der dorsalwärtigen Ausbreitung der Cyste. Auch ist durch sie die sekundäre Thrombose der Milzvene festzustellen. LEGER erweitert auf Grund der Ergebnisse der Splenoportographie den Operationseingriff um die Splenektomie. Sie bietet ferner dem Chirurgen Auskünfte über Lage und Ausmaß des Ersatzkreislaufes und macht ihn auf evtl. mögliche Blutungen bei der Operation aufmerksam.

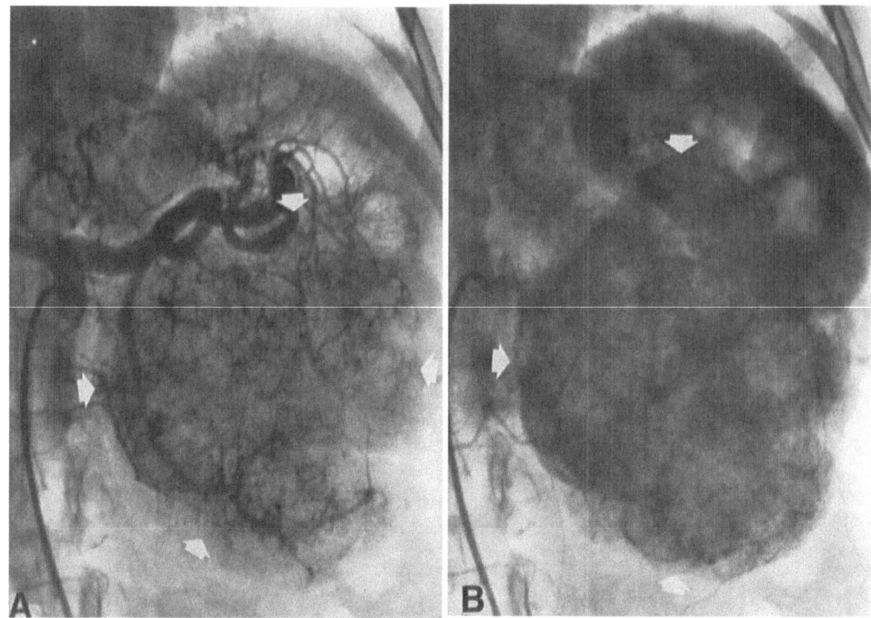


Abb. 138 a und b. Cystadenom des linken Pankreasabschnittes. Arteriographie der A. coeliaca. a Arterielle Phase mit reicher Tumorvascularität im Cystadenom (Pfeil); b Capilläre Phase mit unregelmäßiger „Anfärbung“ des Tumors (Pfeil)

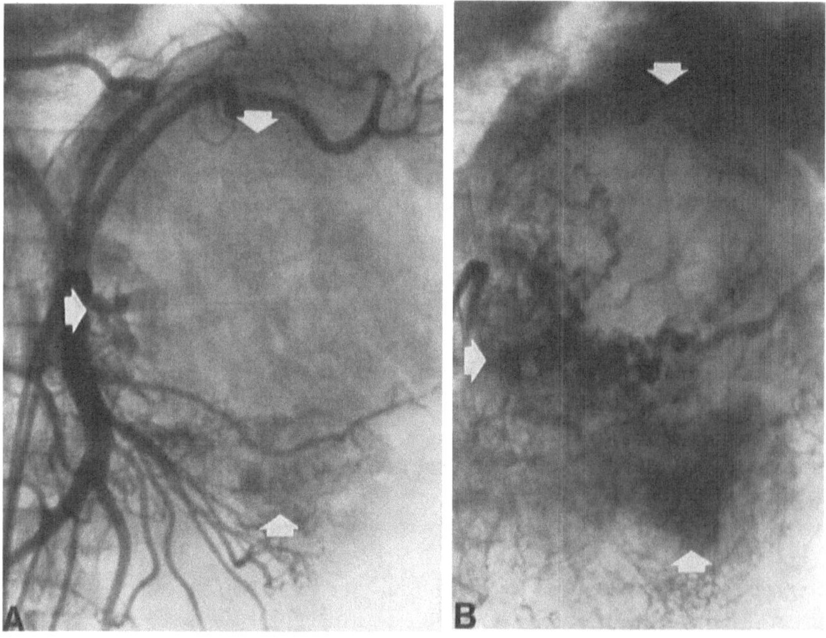


Abb. 139 a und b. Cystadenom des linken Pankreasabschnittes. Simultane Arteriographie der A. coeliaca und A. mesenterica cranialis. a Arterielle Phase. Verdrängung der Milzarterie und oberen jejunalen Arterien (Pfeil). Füllung von neugebildeten Gefäßen vom Stamme der oberen Mesenterialarterie; b Capilläre Phase. Zahlreiche Tumorgefäße im Cystadenom (Pfeil)

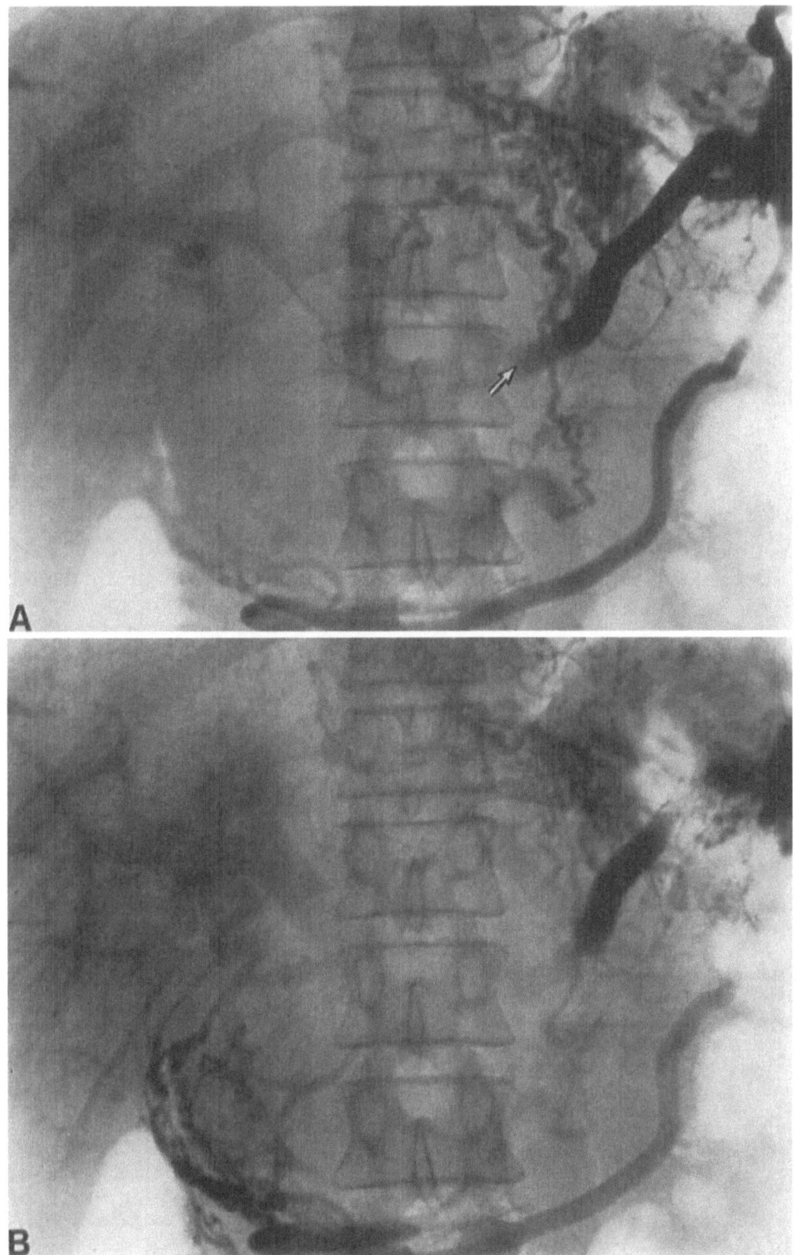


Abb. 140 a und b. Pseudocyste des Pankreaskopfes. Vollkommener Verschluß des rechten Abschnittes der Milzvene (Pfeil) mit umfangreichem hepatopetalem Kollateralkreislauf im Bereiche des Magens, Dickdarmes, des Omentum und hepatocolischen Ligamentum. a Bei der Injektion; b 4 sek. nach der Injektion

Die Pankreascyste kann bei der Splenoportographie durch verschiedene Bilder zur Darstellung kommen. Die kleinere nach vorne sich ausbreitende Cyste muß nicht zur Beeinträchtigung des splenoportalen Stammes führen. Bei gleichzeitiger diffuser Pankreatitis können Veränderungen, die auf entzündliche Pankreasvergrößerung hinweisen, festgestellt werden. Die Mehrzahl der Cysten hat jedoch eine Druckdeformierung der anliegenden Abschnitte des splenoportalen Stammes zur Folge. Der betroffene Abschnitt ist verschiedenartig verdrängt, seine Konturen bleiben jedoch glatt (Abb. 141). Zugleich kommt es auch zur verschieden umfangreichen Venenverjüngung und oft sogar zu deren

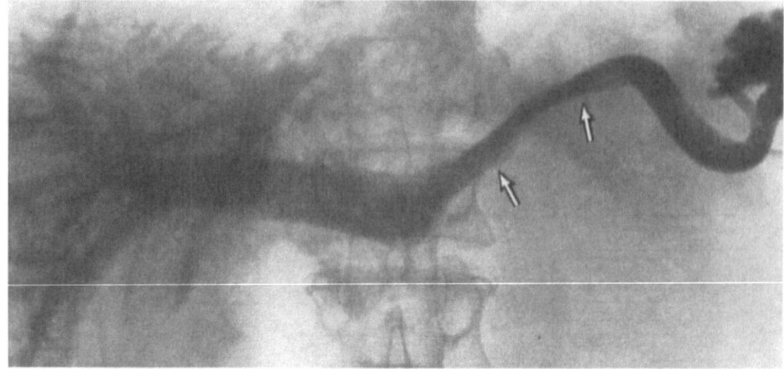

Abb. 141. Cyste des linken Pankreasabschnittes. Splenoportographie. Deutliche Verdrängung und Verjüngung der Milzvene (Pfeil)

völligem Verschluß mit Füllung des Kollateralkreislaufes (Abb. 140, 142). Bei der sekundären Thrombose hat die betroffene Vene am Orte der Amputation oft unscharfe, defekte Begrenzung. Der Kollateralkreislauf und auch die Milz sind dabei umfangreicher als beim Verschluß durch reinen Druck.

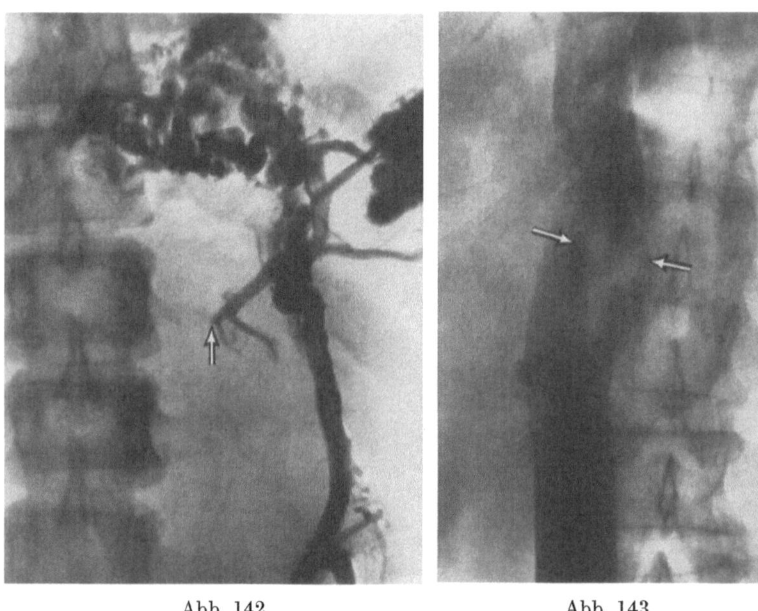

Abb. 142 Abb. 143

Abb. 142. Pseudocyste des Pankreaskörpers. Vollkommener Verschluß des mittleren Abschnittes der Milzvene (Pfeil) mit umfangreichem hepatopetalem Kollateralkreislauf im Bereiche des Magens, Dickdarmes und Omentum

Abb. 143. Pseudocyste des Pankreaskopfes mit dorsaler Verdrängung der oberen Hälfte der Hohlvene (Pfeil)

Der Kollateralkreislauf ist bei den Pankreascysten vorwiegend von hepatopetalem Charakter. Durch die varicös ausgeweiteten Venen des Magens und des Dickdarms kommt es zur Füllung des durchgängigen Abschnittes des portalen Flußbettes hinter dem Verschluß. Die hepatofugalen Kollateralen in der Milzumgebung und im unteren Abschnitt der Speiseröhre oder des Retroperitoneum füllen sich hierbei entweder überhaupt nicht oder nur in geringem Ausmaß an. Bei den vom Pankreasschwanz ausgehenden Cysten oder bei der Thrombose der Milzvene, die sich in den Bereich des Milzhilus ausbreitet, kommt es zur

Füllung der Kollateralen zum Magen und zum Dickdarm direkt von der Milz aus. Die Milz ist dann meist deutlich vergrößert.

Die *Cavographie* ermöglicht die Beurteilung der dorsalen Ausweitung der Cyste (Abb. 143, 144). Die untere Hohlvene wird bei einer Pankreaskopfcyste und manchmal auch bei einer -körpercyste betroffen. Die Cyste des Pankreaskopfes verdrängt die untere Hohlvene dorsalwärts und verengt ihren anteroposterioren Durchmesser. Die Cyste des Pankreaskörpers verdrängt die Hohlvene auch nach rechts und verursacht eine tiefere Impression ihrer vorderen und linken Wand. Die Verengung ist manchmal ausgedehnter und es kommt zur Füllung des Kollateralkreislaufes, hauptsächlich der paravertebralen Venen. Die Konturen der deformierten Abschnitte bleiben jedoch auch bei einer fort-

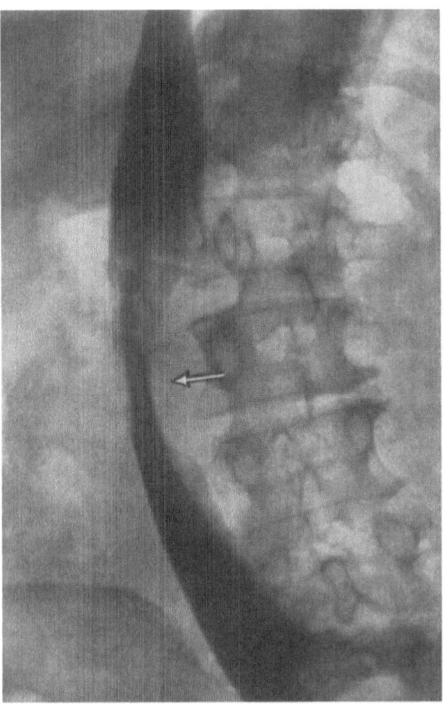

Abb. 144. Pseudocyste des Pankreaskörpers mit lateraler Verdrängung des mittleren Abschnittes der Hohlvene (Pfeil)

geschrittenen Deformierung glatt, was die Unterscheidung der Cyste von einem Carcinom erleichtert. Eine Thrombose der unteren Hohlvene kommt bei der Pankreascyste gewöhnlich nicht vor.

*Die peroperative Wirsungographie* hilft dem Chirurgen bei der Bestimmung des Charakters der Cyste und bei der Entscheidung zum zweckmäßigsten Operationseingriff. Sie wird gewöhnlich durch direkte Punktion der Cyste durchgeführt und soll, falls dabei das Ausführungssystem nicht zur Darstellung kommt, noch durch die ascendente Wirsungographie ergänzt werden (MERCADIER).

Bei der Retentionscyste fließt der Pankreassaft nach der Punktion unter Druck ab. Das eingespritzte Kontrastmittel füllt gewöhnlich eine kugelförmige oder ovoide, nicht allzugroße Höhle auf. Bei der Cyste, die ihren Ausgang vom Ductus Wirsungianus nimmt, liegt die Höhle in seiner Achse und bildet sozusagen seine aneurysmatische Ausweitung. Die Retentionscyste, die aus den Nebenausführungsgängen gebildet wird, ist meistens mit dem Hauptausführungsgang durch ein enges Kanälchen verbunden. Bei Vorliegen sekundärer Veränderungen kann diese Verbindung jedoch unterbrochen sein.

Die Pseudocysten können ein unterschiedliches Bild aufweisen (Mercadier). Die kleine und intraparenchymatös lokalisierte Cyste, die als Folge kleinerer Herdnekrosen oder eines Infarktes entsteht, füllt sich bei der direkten Injektion nur isoliert und weist gewöhnlich keine Verbindung mit dem Ausführungssystem auf. Bei der ascendenten Pankreatographie kommt es hierbei zu guter Füllung der Ausführungswege, in welchen die auf die chronische Pankreatitis hinweisenden Veränderungen ausgeprägt sein können. Die Kanälchen sind an der Stelle der Cyste verdrängt und verformt. Die größeren Pseudocysten haben gewöhnlich eine Verbindung mit dem Ausführungssystem (Doubilet). Gut nachweisen läßt sich diese Verbindung meist bei der ascendenten Wirsungographie, wobei das Kontrastmittel von den verformten Kanälchen aus in die verschieden große und meist

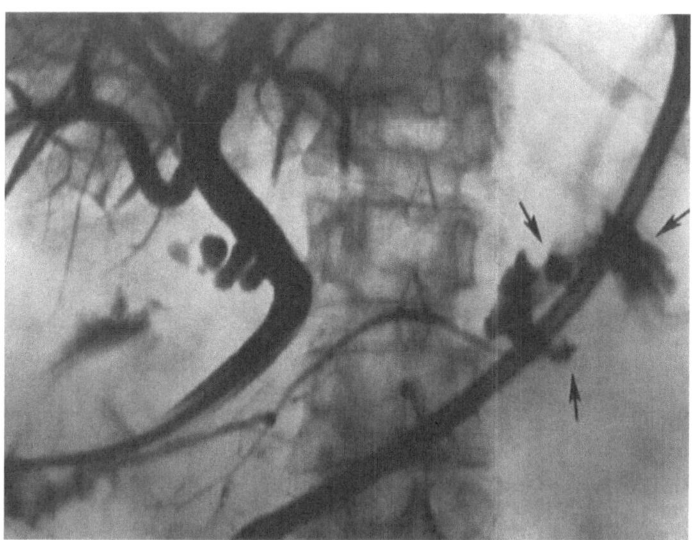

Abb. 145. Pseudocyste des linken Pankreasabschnittes. Intraoperative Wirsungographie durch Reflux. Im Bereiche des Pankreaskörpers und des -schwanzes kommt es zur Füllung einer unregelmäßigen Höhle (Pfeil), sonst ist das Ausführungssystem normal. (Beobachtung von Anacker)

unregelmäßig begrenzte Höhle der Pseudocysten eindringt. Bei direkter Punktion der Pseudocyste kommt es in seltenen Fällen zur Füllung des Ausführungssystems.

Die übrigen Cysten, d.h. die angeborenen, tumorösen oder parasitären Cysten, haben keine Verbindung mit dem Ausführungssystem und bei der ascendenten Wirsungographie sind die Druck- und Deformationsveränderungen der Kanälchen abhängig von der Größe und Ausbreitung der Cyste ausgeprägt.

*Die Untersuchung nach der Operation.* Entsprechend dem Charakter und dem Ausmaß der Cyste wird ein unterschiedlicher Operationseingriff gewählt. Die kleinere Cyste kann manchmal operativ entfernt werden. Die postoperative Untersuchung weist dann ein Normalbild auf. Die Retentionscyste und manchmal auch die Pseudocyste kann durch Drainage behandelt werden. Wiederholte, über die liegende Drainage durchgeführte Wirsungographien ermöglichen dann, den Verlauf der Heilung zu studieren. Markante Verkleinerung der Cystenhöhle und Rückgang der Veränderungen am Ausführungssystem sind oft feststellbar (Doubilet). Am häufigsten, vorwiegend bei der Pseudocyste, legt man eine Verbindung der Cyste mit dem Magen an. Zur Beurteilung der Operationsergebnisse ist die Magendarmuntersuchung erforderlich. In den Fällen, in denen vor der Operation Veränderungen der umgebenden Gefäße festgestellt wurden, sollte auch die Arteriographie die Splenoportographie bzw. die Cavographie durchgeführt werden.

Bei der Magenuntersuchung mit der Bariumsuspension von üblicher Dichte dringt das Kontrastmittel gewöhnlich in die Cystenhöhle nicht ein (Herfort, Knobloch, Kunc). Durch die Anwendung verdünnten Kontrastmittels in Rücken-, oder in der Trendelenburg'schen Lage kann es zuweilen bald nach der Operation zur Füllung der Cystenhöhle kommen. Ihr Ausmaß ist jedoch deutlich geringer als vor der Operation (Mohl). Die Höhle nimmt an Größe ab und nach 2—3 Monaten tritt eine Füllung auch mit verdünntem Kontrastmittel nicht mehr ein. An der Stelle der Anastomose, hauptsächlich an der kleinen Curvatur und der Rückwand, sind die Magenumrisse uneben und zipfelig als Zeichen der Perigastitis ausgezogen. Die Falten in der Umgebung der Anastomose sind grob und zeigen manchmal das Bild der Konvergenz. Die Arteriographie zeigt nach der

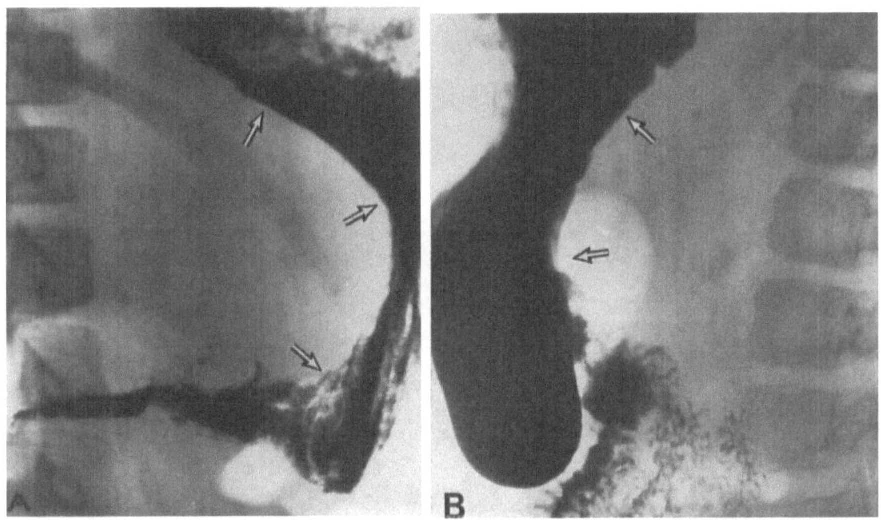


Abb. 146 a und b. Pseudocyste des Pankreas bei einem 8jähr. Kind. a Vor der Cystogastrostomie. Deutliche Ausweitung des retrogastrischen Raumes, Deformation der hinteren Magenwand und des Antrum (Pfeil); b Drei Jahre nach der Operation. Der retrogastrische Raum ist kleiner; leichte Umformung und Adhäsionen der hinteren Magenwand (Pfeil)

Operation nur Anzeichen der chronischen Pankreatitis. Die Splenoportographie kann nach der Operation der Cyste verschiedene Veränderungen aufweisen. Falls der Verschluß des splenoportalen Stammes nur durch die Kompression bedingt war, ist die Milzvene verschiedenartig umgeformt und als Folge der sekundären Adhäsionen in ihrer Umgebung verjüngt. Es kommt jedoch wieder zur Durchgängigkeit der Gefäße. Auch der Kollateralkreislauf wird wesentlich geringer und es ist gewöhnlich nur eine Füllung der kleineren Venen zum Magen noch zu beobachten. Die varicös ausgeweiteten subserösen Venen kommen nicht mehr zur Darstellung. Wird jedoch der Verschluß der Milzvene durch eine Thrombose verursacht, bleibt das Bild dasselbe wie vor der Operation. Einen ähnlichen Rückgang und gewöhnlich völliges Verschwinden der Veränderungen der unteren Hohlvene zeigt auch die Cavographie nach der Operation.

## 5. Benigne Geschwülste

Von benignen Tumoren kommen im Pankreas vereinzelt Hämangiome, Cystadenome oder Nesidiome (Insulinome) vor. Das Hämangiom hat manchmal den Charakter eines Cavernoms und kann groß sein (Derom, Polák, Ringoir). Auch das Cystadenom kann

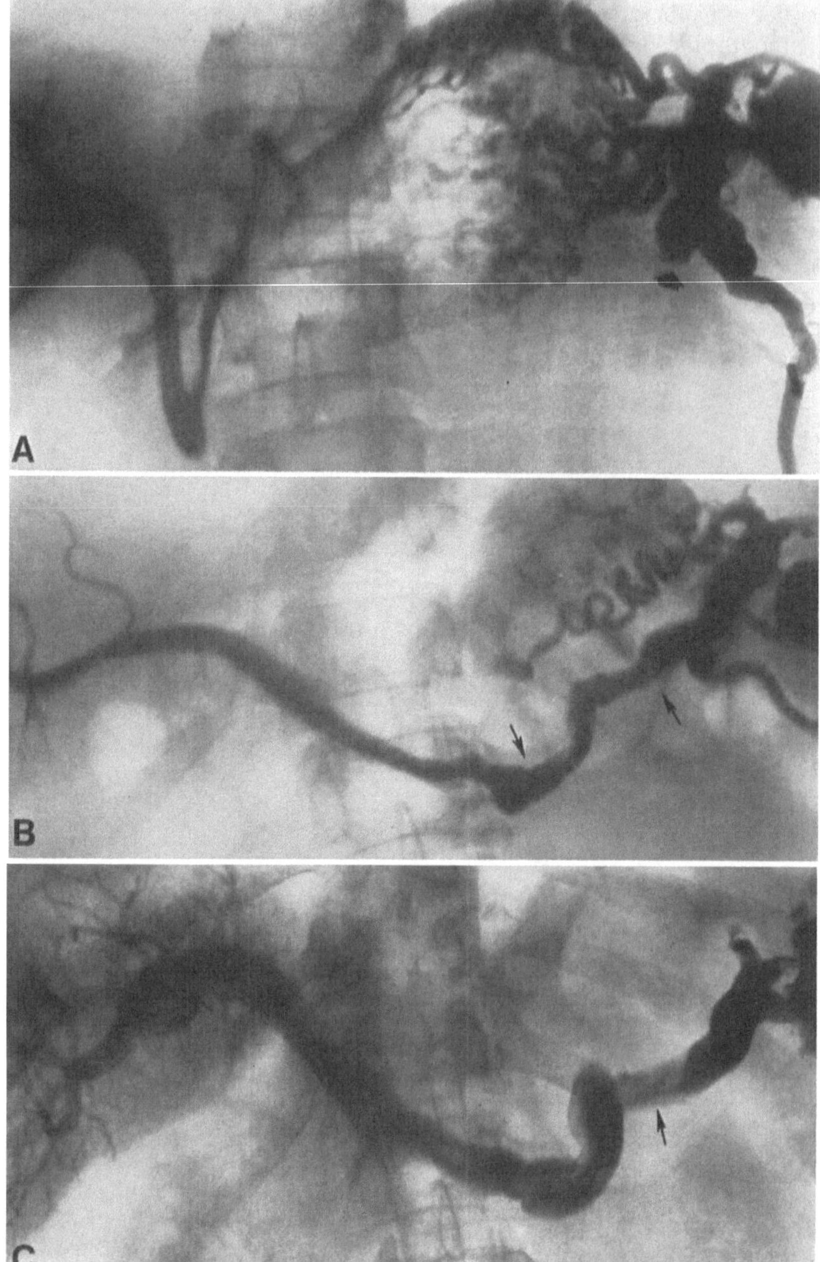


Abb. 147 a—c. Rückgang der Veränderungen der Milzvene nach Operation einer Pseudocyste. Splenoportographie. a Vor der Operation. Vollkommener Verschluß der Milzvene (Pfeil) mit reichem hepatopetalem Kollateralkreislauf in Magen und Dickdarm; b Sechs Monate nach der Operation. Die Milzvene ist durchgängig, deformiert und unregelmäßig verengt (Pfeil), der Kollateralkreislauf zum Magen ist nur gering; c Sieben Jahre nach der Operation. Die Milzvene ist nur leicht deformiert (Pfeil), kein Kollateralkreislauf

einem größeren Umfang erreichen. Die anderen benignen Tumoren, z.B. Fibrome, Lipome, Adenome kommen sehr selten vor und sind gewöhnlich klein.

Die Röntgenbefunde bei den benignen Tumoren hängen von Größe, Lage und Charakter derselben ab. Die größeren Tumoren, bei oberflächlicher Lokalisation auch kleine Tumoren (Olsson), verursachen Druckveränderungen an den umgebenden Organen ohne Schädigung ihrer Wände. Der Magen, das Duodenum, der Dick- und manchmal auch der

Dünndarm werden von dem Tumor unterschiedlich verdrängt, wobei die Konturen der Füllung glatt und die Wände elastisch sind. Der benigne Tumor, der eine bestimmte Größe erreicht und die Pankreasgrenzen überragt, kommt auch bei der Pneumostratipankreatographie gut zur Darstellung. Die glatten unversehrten Umrisse des Tumors ohne Adhäsionen der Umgebung ergeben ein charakterisches Bild. Beim Hämangiom ist die Anwendung der Arteriographie von entscheidender Bedeutung. Das Pankreasangiom hat denselben Charakter wie die Angiome anderer Lokalisationen. Aus der Milzarterie, der A. hepatica communis, A. gastroduodenalis oder auch aus Pankreasarterien kommt es zur Darstellung verschieden umfangreicher Konvolute atypischer Gefäße. Ihre Füllung hält manchmal bis

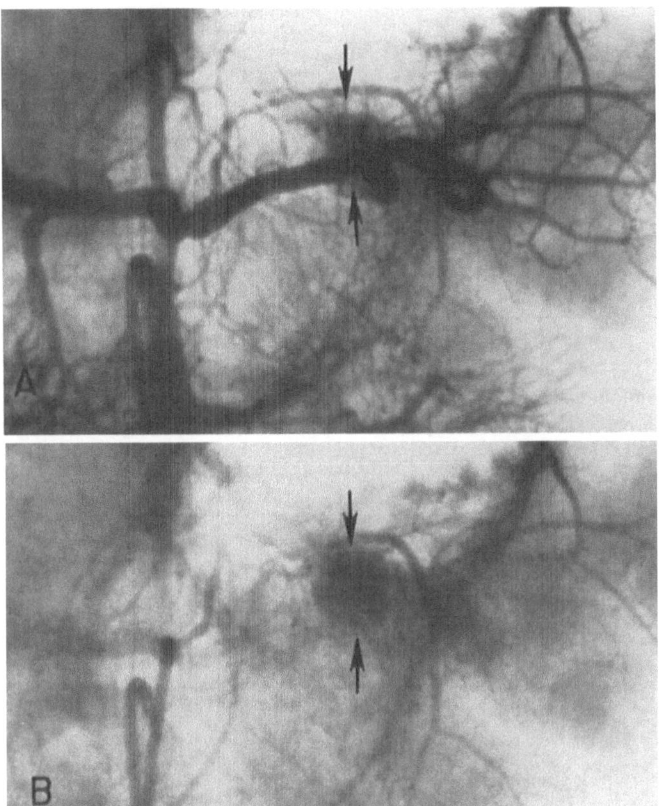


Abb. 148 a und b. Insulinom des Pankreasschwanzes bei einem 13jährigen Knaben mit Hyperinsulinismus. Simultane Arteriographie der A. coeliaca und der A. mesenterica cranialis. a Arterielle Phase. Im Bereiche des Schwanzes beginnt die Darstellung eines runden Gebildes von 1,5 cm Durchmesser mit neugebildeten Gefäßen (Pfeil); b Capilläre Phase. Insulinom wird gut angereichert und stellt sich gegenüber seiner Umgebung gut dar (Pfeil)

in die späteren Untersuchungsphasen an. Auch bei dem Cystadenom ist die Arteriographie die wichtigste Untersuchungsmethode. Sie zeigt das schon oben beschriebene Bild der Verdrängung der umgebenden Gefäße und einer reichen Gefäßneubildung im Tumor.

## Nesidiom (Inselzelltumor)

Das Nesidiom entwickelt sich aus den Langerhans'schen Inseln und enthält die innersekretorischen Alpha oder Beta-Zellen. Der Inseltumor erreicht gewöhnlich keinen größeren Umfang. Er ist sehr klein und kann völlig im Parenchym eingebettet sein ohne die Pankreasform zu ändern. Er kann in jedem Abschnitt des Pankreas vorkommen, bisweilen entwickelt er sich auch aus einer aberranten Pankreasinsel. Das Nesidiom äußert sich meist

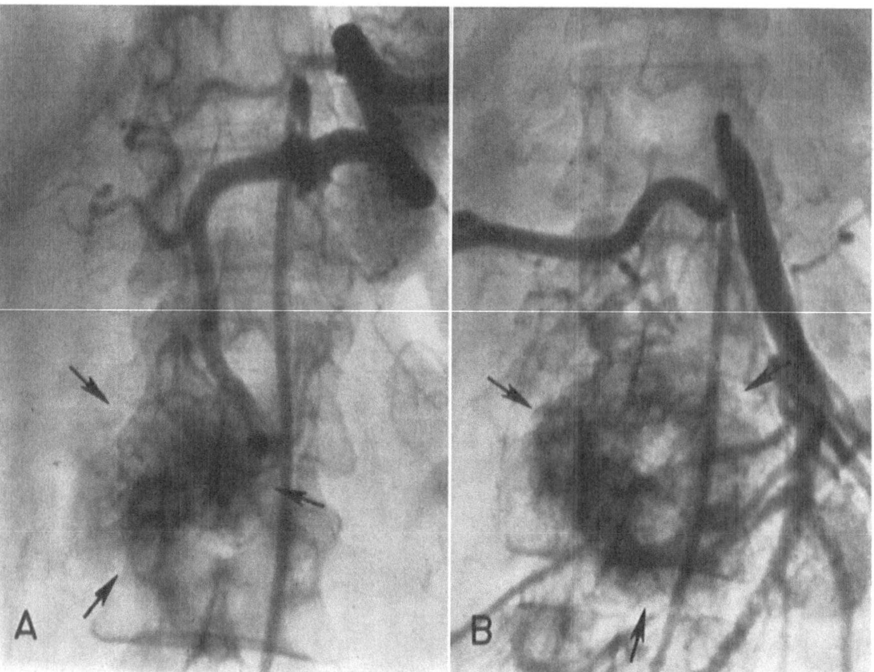


Abb. 149 a und b. Nesidiom des Pankreaskopfes bei einer 42jährigen Patientin mit Zollinger-Ellison Syndrom. a Arteriographie der A. coeliaca. „Anfärbung“ des vor der Wirbelsäule gelegenen Tumors von der erweiterten gastroduodenalen Arterie aus (Pfeil); b Arteriographie der A. mesenterica cranialis. Anfärbung des Tumors (Pfeil), Verdrängung der oberen Mesenterialarterie

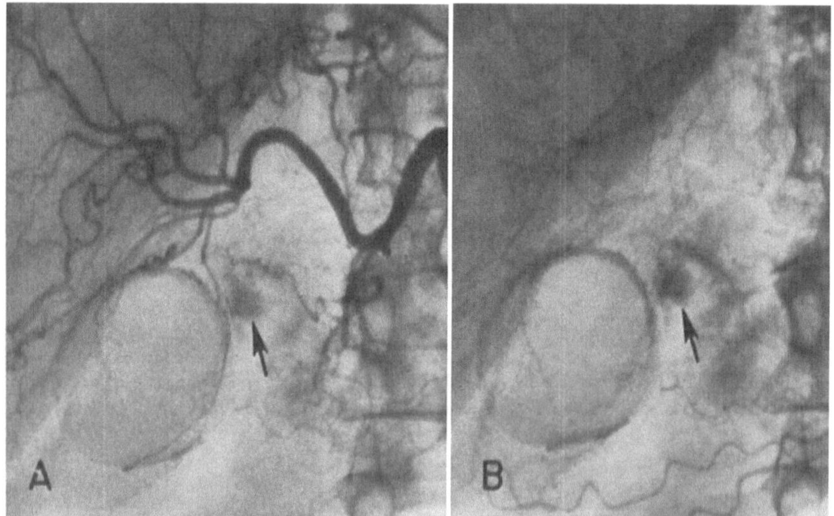


Abb. 150 a und b. Nesidiom in einem aberranten Pankreas im Duodenum bei einer 40jährigen Frau mit Zollinger-Ellison Syndrom. Arteriographie der A. coeliaca. a Arterielle Phase. „Anfärbung“ eines Tumors von 5 mm Durchmesser (Pfeil) von der Duodenalarterie aus. Verschluß der gastroduodenalen Arterie nach der Magenoperation. b Capilläre Phase mit guter „Anfärbung“ des Tumors (Pfeil). „Anfärbung“ der Gallenblase

mit typischen klinischen Symptomen, abhängig von der inneren Sekretion seiner Zellen. Häufig tritt es unter dem Bild des Hyperinsulinismus mit hypoglykämischen Zuständen in Erscheinung. In anderen Fällen äußert es sich durch das Bild des Zollinger-Ellison'schen Syndrom mit Magenhypersekretion und Ulcusrezidiven oder durch eine schwere chronische Diarrhöe mit Hypokaliämie.

*Die Arteriographie* stellt in der Diagnostik des Nesidiom eine souveräne Methode dar. Sie ist in allen Fällen indiziert, in denen ein Nesidiomverdacht besteht. Das arteriographische Bild des Nesidioms hängt vor allem von seiner Vascularisation ab. Ungefähr 65% der Nesidiome besitzen eine reiche Vascularisation und durch die Arteriographie kann sie verläßlich nachgewiesen werden, soweit sie eine Größe von etwa 5 mm erreichen. Zum Auffinden solcher Tumoren muß man die beste Technik mit selektiven und superselektiven Injektionen, anteroposterioren und schrägen Projektionen und Mageninsufflation anwenden. Bei der Beurteilung der Untersuchung muß man nicht nur das ganze Pankreas, sondern auch die umgebenden Organe und Gewebe, in denen eine aberrante Pankreasinsel (Abb. 150) vorkommen kann, und die Leber wegen möglicher sekundärer Herde

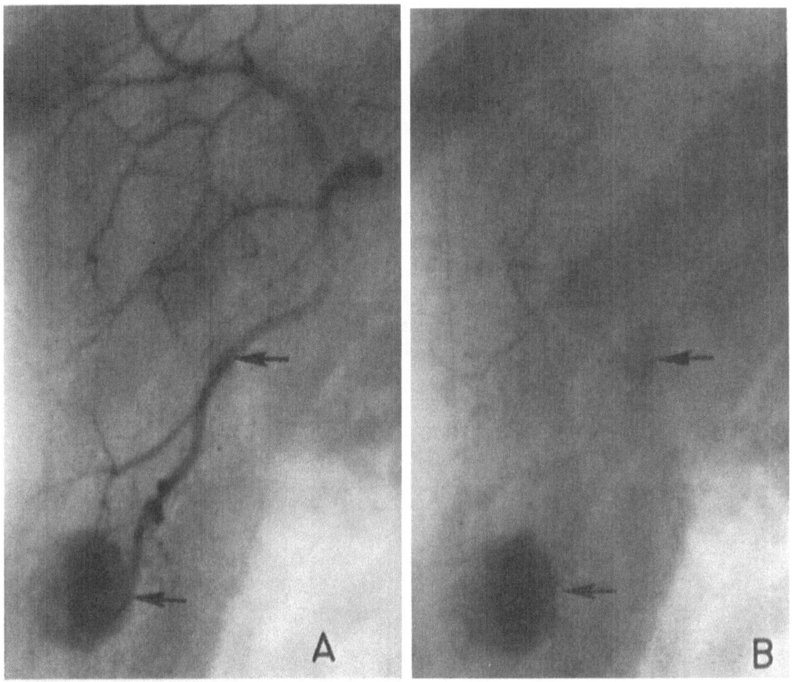


Abb. 151 a und b. Lebermetastasen eines Nesidioms bei einem 29 jährigen Patienten nach totaler Pankreatektomie und anhaltendem Hyperinsulinismus. Arteriographie der A. hepatica. a Arterielle Phase. Im unteren Teil des rechten Leberlappens stellen sich ein Tumorherd von 2 cm Durchmesser und über ihm ein kleinerer Herd von 0,5 cm Durchmesser dar (Pfeil). b Beginnende capilläre Phase. Die Nesidiomherde kommen deutlich zur Darstellung (Pfeil)

(Abb. 151), sorgfältig absuchen. Die Subtraktions-Technik kann dabei mit gutem Erfolg eingesetzt werden.

Die Vascularisation des Nesidioms wird meist von vielen winzigen Gefäßen gebildet, die man oft im Arteriogram nicht voneinander unterscheiden kann. Das kleine Nesidiom kommt nur als ein kontrastdichter Herd in der späteren arteriellen Phase zum Ausdruck. Es tritt gewöhnlich gegenüber seiner Umgebung deutlich hervor und ist oft kugelförmig und von glatten Konturen. Ein umfangreicheres Nesidiom enthält manchmal größere Tumorgefäße, die bizarre Netze bilden können. In diesem Falle pflegen seine Versorgungsarterien ausgeweitet zu sein, die umgebenden Arterien verdrängt und umgeformt. Die Kontrastanreicherung ist am stärksten in der capillären Phase. Sie nimmt aber schneller als die Milzanfärbung ab. Manchmal ist die Füllung der den Tumor drainierenden Venen sichtbar. Denselben Charakter besitzen auch eventuelle sekundäre Herde eines malignen degenerierten Nesidioms, die gewöhnlich in der Leber vorkommen. Sie werden vor allem in der späteren arteriellen und der capillären Phase anschaulich abgebildet.

Solange das Nesidiom nur minimale Vascularisation besitzt, kann es nur durch sekundäre Druckveränderungen an den umgebenden Gefäßen festgestellt werden. Die diagnostische Leistungsfähigkeit der Arteriographie ist dann von der angewandten Technik abhängig. Durch „supraselektive" Arteriographie können Tumoren von 1½—2 cm Durchmesser festgestellt werden (Abb. 152). Mit der selektiven Katheterisierung kann man nur einen größeren Tumor finden. Ein avasculäres Nesidiom macht sich durch Verdrängung und Umformung der Gefäße in seiner Umgebung bemerkbar. Ein kleinerer Tumor verdrängt nur die pankreatischen Äste. Bei einen umfangreicherem Nesidiom werden auch die in der Umgebung des Pankreas liegenden Gefäße betroffen. Der Tumor selbst enthält keine größeren Gefäße, die umgebenden Arterien können jedoch darauf projiziert werden. Dies

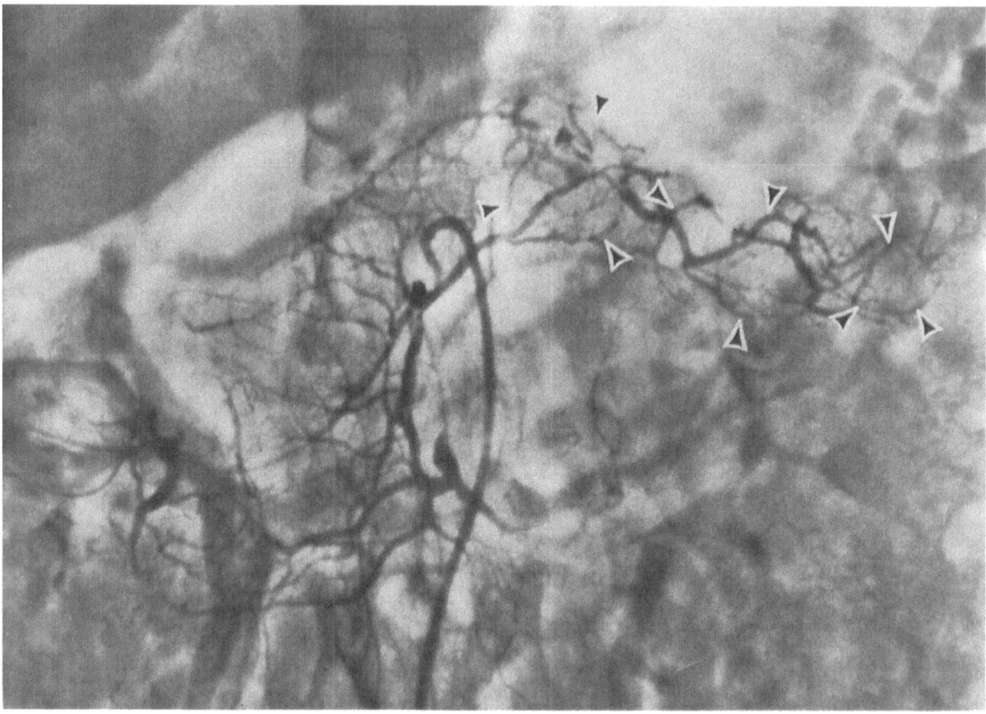

Abb. 152. Drei avasculäre Nesidiome im linken Pankreasanteil bei einem 28jährigen Patienten mit Zollinger-Ellison-Syndrom. Arteriographie der A. pancreatica dorsalis. Verdrängung der pankreatischen Äste in der Umgebung der Tumoren (Pfeile) von 1.5—2 cm Durchmesser

Bild kommt auch bei anderen benignen Tumoren oder Cysten vor. Unter Berücksichtigung der klinischen Symptome ist es jedoch möglich, die richtige Diagnose zu stellen.

In der Differentialdiagnostik muß man ein hypervascularisiertes Nesidiom von dem Pankreasangiom, der aberranten Milz, der lokalisierten Kontrastanreicherung des entzündlich veränderten Magens und Duodenums oder einer Jejunumschlinge abgrenzen. Die genaue Auswertung der Gefäßversorgung des Tumors und ihres Charakters ist eine große Hilfe. Eine präzise Abgrenzung des Nesidioms von der aberranten Milz ist jedoch manchmal sehr schwierig.

*Die intraoperative Wirsungographie* mit zweizeitiger Einspritzung des Kontrastmittels kann bei der Diagnostik des Nesidiome von Bedeutung sein. Nach der zweiten Injektion, wodurch es zur diffusen Parenchymanreicherung kommt, stellt sich das Nesidiom entsprechend seiner Größe in Form eines scharf abgegrenzten Füllungsdefektes dar.

## 6. Maligne Tumoren

Von den malignen Pankreastumoren kommt hauptsächlich das Carcinom in Betracht. Die Tumoren von sarkomatöser Natur sind selten. Ferner kommen im Pankreas sekundäre Tumoren vor und zwar treten diese ungefähr ebenso oft wie die primären auf, nach JORDAN sogar zweimal so häufig. Die Tumoren der umgebenden Organe, hauptsächlich des Magens, der Gallenblase, der Gallenwege, der Vater'schen Papille, des Dickdarmes oder die Tumoren des Retroperitoneum können direkt in das Pankreas einwachsen. Das Pankreas kann jedoch samt den Lymphknoten in seiner nahen Umgebung auch von Metastasen, vor allem beim Carcinom der Bauchorgane, der Lungen und beim Seminom, betroffen sein.

### a) Carcinom

Die Lokalisation des Carcinoms im Pankreas stellt nach statistischen Angaben 1—4% aller Carcinome dar (JORDAN, PELNÁŘ, SALIK); sein Vorkommen nimmt in den letzten Jahren zu (POPPEL). Das Pankreascarcinom wird bei Männern etwa 2—3 mal so häufig wie bei Frauen festgestellt, hauptsächlich zwischen dem 50.—70. Lebensjahr. Man findet es aber auch bei jüngeren Individuen, sogar bei Kindern (HERFORT). Der Krebs ist meist im Pankreaskopf lokalisiert, den Statistiken nach in etwa 65—85%. Der Körper wird in 10—28%, der Schwanz in 3—8% betroffen.

Das Carcinom nimmt meistens seinen *Ausgang vom exkretorischen Parenchym*, vor allem vom Epithel der Ausführungswege oder der Acini und zeigt den Charakter eines zylindrozellulären Adenocarcinoms. Selten kommt das papilläre Cystadenocarcinom vor. Dieses wird von den multiloculären Cysten mit papillomartiger Wucherung gebildet und entsteht durch maligne Degeneration des benignen Cystadenoms. Das gilt für jüngere Individuen, vorwiegend Frauen; der Tumor ist meist im Körper oder im Schwanz lokalisiert. Selten findet sich das Nesidioblastom, das von den Langerhans'schen Zellen ausgeht und dessen Zellen manchmal ihre innersekretorische Tätigkeit weiter beibehalten. Auch das Nesidioblastom entsteht gewöhnlich durch maligne Degeneration bei länger bestehendem benignem Nesidiom.

Beim Carcinom überwiegt manchmal die Wucherung, wobei es in Form des *medullären oder gelatinösen Carcinoms*, aber auch als *Carcinoma simplex* vorkommt. Auch in Form des *Scirrhus* kann es auftreten, wobei eine beträchtliche Narbenschrumpfung durch das im Tumor überwiegende Bindegewebe zustande kommt. Daraus ergeben sich das uneinheitliche Aussehen des Carcinoms und seine verschiedenartigen Merkmale im Röntgenbild. Bei den Formen mit überwiegender Wucherung entsteht eine verschieden umfangreiche Vergrößerung des betroffenen Pankreasteiles, was zu Druckveränderungen an den umgebenden Organe führt. Beim Scirrhus ist die Vergrößerung sehr gering. Auch zu einer Gesamtverkleinerung des durch den Tumor infiltrierten Pankreasteiles und zu sekundären retraktiven Veränderungen der umgebenden Strukturen kann es kommen. Die tatsächliche Tumorgröße ist jedoch gewöhnlich geringer als man auf den ersten Blick annehmen möchte oder als es sich bei der direkten z.B. bei der intraoperativen Palpation zeigt. Manchmal ist der Palpationsbefund sogar mehr als um die Hälfte größer als der Tumor (JORDAN), wobei sich die sekundäre Pankreatitis vergrößernd auswirkt. Das Ödem und die entzündliche Parenchyminfiltration mit verschieden großer Hypertrophie entsteht fast immer in der unmittelbaren Nachbarschaft des Tumors. Weiterhin werden von der sekundären Pankreatitis auch diejenigen Parenchymteile betroffen, die vor einem die Ausführungswege obstruierenden Tumor liegen. Die Bestimmung der tatsächlichen Tumorgröße, ebenso wie die Feststellung der Ursache der Veränderungen und die Abgrenzung von der Pankreatitis ist daher manchmal recht schwierig.

Für die Diagnostik ist ferner die Beziehung und das *Verhalten des Tumors zu den umgebenden Strukturen* sehr wichtig. Die meisten Tumoren, die ihren Ausgang vom Pankreaskopf aus nehmen, verdrängen den anliegenden Abschnitt des Choledochus und führen zu Stauung und Ausweitung der Gallenwege oberhalb des Pankreas und gewöhnlich auch zur beträchtlichen Ausweitung der Gallenblase. Sehr häufig und kennzeichnend ist das Einwachsen des Tumors in die Umgebung: vor allem in die Magenrückwand, das Duodenum und das Mesocolon. Von Bedeutung ist auch sein Verhalten zu den Gefäßen. Das Carcinom wächst gewöhnlich schon frühzeitig in die Arterien ein. Zuerst werden nur die kleinen pankreatischen Arterien, später auch die größeren Arterienstämme in der Pankreasumgebung betroffen. Die vom hinteren Pankreasteil ausgehenden oder die sich dorsalwärts ausbreitenden Tumoren verdrängen und wachsen bald auch in die Milzvene, die Mesenterialvenen und in die Pfortader ein. Nicht selten wird auch die untere Hohlvene nicht verschont. Es kommt zum Verschluß dieser Venen, zuweilen auch zur Thrombophlebitis, und als Folge dieser Veränderungen, z.B. zur Splenomegalie oder Blutung in den Verdauungstrakt, eines der Grundsymptome des Tumors (LEGER). Durch den Druck auf die Nervengeflechte oder infolge ihrer direkten Infiltration werden weitere typische klinische Merkmale hervorgerufen.

Eine die Operabilität sehr ungünstig beeinflussende Eigenschaft des Pankreascarcinoms ist seine *frühzeitige Metastasierung*. Es sind vor allem die Lymphknoten der Umgebung betroffen, die manchmal sehr stark vergrößert sind oder mit dem primären Tumor in ein die großen Venen umgebendes raumforderndes Gebilde zusammenfließen. Häufig ist auch die Metastasierung in die Leber. Fernmetastasen, z.B. in den Lungen, im Gehirn und in den Knochen kommen beim Pankreascarcinom seltener, gewöhnlich erst in den fortgeschrittteneren Stadien vor.

Die *klinischen Symptome* des Pankreascarcinoms sind sehr vielfältig. Sie hängen von seiner Lage, Größe und Ausbreitung und hauptsächlich vom Betroffensein der umgebenden Organe ab. Die Symptome machen sich jedoch gewöhnlich erst spät, wenn das Tumorwachstum schon fortgeschritten ist, bemerkbar. Das gilt vor allem für die Tumoren, die im Pankreaskörper und -schwanz lokalisiert sind. Nur bei günstig gelagerten Tumoren des Pankreaskopfes treten die Beschwerden früher auf. Die Symptome des Pankreascarcinoms sind anfangs atypisch und gewöhnlich nicht allzu auffallend. Die Kranken klagen über dyspeptische Beschwerden, Aufgeblasensein, Druck bis Schmerz im Oberbauch, zuweilen auch über Jucken. Durchfälle wechseln mit Verstopfung ab und die Kranken magern allmählich ab. Bei den Tumoren des Kopfes tritt in diesem Stadium schon häufig ein Subikterus der Skleren auf. Die typischen Symptome erscheinen erst in späteren Stadien, wenn schon die umgebenden Organe stärker ergriffen sind. Der Subikterus nimmt zu und es entsteht die Obstruktionsgelbsucht. Es treten hartnäckige Schmerzen im Oberbauch und hauptsächlich im Rücken vor allem bei den Prozessen des Körpers und des Schwanzes auf, die oft von der Körperlage abhängig sein können. Der Kranke verfällt meist rasch. Öfters als bei den Tumoren anderer Lokalisation kommt es zur Bildung von peripheren Thrombophlebitiden. Bei den Pankreaskopftumoren werden die ausgeweitete Gallenblase, die vergrößerte Leber und bei einigen Tumoren des Körpers und des Schwanzes auch die vergrößerte Milz tastbar. Der eigentliche Tumor wird gewöhnlich erst in späteren Stadien palpabel. Der Verlauf der Erkrankung kann jedoch manchmal völlig stumm sein oder von Symptomen einer anderen vielleicht sekundären Erkrankung überdeckt werden. Das Pankreascarcinom wird dann erst bei der Obduktion entdeckt. Das Carcinom kann manchmal auch durch eine Stenose des Pylorus oder des Duodenums zum Ausdruck kommen und nicht selten werden die Kranken längere Zeit für Psychopathen gehalten (Leger).

Die Diagnostik des Pankreascarcinoms ist daher sehr schwierig und trotz aller Fortschritte in der Medizin bis jetzt unbefriedigend. Daran ist vor allem der Verlauf der Erkrankung schuld. Solange die Beschwerden gering sind, sucht der Kranke den Arzt nicht auf oder wenn er ihn aufsucht, wird an die Möglichkeit eines Pankreascarcinoms nicht gedacht. Wenn sich deutliche Symptome einstellen, ist der Tumor meist dermaßen umfangreich, daß eine chirurgische Behandlung nicht mehr möglich ist. Die Verbesserung der Diagnostik setzt vor allem das „*an den-Pankreastumor-Denken*" auch bei atypischen und weniger dringenden Symptomen voraus und falls ein Verdacht aufkommt, muß der Kranke sorgfältig, und wenn notwendig, auch wiederholt untersucht werden.

Bei jedem Kranken ist es angebracht, die Untersuchung des Thorax, die Leeraufnahme des Abdomen, vor allem die Untersuchung des Magens und des Duodenum und der Gallenblase bzw. der Gallenwege durchzuführen. Im Falle eines unbestimmten oder unklaren Befundes ist es erforderlich die Duodenographie in Hypotonie und die Spezialuntersuchungen, vor allem die Arteriographie einzusetzen. Es ist selbstverständlich, daß nicht einmal die präzise Erfüllung dieser Grundsätze und dieses diagnostische Vorgehen das Problem des Pankreascarcinoms völlig zu lösen imstande sein wird. Trotzdem kann sie die Diagnostik des Pankreascarcinoms in die Frühstadien vorverlegen, in denen die chirurgische Behandlung eine größere Erfolgschance haben könnte.

Bei der *Thoraxuntersuchung* können beim Pankreascarcinom meist keine Veränderungen nachgewiesen werden. Nur bei umfangreicheren und cranialwärts sich ausweitenden Tumoren stellt man manchmal den Hochstand und eine leichte Hemmung der Beweglichkeit der linken Zwerchfellhälfte mit anschließender Hypoventilation der Lungenbasis und manchmal auch mit plattenförmigen Atelektasen fest. Ähnliche Veränderungen sind selten auch an der rechten Zwerchfellhälfte und in der rechten Lungenbasis zu finden, die auf den Druck der durch Tumormetastasen vergrößerten Leber zurückzuführen sind. Der Erguß im linken Phrenicocostalwinkel erscheint nur im fortgeschrittenen Stadium der Erkrankung, beim direkten Durchwachsen des Tumors oder bei Metastasen an der Pleura.

Durch die *Leeraufnahme des Abdomen* sind Veränderungen nur selten, gewöhnlich erst bei einem umfangreichen und tastbaren Tumor zu entdecken. Druckauswirkungen, vor allem auf den aufgeblähten Magen und Dickdarm, manchmal auch auf die linke Niere, sollen sehr aufmerksam gewertet werden. Bei den sekundären Veränderungen eines langsam wachsenden Tumors — im ganzen jedoch sehr selten und dann vor allem beim Cystadenomcarcinom — ist es möglich, schollen- oder schalenförmige Verkalkungen zu finden (Cornes). Beim Carcinom des Kopfes kann man manchmal eine vergrößerte Gallenblase feststellen. Einen nicht seltenen Befund stellt eine leichte Spenomegalie dar. Bei fortgeschritteneren Prozessen werden zuweilen auch Veränderungen am Skelet nachweisbar. So fanden WEINTRAUB und TUGGLE öfters eine Skoliose der Lendenwirbelsäule, insbesondere ihres oberen Abschnittes. Im Gefolge eines langwierigen Verlaufes kann auch eine Gesamtosteoporose als Folge gehemmter Calciumabsorption im Darm zustandekommen (POPPEL). Selten finden sich Destruktionsvorgänge der Wirbel, entweder infolge des direkten Durchwachsens des Tumors oder durch Metastasen (POPPEL) bedingt.

*Die Magen- und Duodenumuntersuchung* ist besonders sorgfältig auf das Pankreas auszurichten, da ihre Möglichkeiten für die Diagnostik des Pankreascarcinoms recht groß sind, jedoch bisher leider nicht völlig ausgenutzt werden. Retrospektive Statistiken mit postoperativer Auswertung der Aufnahmen lassen erkennen, daß Pankreascarcinome so deutliche Veränderungen am Magen und am Duodenum verursachen, daß der Verdacht auf einen Tumor in etwa 75—80% der Kranken hätte aufkommen müssen (BROADBENT, JORDAN, THOMPSON).

Befunde, die die Diagnose schon weitgehend ermöglichen, sind etwa in der Hälfte der Fälle deutlich vorhanden (GUARDAGNO, LARSEN, MOSELEY). Die präoperative Diagnose oder nur der bloße Verdacht sind seltener, zwischen 20—40%. Viele Veränderungen werden übersehen, andere wiederum unterschätzt. Diese Statistiken weisen sehr anschaulich den Weg zur weiteren Verbesserung der Diagnostik mit Hilfe sorgfältiger Auswertung der Aufnahmen. SALIK ist der Ansicht, daß bei zweckmäßiger Aufnahmetechnik und sorgfältiger Beurteilung der Untersuchungsergebnisse die richtige Diagnose in fast 77% der Fälle möglich ist. Es kommt jedoch sehr viel auf die Lage des Tumors an. Die vom Pankreaskopf ausgehenden Prozesse verursachen erkennbare Veränderungen häufiger und frühzeitiger und bieten daher günstigere Voraussetzungen für die Diagnostik als die Tumoren des Körpers und des Schwanzes, bei denen Veränderungen erst in späteren Stadien auftreten. Von diagnostischer Beweiskraft ist hierbei jedoch nur der positive Befund. Das Pankreascarcinom läßt sich bei einem negativen Befund nicht ausschließen. Die festgestellten Veränderungen sind jedoch nur von lokalem Charakter und können auch durch andere Prozesse hervorgerufen werden. Ihre richtige Auswertung erfordert deshalb dringend eine ausführliche Konfrontation und Beurteilung mit den klinischen Untersuchungsergebnissen.

*Der Magen* kann beim Pankreascarcinom verschiedene Befunde, vom Normalbild bis zu fortgeschrittenen Veränderungen aufweisen, so daß manchmal der Verdacht auf einen primären Magentumor aufkommt. An der Mannigfaltigkeit der Veränderungen beteiligt sich nicht nur die Lage des Tumors, seine Größe, die Richtung und der Charakter seiner Auswirkung, sondern auch der Typ und die Lage des Magens. Anfangs lassen sich gewöhnlich nur die funktionellen Veränderungen, später die Veränderungen durch eine Raumbeschränkung und auch die Anzeichen des direkten Durchwachsens nachweisen. An funktionellen Veränderungen finden sich hauptsächlich die Schwankungen des Tonus, der Motilität, der Entleerung und gewöhnlich auch die Vergröberung des Reliefs (CASE, BLÁHA). Die Reliefveränderungen beruhen jedoch oft auf direkter morphologischer Grundlage, z.B. auf dem direkten Durchwachsen des Tumors. Die unregelmäßige polypöse Schwellung des Reliefs im Bereich des Fundus und des oberen Abschnittes des Magenkörpers kann manchmal durch die varicös ausgeweiteten submucösen Venen verursacht sein.

Die Druckveränderungen kommen anfangs hauptsächlich im Liegen, bei dosierter Kompression und auch auf den Seitenaufnahmen im horizontalen Strahlengang zum Ausdruck. Am stehenden Kranken und ohne Kompression kann das Bild völlig normal sein. Die Entstehung dieser Veränderungen schon in schräger Projektion beim Niederlegen kann zur Unterscheidung der Druckveränderungen infolge der tumorösen Vergrößerung von der der Pelottenwirkung durch die Wirbelsäule beitragen. Auch in späteren Stadien vergrößern und veranschaulichen diese Projektionen und Lagerungsmanöver die Darstellung der Veränderungen, die im Stehen nur angedeutet sind. Die Lage der Druckveränderungen des Magens hängt von der Lage des Tumorprozesses ab. Bei einem vom Pankreaskopf ausgehenden Tumor sind vor allem das Antrum und der Pylorus ergriffen. Beide sind meist nach vorne, der Pylorus auch nach rechts verschoben und das Antrum ist um mehr als die Breite eines Wirbelkörpers von der Wirbelsäule entfernt. Die weitere Lokalisation der Veränderungen des Antrum ist oft vom Magentyp beeinflußt. Beim hypotonischen Magen ist vor allem die kleine Curvatur betroffen und zwar hauptsächlich dann, wenn der Tumor seinen Ausgang vom Tuber omentale nimmt. Sie ist dann nach abwärts verschoben und überdies manchmal noch im Ganzen auseinandergedrängt, so daß die Entfernung zwischen dem Körper und Pylorus des Magens zunimmt. Bei fortschreitendem Druck kann sogar eine Stenose resultieren. Bei den Hypersthenikern sind diese Veränderungen mehr an der großen Curvatur zu finden. Diese ist meist verdrängt, manchmal nach oben, manchmal auch nach links oder rechts ausgebuchtet. Ihre Entfernung vom unteren Duodenalschenkel ist deutlich vergrößert. Bei den Tumoren, die vom Pankreaskörper ausgehen, kommt es zur

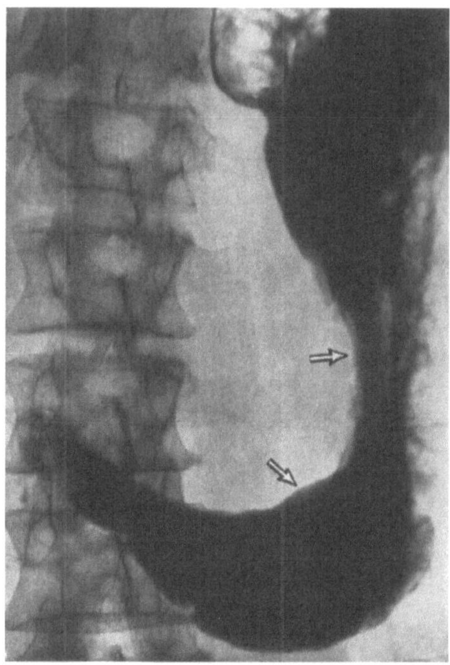

Abb. 153. Carcinom des Pankreaskörpers mit Druckveränderungen und beginnendem Durchwachsen in die kleine Curvatur des Magens (Pfeil)

Ausweitung des retrogastrischen Raumes im Bereich des Magenwinkels und Magenkörpers. Die Magenrückwand ist an dieser Stelle nach vorn mit verschieden großen Impressionen verdrängt. Manchmal erscheint an dieser Stelle, hauptsächlich im Liegen oder bei Kompression, ein zentraler Füllungsdefekt. Das Antrum und der Magenwinkel sind manchmal abwärts nach rechts verschoben. Bei den Hypersthenikern kann der Magen aber auch aufwärts verdrängt werden. Der Pankreasschwanztumor verursacht Veränderungen hauptsächlich im Bereiche des Magenkörpers. Seine Rückwand ist nach vorn verschoben und der retrogastrische Raum ist deutlich ausgeweitet. Diese Ausweitung kann sehr umfangreich, bis zum Bilde des Kaskadenmagens sein. Die Kaskade ist im Gegensatz zu derjenigen als Folge anderer Ursachen immer konstant und ändert sich weder bei Bewegung noch bei Prallfüllung des Magens. Öfters ist hierbei zugleich die Gesamtverschiebung des Magens nach rechts oder die Impressionen an seiner großen Curvatur sichtbar. Es kann aber auch die kleine Curvatur bei einem Schwanztumor nach links verschoben werden, so daß manchmal das Bild des Sanduhr-Magens entsteht. Durch den Druck von hinten können jedoch auch beide Curvaturen auseinandergedrängt sein und es kommt das Bild eines Pelotteneffektes zustande. Selten sind Druckveränderungen subkardial oder im Bereich der Kardia und eine Verdrängung des Fundus von der Außenseite und von oben her zu beobachten. Diese Bilder des direkten Druckes des Tumors sind bei den fortgeschritteneren Fällen außerdem durch den Druck der vergrößerten Leber mitgestaltet.

Die Magenumrisse sind an dem Orte der Auswirkung des Druckes oft uneben mit unregelmäßigen Impressionen (Abb. 153). Das Relief ist bei größerem Druck abgeflacht und geglättet. Eine Peristaltik ist kaum nachweisbar. Im Falle von Adhäsionen sind die Magenwände verschieden zipfelig ausgezogen. Ihre Beweglichkeit beim Atmen, bei Kompression und bei Lagewechsel ist beschränkt. Bei direktem Durchwachsen des Tumors in die Magenwand kommt es zur markanten Magenfixation und Starre des betroffenen Abschnittes. In der Kontrastfüllung treten verschieden große Defekte mit unregelmäßigen Konturen, manchmal mit Zeichen oberflächlicher Ulcerationen auf. Das Relief ist dann deutlich verändert und unregelmäßig destruiert. Das Übergreifen des Tumors erfolgt am häufigsten an der Rückwand. Es kommt hierbei bei gleichzeitiger Ausweitung des retro-

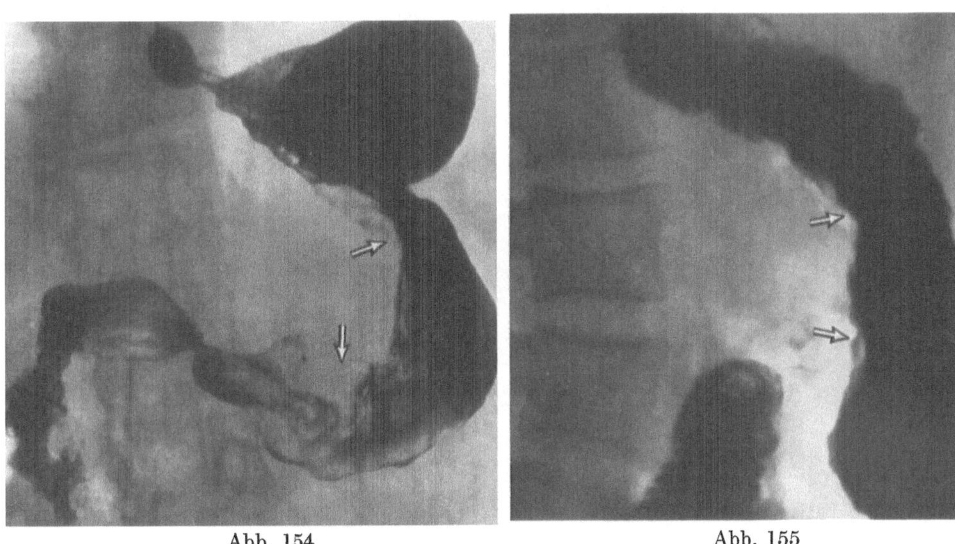

Abb. 154 Abb. 155

Abb. 154. Carcinom des Pankreaskörpers mit Durchwachsen in die kleine Magencurvatur (Pfeil)

Abb. 155. Carcinom des Pankreaskörpers mit Verdrängung und Infiltration der hinteren Magenwand (Pfeil)

gastrischen Raumes ein charakteristisches Bild zustande. Von der Tumorinvasion ist öfters auch die kleine Curvatur, hauptsächlich im Bereich des Antrum und des Angulus betroffen (Abb. 154, 155).

Wenn das Carcinom den Charakter des Scirrhus hat, überwiegen die Infiltrations- und Traktionsveränderungen. Manchmal kommt es weder zu größeren Raumbeschränkungen noch zur größeren Ausweitung des retrogastrischen Raumes. Bei fortgeschrittenerem Stadium kann sich eine Stenose, hauptsächlich im Bereiche des präpylorischen Abschnittes und der Pylorus entwickeln. Infolge der Pylorusfixation mit Entleerungsstörung und anschließender Ausweitung des Magens entsteht ein Bild des Magens in Form des großen U (Pygot). Bei der Infiltration und Retraktion des kleinen Omentum kommt es manchmal zur Gesamtausziehung der kleinen Curvatur und Störung der Peristaltik, aber manchmal auch zur lokalisierten zipfeligen Deformation der Magenwand, so daß ein Geschwürsbefund imitiert wird.

In der Differentialdiagnostik muß die Abgrenzung gegenüber Pankreasprozessen anderer Ätiologie angestrebt werden. Man muß an Entzündungen und Cysten, Tumoren des Magens, der Lymphknoten, der Niere, der Milz, des linken Leberlappens, an Aneurysma der Aorta und andere Prozesse in der Pankreasumgebung denken. Oft hilft dabei schon allein das Bild des deformierten Magens. Eine genauere Unterscheidung können jedoch erst die Ergänzungsuntersuchungen bringen.

*Das Duodenum* ist hauptsächlich bei den vom Pankreaskopf ausgehenden Tumoren verändert. Wenn der Tumor nicht tief im Parenchym eingebettet ist, treten die Veränderungen gewöhnlich bald und regelmäßig auf. Nur die tief gelagerten kleineren Tumoren oder die sich nur nach vorn zu ausbreitenden Tumoren führen zu keiner wesentlichen Duodenalveränderung. In den frühen Stadien sind die Befunde nur wenig ausgeprägt, doch lassen sie sich bei einer sorgfältigen Auswertung gewöhnlich nachweisen (Salik). Am ehesten kommen wiederum die nicht spezifischen Funktionsveränderungen vor. Der Duodenaltonus kann herabgesetzt sein. Das Lumen ist mit gröberen Falten breiter als normal. Die Peristaltik ist herabgesetzt. Manchmal tritt eine gesteigerte Antiperistaltik hinzu (Baumel, Guadagno). Die Entleerung kann verlangsamt sein, so daß manchmal noch

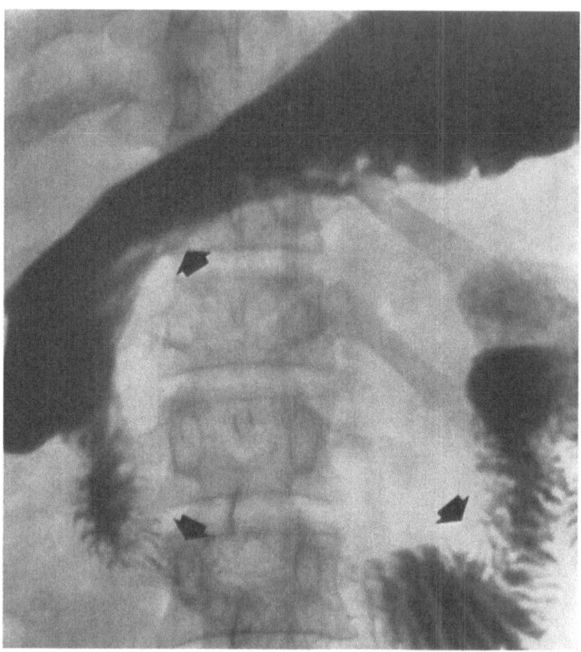

Abb. 156. Carcinom des Pankreaskopfes mit Druckveränderungen am Magen und Duodenum (Pfeil)

nach 3—4 Std ein Rest im Duodenum nachweisbar ist. Jedoch auch unregelmäßige Kontraktionen oder Dauerspasmen können beobachtet werden (Salik).

Bereits in der Phase der *funktionellen Veränderungen* sind oft die für die Diagnostik sehr wichtigen Veränderungen der medialen Duodenalkontur, hauptsächlich im absteigenden, zuweilen auch im unteren horizontalen Schenkel nachzuweisen. Beim bloßen *Tumordruck* gibt es hierbei verschiedene Verformungen der Kerkring'schen Falten. Das normale Faltenrelief ist geschädigt. Es fehlt ihm der regelmäßige Verlauf. Die einzelnen Falten sind verschiedenartig verdrängt oder abgeflacht. Diese Veränderungen treten anfangs nur in kürzeren Abschnitten auf und sind hauptsächlich im Vergleich mit der unversehrten Duodenalaußenwand gut sichtbar. Bei deutlicher Druckwirkung ist die gefiederte Kontur des betroffenen medialen Abschnittes völlig geschwunden. Die Wand ist glatt oder uneben. Die Falten zeigen an diesen Stellen manchmal einen Längsverlauf. Auch die Peristaltik der medialen Wand ist geschädigt. Mit zunehmendem Druck werden die Veränderungen immer deutlicher und die betroffenen Abschnitte weisen Impressionen und Defekte auf. Sie sind meist randständig, manchmal angedeutet polycyclisch, seltener zentral. Manchmal ist auch das Merkmal der unregelmäßigen doppelten Medialkontur sichtbar. In diesem Stadium kommt es meist schon zur Dislokation der Duodenalschlinge, zur Vertiefung ihrer Konkavität und zur Lumeneinengung. Der absteigende Schenkel wird von der Wirbelsäule abgedrängt, manchmal nach vorn verschoben. Der dritte Duodenalabschnitt ist verschieden bogenförmig nach unten ausgeweitet. Öfters ist auch die Auseinanderdrängung und die Abrundung des oberen und unteren Duodenalwinkels sichtbar. Der Bulbus ist gewöhnlich nach vorn, manchmal auch aufwärts oder abwärts mit den Impressionen der kleinen oder großen Curvatur, je nach Lage und Ausbreitung des Tumors, verschoben. Im Liegen oder bei dosierter Palpation kann ein Pelottensymptom in Form eines zentralen Defektes auftreten. Die duodenojejunale Flexur ist oft abwärts und nach links verschoben, vor allem

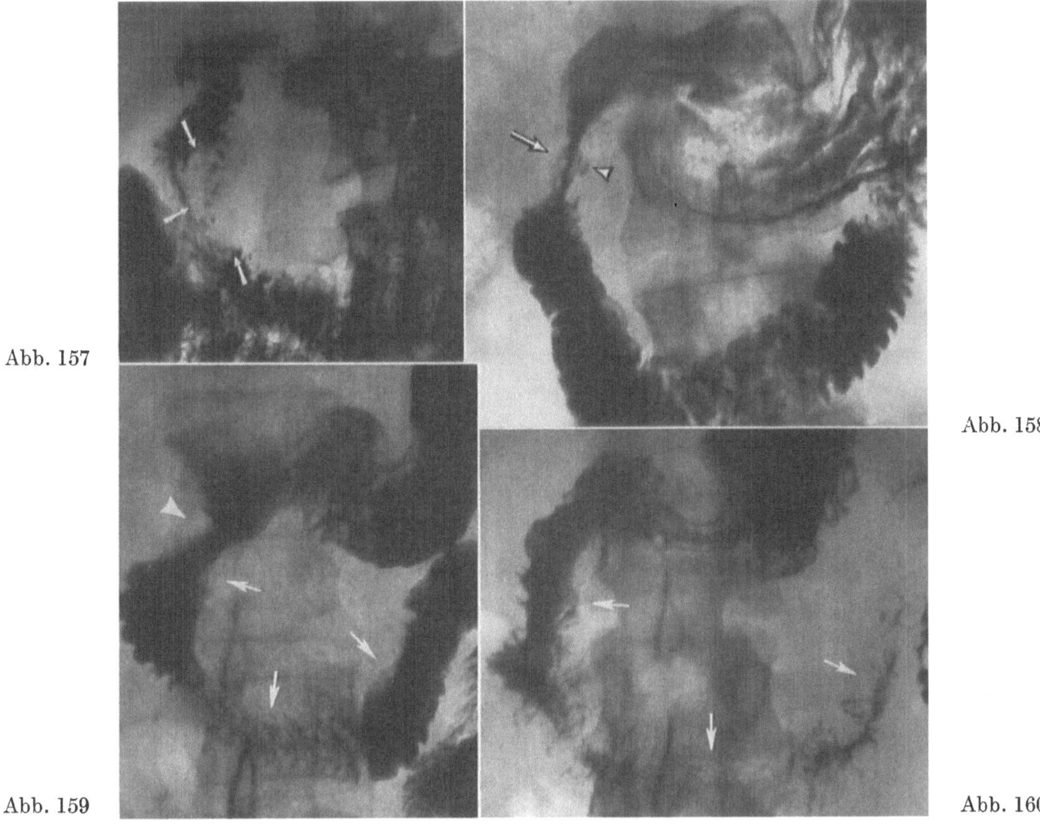

Abb. 157 Abb. 158 Abb. 159 Abb. 160

Abb. 157. Carcinom des Pankreaskopfes mit Infiltration des absteigenden Duodenum (Pfeil)

Abb. 158. Carcinom des Pankreaskopfes mit Verdrängung, Infiltration und Exulceration (Pfeil) der medialen Wand des absteigenden Duodenalschenkels. Verdrängung der externen Wand des absteigenden Schenkels durch die vergrößerte Gallenblase (Pfeil)

Abb. 159. Carcinom des Pankreaskopfes mit Infiltration der inneren Duodenalwand (Pfeil) und Deformierung der oberen Wand des absteigenden Schenkels durch die vergrößerte Gallenblase (Pfeil)

Abb. 160. Carcinom des Pankreaskopfes mit Ausweitung und Infiltration der ganzen Duodenalschlinge (Pfeil)

bei den Tumoren, die auch den Hals oder Körper des Pankreas ergreifen. Bei den größeren Tumoren mit symmetrischer Ausbreitung entsteht das typische Bild eines großen C, wenn sich der Druck auf das ganze Duodenum ausbreitet und auch das Antrum verdrängt. Diese Zeichen müssen hauptsächlich bei den Hypersthenikern sehr vorsichtig bewertet werden, worauf schon im allgemeinen Teil aufmerksam gemacht wurde. Man darf das Bild der Erweiterung der Duodenalschlinge als pathologisch nur im Zusammenhang mit der Verjüngung seines Lumens und den Veränderungen der inneren Kontur ansehen (Abb. 156—160).

Für die Diagnostik ist die Feststellung von Veränderungen an *Duodenaldivertikeln* wichtig, denn ein Divertikel kann mitunter von einem Tumorprozeß schon viel früher als das Duodenum selbst betroffen werden (Ochsner). Es kann unterschiedlich, entsprechend dem Druck des Tumors auf das Divertikel verdrängt, deformiert oder verlagert sein.

Gemeinsam mit den Druckveränderungen, oft schon in frühen Stadien kommen bei den Carcinomen Veränderungen aufgrund von *Adhäsionen*, *Traktion* und *direktes Durchwachsen des Tumors in die Duodenalwand* vor (Abb. 161, 162). Die mediale Duodenalkontur stellt sich dann unregelmäßig mit verschieden großen Ausziehungen, dem Bild des Pseudodivertikels oder des Pseudogeschwürs ähnlich (Salik, Saupe), dar. Die Peristaltik ist an diesen Stellen markant geschädigt. Das gleichzeitige Vorkommen der Druck- und Traktionsveränderungen im Bereich der inneren Kontur des absteigenden Schenkels läßt das Symptom der umgekehrten Drei (ɛ) entstehen (Frostberg). Im Bulbus und dicht postbulbär können Deformierungen vorhanden sein, die denen bei der Geschwürerkrankung

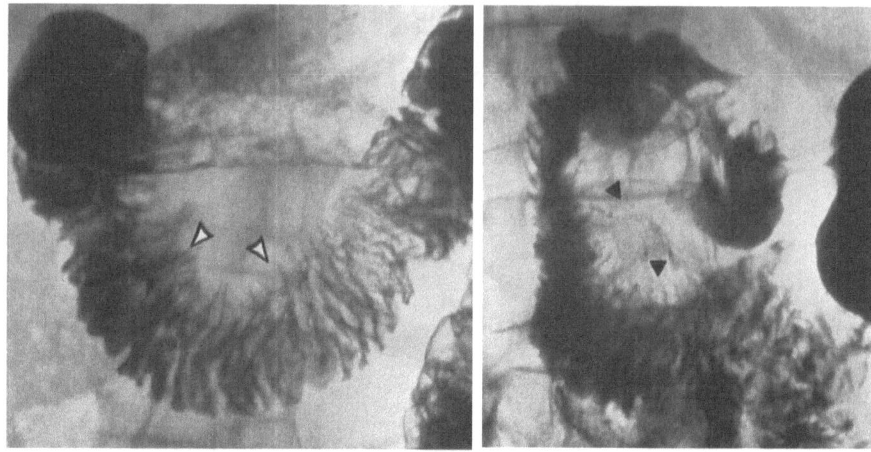

Abb. 161. Scirrhus des Pankreaskopfes. Infiltration und Retraktion der medialen Duodenalwand (Pfeil)

Abb. 162. Scirrhus des Pankreaskopfes mit Infiltration und Retraktion des Duodenum (Pfeil) und Verkleinerung der Duodenalschlinge

des Duodenum ähnlich sehen. Die Koinzidenz des Pankreascarcinoms und der Geschwürerkrankung des Duodenum ist jedoch keine Seltenheit. Bei größerer Traktionsauswirkung, hauptsächlich beim Scirrhus, können größere Wandabschnitte ausgezogen, das Duodenallumen ausgeweitet und die Duodenalschlinge verkleinert sein. Bei unregelmäßiger Traktion, hauptsächlich im Bereich des absteigenden Schenkels, kann manchmal auch eine Rotation um die Längsachse eintreten, wodurch sich das Bild grundlegend ändert. Der absteigende Schenkel wird dann unter den Bulbus geschoben und das Bild der ‚Drei' kann auch an der Außenwand des Duodenum ausgeprägt sein (Friedman). *Beim Durchwachsen* eines Pankreastumors stellen sich die Umrisse des betroffenen Abschnittes deutlich unregelmäßig, wie angenagt, mit verschieden großen, unscharf begrenzten Defekten dar. Die Wand ist starr und gestreckt. Das Duodenallumen ist oft verjüngt und das Schleimhautrelief ist ebenfalls deutlich verändert. Die Falten sind unregelmäßig bis vollkommen destruiert. Es kommt hierbei auch zur Ulceration unter dem Bilde eines Geschwürs. Bei größerem Zerfall des Tumors und bei Kommunikation der Zerfallhöhle mit dem Duodenum kommt das Bild des *Tumorpseudodivertikels* zustande, das sich von dem des echten Divertikels durch eine breite Verbindung mit dem Duodenum sowie durch unregelmäßige Form und Konturen unterscheidet. Mit fortschreitendem Durchwachsen des Tumors entsteht eine Duodenalstenose.

Im Duodenum kommen neben diesen direkt durch das Carcinom verursachten Veränderungen auch Veränderungen vor, die *von den sekundär betroffenen umgebenden Organen hervorgerufen* werden. Der ausgeweitete Choledochus verursacht Druckveränderungen am Duodenum und an der oberen Biegung, selten am absteigenden Schenkel in Form einer senkrecht oder schräg verlaufenden Aufhellung mit deutlich abgeflachtem Relief. Diese Veränderungen sind hauptsächlich bei dosierter Kompression ausgeprägt (STRNAD). Dieser Befund findet sich vor allem beim Ikterus. Er kann jedoch schon früher als die eigentliche Gelbsucht auftreten. Die beträchtlich erweiterte Gallenblase kann wiederum verschieden große glattrandige Impressionen der Außenwand des absteigenden Schenkels bedingen. Die

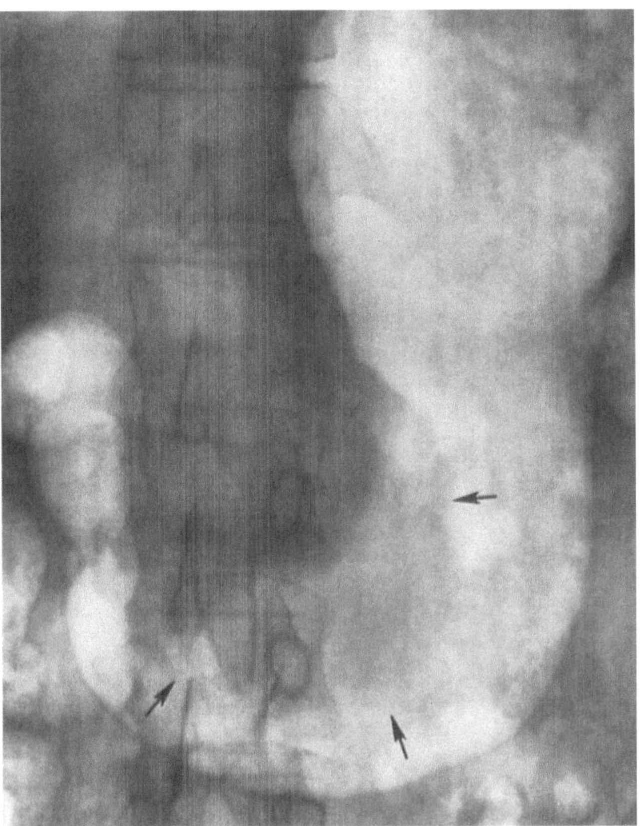

Abb. 163. Carcinom des Pankreaskörpers mit Hervorragen des Tumors in den insufflierten Magen im Bereiche des Angulus (Pfeil)

metastatisch vergrößerte Leber verdrängt das Duodenum nach abwärts zur Wirbelsäule hin, in der Regel gegen den Pankreastumor und verändert deutlich seine Bilder. Die Lymphknotenmetastasen äußern sich durch verschieden große Defekte, entweder zentral bei Lage hinter dem Duodenum oder randständig. Sie können an der inneren *und* äußeren Duodenalwand vorkommen.

In der Differentialdiagnostik muß man folgende Veränderungen in Erwägung ziehen, die von anderen Pankreasprozessen oder Prozessen in der Umgebung verursacht sein können: Pankreatitis, Cysten, Pankreas annulare, vom Pankreas aberrans, Geschwürserkrankung des Duodenum, Tumor der Vater'schen Papille, primäres Duodenalcarcinom, primäre Tumoren des Retroperitoneum und Lymphknotenvergrößerungen.

*Die Mageninsufflation* kommt hauptsächlich beim unklaren Befund zum Einsatz, wenn unbestimmte Veränderungen im Bereich der Rückwand vorhanden sind. Weiterhin wendet man sie zur näheren Beurteilung des retrogastrischen Raumes im Bereiche des Magenkörpers an. Sie ermöglicht aber auch, die Veränderungen anderer Magenteile, z. B. der großen oder auch der kleinen Curvatur besser zu beurteilen. Beim Tumor des Pankreaskörpers und des Schwanzes ist die Ausweitung des retrogastrischen Raumes gut sichtbar und die Rückwand zeigt sich verschiedenartig deformiert. Der Tumor selbst kann als ein Gebilde mit welliger Oberfläche dargestellt sein, verschieden tief ins Magenlumen vorragend. Er wird gewöhnlich im Bereiche der Magenrückwand, aber zuweilen auch an der kleinen oder großen Curvatur sichtbar (Abb. 163, 164). Die Magenaufblähung ermöglicht, auch die kleinen Tumoren aufzudecken, wobei sie jedoch eine günstige Lage aufweisen müssen. Hauptsächlich die Tumoren werden festgestellt, die von der Vorderwand des Körpers und des Schwanzes des Pankreas ausgehen oder sich nach vorn ausbreiten. Die Pankreastumoren müssen dabei von den primären Tumoren der Magenwand abgegrenzt werden.

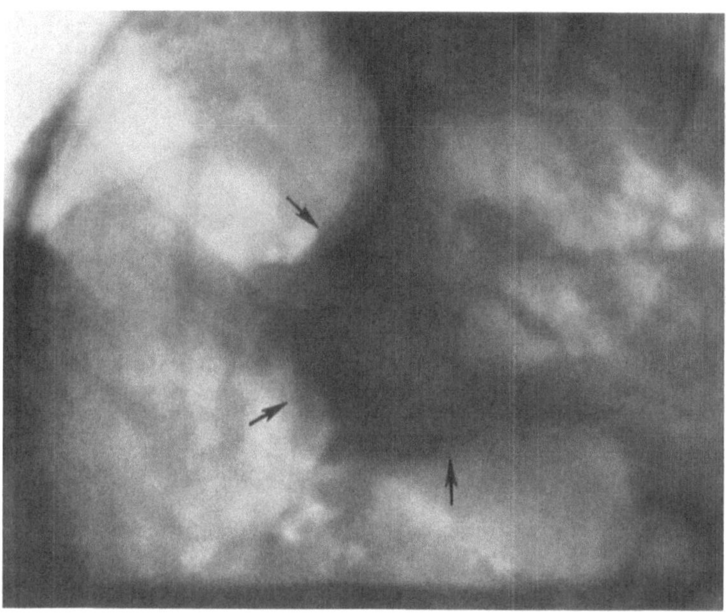

Abb. 164. Carcinom des Pankreaskörpers. Hervorragen des Tumors in den insufflierten Magen im Bereich der hinteren Magenwand (Pfeil)

*Die Duodenographie in Hypotonie* soll immer bei Verdacht auf einen vom Pankreaskopf ausgehenden Tumor durchgeführt werden. Hauptsächlich ist sie in den Fällen von Wichtigkeit, in denen die übliche Duodenaluntersuchung entweder keine oder nur wenig überzeugende Befunde erbringt. Daneben sollte sie auch bei ausgeprägten Veränderungen des Duodenum eingesetzt werden, da sie die Abtrennung der funktionellen Veränderungen ermöglicht. Durch sie kann man schon frühzeitig anatomische Wandveränderungen nachweisen und zur Frühdiagnose der Tumoren beitragen. Weiterhin hilft sie das Ausmaß und manchmal auch die Natur der Veränderungen zu bestimmen. Eine wichtige Rolle spielt sie deshalb in der Differentialdiagnostik. Sie läßt jedoch nur eine Beurteilung derjenigen Prozesse zu, die Beziehung zur Duodenalwand besitzen.

Die Duodenographie in Hypotonie erbringt beim Pankreascarcinom Ergebnisse gleichen Charakters wie bei der üblichen Untersuchung. Da jedoch die erschlaffte Wand direkt und im größeren Ausmaß sich dem Tumor anlagert, werden die Befunde ausgeprägter und besser auswertbar (Abb. 165—171). Auch bei kleinen Tumoren wird ein direktes Einwachsen des Tumors in die Duodenalwand sehr oft festgestellt. Der betroffene Wandabschnitt ist rigid, gestreckt und entfaltet sich nicht. Auch bei einer stärkeren Füllung bleibt das Duodenum eng. Die Wand ist gewöhnlich uneben. Manchmal ist sie völlig geglättet. Es finden

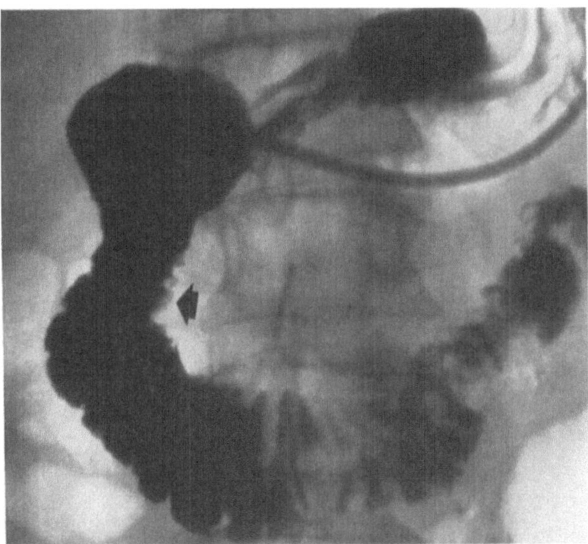

Abb. 165. Carcinom des Pankreaskopfes mit lokalisiertem Durchwachsen in die Wand des mittleren absteigenden Duodenum (Pfeil). Duodenographie in Hypotonie

sich kleine Spiculae, in anderen Fällen Füllungsdefekte, oder sie sieht wie „angenagt“ aus. Auch das Relief ist an diesen Stellen deutlich verändert, unregelmäßig, oft zerstört oder fehlt völlig. Bei kleinen Tumoren treten diese Veränderungen nur an kleineren Abschnitten der Innenwand, am häufigsten am absteigenden Schenkel, auf. Größere Geschwülste führen zu Veränderungen größerer Wandabschnitte. Die nicht betroffene Wand in der Tumorum-

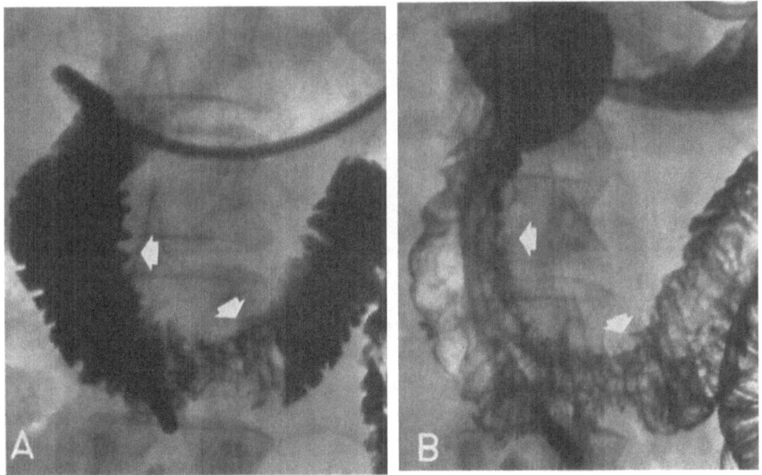


Abb. 166 a und b. Carcinom des Pankreaskopfes mit Infiltration der Duodenalwand (Pfeil). a Prallfüllung; b Reliefbild nach Insufflation

gebung entfaltet sich dagegen gut, und man kann das Ausmaß der Tumorausbreitung dadurch gut beurteilen. Neben dem Tumoreinbruch kommen auch Druckauswirkungen vor. Das Duodenum ist verschiedentlich verdrängt und zeigt kleinere oder größere Impressionen oder Lumenprominenzen. Mit der Tumorprogression vergrößern sich die Veränderungen, und es kann zu einer Duodenalstenose kommen.

Die Traktionsveränderungen bei einem scirrhotischen Carcinom stellen sich als unregelmäßige schmale Spicula dar, die gewöhnlich in der rigiden, vom Tumor umgeformten

Wand auslaufen. Die Duodenographie in Hypotonie veranschaulicht auch gut die ulcerativen Veränderungen bei einem Tumorzerfall. Steht der Tumorzerfall mit dem Duodenum in Verbindung, so füllt sich eine unregelmäßige pseudodivertikelförmige Höhle mit breiter Basis und unebenen Wänden an. Bei manchen Kranken kann man auch die Veränderungen, die durch den Druck des erweiterten Choledochus und der Gallenblase verursacht werden, gut verfolgen. Der erweiterte Choledochus hat gewöhnlich eine Deformation des

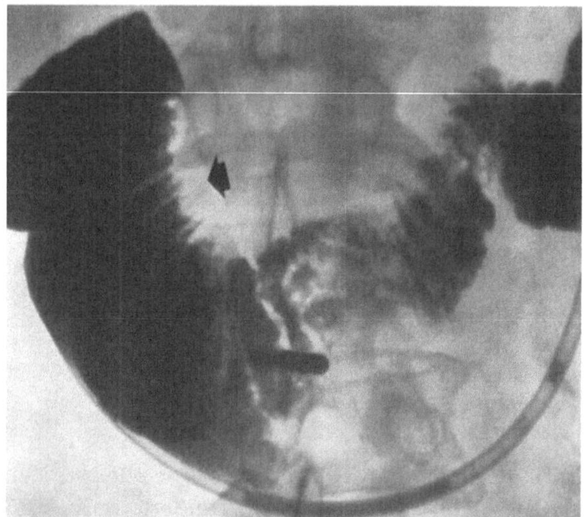

Abb. 167

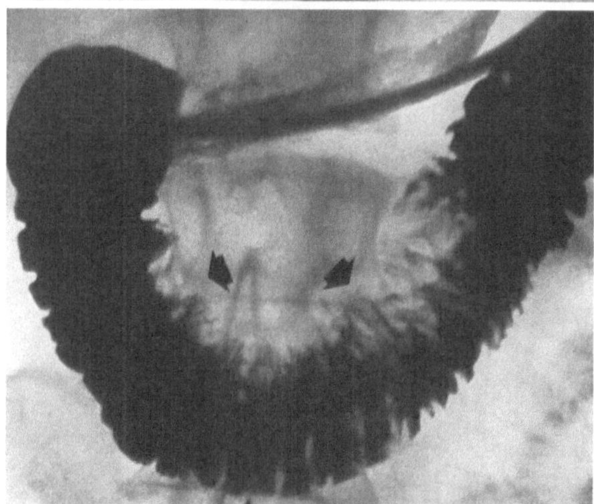

Abb. 168

Abb. 167. Scirrhotisches Carcinom des Pankreaskopfes mit Infiltration und Retraktion der inneren Duodenalwand vor allem im Bereich des absteigenden Schenkels (Pfeil). Duodenographie in Hypotonie

Abb. 168. Scirrhotisches Carcinom des Pankreaskopfes mit Infiltration und Retraktion der inneren Duodenalwand (Pfeil). Duodenographie in Hypotonie

oberen Duodenalschenkels im Bereiche der Bulbusspitze, manchmal auch eine Kompression, zur Folge. Die erweiterte Gallenblase verdrängt wiederum die Außenwand des absteigenden Schenkels. Das Relief ist an diesen Stellen abgeflacht, jedoch nicht gestört.

*Die Dünndarmuntersuchung* erbringt meist nur wenige Hinweise. Druck- oder Infiltrationsveränderungen kommen im Bereich der ersten Jejunumschlinge hauptsächlich bei den Tumoren vor, die sich nach vorn und abwärts ausbreiten und von Körper oder Schwanz ausgehen. Die Flexura duodenojejunalis ist dann gewöhnlich auch mit dem anliegenden Jejunumabschnitt nach vorn und abwärts verdrängt. Zuweilen kann es unter den Zeichen der Reliefzerstörung und Stenosierung zur Passagehemmung kommen. Neben diesen direkten Veränderungen kann man im Dünndarm auch indirekte Befunde nachweisen, die hauptsächlich infolge der Störung des Zuflusses der Galle und des Pankreassaftes in den Darm zustande kommen. Meist treten sie erst bei den fortgeschritteneren Sta-

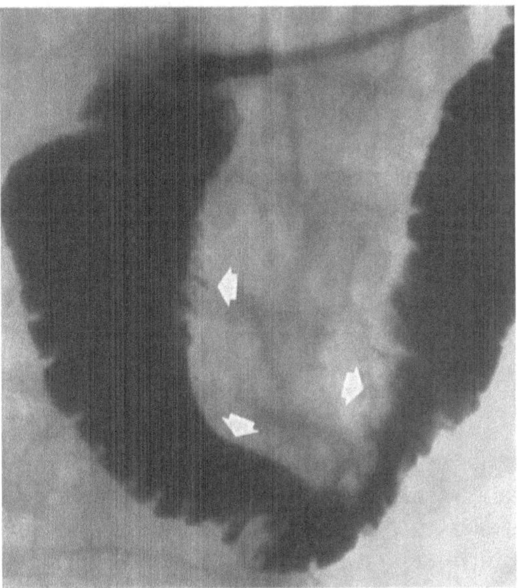

Abb. 169. Scirrhotisches Carcinom des Pankreaskopfes mit Infiltration der inneren Duodenalwand (Pfeil) und Verkleinerung der Duodenalschlinge. Duodenographie in Hypotonie

dien der Erkrankung auf und entsprechen den funktionellen Veränderungen, die im allgemeinen Teil beschrieben werden. Oft kommt es zur Herabsetzung des Darmtonus und zur Motilitätsverlangsamung.

*Die Untersuchung des Dickdarmes* ist in der Diagnostik des Pankreascarcinoms hauptsächlich für den Chirurgen von Bedeutung, da die Tumorausbreitung in das Mesocolon

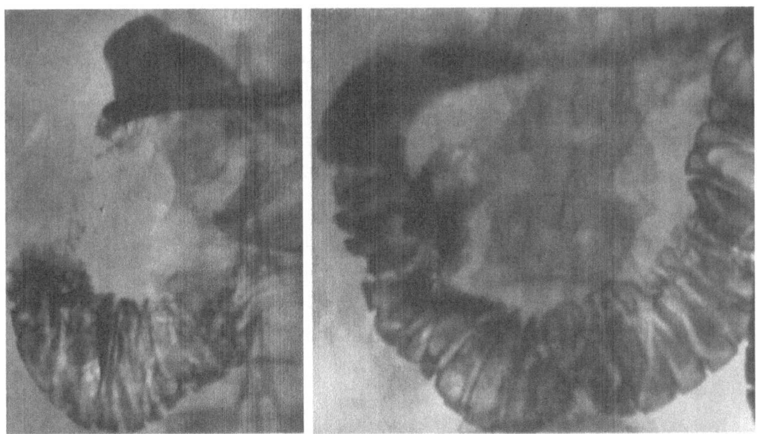

Abb. 170. Carcinom des Pankreaskopfes mit fast vollkommener Obstruktion des absteigenden Schenkels. Duodenographie in Hypotonie

Abb. 171. Carcinom des Pankreaskopfes mit Tumorzerfall und Füllung der Tumorhöhle. Duodenographie in Hypotonie

bei der Entscheidung hinsichtlich der Operation eine wichtige Rolle spielt. Mit Hilfe der Irrigoskopie sind jedoch erst größere Prozesse feststellbar. Die Veränderungen treten vor allem im medialen und linken Abschnitt des Transversum, manchmal an der linken Flexur auf. Infolge des Druckes und der Reizung der Nervengeflechte erscheinen im Transversum funktionelle Veränderungen. Zunächst sind Spasmen, späterhin auch eine paralytische Dilatation zu beobachten (Macarini). Das Übergreifen des Carcinoms auf das Mesocolon kann sich durch Retraktion und Deformierung des betroffenen Abschnittes des Transversum äußern. Diese Veränderungen treten aber erst in späteren Stadien des Übergreifens auf. Bei den großen und sich nach vorn ausbreitenden Tumoren ist meistens der anliegende Teil des Transversum nach vorn und gewöhnlich auch nach unten verlagert. Bei Hypersthenikern mit hochgelagertem Transversum ist auch eine craniale Dislokation möglich. Die linke Flexur ist manchmal nach vorn und, hauptsächlich bei den Schwanztumoren, auch nach links verdrängt. Die Wand der verdrängten Abschnitte ist meist glatt. Infolge von Adhäsionen oder direkten Durchwachsens kann sie unregelmäßig und uneben sein und zuweilen Defekte aufweisen, so daß sogar ein dem primären Carcinom des Dickdarmes ähnliches Bild zustande kommen kann (Poppel). In späteren Stadien findet sich manchmal eine verschiedenartig umfangreiche Obstruktion.

*Die Cholecystographie* kann auf die Möglichkeit des Vorhandenseins eines Prozesses im Bereiche des Pankreaskopfes aufmerksam machen. Bei den Tumoren, die den Choledochus komprimieren, kann man verhältnismäßig oft und gewöhnlich noch vor Ausbildung eines Subikterus die Ausweitung der Gallenblase und ihre verlangsamte Entleerung nachweisen. Ihre Füllung kann manchmal einige Tage über dauern (Borak, Hudak). Selten werden Deformierungen der Gallenblase nachgewiesen, eine Folge ihrer Kompression einerseits duch die vergrößerte Leber, andererseits durch den Tumor des Pankreas (Poppel). Vereinzelt können verschiedenartige Deformierungen und Dislokationen des Cysticus nachgewiesen werden. Bei größeren Tumoren des Pankreaskopfes ist die Gallenblase gewöhnlich nicht darstellbar.

*Die intravenöse Cholangiographie* spielt eine wichtige Rolle in der Differentialdiagnostik des Pankreascarcinoms und kann zur Feststellung des Tumors beitragen. Auch bei Kranken mit Subikterus oder mit einem leichten Grad von Obstruktionsgelbsucht sollte sie durchgeführt werden, wobei vor allem Spätaufnahmen angefertigt werden müssen (Caroli). Diagnostisch wertvoll ist jedoch nur der positive Befund. Die Tumoren des Pankreaskopfes können schon im frühzeitigen Stadium zu Veränderungen des Choledochus führen (Levene). Sein retropankreatischer Teil kann im verschiedenen Ausmaß verdrängt, verjüngt und manchmal auch bogenförmig nach rechts sich darstellen. Diese reinen Druckveränderungen werden beim Carcinom jedoch nur selten beobachtet. Am häufigsten kommt es infolge der Kombination von Druck, Infiltration und Traktion zum frühzeitigen Verschluß des Choledochus. Anfangs kann manchmal die lokalisierte Verjüngung des Choledochus am oberen Pankreasrand sichtbar werden, hervorgerufen entweder durch den Tumor allein oder durch die veränderten Lymphknoten (Caroli). Häufiger kommt es jedoch zur diffusen Verjüngung des ganzen retropankreatischen Abschnittes des Choledochus mit rigiden und unregelmäßigen Konturen und mit verschiedenartig großer Ausweitung der suprapankreatischen Wege, also zum Bild, das den Veränderungen vom I. Typ bei den chronischen Pankreatitiden sehr ähnlich ist. Zu ihrer Erkennung könnten die unregelmäßigen Konturen des deformierten Abschnittes des Choledochus beitragen. Die Füllung ist jedoch meist so gering, daß die Auswertung von Details nicht möglich ist. Mit der Vergrößerung des Tumors nimmt auch die Deformierung des retropankreatischen Abschnittes des Choledochus zu und es kommt ein völliger Verschluß zustande. Dieser Verschluß läßt sich durch die intravenöse Cholangiographie nur vereinzelt nachweisen (Abb. 172). Hierbei ist schon ein fortgeschrittener Obstruktionsikterus ausgeprägt und der Choledochus wird gewöhnlich nicht mehr abgebildet.

*Die instrumentelle Cholangiographie* (peroperative, transjugulare oder percutane transhepatische) trägt zur Präzisierung der Diagnostik des Carcinoms des Pankreaskopfes wesentlich bei. Sie nützt vor allem in der Differentialdiagnostik und ermöglicht, das Pankreascarcinom von der hypertrophischen Pankreatitis, von dem Tumor der Vater'schen Papille und von den anderen Prozessen, die die Obstruktion der Gallenwege zur Folge haben, abzugrenzen. Bei jedem Kranken mit Veränderungen im Bereich des Pankreaskopfes sollte sie durchgeführt werden (CAROLI).

Die instrumentelle Cholangiographie zeigt beim Pankreascarcinom gleiche Veränderungen wie sie bei der intravenösen Cholangiographie zu beobachten sind. Die Befunde sind jedoch prägnanter und es lassen sich auch feine Abweichungen nachweisen. Bei einer unvollständigen Stenose des Choledochus mit der nur am oberen Pankreasrand lokalisierten Verjüngung oder bei der Verengung des ganzen retropankreatischen Abschnittes kommt es gewöhnlich zur Füllung der Stenose erst bei erhöhtem Injektionsdruck. Die Wände

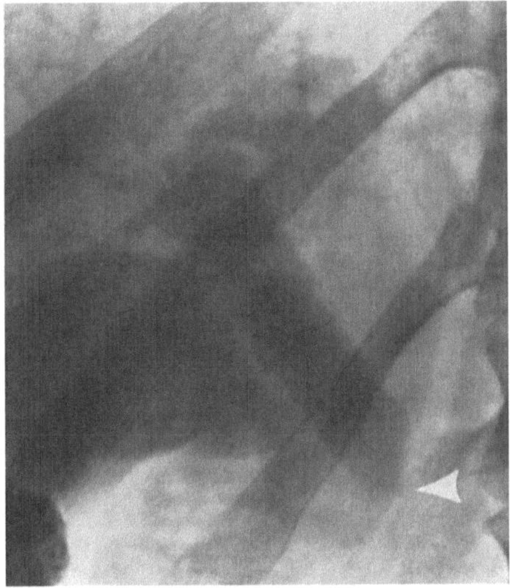

Abb. 172. Fortgeschrittener Verschluß des Choledochus im präikterischen Stadium bei Carcinom des Pankreaskopfes (Pfeilspitze). Intravenöse Cholangiographie. (Beobachtung von CHUDÁČEK)

sind meistens uneben und unregelmäßig verformt (Abb. 173). Das typische und beim Carcinom des Pankreaskopfes am häufigsten vorkommende Bild ist der vollkommene und dauernde Verschluß des Choledochus am oberen Pankreasrand, der nicht einmal durch einen erhöhten Injektionsdruck zu überwinden ist (Abb. 174). Der Verschluß ist oft quer oder abgerundet, seltener von konischer Form. Seine Umrisse sind glatt, manchmal uneben oder knorrig. Der suprapankreatische Teil des Choledochus ist deutlich ausgeweitet, manchmal erreicht er eine Breite bis zu 4 cm. Auch die oberen Abschnitte der Gallenwege sind hierbei wesentlich ausgeweitet und das Kontrastmittel füllt oft die peripheren intrahepatischen Gallenwege an. Zur Abgrenzung des Choledochusverschlusses auf Grund anderer Ursachen, hilft seine Form und Lage. Bei dem eingekeilten Konkrement ist der Verschluß oft konkav bis kuppelförmig und kann bei gleichzeitigem Ödem sogar die Form der „Krebsschere" aufweisen. Der Tumor der Vater'schen Papille verursacht einen tief lokalisierten Verschluß, so daß der Gallengang von Normallänge und die Stenose von konischer Form ist. Die Entzündungsvorgänge verursachen nur einen vorübergehenden Verschluß des Choledochus. Man kann ihn durch Erhöhung des Injektionsdruckes überwinden, wobei die Konturen der betroffenen Abschnitte gewöhnlich glatt sind.

*Die Nierenuntersuchung* kommt nur für die Differentialdiagnostik in Erwägung. Bei den Retroperitonealtumoren treten Nierenveränderungen in etwa 70% auf. Demgegenüber verursachen die Pankreastumoren nur vereinzelt Nierenveränderungen. Nach Schulte sind sie in etwa 5% der Fälle zu beobachten. Gewöhnlich kommen sie nur bei umfangreichen und sich dorsalwärts ausbreitenden Carcinomen zustande. Der Lage des Tumors

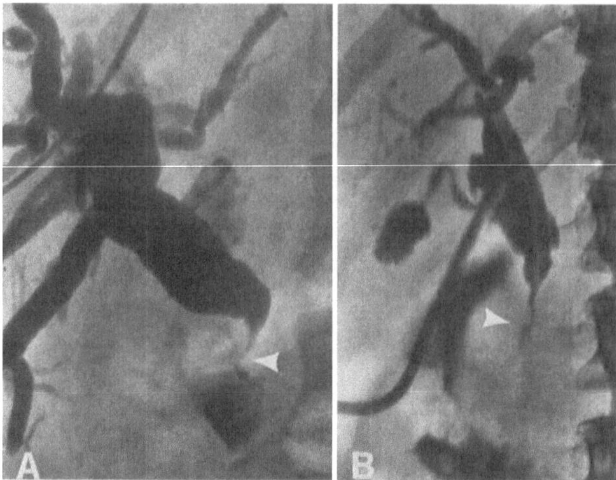


Abb. 173 a und b. Verschiedene Bilder fortgeschrittener Deformation und Stenose des Choledochus bei Carcinomen des Pankreaskopfes. Instrumentelle Cholangiographie

nach kann die linke oder die rechte Niere betroffen sein, überwiegend handelt es sich jedoch um Veränderungen der linken Niere. Infolge der Druckauswirkung auf die Gefäße kann die Funktion der betroffenen Niere geschädigt sein. Ihre Ausscheidung ist verspätet und die Konzentration herabgesetzt. Infolge des Druckes auf das Becken kommt es zu

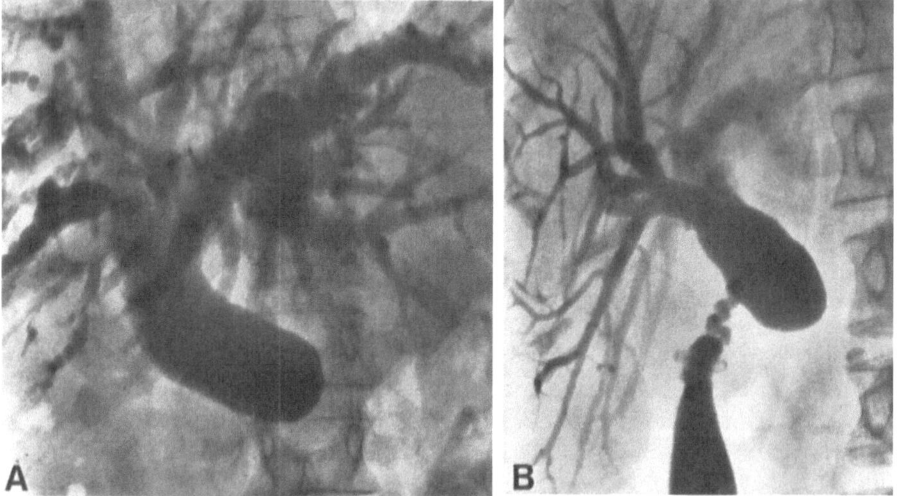


Abb. 174 a und b. Verschiedene Bilder des vollkommenen Verschlusses des Choledochus bei Carcinomen des Pankreaskopfes. Instrumentelle Cholangiographie

unterschiedlicher Deformierung. Die Niere kann im Ganzen nach abwärts, lateral und dorsalwärts verschoben und verschiedenartig deformiert werden. Ihre Umrisse sind gewöhnlich weniger deutlich. Auch der Psoasschatten kann verwaschen sein. Die Pankreastumoren mit Progression nach caudalwärts können auch den oberen Abschnitt des Harnleiters deformieren, der demzufolge unterschiedlich verdrängt wird.

*Das Pneumoperitoneum* kommt heutzutage für die Feststellung des Pankreascarcinoms kaum in Betracht. Die größeren und tastbaren Tumoren stellen sich in der Gasfüllung als verschieden große, unregelmäßige Formationen mit unebenen und häufig knolligen Konturen dar. Ein Tumor ist hauptsächlich in Bauchlage gut sichtbar. Manchmal sind an ihn die umgebenden Organe, am häufigsten die Milz, Leber und Niere fixiert. Der Tumor verdrängt auch die umgebenden Organe. Der große Tumor des Pankreaskopfes kann den unteren Rand des rechten Leberlappens anheben (KRAUTWALD, GEBAUER).

*Die Pneumostratigraphie* war in der Diagnostik des Pankreascarcinoms eine der wichtigsten Methoden. Nach der Einführung der Arteriographie trat sie jedoch in den Hintergrund. Ihre Indikation ist hauptsächlich bei den Kranken gegeben, bei denen man die

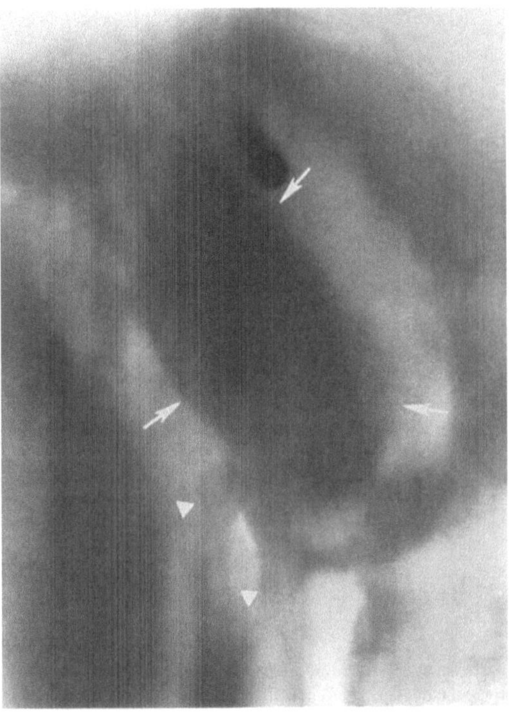

Abb. 175. Carcinom des Pankreasschwanzes. Pneumostratipankreatographie, Seitenprojektion. Vergrößerung des Pankreas (Pfeil) und der retropankreatischen Lymphknoten (Pfeilspitzen). (Beobachtung von TEICHMANN)

Arteriographie nicht durchführen kann. Durch die Pneumostratipankreatographie läßt sich vor allem ein Tumor feststellen, der im Körper oder im Schwanz gelegen ist. In der Diagnostik der Kopfcarcinome sind ihre Möglichkeiten begrenzt. In der Differentialdiagnostik zur Unterscheidung des Pankreastumors von dem Tumor der umgebenden Organe oder von der Pankreatitis, kann diese Methode von Wert sein (Abb. 175, 176).

Das Pankreascarcinom wird bei der Pneumostratipankreatographie als eine verschiedenartige Pankreasvergrößerung, die sich nur auf einen bestimmten Abschnitt erstreckt, sichtbar. Die diffuse Pankreasvergrößerung kommt beim Carcinom verhältnismäßig selten vor, MACARINI beobachtete sie in seinem Krankengut nicht. Das Ausmaß der Vergrößerung des Pankreas ist unterschiedlich. Manchmal kommt das Carcinom nur als eine Vorwölbung und ein herausragender Herd oberhalb der Pankreasoberfläche zum Vorschein. Die Vergrößerung kann ausgedehnt sein und füllt dann einen großen Teil des prävertebralen und retroperitonealen Raumes aus. Die Konturen des Tumors können vereinzelt glatt sein. Gewöhnlich sind sie aber uneben, knollenförmig, polycyclisch, unregelmäßig oder auch verwaschen. Charakteristisch ist für das Carcinom das Zusammenfließen seiner Schatten mit den der umgebenden Organen in Folge der sekundären Adhäsionen oder des direkten Durchwachsens. Am häufigsten und verhältnismäßig frühzeitig fließt der Pankreasschatten mit der Magenrückwand zusammen. Bei der direkten Tumorinfiltration pflegt die Magenrückwand rigid und uneben zu sein, wobei sie sich sehr schwer entfaltet. Der Pankreastumor kann in das Magenlumen vorragen, wobei er verschieden groß, unregelmäßig und manchmal auch knollig dargestellt wird. Es kann aber auch das Zusammenfließen des Pankreasschattens mit dem anderer Organe, hauptsächlich der Leber, der Milz und dem der Nieren zum Ausdruck kommen. Ein weiteres charakteristisches Symptom des Pankreascarcinoms ist das Vorhandensein der metastatisch vergrößerten Lymphknoten in der Umgebung des Pankreas, vor allem retropankreatisch. Auch dieses Merkmal kommt verhältnismäßig häufig vor. Anfangs sind die Lymphknoten vom Pankreas

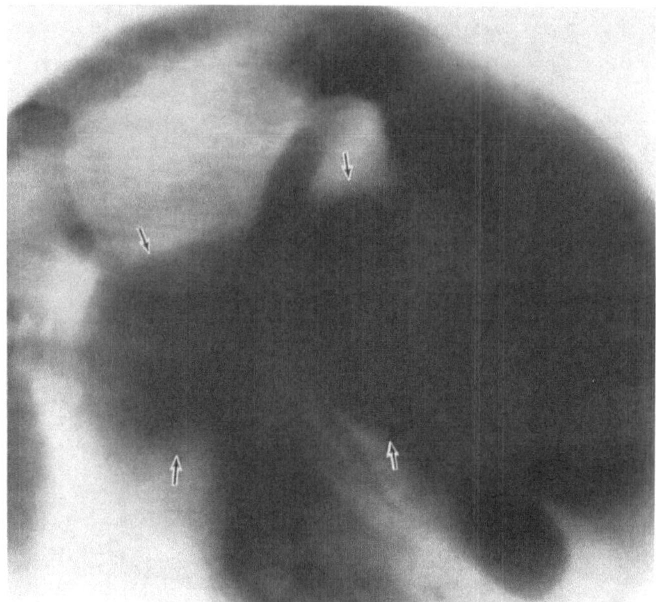

Abb. 176. Umfangreiches in die Umgebung einwachsendes Carcinom des ganzen Pankreas (Pfeil). Axiale Pneumostratipankreatographie. (Beobachtung von Levrat)

getrennt und erscheinen als knollenförmige Tumoren hinter seiner Rückfläche. Später fließen ihre Schatten mit dem des Pankreas zusammen; der Tumor bildet eine größere unregelmäßige Formation, die die großen Gefäße umfaßt und den umgebenden retroperitonealen und retrogastrischen Raum ausfüllt. Auch dieses Merkmal ist für die Differentialdiagnostik wichtig. Bei den großen benignen Prozessen des Pankreas, z. B. bei den Cysten, wird meist die Begrenzung der Cyste gegen den retroperitonealen Raum sichtbar, wenn auch die Füllung des Retroperitoneums infolge des Ausmaßes des Prozesses dabei kleiner ist. Bei dem großen auf die Umgebung übergreifenden Carcinom dringt das Gas gewöhnlich nicht in das Retroperitoneum ein. Das Carcinom entzieht sich der Darstellung.

*Die Arteriographie* wird in der Diagnostik des Pankreascarcinoms als eine Methode mit großer Leistungsfähigkeit eingesetzt. Sie sollte als erste Spezialmethode nach den Routineuntersuchungen angewandt werden. Durch sie kann der Tumor schon im Frühstadium nachgewiesen und seine Lage, der Umfang, der Charakter und seine Beziehung zu den großen Gefäßstämmen bestimmt werden. Auch zur Feststellung der Metastasenherde in der Leber ist sie geeignet. Sie bringt wichtige Aufschlüsse zur Beurteilung der Tumoroperabilität. Wenn bereits der Stamm der A. coeliaca, der A. hepatica oder der A. mesenterica cranialis betroffen ist, ist der Tumor nicht mehr operabel. Durch die Arteriographie werden die in diesem Gebiet oft vorkommenden Gefäßanomalien dargestellt, wodurch unangenehme Operationskomplikationen vermieden werden können. Sehr wertvoll ist die Arteriographie auch in der Differentialdiagnostik, denn sie ermöglicht, den Pankreastumor

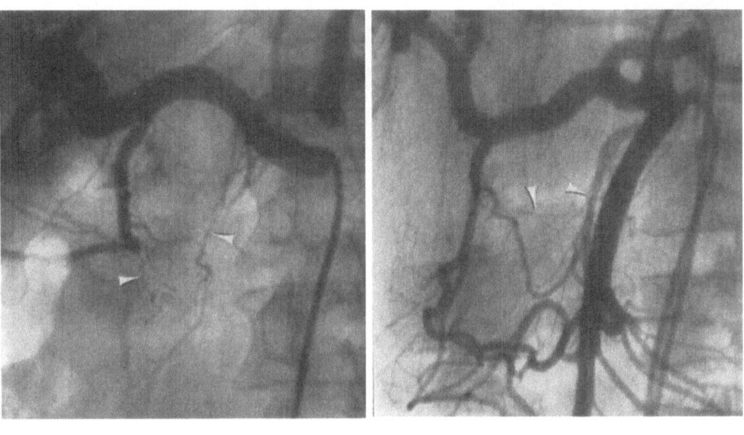

Abb. 177 Abb. 178

Abb. 177. Operables Carcinom des Pankreaskopfes, 2 cm im Durchmesser, mit Infiltration der kleinen pankreatischen Arterien (Pfeilspitzen). Arteriographie der A. coeliaca, leichte schräge Projektion

Abb. 178. Carcinom des Pankreaskörpers. Simultane Ateriographie der A. coeliaca und A. mesenterica cranialis. Infiltration der A. pancreatica dorsalis und kleinen pankreatischen Arterien (Pfeilspitzen)

von Prozessen der umgebenden Organe und oft auch von der Pankreatitis zu unterschieden. Eine verläßliche Abgrenzung dieser beiden Prozesse kann jedoch manchmal wegen des Vorliegens beider Prozesse schwierig sein. Die „superselektiven" Methoden und die Vergrößerungstechnik des Röntgenbildes sind hierbei von großer Bedeutung.

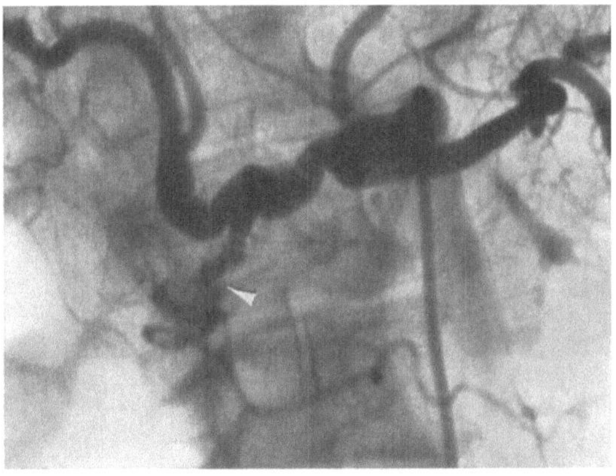

Abb. 179. Carcinom des Pankreaskopfes. Arteriographie der A. coeliaca. Infiltration der A. gastroduodenalis und A. hepatica (Pfeilspitze)

Das Pankreascarcinom kann durch verschiedenartige Befunde zum Ausdruck kommen (Abb. 177—190). Das Eindringen in die Gefäße ist ein meist charakteristisches und verhältnismäßig frühzeitiges Symptom. Zuerst werden nur kleine Pankreasarterien betroffen. Bei einem kleinen Kopftumor werden die pancreaticoduodenalen Arterien oder ihre Zweige infiltriert. Ihre Veränderungen sind am besten in der schrägen Projektion nachweisbar. Ein

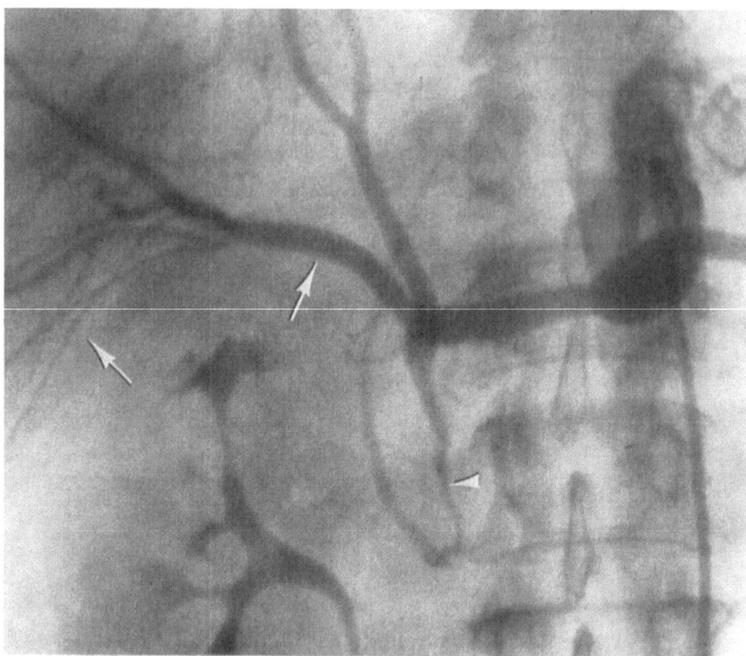

Abb. 180. Carcinom des Pankreaskopfes. Arteriographie der A. coeliaca. Infiltration der A. gastroduodenalis (Pfeilspitze), Verdrängung der A. hepatica und ihrer Äste durch die erweiterte Gallenblase (Pfeil)

Tumor des Körpers oder des Schwanzes wächst in die A. pancreatica dorsalis, magna oder transversalis ein. Die betroffene Arterie ist gestreckt und rigid, oder gewunden und ungleichmäßig breit. Sie kann unebene, wie angenagte Konturen aufweisen. Manchmal ist sie ganz abgebrochen. Dieser Gefäßabbruch ist typisch für einen malignen Tumor. Die anderen Pankreasarterien sind normal oder können manchmal in der Tumorumgebung Anzeichen der sekundären Pankreatitis zeigen.

Ein größeres, in die Pankreasumgebung sich ausbreitendes Carcinom verursacht Veränderungen auch der größeren Gefäßstämme in der Umgebung. Der Pankreaskopftumor wächst gewöhnlich in die A. gastroduodenalis, manchmal auch in die A. hepatica communis und die A. mesenterica cranialis ein. Der Tumor des Körpers infiltriert vor allem

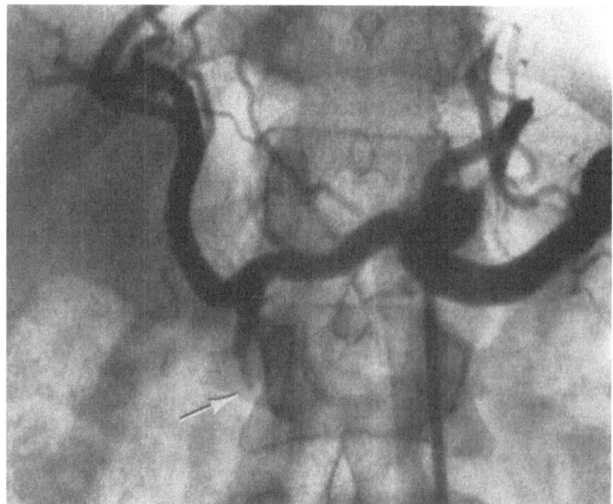

Abb. 181. Carcinom des Pankreaskopfes mit vollkommenem Verschluß der A. gastroduodenalis (Pfeil). Arteriographie der A. coeliaca

den medialen Teil der A. lienalis., der A. coeliaca, der A. mesenterica cranialis und manchmal auch der A. gastrica sinistra. Der distale Anteil der Milzarterie ist bei einem Tumor des Pankreasschwanzes betroffen. Dieser Abschnitt der Arterie stellt sich unregelmäßig verengt, rigid und mit unebenen Umrissen dar. Beim Umwachsen des Tumors pflegt die Verengung zirkulär zu sein. Die nicht betroffenen Abschnitte der Arterie vor und hinter der Verengung sind gewöhnlich leicht erweitert. Bei einem fortgeschrittenerem Tumor kann es zu einem vollkommenem Abbruch eines größeren Gefäßstammes kommen.

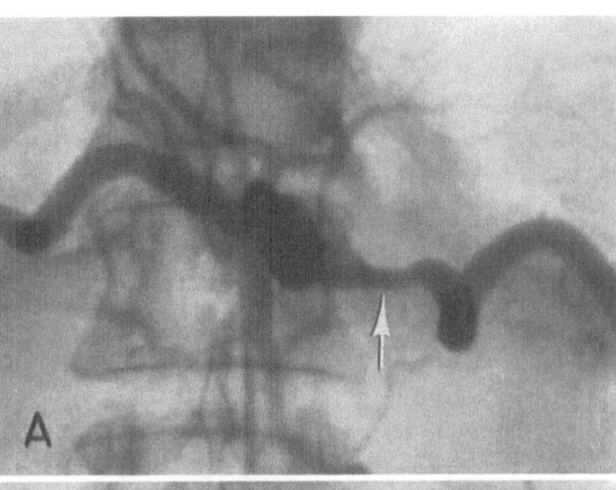


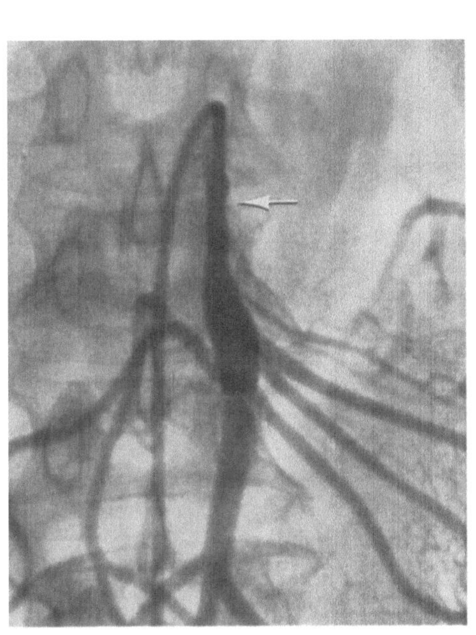

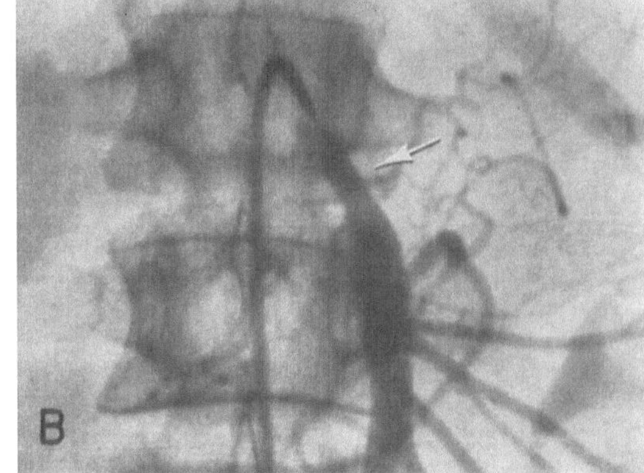


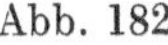

Abb. 182

Abb. 183

Abb. 182. Carcinom des Pankreaskörpers mit Infiltration der oberen Mesenterialarterie (Pfeil). Arteriographie der A. mesenterica cranialis

Abb. 183 a und b. Carcinom des Pankreaskörpers. a Arteriographie der A. coeliaca. Infiltration und Verengung des rechten Abschnittes der Milzarterie (Pfeil); b Arteriographie der A. mesenterica cranialis. Infiltration und Verengung des oberen Abschnittes der oberen Mesenterialarterie (Pfeil)

Vor allem sind dabei die A. gastroduodenalis, seltener die A. lienalis befallen. Die infiltrierten Arterien können in der Regel jedoch in kleinerem Ausmaß durch den Tumor verdrängt sein.

Ein weiteres Symptom stellt die Gefäßneubildung dar (Abb. 184, 185). Bei dem gewöhnlichen Carcinomtyp kommt sie meist nur in einem kleinen Ausmaß vor. In der Umgebung der umgeformten, infiltrierten oder abgebrochenen pankreatischen Arterien füllen sich dann gewöhnlich enge, gewundene, unregelmäßige Tumorgefäße, oder Sinusoiden an. Diese bilden manchmal auch Netze. Bei dem Scirrhus ist die Tumorgefäßneubildung kaum nachweisbar. Nur ausnahmsweise zeigt ein gewöhnliches Carcinom eine reiche Tumorvascularisation, die von kleinen und größeren Gefäßen gebildet ist.

In der capillären Phase kommt das Carcinom meist nicht zur Darstellung. Die Pankreasopazität ist gewöhnlich nur schwach ausgeprägt. Im Falle einer guten Pankreasabbildung könnte der Tumor als ein Defekt zum Vorschein kommen. Dieses Bild ist jedoch beim Carcinom nur selten zu beobachten. In der venösen Phase werden die Veränderungen der Milzvene und der Pfortader nachweisbar. Am häufigsten sieht man ihre Deformierung bis zum völligen Verschluß mit Füllung des Kollateralkreislaufes. Sie sind in dem Abschnitt über die Splenoportographie beschrieben, da mit dieser Methode eine bessere Darstellung zu erwarten ist.

Ein wichtiges arteriographisches Merkmal stellen die Veränderungen dar, die durch die erweiterte Gallenblase und Gallenwege verursacht sind (Abb. 186). Sie kommen vor allem in dem Tumor des Pankreaskopfes mit Obstruktionsikterus vor. Die A. cystica, die gewöhnlich ein Ast der rechten Leberarterie ist, ist oft erweitert. Ihre Zweige sind gestreckt, elongiert und umgeben die vergrößerte Gallenblase. Die Gallenblase ist auch in der capillären Phase sichtbar, falls ihre Wand entsprechend dicht angereichert wird. Die intrahepatischen Arterien sind bei einem langdauernden Obstruktionsikterus deformiert, verdrängt,

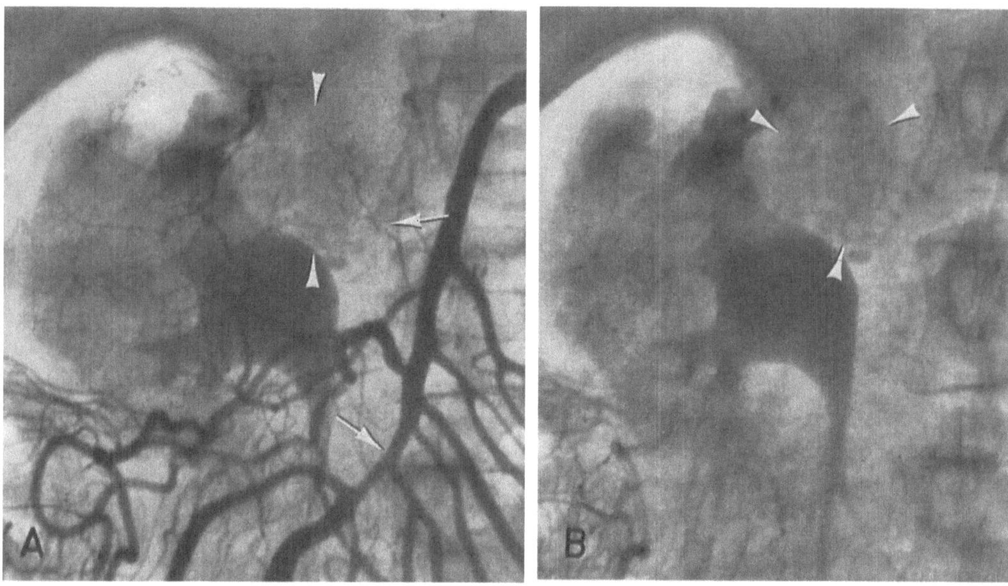


Abb. 184 a und b. Carcinom des Pankreaskopfes mit Gefäßneubildung. Arteriographie der A. mesenterica cranialis. a Arterielle Phase. Infiltration der A. mesenterica cranialis und kleinen pankreatischen Arterien (Pfeil). Beginnende Füllung von kleinen Tumorgefäßen (Pfeil); b Capilläre Phase. „Anfärbung" des Tumors (Pfeil)

drängt, gestreckt und ohne kleine Aufzweigungen. In der capillären Phase ist die Leberopazität nicht homogen und enthält viele ovoiden, kugelrunden und stellenweise bandförmige Defekte, durch erweiterte Gallengänge verursacht. Die Bandform dieser Defekte unterscheidet sie von den avasculären Metastasenherden.

Abweichende Bilder zeigen die seltener vorkommenden Carcinomtypen, hauptsächlich das Cystadenocarcinom und Carcinom der Lagerhans'schen Inseln. Es kommen dabei auch Infiltrationen und manchmal auch Amputationen der umgebenden Gefäße vor. Beim Cystadenocarcinom sind an den Gefäßen deutliche Druckveränderungen ausgeprägt. Ein charakteristisches Kennzeichen dieser Tumoren ist jedoch die reiche Gefäßneubildung. Aus den deformierten Arterien kommt es zur Füllung von zahlreichen, unregelmäßigen und gewundenen Tumor-Gefäßen, die gewöhnlich reiche Netze bilden. Manchmal sind auch direkte arteriovenöse Verbindungen, hauptsächlich zum portalen Flußbett, dargestellt. In der Capillarphase überdauert manchmal die Füllung dieser Gefäße und der Tumor reichert sich mit Kontrastmittel unregelmäßig an und tritt gegenüber seiner Umgebung deutlich hervor.

Mit Hilfe der Arteriographie kann man Metastasen eines Pankreastumors in der Leber nachweisen. Die meisten Metastasen sind gefäßarm und als Füllungsdefekte sichtbar. Die arterielle Phase zeigt eine verminderte Lebergefäßaufzweigung mit gestreckten, verdrängten, stellenweise infiltrierten und amputierten Zweigen. Die Defekte sind ebenfalls in der capillären Phase sichtbar und haben eine ovoide oder kugelrunde Form. Bei der gleichzeitig vorkommenden Obstruktionsgelbsucht ist jedoch die Diagnose der Lebermetastasen sehr schwierig. Es sind nur große Metastasen feststellbar. Die hypervasculären

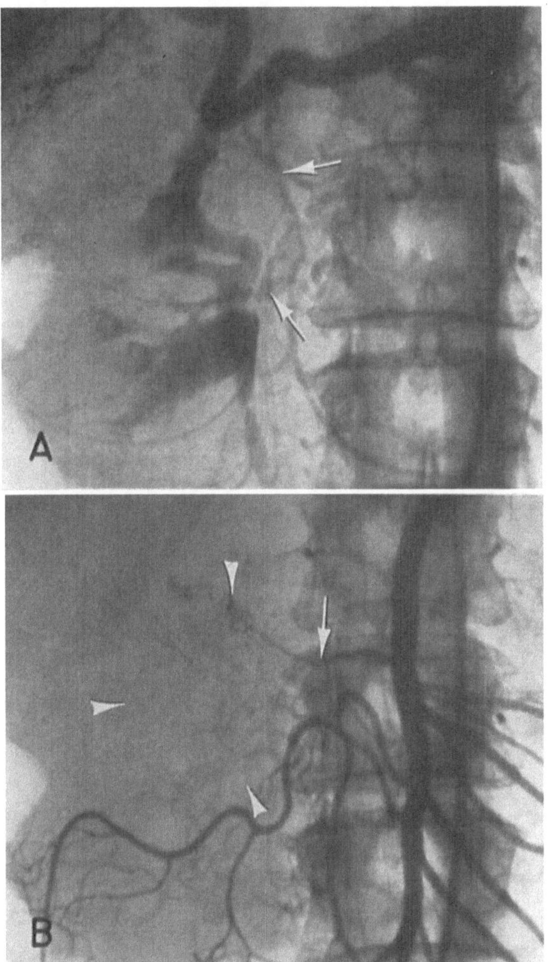


Abb. 185 a und b. Carcinom des Pankreaskopfes mit reicher Gefäßneubildung. a Arteriographie der A. coeliaca. Infiltration der A. gastroduodenalis und ihrer pancreaticoduodenalen Äste (Pfeil); b Arteriographie der A. mesenterica cranialis. Reiche Füllung von Tumorgefäßen (Pfeil). Infiltration der unteren pancreaticoduodenalen Arterie

Lebermetastasen sind durch ihre Tumorgefäße in der arteriellen Phase und durch dichte Anreicherung in der capillären Phase gekennzeichnet (Abb. 189, 190). Die Tumorgefäße kommen manchmal nur in der Peripherie der Metastase vor. Ihr Zentrum ist wegen der Tumornekrose gefäßlos.

Differentialdiagnostisch muß immer an arteriosklerotische und entzündliche Veränderungen der Arterien, an tumoröse Prozesse der umgebenden Organe, an postoperative Veränderungen und hauptsächlich an die Pankreatitis gedacht werden. Die Arteriosklerosis oder Arteritis ist gewöhnlich ein diffuser Prozeß, betrifft auch andere abdominale

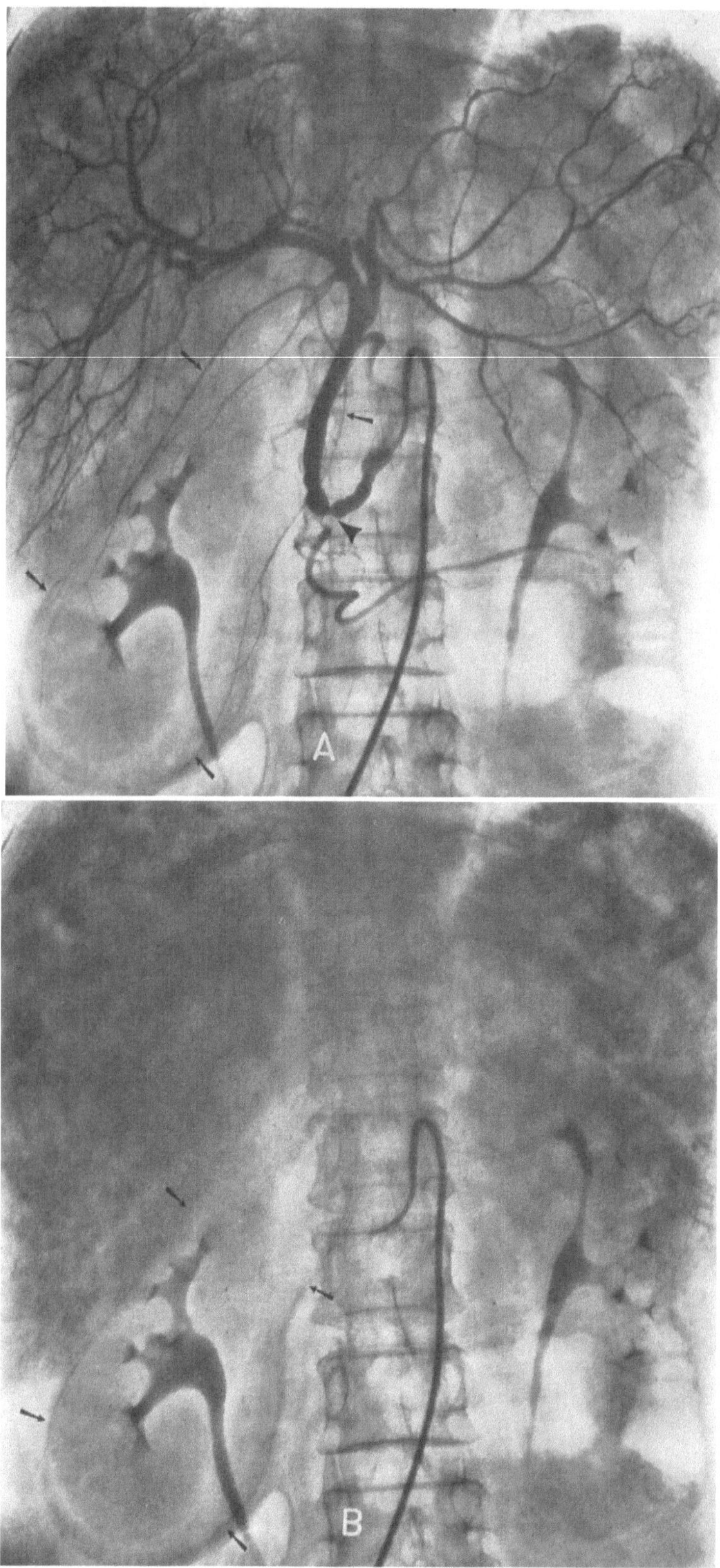


Abb. 186 a und b. Carcinom des Pankreaskopfes mit fortgeschrittenem Obstruktionsikterus. Arteriographie der A. hepatica. a Arterielle Phase. Infiltration der A. gastroduodenalis und A. hepatica (Pfeil), Erweiterung der Gallenblase (Pfeil). Deformierung der Leberäste in der vergrößerten Leber. b Capilläre Phase. „Anfärbung“ der erweiterten Gallenblase (Pfeil), multiple Defekte in der Leber

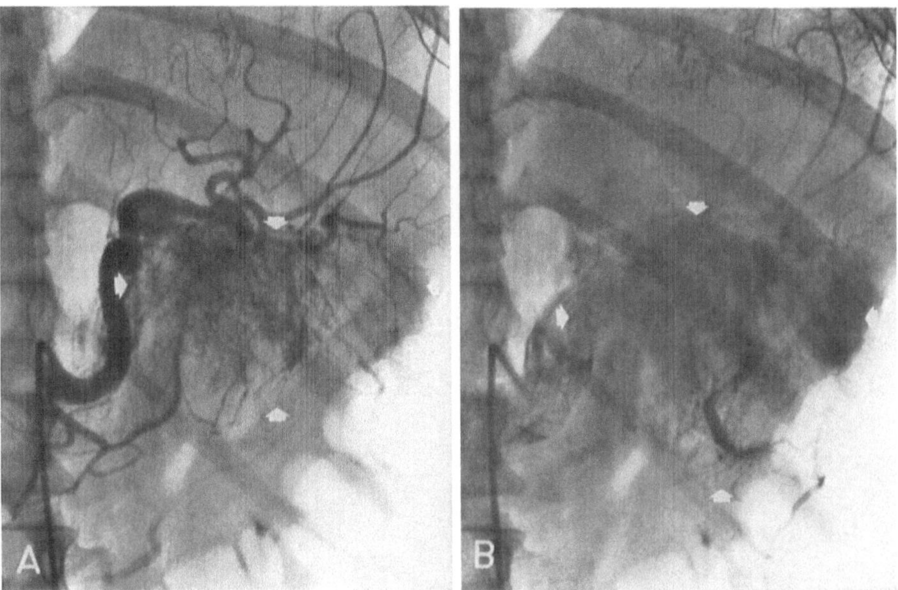


Abb. 187 a und b. Malignes Nesidioblastom im linken Pankreasabschnitt. Arteriographie der A. lienalis. a Arterielle Phase. Reiche Gefäßneubildung im Tumor (Pfeil). Infiltration der Milzarterie; b Capilläre Phase. Kontrastreiche „Anfärbung" des Tumors (Pfeil)

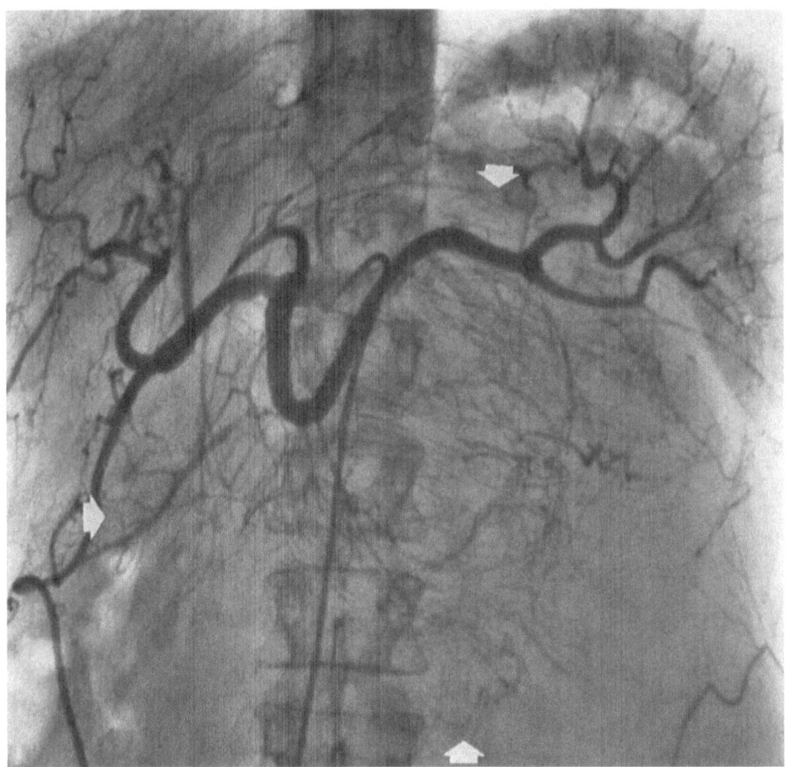

Abb. 188. Umfangreiches, malignes Nesidioblastom. Arteriographie der A. coeliaca. Füllung von zahlreichen Tumor-Gefäßen (Pfeil). Verdrängung der Arterien in der Tumorumgebung

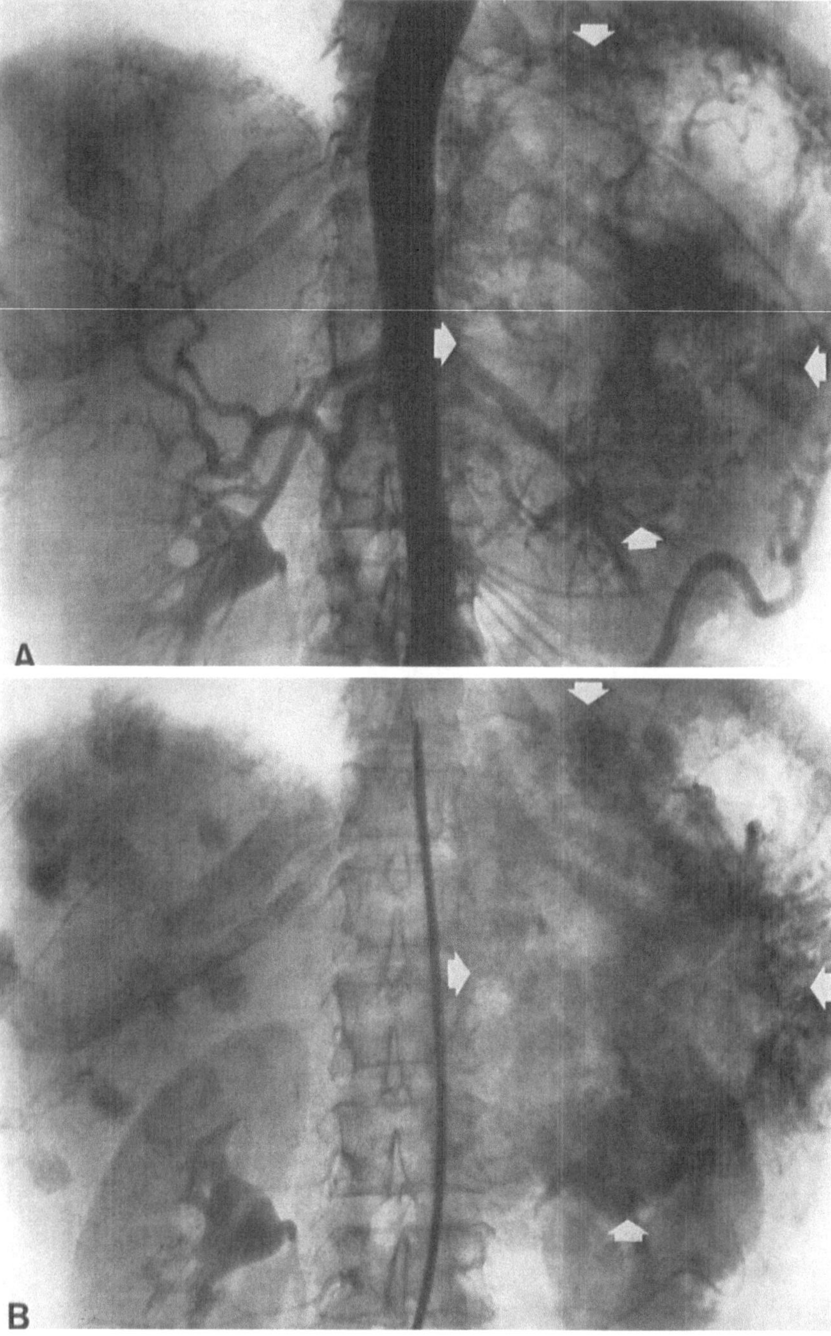

Abb. 189. Umfangreiches und sehr gefäßreiches malignes Nesidioblastom des linken Pankreasteiles mit Lebermetastasen und Thrombose der Milzarterie. Bauchaortographie. a Arterielle Phase. Umfangreiche neugebildete Gefäßnetze in der ganzen linken Bauchhälfte (Pfeil) mit Kurzverbindungen zu den umgebenden Venen; b Capilläre Phase. „Anfärbung" des Tumors (Pfeil) und seiner Lebermetastasen

Gefäße und ist von keinen Veränderungen des splenoportalen Stammes begleitet. Die Tumoren der umgebenden Organe bzw. des Magens verursachen hauptsächlich Veränderungen der Organgefäße. Das Pankreas pflegt nur im kleinerem Maße sekundär betroffen zu sein. Lokalisierte Veränderungen mit Gefäßabbrüchen und Tumorgefäßneubildung sprechen für die Diagnose eines Tumors und gegen eine Pankreatitis.

*Die Splenoportographie* gehört in der Diagnostik des Pankreascarcinoms zu den wichtigen Ergänzungsmethoden (Abb. 191—196). Sie leistet am meisten in der Diagnostik der Tumoren des Körpers und des Schwanzes. Es läßt sich durch diese Methode schon ein kleiner Tumor feststellen, besonders wenn er seinen Ausgang von den hinteren Abschnitten des Pankreas nimmt oder sich nach dorsalwärts ausbreitet. Ihre Möglichkeiten in der Diagnostik von Tumoren, die aus dem Bereich des Kopfes hervorgehen, sind beschränkt, da sich hier durch sie erst größere Tumoren erfassen lassen. Sie hilft ferner das Ausmaß des Tumors zu bestimmen und hauptsächlich seine Beziehung zu den großen Gefäßen aufzu-

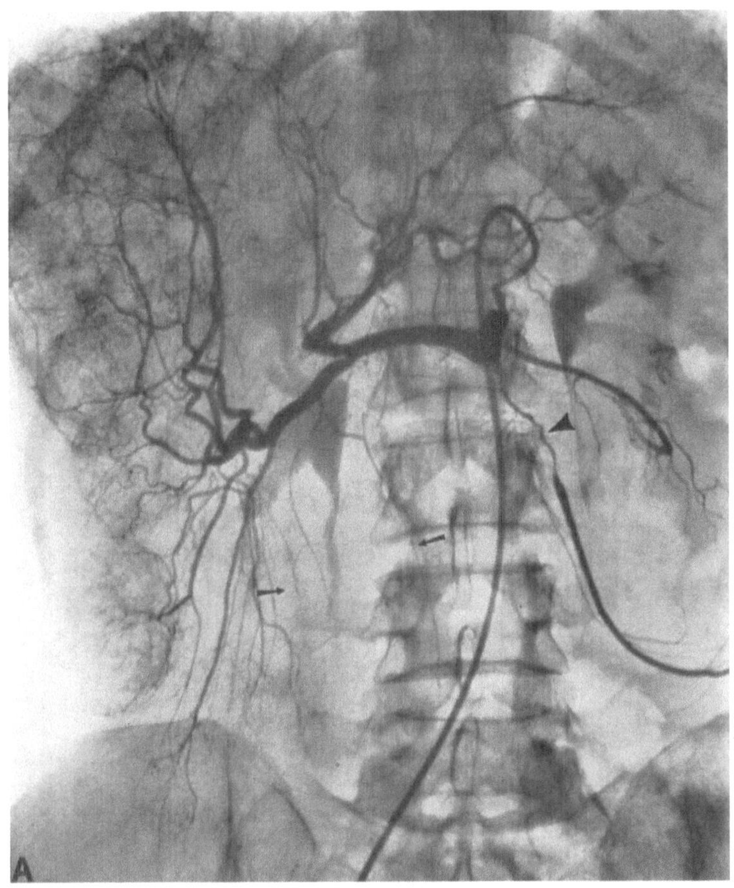


Abb. 190 a

Abb. 190 a und b. Carcinom des Pankreaskopfes mit hypervasculären Lebermetastasen. Arteriographie der A. hepatica. a Arterielle Phase. Infiltration der A. gastroduodenalis (Pfeil), Erweiterung der Gallenblase (Pfeil), multiple hypervasculäre Herde in der vergrößerten Leber;

klären. Dadurch nützt sie dem Chirurgen bei der Planung der Operation. Falls der Tumor markante Veränderungen des splenoportalen Stammes verursacht, vor allem, wenn das Übergreifen auf die Venen und der Venenverschluß nachweisbar sind, ist der Tumor entweder nicht mehr operabel oder der Eingriff muß zu seiner radikalen Entfernung auch auf die umgebenden Organe ausgedehnt werden. Die Splenoportographie bietet den Chirurgen zusätzlich wichtige Auskünfte über die Leber, da mit ihrer Hilfe größere Metastasenherde festgestellt oder ausgeschlossen werden können.

Der Pankreastumor, vor allem bei seiner Lokalisation im Kopf oder an der vorderen Pankreasfläche kann nur kleine Druckveränderungen des splenoportalen Stammes zur

Folge haben. Die meisten Tumoren jedoch wachsen direkt in die umgebende Vene ein und verursachen verschiedene Veränderungen. Bei nur geringem Einbruch ist eine leichte Venenverjüngung mit defekten Konturen sichtbar. Häufiger ist jedoch ein unvollständiger bis totaler Verschluß der Vene mit Füllung verschiedener großer Kollateralen ausgeprägt. Die Lokalisation des Verschlusses hängt von der Tumorlage ab. Beim Tumor des Pankreaskopfes sind oft die Pfortader und der Abschnitt der Milzvene vor der Wirbelsäule betroffen. Die Tumoren des Körpers rufen Veränderungen hauptsächlich des mittleren Abschnittes der Milzvene hervor. Ihr lateraler Teil ist beim Tumor des Schwanzes ergriffen.

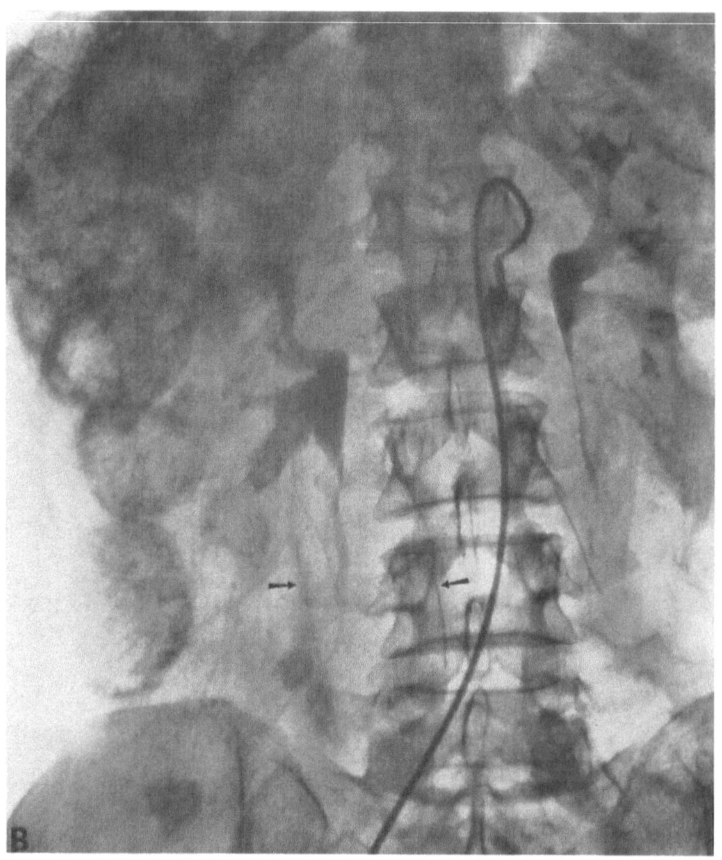


Abb. 190 b. Capilläre Phase. „Anfärbung" der multiplen Lebermetastasen, „Anfärbung" der Gallenblase (Pfeil)

Der vollständige Verschluß kann nur auf Grund des direkten Übergreifens des Tumors zustandekommen. Häufig tritt noch ein sekundäre Tumorthrombose hinzu. Die Konturen des amputierten Abschnittes sind mehr oder weniger unscharf, zuweilen wie angenagt. Der gefüllte Venenabschnitt ist vor dem Verschluß ausgeweitet. Von ihm aus kommt es zur Füllung des Kollateralkreislaufes zum Magen, zur Speiseröhre, zum Retroperitoneum, zum Dickdarm und in die Milzumgebung. Es füllen sich häufig auch die Geflechte der ausgeweiteten Venen im oberen Teil des Magens, durch die das Kontrastmittel in den durchgängigen Abschnitt der Pfortader oberhalb des Verschlusses eindringt. Diesen Verschluß verursachen hauptsächlich die größeren Tumoren, die sich dorsalwärts in den Bereich der großen Venen ausbreiten, seltener kleinere Tumoren die von dem hinteren Pankreasteil in der Umgebung des splenoportalen Stammes ausgehen.

Auf den Splenoportogrammen sind manchmal beim Pankreascarcinom noch die sekundären Leberveränderungen festzustellen. Bei den Tumoren, die zur Obstruktion der

Gallenwege führen, erscheinen durch die Cholestase erzeugte Veränderungen, besonders bei längerem Bestehen der Gelbsucht. In der Phase der Gefäßfüllung ist die Leberaufzweigung ärmer, und die kleineren und mittleren Zweige sind gestreckt. In der Phase der Opazität zeigen sich die typischen bandförmigen, stellenweise ovoiden bis kugelrunden, in der Regel kleinen Defekte. Das Ausmaß dieser Veränderungen ist proportional dem Fort-

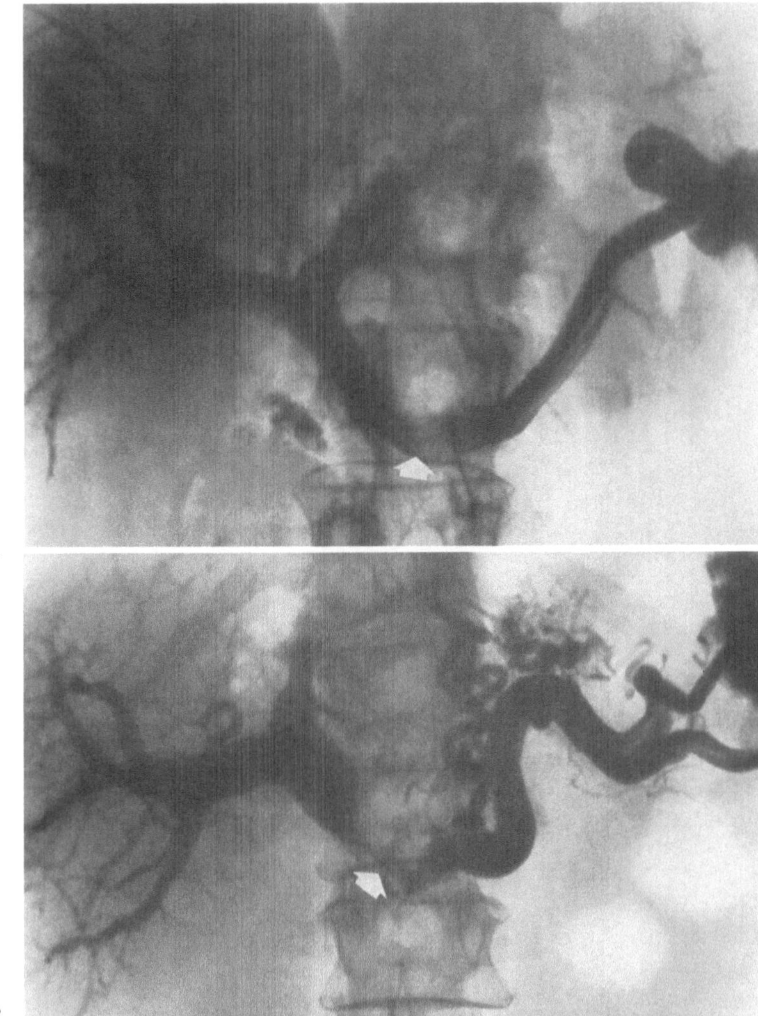

Abb. 191

Abb. 192

Abb. 191. Operables Carcinom des Pankreaskopfes mit Druckveränderungen am splenoportalen Stamm vor der Wirbelsäule (Pfeil)

Abb. 192. Inoperables Carcinom des Pankreaskopfes mit fortgeschrittener Stenose der Pfortader (Pfeil) und Füllung des Kollateralkreislaufes zum Magen, Dickdarm und Retroperitoneum

schritt der Cholestase und dem Ausmaß der Erweiterung der Gallegänge. Ferner kann man manchmal vereinzelte oder zahlreiche Metastasen in der Leber feststellen. Auch diese bieten ein typisches Bild. Der metastatische Herd äußert sich durch den gefäßfreien Bezirk, die Deformierung der Gefäße in der Umgebung und den Defekt im kontrastangereicherten Parenchym. Im Falle zahlreicher Metastasen ist die Aufzweigung der Gefäße in der Leber rarer, die Zweige sind gestreckt, verformt, viele sind amputiert und in der Phase der Opazität kommt das typische Bild der durchlöcherten Leber zustande.

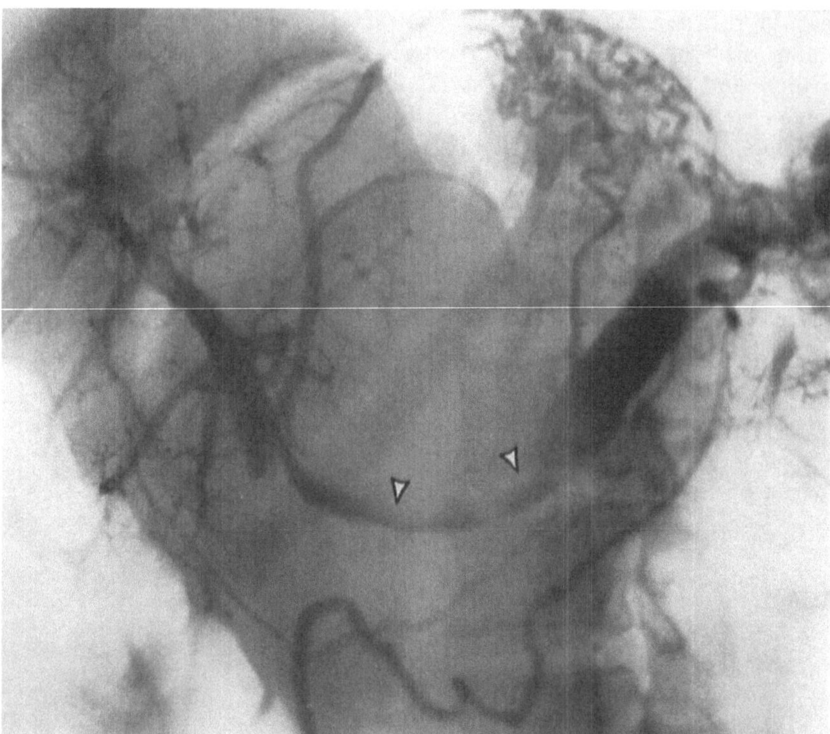

Abb. 193. Inoperables Carcinom des Pankreaskopfes und -körpers mit Infiltration und Stenose der Pfortader und des rechten Abschnittes der Milzvene (Pfeil). Kollateralkreislauf zum Magen, Dickdarm und Omentum

*Die Cavographie* stellt eine Ergänzungsmethode dar und trägt zur Präzisierung der Ausdehnung des Pankreaskopfcarcinoms, hauptsächlich seiner dorsalen Ausbreitung und seiner Beziehung zu den großen Venen bei. Sie ist allgemein vor einer chirurgischen Behandlung indiziert zur Klärung der Operabilität des Tumors. Bei Mitbeteiligung der unteren Hohlvene, hauptsächlich bei direktem Einwachsen in ihre Wand, ist eine radikale Operation

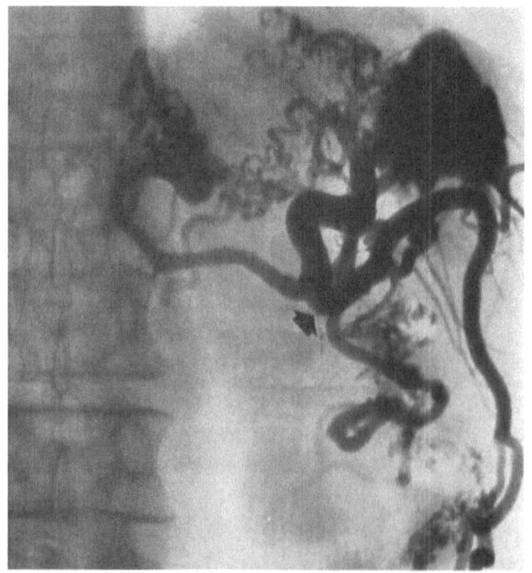

Abb. 194. Carcinom des Pankreaskörpers mit Verdrängung und vollkommenem Verschluß der Milzvene (Pfeil). Kollateralen zum Magen, Dickdarm und Omentum

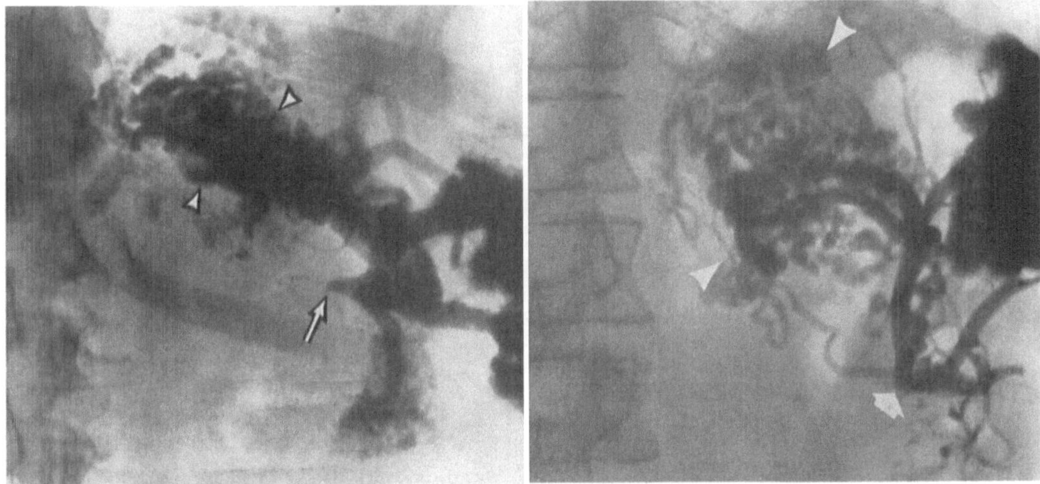

Abb. 195 Abb. 196

Abb. 195. Carcinom des Pankreasschwanzes mit vollkommenem Verschluß der Milzvene im Hilus (Pfeil) und Füllung der Magenvaricen (Pfeil) und Kollateralen im Milzhilus

Abb. 196. Carcinom des Pankreasschwanzes mit vollkommenem Verschluß der Milzvene im Hilus (Pfeil) und Magenvaricen (Pfeil)

unmöglich. Auch zur Unterscheidung zwischen Tumor und Entzündung kann sie beitragen. Jedoch ist nur ein pathologischer Befund für die Diagnose beweiskräftig (Abb. 197, 198).

Das Carcinom des Pankreaskopfes verursacht Veränderungen der unteren Hohlvene erst in späteren Stadien, wenn es bei dorsaler Ausbreitung größere Ausmaße erreicht hat. Beim expansiv wachsenden Tumor kann man verschieden umfangreiche Druckveränderungen, in der Regel am vorderen und linken Rande der unteren Hohlvene in der Höhe des 2.—3. LW feststellen. Die Vene ist an dieser Stelle infolge der Impression von vorn mit

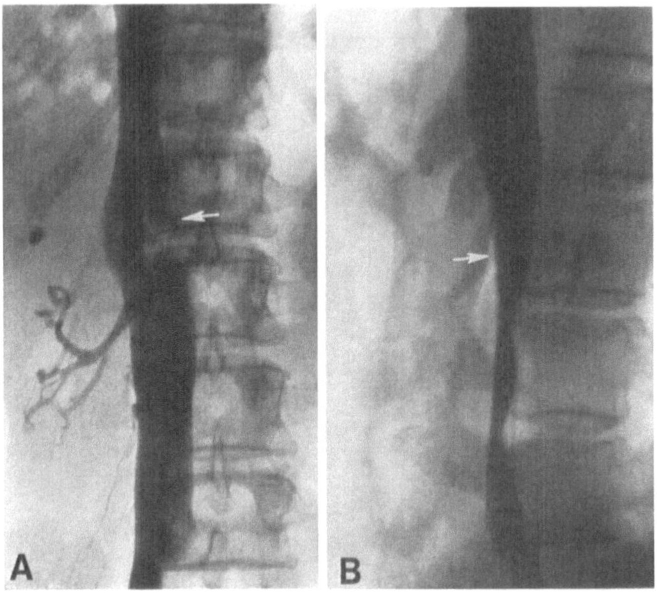


Abb. 197 a und b. Carcinom des Pankreaskopfes mit deutlicher Verdrängung der unteren Hohlvene, vor allem ihrer vorderen und linken Wand (Pfeil). Cavographie. a Antero-posteriore Projektion; b Seitenprojektion

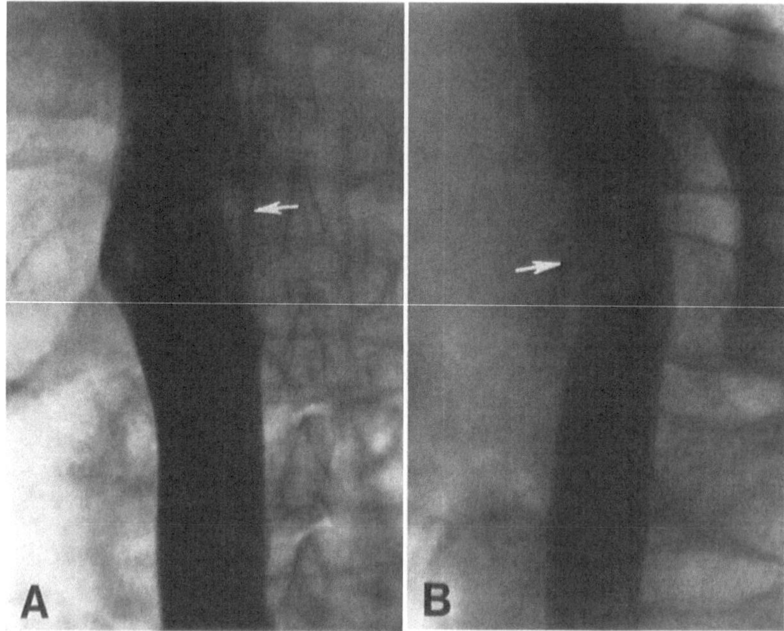


Abb. 198 a und b. Carcinom des Pankreas mit Durchwachsen in die vordere und linke Wand der Hohlvene (Pfeil). Cavographie. a Anteroposteriore Projektion; b Seitenprojektion

glatten Konturen verjüngt. Beim Tumoreinbruch sind die Konturen an diesen Stellen unscharf und wie angenagt. Auf Grund der sekundären Tumorthrombose kann es auch zum völligen Verschluß kommen. Die Füllung der unteren Hohlvene endet dann in verschiedener Höhe. Es besteht ein reicher Kollateralkreislauf, der hauptsächlich durch die paravertebralen Venen gebildet wird. Bei den Metastasen in der Umgebung der Hohlvene treten manchmal in ihrer Füllung flache und zuweilen auch polycyclische Impressionen mit glatten Konturen auf.

*Die peroperative Wirsungographie* ist vor allem in der Differentialdiagnostik von Nutzen und ist beim unklaren Operationsbefund indiziert, wenn der Charakter des pathologischen

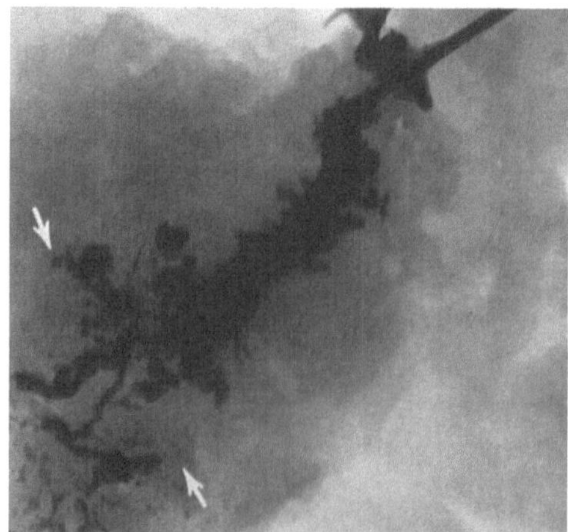

Abb. 199. Carcinom des Pankreas mit vollkommenem Verschluß und starker Erweiterung des Ductus Wirsungianus. Destruktion des Parenchyms in der Tumorumgebung (Pfeil). Descendente Füllung des Präparates. (Beobachtung von Anacker)

Prozesses weder durch Inspektion noch durch Palpation bestimmbar ist. Mit Hilfe der Wirsungographie kann der Entzündungsprozeß vom Tumor unterschieden werden und bei geeigneter Technik sind auch kleine Tumoren nachzuweisen. Die Untersuchungstechnik muß sich dem Lokalbefund und der Tumorlage anpassen. Beim Pankreaskopftumor ist gewöhnlich nur die descendente Wirsungographie entweder durch Punktion oder durch Sektion möglich. Bei den Tumoren des Körpers und des Schwanzes wird in der Regel der ascendente Weg über die Vater'sche Papille gewählt.

Die Befunde beim Pankreascarcinom hängen vom Typ, von der Lage und von der Größe des Tumors ab. Schematisch kann man den Tumor mit parenchymatösem Wachstum von dem primär intracanaliculär wachsenden Tumor unterscheiden.

Das kleine parenchymatös wachsende Carcinom muß keine Veränderungen des Ductus Wirsungianus verursachen. Es wird nur bei der Füllung der Kanälchen sichtbar. An der Stelle des Tumors fehlt die Füllung der Kanälchen und in seiner Umgebung sind die Kanälchen verdrängt und verformt. In diesen Fällen werden die Verhältnisse bei doppelter Injektion anschaulich. Nach der zweiten Kontrastmittelinjektion erscheint im diffus angereicherten Parenchym ein verschieden großen Füllungsdefekt. Das größere Parenchymcarcinom verursacht gewöhnlich schon Veränderungen am Ductus Wirsungianus. Sein anliegender Anteil ist verschiedenartig deformiert, verschoben und verjüngt. Die Konturen bleiben jedoch am Anfang meist glatt. Bei größerer Stenosierung werden die Ausführungsgänge vor dem Hindernis ausgeweitet. Infolge des langsam fortschreitenden Verschlusses, wobei es auch zur allmählichen Hemmung der Sekretion kommt, ist diese Ausweitung selbst bei völligem Verschluß nicht sehr unfangreich.

Unterschiedlich äußert sich dagegen das intracanaliculäre Carcinom, das schon im Frühstadium zur Obstruktion der Ausführungswege führt (Abb. 199—201). Die Obstruktion ist meist vollkommen. Die Umrisse der angefüllten Ausführungswege in der Umgebung des Tumors sind oft uneben und unscharf. Infolge des rasch entstandenen Verschlusses, die Pankrea ssekretion bleibt unversehrt — kommt es zur ausgedehnten, manchmal bis zur aneurysmaartigen oder unregelmäßigen Ausweitung der Ausführungswege oberhalb des Hindernisses. Die Dilatation des Ductus Wirsungianus kann sogar den Eindruck eines Hydronephrose erwecken (Leger). Auch der durchgängige Anteil hinter dem Hindernis kann poststenotisch leicht ausgeweitet sein. Für den Tumor ist Ausweitung nur des Hauptausführungsganges charakteristisch. Die kleineren Ausführungsgänge sind oft ohne wesentliche Ausweitung und oft auch ohne Füllung. Nur in der Umgebung des Tumors können sich die zylindrisch verformten sekundären Ausführungsgänge anfüllen (Anacker). In die Acini dringt das Kontrastmittel nicht ein. Diese Befunde sind sehr wichtig für die Differentialdiagnostik gegenüber Entzündungsvorgängen, wobei gewöhnlich auch die kleineren Ausführungsgänge betroffen werden, und das Kontrastmittel auch in die Acini eindringt. Diese Befunde sind derartig verschieden, daß eine Verwechslung nicht möglich ist (Leger, Mercadier).

*Die Untersuchung nach der Operation.* Meist kann man beim Pankreascarcinom nur palliativ operieren zur Beseitigung der Obstruktionsgelbsucht. Es werden Anastomosen zwischen den ausgeweiteten Gallenwegen oberhalb des Tumors und dem Verdauungskanal gelegt. Als die geeignete Stelle für die Anastomose wird entweder die Gallenblase oder der suprapankreatische Teil des Choledochus gewählt und entweder mit dem Magen, dem Duodenum oder dem Jejunum verbunden. Es kommt zum Rückgang der Gelbsucht und oft zur vorübergehenden Besserung des Gesamtzustandes des Kranken. Nach der Operation stellt man auf der Leeraufnahme die Gasfüllung der Gallenwege, sowohl der Gallenblase und des Choledochus als auch der intrahepatischen Hauptausführungsgänge fest. In der Gallenblase ist oft auch ein Flüssigkeitsspiegel zu sehen. Die Magen- und Duodenaluntersuchung mit Verabreichung von Bariumsuspension ergibt charakteristische Befunde (Abb. 202). Bei der Verbindung mit dem Magen füllen sich die Gallenwege gewöhnlich schon nach dem ersten Schlucken der Bariumsuspension auf. Die Magenwand ist in der

Richtung zur Anastomose trichterförmig ausgezogen. Bei der Anastomose mit dem Duodenum oder Jejunum dringt das Kontrastmittel in die Gallenwege erst später ein. Vor allem in rechter Seitenlage oder in der Trendelenburg'schen Lage ist dies zu beobachten. Die Gallenblase ist meistens leicht ausgeweitet. Speisereste können mitunter kleine Füllungsdefekte bilden. Die Gallenblasenfüllung zeigt manchmal unregelmäßige Konturen, was auf die Reizwirkung und Zusammenziehung der Muskelschichten zurückzuführen ist (Schinz). Ferner kommt es zur Füllung des wesentlich erweiterten Choledochus bis zur Stelle des Verschlusses. Dadurch wird es möglich, die Morphologie und Topographie des Verschlusses in Beziehung zum angefüllten Duodenum gut zu beurteilen. Das Kontrastmittel dringt in die erweiterten intrahepatischen Gallenwege ein und füllt auch die zarten peripheren

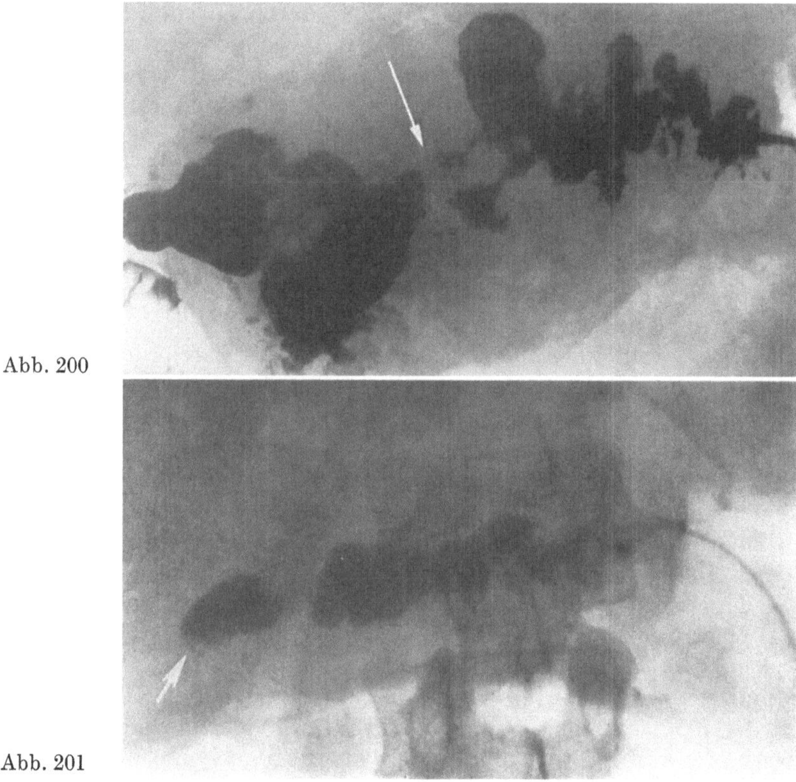

Abb. 200

Abb. 201

Abb. 200. Pankreascarcinom mit vollkommenem Verschluß des Ductus Wirsungianus (Pfeil) und umfangreicher Erweiterung des Ausführungssystems. Füllung des Präparates. (Beobachtung von Anacker)

Abb. 201. Carcinom des Pankreaskopfes mit vollkommenem Verschluß (Pfeil) und starker Erweiterung des Ductus Wirsungianus. Descendente intraoperative Wirsungographie. (Beobachtung von Hess)

Gallengänge, deren Umrisse manchmal infolge der anschließenden Entzündung uneben sind. Die Entleerung der Gallengänge ist gewöhnlich verlangsamt und das Kontrastmittel staut sich hauptsächlich in den winzigen intrahepatischen Gallengängen. Ihre Füllung kann einige Tage bis einige Wochen überdauern.

Seltener kann man die radikale Operation durchführen. Man entfernt den vom Tumor betroffenen Teil des Pankreas, manchmal auch das ganze Pankreas, oft auch die sekundär betroffenen Organe in der Nachbarschaft. In Ausnahmefällen, bei kleineren im Pankreaskörper oder -schwanz lokalisierten Tumoren genügt die linksseitige Pankreatektomie mit anschließender Pankreatojejunostomie. Manchmal muß dieser Eingriff durch die Splenektomie ergänzt werden. Bei der Mehrzahl der Kranken kommt die rechtsseitige oder totale Pankreatektomie in Frage. Überdies muß das ganze Duodenum mit einem

Teil des Magens reseziert werden. Es wurde für diese anspruchsvolle Operation eine Reihe von Methoden ausgearbeitet, die auf der klassischen Whipple'schen Operation basieren. Unterschiedlich sind dabei die Rekonstruktionsarten der resezierten Organe. Die Verbindung des übriggebliebenen Magens mit dem Dünndarm wird gewöhnlich nach dem II. Typ durchgeführt. Die Anastomose nach dem I. Typ ist auch möglich. Bei der Anastomose wird entweder die Gallenblase mit dem Magen oder dem Jejunum, oder der Choledochus mit dem Jejunum verbunden. Falls nur die rechtsseitige Pankreatektomie durchgeführt wurde, wird der Pankreasrest entweder blind verschlossen oder mit dem Jejunum verbunden.

Die Röntgenuntersuchung ist vorwiegend auf die Bestimmung des Zustandes und der Funktion der Anastomosen und der Passage des rekonstruierten Magen-Darm-Traktes ausgerichtet. Sie erlaubt, die postoperativen Veränderungen, das Auseinanderweichen der Verbindung und späterhin auch die Rezidive des Tumorprozesses festzustellen. Rezidive

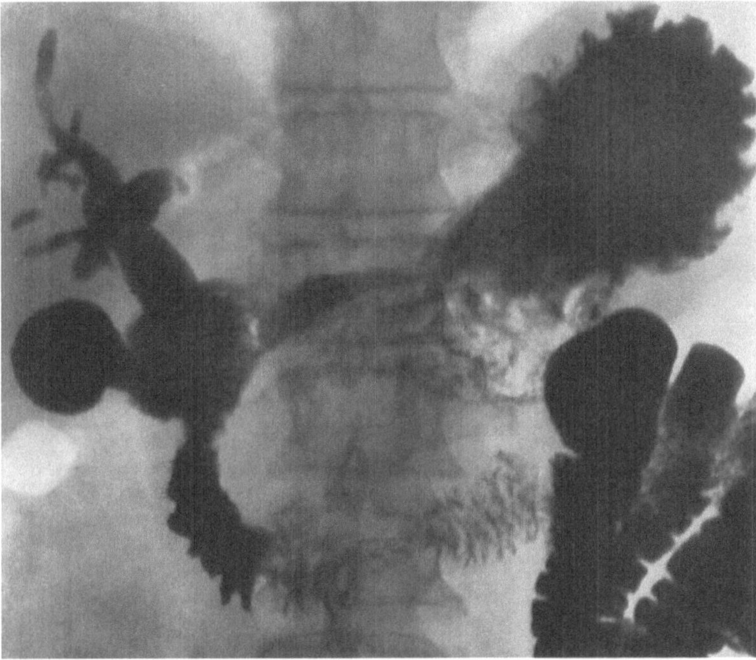

Abb. 202. Zustand nach Cholecystoduodenostomie wegen eines Carcinoms des Pankreaskopfes

des Carcinoms werden jedoch meistens sehr spät nachgewiesen, wenn der Prozeß schon ausgedehnt ist, und umfangreiche Veränderungen vorhanden sind. Falls es sich um keine direkten Anzeichen der Übergreifens auf den Magen-Darm-Trakt handelt, entziehen sich die kleineren Veränderungen der Feststellung infolge der schwierigen Abgrenzung von den Operationsveränderungen.

Bei der Untersuchung nach linksseitiger Pankreatektomie werden nur kleine Veränderungen nachgewiesen. Es kommen meistens nur Adhäsionen und manchmal auch die Ausziehung der ersten Jejunumschlinge in den Bereich des Pankreas zur Darstellung. Bei gleichzeitiger Splenektomie ist der Magen im Bereiche des Fundus und des oberen Körperabschnittes breiter und kann der Außenwand des Thorax anliegen. An die Stelle der Milz kann auch die hochgelagerte, bis zum Zwerchfell heranreichende linke Colonflexur treten.

Bei den Kranken nach einer Duodenopankreatektomie ist auf der Leeraufnahme gewöhnlich Gas in den Gallenwegen, hauptsächlich im Bereiche der Gallenblase, dem Choledochus und in den großen intrahepatischen Gallengängen sichtbar. Bei der Untersuchung mit Bariumaufschwemmung wird der Zustand nach Magenresektion festgestellt (Abb. 203). Sehr oft sind funktionelle Veränderungen des Dünndarms, hauptsächlich im Bereiche des Jejunums vorhanden. Ziemlich oft, vor allem wiederum im Liegen, füllen sich die erweiterten Gallenwege, der obere Abschnitt des Choledochus, die Gallenblase und die intrahepatischen Gallengänge auf. Die Gallenblase kann die oben angeführten Veränderungen aufweisen. Die Entleerung der Gallengänge ist verlangsamt. Die Füllung staut sich in den peripheren intrahepatischen Gallengängen sehr lange. Gewöhnlich kommt es nicht zur Füllung der Ausführungswege des übriggebliebenen Pankreasteiles, auch wenn er dem Darm angeschlossen ist.

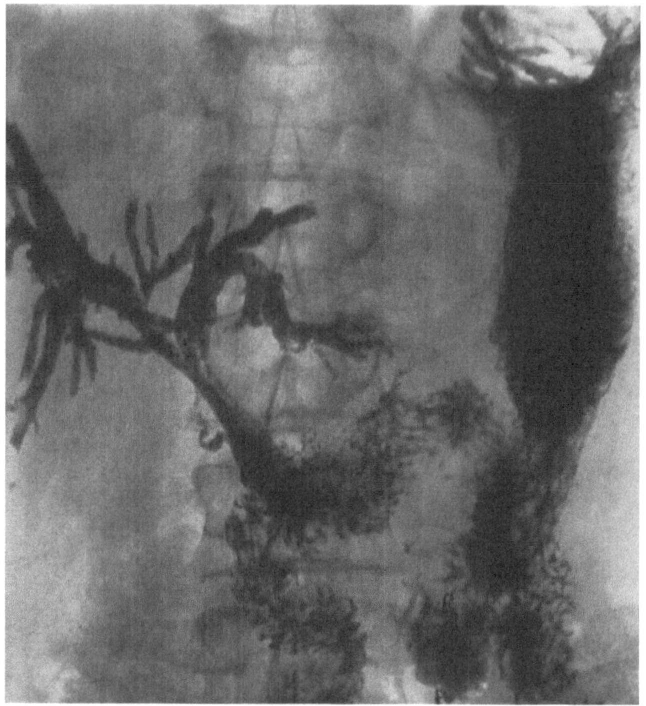

Abb. 203. Zustand nach totaler Duodenopankreatektomie wegen eines Pankreascarcinoms

## b) Sarkom

Das Sarkom kommt im Pankreas sehr selten vor und ist im Unterschied zum Carcinom eher ein Tumor des jüngeren Lebensalters. Der histologische Aufbau ist unterschiedlich. In der Literatur wird hauptsächlich das Lympho-, Fibro- oder das Angiosarkom beschrieben. Makroskopisch finden sich solide, glatt abgegrenzte Gebilde, die oft einen cystischen Aufbau mit dem Bild multiloculärer Cysten zeigen. Es wächst gewöhnlich rasch und erreicht einen großen Umfang, ist meist gut tastbar und wird oft für eine Cyste gehalten. Auf den malignen Ursprung wird man gewöhnlich durch den raschen, ausgesprochen malignen Verlauf in den späteren Stadien der Erkrankung aufmerksam. Mitunter wird der maligne Charakter erst durch die Histologie nachgewiesen (Herfort). Die Metastasierung in die Lymphknoten erfolgt gewöhnlich erst sehr später, wodurch die Unterscheidung von der Cyste auch erschwert wird.

Der Untersuchungsgang und die Wahl der einzelnen Methoden gleichen denen bei Carcinom oder Cyste dew Pankreas. Für die Differentialdiagnostik ist die Anwendung der Arteriographie besonders wertvoll. Die Röntgenmerkmale des Pankreassarkoms sind den Befunden bei den Cysten sehr ähnlich.

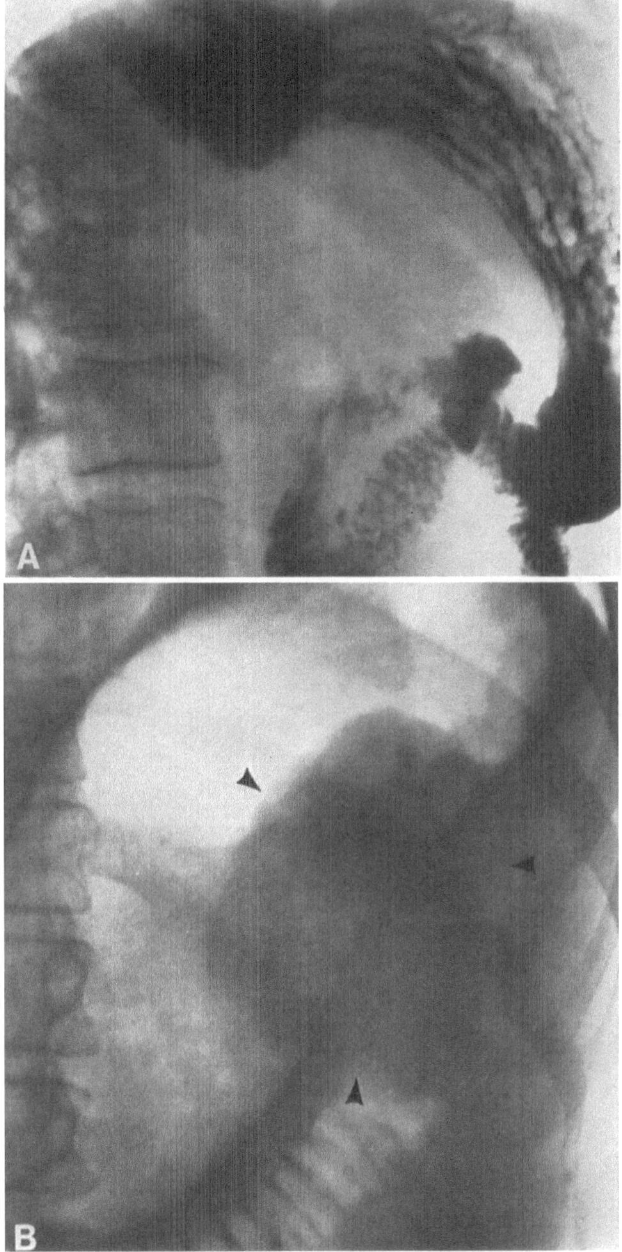


Abb. 204 a—d. Vom Bereich des Pankreaskörpers und -schwanzes ausgehendes Angiosarkom. a Verdrängung des Magens nach vorn mit glatten Umrissen der hinteren Magenwand; b Darstellung des Tumors im insufflierten Magen (Pfeil)

Auf der Leeraufnahme kommt das Sarkom in Form eines homogenen, die Niere und den Psoasmuskel überdeckenden Gebildes vor. Die umgebenden Organe weisen Druckveränderungen auf, die von der Lage und der Ausweitung des Tumors abhängig sind. Diese Veränderungen werden durch die Kontrastmitteluntersuchungen der Organe in der Nachbarschaft präzisiert und zeigen gegenüber dem Carcinom, häufiger die Unversehrtheit ihrer Wände.

Bei der Pneumostratipankreatographie stellt sich das Sarkom als eine glattrandige Vergrößerung des Pankreas ohne wesentlichere Vergrößerung der umgebenden Lymphknoten dar. Auf Grund seines Druckes auf den splenoportalen Stamm kann ein vollständiger Verschluß, hauptsächlich im Bereich der Milzvene zustande kommen. Die Splenoportographie bietet dann den typischen Befund des Verschlusses mit umfangreicher Füllung des Kollateralkreislaufes. Bei der Arteriographie sind gewöhnlich im Bereich des Tumors die neugebildeten Gefäße gefüllt. Sie gehen hauptsächlich aus den Pankreasarterien oder aus den Arterien seiner Umgebung hervor, welche meistens Anzeichen des Tumoreinbruches aufweisen. Sehr markant ist die Gefäßneubildung hauptsächlich beim Angiosarkom (Abb. 204). Dabei kommt es zur Füllung der umfangreichen Geflechte von kleineren, aber auch größeren, unregelmäßig konfigugierten, neugebildeten Gefäßen. Gewöhnlich werden auch die

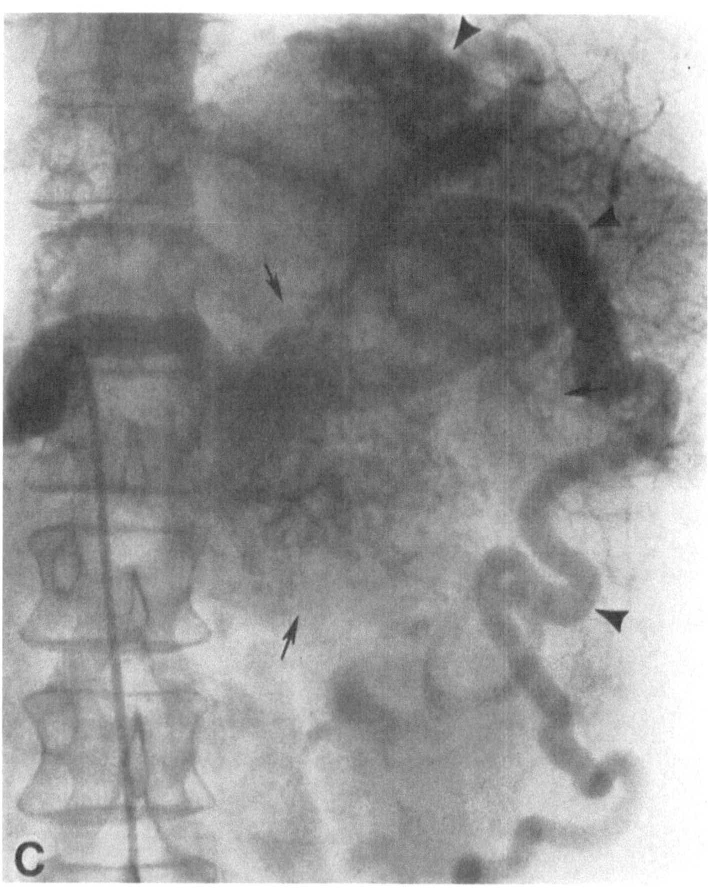


Abb. 204 c. Arteriographie der Milzarterie mit Füllung von umfangreichen Geflechten der neugebildeten Tumorgefäße (Pfeil) und Verbindungsvenen zum portalen Flußbett (Pfeil). Infiltration der Milzarterie;

arteriovenösen Kurzschlußverbindungen dargestellt. Das Kontrastmittel fließt von diesen aus in die neugebildeten Venen im Bereich des Retroperitoneum oder in die Umgebung der Milz ab.

## 7. Tumoren der Vater'schen Papille

Die Tumoren der Vater'schen Papille bilden im weiteren Sinne des Wortes eine einheitliche Gruppe. Dazu gehören gewöhnlich die von der Papille selbst, vom Endteil des Choledochus, des Ductus Wirsungianus und von den Schleimhautdrüsen des Duodenum in der nächsten Umgebung der Papille ausgehenden Tumoren. Bei der systematischen Aufteilung werden sie unter die Erkrankung des Gallensystems eingereiht. Sie gehören jedoch zu den Erkrankungen, die hauptsächlich von den Pankreastumoren, insbesondere von den Prozessen des Pankreskopfes unterschieden werden müssen. Unter den Tumoren der Vater'schen Papille kommt am häufigsten das Carcinom, seltener das Papillom, Adenom, Lipom oder Fibrom vor. Noch seltener ist das Sarkom, entweder das Leyomyosarkom, das Melanosarkom oder das Rundzellensarkom (POPPEL). Die Papille kann aber auch sekundär, hauptsächlich bei den Tumoren des Pankreaskopfes, des Gallenganges oder des Duodenum, ergriffen werden.

### a) Carcinom der Papilla Vateri

Das Carcinom der Vater'schen Papille ist seltener als das Pankreascarcinom. Es führt zu 0,02—0,01% aller Obduktionen und 1—2% aller Carcinome überhaupt (JORDAN, PELNÁR, POPPEL). Den Statistiken nach ist es 1,5—3 mal häufiger bei Männern als bei

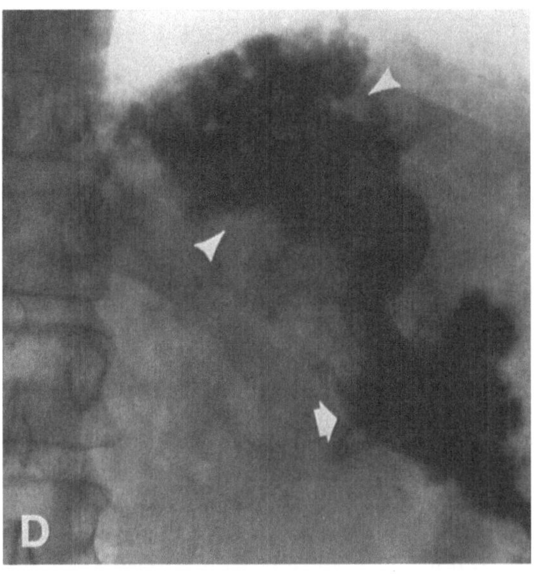


Abb. 204 d. Vollkommener Verschluß der Milzvene (Pfeil). Varicös erweiterte submucöse Magenvenen (Pfeil)

Frauen und ergreift in 10% Individuen vor ihrem 40. Lebensjahr. Im späteren Alter beobachtet man eine gleichmäßige Verteilung (PELNÁŘ). Histologisch hat es gewöhnlich den Aufbau eines Adenocarcinoms.

Das makroskopische Bild des Carcinoms der Vater'schen Papille kann verschiedenartig sein. Man kann grob schematisch die vegetative, infiltrative und ulcerative Form unterscheiden. Bei der vegetativen Form ragt das Carcinom in das Duodenallumen vor und bildet an der Papille ein knolliges bis polypenartiges Gebilde oder es wächst direkt in der Vater'schen Ampulle, in Form eines kleinen Tumors in ihrem Lumen (Ampullom). Der diffus infiltrierende Carcinomtyp hat oft den Charakter eines Scirrhus, der die Schrumpfung der Papille und ihrer Umgebung und den Verschluß des Choledochus und des Ductus Wirsungianus verursacht. Manchmal kann er eine Rigidität ihrer Wand mit einer sekundären Öffnung zur Folge haben. Diese beiden Formen können in den dritten Typ, die Ulcerationsform, übergehen. Dies ist meist bei der vegetativen Form der Fall. Die polypoide Vegetation nekrotisiert, und es entsteht an ihrer Stelle ein verschieden tiefes Geschwür, das die Papille zerstört und sich in ihre Umgebung ausbreitet.

Das Carcinom der Vater'schen Papille wächst sehr langsam und erreicht meist kein größeres Ausmaß. Im Hinblick auf ihre Lage obturiert es schon frühzeitig die Gallenwege und wird so gewöhnlich trotz des kleinen Umfangs früh festgestellt. Es bildet, vor allem in der Ampulle, einen kleinen Tumor an der Papille, dieser erreicht oft das Ausmaß von 2—3 cm. Die Ulcerationsform kann, wenn der Tumor den Choledochus nicht völlig obturiert, einen größeren Krater bilden. Das Carcinom der Vater'schen Papille wächst entweder in das Pankreas oder in den Choledochus oder in den Ductus Wirsungianus. Die Metastasierung in die umgebenden Lymphknoten und in die Leber erfolgt selten und erst in den späteren Stadien. Sie ist vor allem nach einer palliativen Operation zu beobachten. In der Diagnostik ist es wichtig, sich der Veränderungen bewußt zu sein, die das Carcinom der Vater'schen Papille im Pankreas verursacht und die den Nachweis manchmal sehr erschweren können. In dichter Nachbarschaft des Tumors kommt es gewöhnlich zur Pankreatitis mit Vergrößerung und Sklerose des Parenchyms. Auch bei der Obturation der Ausführungswege des Pankreas tritt oft eine sekundäre Pankreatitis mit einer diffusen Vergrößerung des Kopfes, zuweilen auch des ganzen Pankreas auf.

*Die klinischen Symptome* des Carcinoms der Vater'schen Papille sind oft sehr typisch. Zum Kardinalsymptom gehört die Gelbsucht vom Obstruktionstyp. Sie entwickelt sich allmählich. Anfangs ist sie oft wechselnd oder verschwindet zuweilen völlig. Später nimmt sie progressiv zu und ist sehr intensiv. Sie kann jedoch auch vorübergehend zurückgehen, wenn es auf Grund des Tumorzerfalls zur vorübergehenden Passagelockerung des Choledochus kommt. Die Gelbsucht ist anfangs nicht von Schmerzen begleitet. Es treten Durchfälle, Appetitlosigkeit und allmählich Abmagerung auf, auch Fieber und das Carcinom der Vater'schen Papille kann unter dem Bilde einer sekundären Cholangitis verlaufen. Nicht selten ist ein gleichzeitig bestehender Diabetes. Bei der Untersuchung stellt man neben der Gelbsucht auch die Lebervergrößerung und eine wesentliche Vergrößerung der Gallenblase fest, ein wichtiges Merkmal (Couvoisier). Verhältnismäßig oft läßt sich Blut im Duodenalsaft nachweisen.

Die Röntgenuntersuchung hat in der Diagnostik des Carcinoms der Vater'schen Papille große Möglichkeiten. Durch richtigen Einsatz der Untersuchungen und Wahl geeigneter Methoden wird die Feststellung der Mehrzahl der Tumoren ermöglicht. Vor allem ist hierbei die Duodenaluntersuchung (Strnad), insbesondere die Duodenographie in Hypotonie wichtig, außerdem die Untersuchung der Gallenwege, sowie die intravenöse und peroperative Cholangiographie. In der Differentialdiagnostik können auch die Arteriographie und die peroperative Wirsungographie wertvoll sein. Im Rahmen der Gesamtuntersuchung soll auf die Leeraufnahme nicht verzichtet werden.

*Die Leeraufnahme* wird mit Ausrichtung auf die subhepatale Gegend durchgeführt. In der Differentialdiagnostik der Obstruktionsgelbsucht lassen sich mit ihrer Hilfe kontrastreiche Konkremente der Gallenwege feststellen. Sie ermöglicht ferner, die sekundären, durch den Tumor der Vater'schen Papille verursachten Veränderungen, hauptsächlich die Hepatomegalie und die Vergrößerung der Gallenblase, nachzuweisen.

*Die Duodenumuntersuchung* mit Bariumaufschwemmung sollte bei jedem Kranken mit Verdacht auf einen Tumor der Vaterschen Papille durchgeführt werden. Die kleinen Tumoren können sich dabei der Feststellung entziehen. Diagnostisch wertvoll ist deshalb nur ein positiver Befund. Die ausführliche Darstellung der Veränderungen erfordert eine geeignete Untersuchungstechnik. Am besten wählt man die Untersuchung hier am liegenden Kranken und die dosierte Kompression. Unentbehrlich ist hierfür eine größere Anzahl von seriographischen Aufnahmen, die den Vergleich der Veränderungen ermöglichen. Besonders nützlich ist hierbei die Anwendung der Röntgenkinematographie.

Die Tumoren der Vater'schen Papille können unter den verschiedensten Bildern und mit einer ganzen Skala von Veränderungen vom Normalbild bis zu den sehr markanten und beweiskräftigen Veränderungen zur Darstellung kommen (Abb. 205—209). Das ist abhängig von Größe, Lage, Typ sowie Richtung der Ausbreitung des Tumors. Das Normalbild wird hauptsächlich bei den kleinen, in der Vater'schen Ampulle wachsenden Tumoren gefunden. Zu den Frühsymptomen des Tumors gehören die funktionellen Veränderungen. Am häufigsten wird eine beschleunigte Passage mit Spasmen des absteigenden Duodenalschenkels und manchmal auch die Reliefumformung im Sinne der Duodenitis beobachtet. Die morphologischen Veränderungen entsprechen dem Tumortyp. Bei der vegetativen Form ist das Hauptsymptom die Vergrößerung der Papille, die sich durch einen Füllungsdefekt der Duodenalfüllung äußert. Der Defekt ist meist im mittleren oder unteren Abschnitt des absteigenden Schenkels lokalisiert. Er kann aber auch im Bereich der unteren Biegung oder in anderen Duodenalabschnitten vorkommen. Er ist entweder randständig und bildet einen Ausschnitt der inneren Kontur oder tritt als ein zentraler Füllungsdefekt auf. In der Regel ist dieser durch den Tumor allein verursacht. Er kann aber auch manchmal Folge des ausgeweiteten und ins Duodenum invaginierten Choledochus sein (Caroli). Die Größe des Defektes ist unterschiedlich und kann von kleinen Einstellungen oder Aufhellungen bis zum tiefsten Defekt, der deutlich das Duodenallumen verjüngt, reichen. Der kleine Defekt

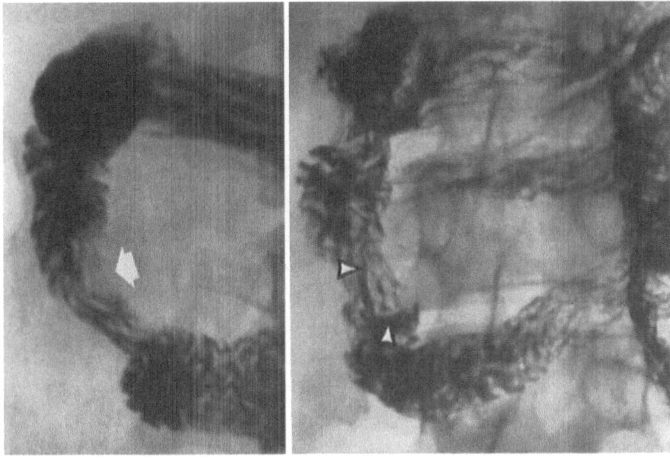

Abb. 205 Abb. 206

Abb. 205. Carcinom der Vater'schen Papille mit einem Randdefekt im mittleren absteigenden Duodenum (Pfeil)

Abb. 206. Carcinom der Vater'schen Papille mit einem Randdefekt im unterem absteigenden Duodenum (Pfeil)

ist meist mehr oder weniger regelmäßig und ähnelt manchmal dem Bilde eines Knopfloches (STRNAD). Der größere Defekt ist oft verschiedenartig unregelmäßig bis knollig. In den fortgeschritteneren Erkrankungsstadien, hauptsächlich bei Kranken nach einer palliativen Operation, kann es auf Grund des Tumorwachstums zur Duodenalstenose kommen.

Das Schleimhautrelief in der Umgebung der Papille ist bei den kleinen Tumoren gewöhnlich regelmäßig, ändert aber infolge des Tumordruckes seine Anordnung und weist

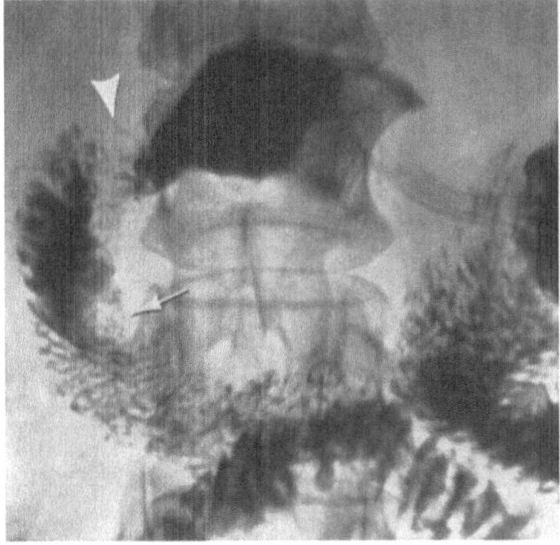

Abb. 207. Carcinom der Vater'schen Papille mit einem minimalen Randdefekt im mittlerem absteigenden Duodenum (Pfeil) und Kompression des oberen Duodenum durch den erweiterten Choledochus (Pfeil)

einen länglichen Charakter auf. Dieses Merkmal ist für die Diagnostik sehr wichtig. Der lokalisierte konstante Nachweis des länglichen Reliefs im Duodenum außerhalb der Peristaltikwelle kann eines von den ersten Merkmalen des Tumors sein.

Im Falle einer infiltrativen Wuchsform des Tumors treten die Reliefveränderungen sehr frühzeitig auf. Die Falten sind unregelmäßig, oft wie angenagt oder manchmal ganz destruiert. Auch die Wand des betroffenen Duodenalabschnittes ist verändert, gestreckt, rigid und ohne Peristaltik. Bei der Infiltration des Oddi'schen Sphincters und seiner sekundär offenstehenden Öffnung kann es zum Rückfluß des Kontrastmittels in den Choledochus oder in den Ductus Wirsungianus kommen (Poppel). Dieses Symptom ist jedoch bei den Carcinomen der Vater'schen Papille selten.

Die Ulceration des Carcinoms äußert sich durch eine nischenartige Formation, gewöhnlich in der medialen Duodenalwand. Durch Druck des ausgeweiteten Choledochus und auf Grund einer sekundären Drehung des absteigenden Schenkels kann diese Nische auch in die äußere Duodenalwand verlagert werden (Caroli). Die Nische zeigt gewöhnlich eine breite Basis, unregelmäßige und unscharfe Umrisse. Ihre Tiefe ist gewöhnlich nicht sehr ausgeprägt. Nur in vereinzelten Fällen, bei Zerfall größerer Carcinome ist sie tief und erweckt dann den Eindruck eines Divertikels. Sie unterscheidet sich jedoch von diesen durch die breite Basis, die unregelmäßigen Wände und das Fehlen des Reliefs. Die Duodenalwände sind manchmal in der Umgebung der Nische verdrängt und leicht gehoben, so daß im ganzen das Bild der umgekehrten Drei (ɛ) entsteht (Frostberg).

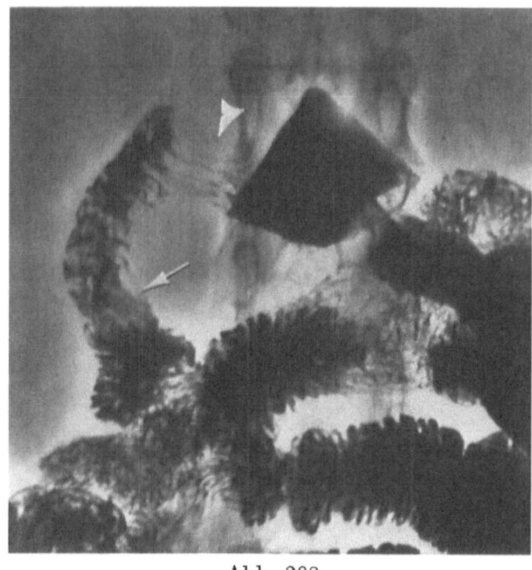

Abb. 208

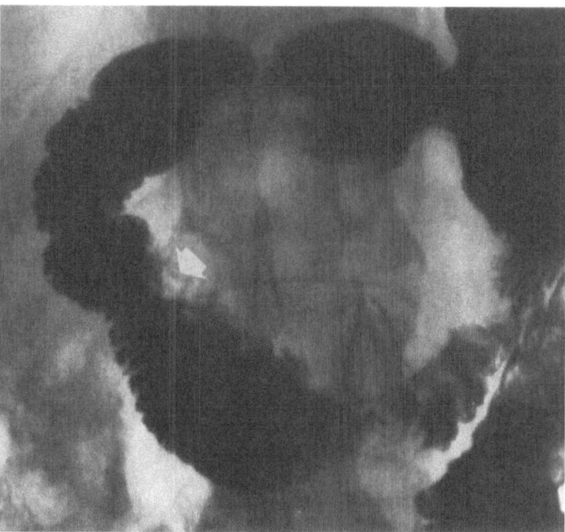

Abb. 209

Abb. 208. Carcinom der Vater'schen Papille. Deutlicher Defekt im absteigenden Duodenum (Pfeil), umfangreiche Kompression des oberen Duodenum durch den erweiterten Choledochus (Pfeil)

Abb. 209. Carcinom der Vater'schen Papille mit sekundärer Pankreatitis. Defekt im absteigenden Duodenum (Pfeil). Erweiterung der Duodenalschlinge und Deformierung der inneren Duodenalwand

Nebst diesen vom Tumor direkt verursachten Veränderungen kommen im Duodenum noch sekundäre Veränderungen auf Grund der vergrößerten Gallenblase und des Choledochus zum Vorschein (Abb. 207, 208). Manchmal ist es möglich, auch die für eine Pankreatitis sprechenden Veränderungen zu beobachten (Abb. 209).

In der Differentialdiagnostik soll das Carcinom der Vater'schen Papille von der vergrößerten Papille infolge anderer Prozesse, hauptsächlich des Ödems, der Entzündung, des benignen Tumors, des eingekeilten Konkrementes oder des aberranten Pankreas unterschieden werden. Hierbei ist hauptsächlich die Beobachtung der Veränderungen der Form, der Umrisse, des Reliefs und der Wand in der Umgebung nützlich. Beim kleinen Carcinom kann die Abgrenzung jedoch sehr schwierig, oft ganz unmöglich sein.

*Die Duodenographie in Hypotonie* ist für die Diagnostik des Carcinoms der Vater'schen Papille die wichtigste und manchmal auch die entscheidende Untersuchung. Durch sie ist ausführlich Auskunft über die Veränderungen der Papille zu erhalten, auch über kleinere Prozesse und ihren Ursprung. Bei allen Kranken mit Verdacht auf einen Tumor der Vater'schen Papille sollte sie durchgeführt werden, gleichgültig, ob die übliche Untersuchung pathologische Veränderungen oder einen Normalbefund ergibt. Mit der Duodenographie in Hypotonie können jedoch nur diejenigen Tumoren festgestellt werden, die die Morphologie der Vater'schen Papille oder der Duodenalwand verändern und gewöhnlich nicht die kleinen, von der Vater'schen Ampulle ausgehenden und sich nicht auf die Papille ausbreitenden Tumoren. Beweiskraft besitzt deshalb auch hier nur der positive Befund.

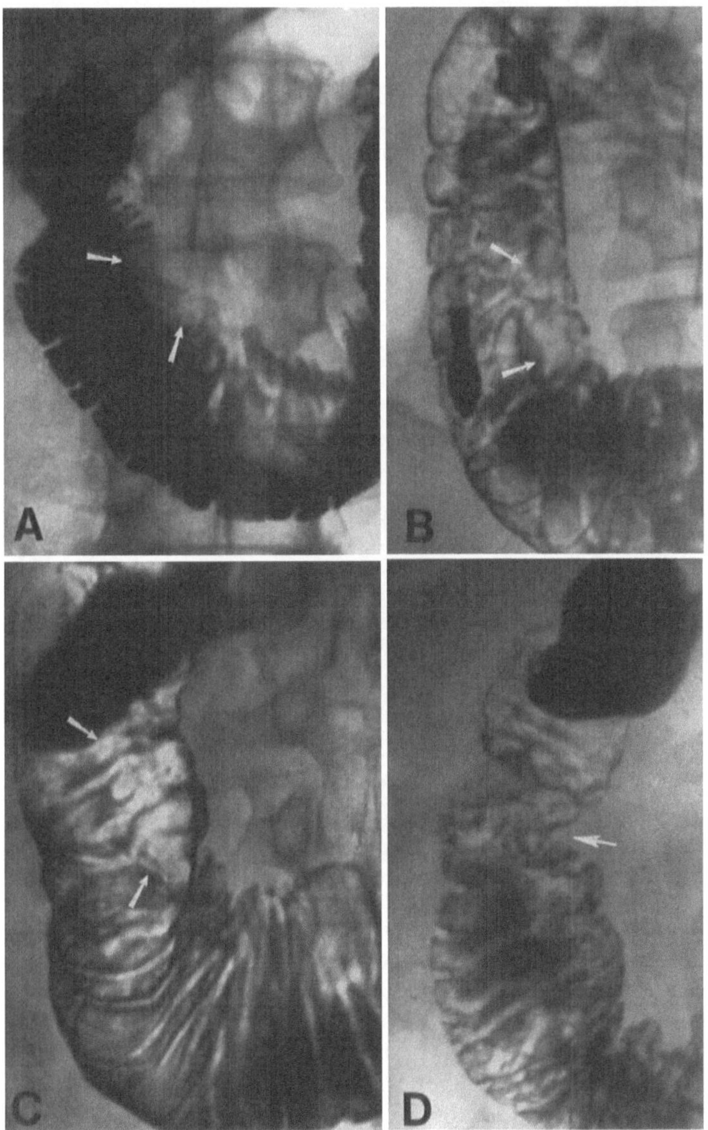


Abb. 210 a—d. Verschiedene Bilder des Carcinoms der Vater'schen Papille bei Duodenographie in Hypotonie

Die Befunde, die beim Carcinom der Vater'schen Papille durch die Duodenographie die Hypotonie erhoben werden, sind von gleicher Art wie bei der normalen Duodenaluntersuchung. Die Veränderungen sind jedoch besser sichtbar und besser auswertbar. Der kleine Tumor der Vater'schen Papille ist bei orthograder Darstellung als ein zentraler Defekt, gewöhnlich von größerem Durchmesser als 1,5 cm sichtbar. In der Seitenprojektion bildet er einen randständigen Defekt der inneren Kontur, am häufigsten wiederum im absteigenden Schenkel. In Prallfüllung ist der kleine Defekt als Folge der Superposition oft weniger ausgeprägt oder geht völlig verloren. Deutlich sichtbar wird er erst bei der Insufflation. Bei einem kleinen Tumor ist der Defekt sehr oft regelmäßig, ohne wesentlichere Schädigung des Reliefs in der Umgebung. Die Duodenalwand ist elastisch.

Der größere Tumor mit vegetativer Wuchsform äußert sich durch einen typischen Füllungsdefekt und bildet in der Luftfüllung ein in das Duodenallumen vorragendes Gebilde (Abb. 210). Dieses ist unregelmäßig und die Duodenalkontur ist an dieser Stelle deutlich verdoppelt. Das Relief ist an der Stelle des intraluminalen Gebildes geschädigt und oft völlig destruiert. Es bleiben manchmal an seiner unregelmäßigen knolligen Oberfläche Reste der Bariumsuspension, wahrscheinlich in den oberflächlichen Exulcerationen, haften. Bei der infiltrativen Tumorausbreitung ist vor allem das Relief geschädigt. Der Beginn der Ausbreitung wird als eine plötzlich einsetzende Deformierung der bisher regelmäßigen Falten sichtbar. Das Relief ist an der Infiltrationsstelle destruiert, die Wand des Duodenum ist gestreckt und rigid. Auch die Geschwürsform des Carcinoms kommt bei der Duodenographie in Hypotonie sehr anschaulich zur Darstellung. Die Geschwürsnische füllt

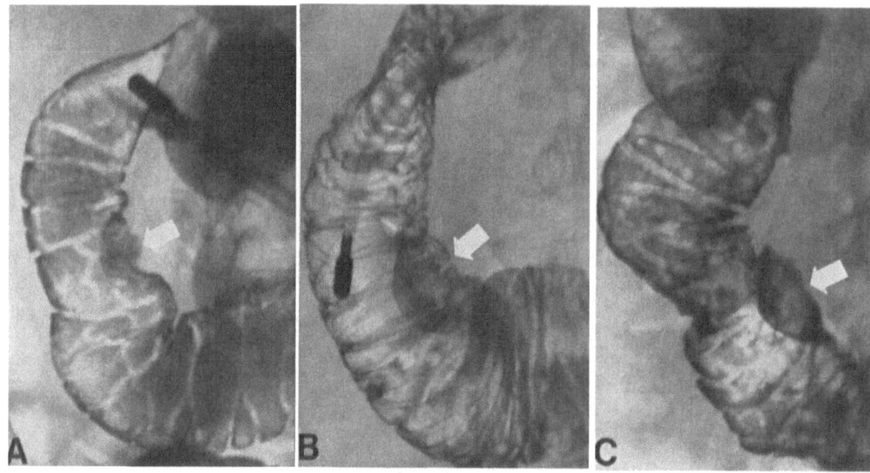


Abb. 211 a—c. Nichttumoröse Prozesse der Vater'schen Papille. Duodenographie in Hypotonie. a Entzündlich vergrößerte Vater'sche Papille (Pfeil); b Eingekeiltes Konkrement in der Vater'schen Papille (Pfeil); c Eingekeiltes Konkrement in der Vater'schen Papille (Pfeil)

sich im ganzen Umfang auf, die Wände sind uneben, rigid und ihre Umgebung zeigt eine verschiedenartig umfangreiche Reliefschädigung.

Weiterhin gibt es auch hierbei Druckveränderungen infolge der vergrößerten Gallenblase und des ausgeweiteten Choledochus. Manchmal stellt man auch Veränderungen der inneren Kontur der Schlinge auf Grund einer sekundären Pankreatitis fest.

Differentialdiagnostisch ist es notwendig, der Form des Defektes, den Veränderungen des Reliefs und der Wand in der Umgebung der Papille nachzugehen (Abb. 211). Die ödematös geschwollene Papille ist gewöhnlich von regelmäßiger kugeliger Form und glatter Kontur ohne Reliefschädigung oder Wandveränderung. Ein ähnliches Bild wird bei einem benignen Tumor oder bei einem aberranten Pankreas angetroffen. Bei der sklerosierenden Papillitis ist die Papille manchmal verschiedenartig verformt, das Relief kann zipfelig ausgezogen sein, gewöhnlich bleibt es jedoch unversehrt. Auch hier ist die Abgrenzung des kleinen Carcinoms der Papille von den Veränderungen anderer Natur sehr schwer.

*Die intravenöse Cholangiographie* kann wertvolle Auskünfte über die Papille bieten, hauptsächlich bei der Anwendung der Pharmakoradiographie. Es ist zweckmäßig, sie bei allen Kranken im präikterischen Stadium und bei leichtem Subikterus durchzuführen. Sie kann aber auch beim Abklingen der Obstruktionsgelbsucht durchgeführt werden. Die

Untersuchungstechnik muß hierbei entsprechend angepaßt werden. Die Füllung der Gallenwege fängt gewöhnlich wesentlich später, manchmal nach 30, 60 und noch mehr min. an, weswegen Spätaufnahmen, manchmal sogar nach 24 Std anzufertigen sind (CAROLI).

Das Carcinom der Vater'schen Papille äußert sich am häufigsten durch die Stenose des terminalen Abschnitts des Choledochus mit sekundärer Ausweitung der Gallenwege. Die Stenose ist verschieden ausgeprägt. Im präikterischen Stadium kann nur eine Verjüngung und Rigidität des intramuralen Abschnittes des Choledochus zu beachten sein. Das Kontrastmittel dringt in das Duodenum wesentlich langsamer als normal ein. Häufiger ist der Choledochus konisch zugespitzt oder abgerundet, sein intramuraler Anteil wird nicht gefüllt (Abb. 212). Dieses Bild verändert sich nicht, auch nicht nach Verabreichung von Spasmolytica. Die Ausweitung der Wege oberhalb der Stenose ergreift das ganze Gallensystem.

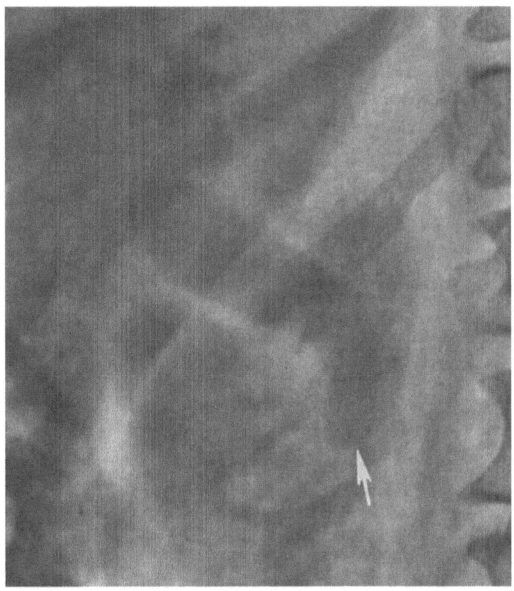

Abb. 212. Fortgeschrittene Stenose des Choledochus (Pfeil) bei Carcinom der Vater'schen Papille. Intravenöse Cholangiographie

Es füllen sich auch die stark ausgeweitete Gallenblase und die Haupt- und Nebengallengänge der Leber an. Die Entleerung der Gallenwege ist deutlich verspätet. Ihre Füllung bleibt gewöhnlich sehr lange sichtbar. Beim fortgeschritteneren Verschluß, bei dem der Subikterus schon in die Obstruktionsgelbsucht übergeht, füllen sich die Gallenwege nicht mehr an.

*Die Arterteriographie* hilft die Ausdehnung eines Tumors der Vater'schen Papille nachzuweisen und ihn von Tumoren des Pankreas, der Gallenwege und der Leber abzugrenzen. Auch die sekundären Veränderungen der Gallenwege, der Leber und des Pankreas, die durch Tumoren verursacht sind, können durch die Arteriographie nachgewiesen werden. Die selektiven Arteriographien der A. hepatica in den anteroposterioren und schrägen Projektionen geben hier, eventuell ergänzt durch die „superselektive" Arteriographie der A. gastroduodenalis oder der A. pancreaticoduodenalis inferior, die besten Aufschlüsse.

Der Tumor der Vater'schen Papille selbst verursacht nur minimale Veränderungen an den pancreaticoduodenalen Arterien oder ihren pankreatischen und duodenalen Ästen. Durch den direkten Einbruch des Tumors werden sie rigid, gestreckt, unregelmäßig breit oder völlig abgebrochen. Diese Veränderungen sind gewöhnlich in einem Gebiet von 1—3 cm im Durchmesser lokalisiert. Die Tumorgefäßneubildung ist gewöhnlich nicht sichtbar (Abb. 213).

Die sekundären Veränderungen an den Gallenwegen und der Leber sind deutlicher ausgeprägt. Die A. cystica und ihre Zweige sind elongiert, gestreckt und umgeben die erweiterte Gallenblase. Diese ist auch in der capillären Phase durch Kontrastmittelanreicherung ihrer Wand sichtbar. Die Leber ist oft vergrößert. Die intrahepatische Gefäßaufzweigung zeigt gestreckte und deformierte Äste. Die Leberopazität ist inhomogen mit vielen ovoiden, runden und bandförmigen Defekten, die den erweiterten Gallengängen entsprechen. Manchmal kann man auch an Pankreasarterien diffuse Veränderungen sehen, durch sekundäre Pankreatitis verursacht.

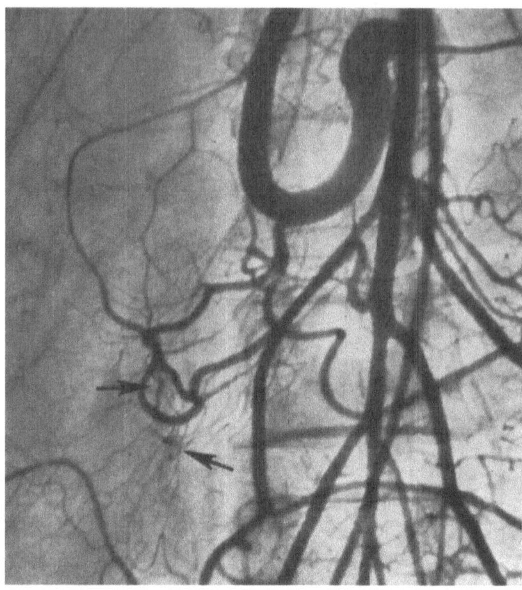

Abb. 213. Carcinom der Vater'schen Papille. Arteriographie der A. mesenterica cranialis. Minimale Umformung der kleinen pankreatischen Äste (Pfeil)

*Die instrumentelle oder intraoperative Cholangiographie* hat besonderen Wert bei der Aufklärung der Verhältnisse im Bereiche der Vater'schen Papille und in der Differentialdiagnostik. Sie sollte bei jedem Obstruktionsikterus durchgeführt werden.

Das Carcinom der Vater'schen Papille zeigt hierbei dieselben Veränderungen wie bei der intravenösen Cholangiographie. Die Ausweitung der Gallenwege ist meistens markanter. Das Kontrastmittel dringt auch in die peripheren Gallengänge der Leber ein. Das Bild der Stenose weist abhängig von der Lage, dem Ausmaß, dem Typ und der Ausbreitung des Tumors verschiedenen Charakter auf (Caroli) (Abb. 214). Der von der Vater'schen Ampulle oder dem Endabschnitt des Choledochus und des Ductus Wirsungianus ausgehende Tumor verursacht gewöhnlich einen völligen Verschluß. Anfangs kommt es bei der Injektion infolge der sekundären Pankreatitis oft zur Füllung des Choledochus nur bis zum oberen Pankreasrand. Bei erhöhtem Druck wird auch sein retropankreatischer Teil dargestellt, der ebenfalls ausgeweitet ist. Die Stenose ist am Übergang in den intramuralen Abschnitt sichtbar und ist gewöhnlich konvex oder trichterförmig. Das Kontrastmittel dringt in das Duodenum nicht einmal bei erhöhtem Druck ein, wobei sich die Wand des unteren Abschnittes des Choledochus manchmal in Form eines Spornes oder eines Divertikels vorwölbt.

Bei der vegetativen oder ulcerativen Form des Carcinoms, das direkt von der Papille oder ihrer Umgebung ausgeht befindet sich die Stenose tiefer. Das Kontrastmittel füllt auch den ausgeweiteten intramuralen Teil des Choledochus auf. In der Begrenzung seines retropankreatischen und intramuralen Teiles kann man in der Regel eine kleinere zirkuläre Einkerbung durch den Sphincter des Choledochus finden, wodurch die präzise Lokalisation des Verschlusses erfolgen kann. Die Stenose des Choledochus ist manchmal nicht vollständig und das Kontrastmittel dringt bei Erhöhung des Druckes auf 40—60 cm Wassersäule in schmalen Streifen in das Duodenum ein. Die Konturen dieses Streifens sind meist gestreckt, uneben, manchmal auch verschiedenartig verformt. Das von der Papille ausgehende Carcinom, das sich in den Choledochus vorwölbt, kann ein konkaves Bild des Verschlusses zeigen ähnlich dem bei eingeklemmtem Konkrement. Die Konturen des Verschlusses sind jedoch dabei eher uneben und unscharf. Beim infiltrativ wachsendem Carcinom ist der intramurale Teil des Choledochus mit rigiden Wänden

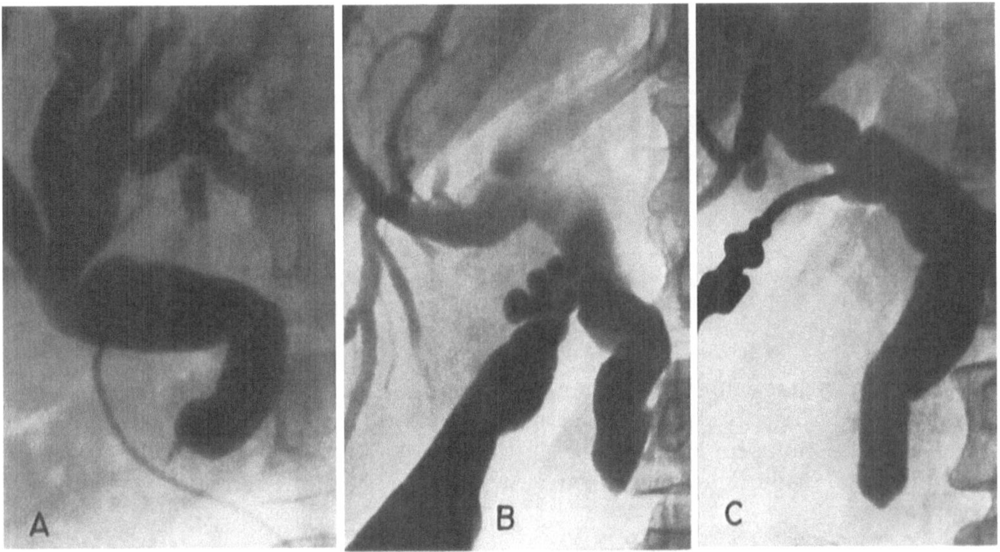


Abb. 214 a—c. Verschiedene Bilder des vollkommenen Verschlusses des Choledochus bei Carcinom der Vater'schen Papille. Intraoperative Cholangiographie. b und c (Beobachtung von HESS)

und unebenen Konturen verjüngt. Falls das Carcinom sich aber auch in die Umgebung ausbreitet, ändern sich diese Bilder, und es kann zur unregelmäßigen Deformierung des ganzen unteren Abschnittes des Choledochus kommen.

In der Differentialdiagnostik sind Lage und Charakter der Stenose wichtig. Bei den Tumoren des Pankreaskopfes ist der Verschluß höher, am oberen Pankreasrand lokalisiert, so daß der Choledochus kurz wird. Das eingekeilte Konkrement hingegen ruft den konkaven Verschluß mit glatten Konturen hervor, der dem größeren Druck der Füllung nachgibt. Die stenosierende Papillitis kommt manchmal unter dem Bild des Verschlusses, einem infiltrativ wachsenden Carcinom ähnlich zur Darstellung. Die Ausweitung der Gallenwege ist jedoch dabei meist nicht so umfangreich. Der Verschluß läßt sich gewöhnlich schon mit Anwendung geringeren Füllungsdruckes überwinden.

*Die intraoperative Wirsungographie* ist in denjenigen Fällen von Nutzen, in denen durch die peroperative Cholangiographie der Charakter des Prozesses nicht bestimmt werden kann. Sie ist in der Differentialdiagnostik und bei der Entscheidung über den operativen Eingriff von Wert. Das Bild der Ausführungsgänge hängt von der Lage und dem Ausmaß des Tumorprozesses ab. Es wird vom Zustand des Ductus Santorini aber auch von den sekundären Veränderungen des Pankreas beeinflußt. Solange der Tumor vom Endabschnitt des Choledochus ausgeht, kann die Wirsungographie Normalbefunde erbringen (GOINARD).

Auch beim durchgängigen Ductus Santorini, durch den der Pankreassaft frei ins Duodenum abfließen kann, müssen keine wesentlichen Veränderungen nachgewiesen werden. Es kommt jedoch gewöhnlich infolge Obturation und sekundärer Stase zu verschieden ausgedehnter, meist zur gesamten Ausweitung des Ductus Wirsungianus. Eine Füllung

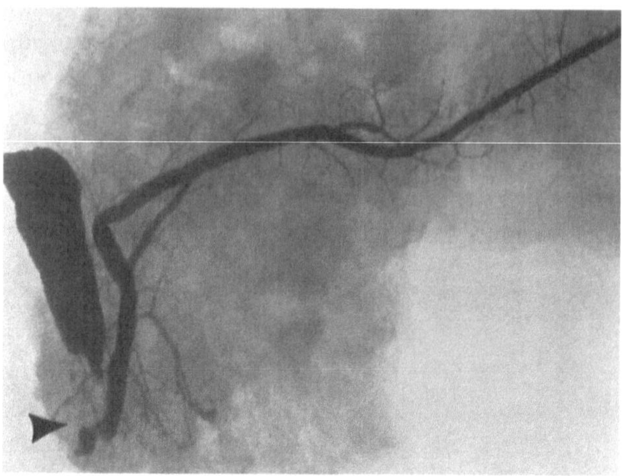

Abb. 215. Carcinom der Vater'schen Papille (Pfeil) mit starker Erweiterung des Choledochus und mäßiger Erweiterung des Ductus Wirsungianus. Descendente Füllung des Präparates. (Beobachtung von Anacker)

der Nebenausführungsgänge findet in unkomplizierten Fällen nicht statt, oder sie werden nur im geringen Ausmaß dargestellt. Die sekundäre Pankreatitis ändert dieses typische Bild. Es kommt zur Füllung auch der kleineren Ausführungsgänge. Das Kontrastmittel kann auch in die Acini eindringen, wodurch die für die Pankreatitis typischen Veränderungen entstehen.

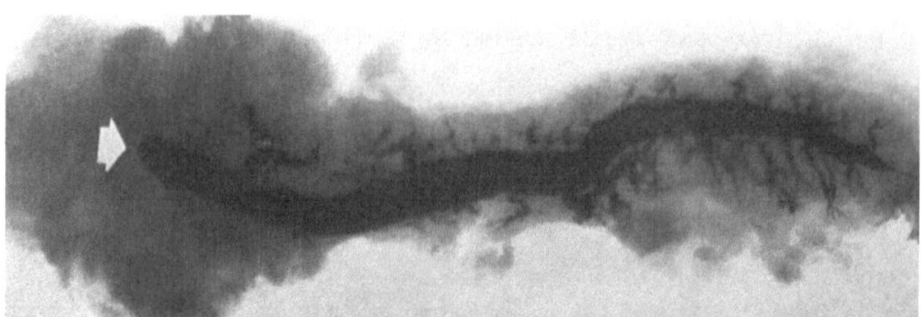

Abb. 216. Carcinom der Vater'schen Papille mit vollkommenem Verschluß (Pfeil) und beträchtlicher Erweiterung des Ductus Wirsungianus. Descendente Füllung des Präparates. (Beobachtung von Anacker)

# B. Röntgendiagnostik der Milz

von

Josef Rösch

## Einleitung

Die Röntgenologie der Milz hat ihre Tradition. Schon in den ersten Jahren dieses Jahrhunderts wurde bei der Ausarbeitung der Diagnostik des Verdauungstraktes auf die durch eine vergrößerte Milz verursachten Druckveränderungen an Magen und Dickdarm hingewiesen. Sehr bald machte man auch auf die *Möglichkeit der Milzdarstellung durch Gasfüllung* der Nachbarorgane aufmerksam. Man begann, zur besseren Veranschaulichung der Milz die Luftinsufflation anzuwenden. Le Page benützte eine *Mageninsufflation*, die er gegebenenfalls durch eine *Dickdarminsufflation* ergänzte, und schrieb die erste, sehr ausführliche Arbeit über die Röntgenologie der Milz (1912). Henszelman, Löffler und Meyer-Betz zogen die Dickdarminsufflation vor (1914—1918). Die Insufflation beider Organe, des Magens und insbesondere des Dickdarms, erwies sich als sehr wertvoll und wird zur Orientierung über die Milz bis heute benützt. Weitere Verbesserungen erbrachte das *Pneumoperitoneum*, eine für die Röntgenologie in den Jahren 1914—1918 ausgearbeitete Methode (Goetze, Rautenberg) zur morphologischen Milzdiagnostik. Diese Neuerung wurde jedoch, trotz einer Reihe beweiskräftiger Arbeiten, nur zaghaft aufgenommen. In der Diagnostik der Milzerkrankungen konnte sich diese Methode nicht in breiterer Anwendung durchsetzen.

Pagniez (1925), und nach ihm Benhamou nützten für die röntgenologische Diagnostik der Milz den *Adrenalin-Test*, bekannt durch die Provokation bei der Malaria, auf den vorher schon Henszelman (1918) hingewiesen hatte. Die Ergebnisse weiterer Untersucher waren jedoch nicht überzeugend und die beschränkte Leistungsfähigkeit der Methode verhinderte ihre Einführung als geläufige röntgenologische Untersuchungsmethode.

Größere Hoffnungen weckte die *Hepatolienographie* nach Applikation von Thorotrast, wobei es zu guter Darstellung der Milz zugleich mit der Leber kam (Oka, Radt, 1929). Es wurde dadurch ermöglicht, die Lage der Milz, ihre Größe und Form, sowie auch Herdveränderungen im Milzparenchym genau festzustellen. So schnell sich aber die Anwendung der Hepatolienographie verbreitete, so schnell verzichtete man auf sie, als die schädlichen Auswirkungen des Thorotrasts nachgewiesen wurden.

Fast gleichzeitig mit der Hepatolienographie wurde die *Punktions-Bauchaortographie* (dos Santos, 1929) bekannt. Ihre Entwicklung und Verbreitung erfolgte sehr langsam. In der Diagnostik der Milzerkrankungen wurde sie nur vereinzelt in Ausnahmefällen benutzt.

Eine weitere Verbesserung stellt das *Pneumoretroperitoneum* (Ruis-Rivaz, 1947) dar, das zunächst nicht zur röntgenologischen Milzdiagnostik angewandt wurde. Erst später begannen einige Autoren die Methode auch auf diesem Gebiet der Diagnostik einzusetzen (De Gennes, Rossi, Teichmann). Sie ermöglicht die Bestimmung der Form, Lage und Größe der Milz, und erwies sich in Verbindung mit der Schichtuntersuchung als eine große Hilfe in der Differentialdiagnostik der Geschwülste des linken subdiaphragmatischen Raumes.

Im ganzen kann man jedoch sagen, daß bis in die fünfziger Jahre die Möglichkeiten des Röntgenologen in der Diagnostik der Milzerkrankungen nur gering waren und sich meistens nur auf mehr oder weniger genaue Feststellung der Morphologie und Topographie der Milz beschränkten. Die Röntgenuntersuchung wurde deswegen für die Diagnostik der Milz nur sehr selten genutzt. Der Kliniker stützte sich hauptsächlich auf den Palpationsbefund und die Laboratoriumsergebnisse. Vom Röntgenologen forderte er gewöhnlich nur den Ausschluß eines pathologischen Prozesses der benachbarten Organe. Nur selten verlangte er die Beurteilung der Milz selbst.

Eine grundsätzliche Wende bedeutete die Einführung der *Splenoportographie* (Abeatici u. Campi, Leger, 1951) und der *gezielten Arteriographie* (Seldinger, Ödman, 1953—1956). Ihre Anwendung ermöglichte es nun dem Röntgenologen nicht nur die Morphologie und Topographie der Milz zu bestimmen, sondern auch Ursache und Natur der Milzerkrankung, insbesondere ihrer Vergrößerung, festzustellen. Die Splenoportographie ergibt verläßlichen Aufschluß über Veränderungen des Venenflußbettes der Milz, der Pfortader und der Leber und ermöglicht, die Splenomegalien nach ihrer Ursache zu klassifizieren. Mit der Arteriographie können Erkrankungen des arteriellen Flußbettes und Herdprozesse der Milz festgestellt werden; in der Diagnostik der diffusen Prozesse ist sie eine wertvolle Hilfe. Dadurch belegt die Röntgenologie in der Diagnostik der Milz und ihrer Erkrankungen den gleichen Rang der Hauptuntersuchungen wie in der Diagnostik der anderen Organe.

Die Möglichkeiten in der Milzdiagnostik sind jedoch noch nicht voll ausgeschöpft. Es ist nur eine Frage der Zeit bis die Röntgenuntersuchung der Milz den ihr gebührenden Platz einnimmt. Voraussetzung ist die Beherrschung der röntgenologischen Technik. Dann wird zusammen mit dem klinischen Bild und den übrigen Untersuchungen eine verläßliche Aussage über den Charakter der Milzerkrankung möglich sein. Der Weg zu der geeignetsten Behandlung wird damit gewiesen. Dies bedeutet Fortschritte auf einem bisher nur unvollständig erschlossenem Gebiet.

## Anatomische Anmerkungen

Die Milz liegt in der linken Zwerchfellkuppel, ihre Achse folgt etwa der 10. Rippe. Die größte Fläche der Milz nimmt die glatte konvexe *Facies diaphragmatica* ein, die größtenteils dem Zwerchfell anliegt. Die innere Fläche — *Facies visceralis* — ist verschiedenartig konkav und wird durch den längsverlaufenden Hilus in zwei ungleich große Teile eingeteilt. Ihr vorderer Teil ist größer und liegt dem Magenfundus und dem Magenkörper an. Der hintere Teil der visceralen Fläche liegt der Niere an und berührt auch die Nebenniere. Dem unteren Teil der visceralen Fläche liegt der Dickdarm mit der linken Flexur an. Zum Milzhilus oder in seine Nachbarschaft reicht oft der Pankreasschwanz. Nach vorn läuft die Milz in scharfer konvexer Kante aus, in der häufig Einkerbungen angetroffen werden (*Margo acutus, crenatus*). Die hintere Milzkante ist abgerundet bis abgestumpft (*Margo obtusus*). Nach oben läuft die Milz in einen breiten und stumpfen oberen Pol aus, der 2—4 cm neben der Wirbelsäule liegt (*Extremitas vertebralis*). Der untere Pol der Milz (*Extremitas ventralis*) ist schärfer und reicht bis 3—6 cm an den Rippenbogen. Die Milzgröße schwankt recht beträchtlich. Ihre Länge pflegt meist 10—12 cm, ihre Breite 6—8 und die Dicke 3—4 cm zu betragen. Ihr häufigstes Gewicht ist 120—180 g.

Neben der beschriebenen Form und Lage der Milz gibt es verschiedene Abweichungen, die durch viele Faktoren verursacht sein können. Dabei spielen insbesondere der Habitus, die Körper- und Zwerchfellage, die Atembewegungen und die Füllung der Nachbarorgane eine Rolle.

Auch die Größe und das Gewicht der Milz sind nicht konstant und werden hauptsächlich von der Blutfüllung bestimmt. Nach dem 40. Lebensjahr erfolgt eine Verkleinerung der Milz.

Das Versorgungsgefäß der Milz ist die Milzarterie. Sie geht von der A. coeliaca ab, meist in der Höhe des 1. LW. Seltener ist ein selbständiger Abgang aus der Aorta. Die Milzarterie verläuft längs des Pankreas zur Milz, wo sie sich in verschiedener Entfernung vom Hilus in ihre Hilusäste aufteilt. Sie liegt in der Mehrzahl der Fälle am oberen Rand des Pankreas. Nur selten verläuft sie vor oder hinter dem Pankreas. Bei Kindern ist ihr Verlauf mehr gestreckt, bei Erwachsenen, besonders in höherem Alter, ist sie geschlängelt. Ihre am häufigsten vorkommende Breite ist 4—5 mm. Sie gibt Äste zum Pankreas und manchmal auch die linksseitige A. gastroepiploica und die kurzen Magenzweige ab. Die Aufteilung der Milzarterie in ihrer Hilusäste ist verschieden (Ödman). Beim marginalen Typus der Aufzweigung teilt sich die Milzarterie gleich in eine unterschiedliche Anzahl von Hilusästen, am häufigsten in 3—4 Äste auf. Beim Distributionstypus biegt sich der Stamm der Milzarterie längs des Hilus nach unten und gibt eine unterschiedliche Zahl von Hilusästen nacheinander ab. Die Hilusäste teilen sich bei Eintritt ins Parenchym dichotomisch in die vorderen und hinteren Zweige auf, wo sie die zugehörenden Milzabschnitte versorgen. Diese Gefäße bilden keine Anastomosen untereinander, so daß die Milz, abhängig von ihrer arteriellen Vorsorgung, in zwei Abschnitte eingeteilt werden kann: den größeren Vorder- und den kleineren Hinterabschnitt. Die intrasplenischen Gefäße verlaufen anfangs in den Milzbalken, gehen dann in die Pulpa über, verzweigen sich reichlich und münden als dünnwandige Capillaren in die Milzsinus.

Von den Milzsinus aus geht das Blut durch enge Verbindungen ins Venensystem. Die größeren Venen liegen wiederum in den Milzbalken, münden in dem Hilusbereich und durch ihr Zusammentreffen werden drei bis sechs Milzhilusvenen gebildet. Durch den Zusammenfluß der Hilusvenen entsteht die Milzvene, eine der Hauptstämme des Portalflußbettes. Die Milzvene verläuft anfangs am oberen Rand des Pankreasschwanzes, biegt dann auf die Rückwand des Körpers ab und fließt hinter seinem Hals oder dem Kopf mit der cranialen Mesenterialvene zusammen, wodurch die Pfortader gebildet wird. Die Milzvene ist im Durchschnitt 5—8 mm breit, oft leicht ge-

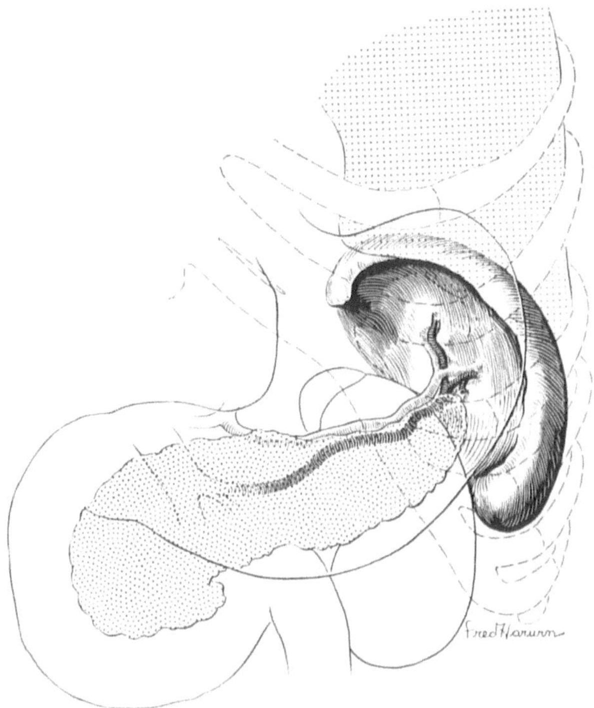

Abb. 1. Schema der Milztopographie

wunden und nimmt während ihres Verlaufes die kurzen Magenvenen, die linke V. gastroepiploica, die Pankreasvenen und oft auch die caudale Mesenterialvene auf.

Die Lymphgefäße der Milz bilden spärliche Netze, subserös und in der Gefäßnachbarschaft. Größere Stämme sind in den Balken gelegen und führen die Lymphe in die Knoten des Hilus ab. Andere Lymphknoten liegen in der Umgebung des Pankreas und der Aorta. Die Innervation der Milz geschieht durch die vegetativen Fasern mit Übergewicht des Sympathicus. Sie gehen aus dem Plexus coeliacus hervor, verlaufen entlang der Milzarterie, nehmen Vagusfasern auf und bilden den Plexus lienalis. Von ihm gehen kleine Äste in die Milz, Milzkapsel und in die Nachbarorgane ab.

# I. Allgemeiner Teil: Methoden der Röntgenuntersuchung der Milz

Dem Röntgenologen steht für die Milzuntersuchung und Bestimmung ihrer Erkrankung eine Reihe von Untersuchungsmethoden zur Verfügung und zwar einfache und leicht anzuwendende Grundmethoden und Spezialmethoden. Jede Untersuchungsmethode hat ihre Vorteile und Nachteile und ihre Zielrichtung. Der Wert der einzelnen Methoden ist unterschiedlich. Manche liefern nur allgemeine und orientierende, wenn auch wichtige Auskünfte. Andere Methoden, insbesondere einige Spezialuntersuchungen, bieten recht präzise und diagnostisch eindeutige Informationen. Die einzelnen Methoden ergänzen sich. Es gibt für jede Erkrankungsart einige Untersuchungen, die zusammen angewandt eine präzise Röntgendiagnose zu stellen ermöglichen.

## 1. Untersuchung des Thorax

Die Untersuchung des Thorax gehört in der Diagnostik der Milzerkrankungen zu den Orientierungsuntersuchungen. Man sollte immer mit ihr anfangen. Als diagnostisch beweiskräftig kann nur ein positiver Befund angesehen werden. Die Veränderungen, die hierbei angetroffen werden können, sind jedoch für Milzerkrankungen nicht typisch und örtlich bedingt. Sie können bei jeder subphrenischen Erkrankung oder auch bei einigen Bauchhöhlenprozessen vorkommen.

Am Anfang der Röntgendiagnostik der Milzerkrankungen, stehen Thoraxdurchleuchtung und Aufnahmen. Besonders auf die linke Zwerchfellhälfte, den linken phrenicocostalen Sinus, die Basis des linken Lungenfeldes, den Hilusbereich und das Mediastinum ist zu achten. Bei der Milzerkrankung kommen manchmal ein Zwerchfellhochstand, eine verschiedenartige Deformierung und eine Herabsetzung seiner Beweglichkeit vor, Veränderungen, die entweder reflektorisch bedingt oder Folge einer direkten Druckwirkung sind. Der phrenicocostale Sinus ist manchmal abgeflacht, manchmal besteht ein Erguß, hauptsächlich in seinen hinteren Partien. Bei der Thoraxuntersuchung ist es ferner wichtig, Kalkablagerungen im Bereich des hinteren phrenicocostalen Sinus abzugrenzen, die sich in die Milz projizieren und so dort Veränderungen vortäuschen können. Die Lungenbasis pflegt manchmal als Folge der Zwerchfellveränderungen luftärmer zu sein. Bei gleichzeitiger Sekretstauung in den Bronchen können plattenförmige Atelektasen angetroffen werden. Die Beurteilung der Hili und des Mediastinum ist besonders wichtig bei Blutkrankheiten. Vergrößerte Lymphknoten sollten zu ausgedehnteren Untersuchungen führen und dadurch die Diagnosestellung erleichtern.

## 2. Kontrastmittelfreie Untersuchung der Milz (Nativuntersuchung)

Die kontrastmittelfreie Röntgenuntersuchung stellt die wichtigste Grunduntersuchung der Milz dar. Alle weiteren Untersuchungen gehen aus ihr hervor. Sie allein erlaubt manchmal schon eine vorläufige Diagnose zu stellen. Sie vermittelt grundlegende Auskünfte über Lage, Form, Größe und Beweglichkeit der Milz und über Lage und Form der umgebenden Organe. Dies ermöglicht, die Milz und ihre Erkrankungen indirekt zu beurteilen.

Die Untersuchung ohne Kontrastmittel beginnt mit der *Durchleuchtung*. Die Milz ist manchmal dabei gut sichtbar, vor allem bei Drehung in den linken schrägen Durchmesser. Es ist dann möglich, die Milzbeweglichkeit, ihre Zwerchfellfläche, manchmal auch ihre Medialfläche in der Beziehung zum gasgefüllten Magenfundus zu beurteilen und die Beziehungen eventueller Kalkablagerungen oder Aufhellungen im linken Epigastrium zur Milz zu bestimmen. In den Lagen, in denen die Milz am besten sichtbar wird, werden gezielte Aufnahmen durchgeführt.

Die Untersuchung kann mit *Aufnahmen* bei verschiedener Lagerung auf dem Buckyblendentisch fortgesetzt werden. Technik und Kombinationen einzelner Autoren sind verschieden. Zur Übersicht ist eine Aufnahme des Kranken in Bauchlage mit posteroanteriorem Strahlengang geeignet (BENHAMOU, GALLUS, LEDOUX-LEBARD). Durch eine Aufnahme in Rückenlage mit anteroposteriorem Strahlengang kann diese Aufnahme ersetzt werden (BROGDON, VOLICER, WYMAN). In dieser Position wird jedoch die Beziehung der Milz zum Magenfundus, im Hinblick auf die Verschieblichkeit der Magenblase zum Antrum, gewöhnlich weniger deutlich. Von diagnostisch großem Wert ist auch die Aufnahme im linken schrägen Durchmesser mit Drehung um 30—40 Grad (POPP, SCHINZ, ZELMAN). Zur besseren Veranschaulichung der Beziehung der Milz zum Rippenbogen und zum Vergleich mit dem Palpationsbefund bringt GIROLAMI einen Draht am Rippenbogen an. Bei Verdacht einer gleichzeitigen Lebererkrankung und bei akuten Prozessen oder nach Unfällen ist es notwendig, eine Übersichtsaufnahme des ganzen Abdomen am liegenden, eventuell eine Aufnahme am stehenden Kranken zu machen.

Die kontrastmittelfreie Untersuchung kann durch *Schichtaufnahmen* der Milz — im Abstand von 4—10 cm von der hinteren Brustwand — ergänzt werden. Ohne gleichzeitige Darstellung der Milzumgebung durch Gasfüllung steigert jedoch die Schichtuntersuchung die diagnostische Leistungsfähigkeit dieser Grunduntersuchung nicht wesentlich. Sie sollte als Teil von Spezialuntersuchungen, hauptsächlich beim *Pneumoretroperitoneum*, eingesetzt werden. Vorteilhafter ist es, die Untersuchung mit der *Dickdarminsufflation* zu verbinden.

Die *Leeraufnahme* erlaubt gewöhnlich, die Außenfläche der Milz zu beurteilen. Sie ist glatt, nur selten werden auf ihr Einkerbungen angedeutet sichtbar (GALLUS). Der untere

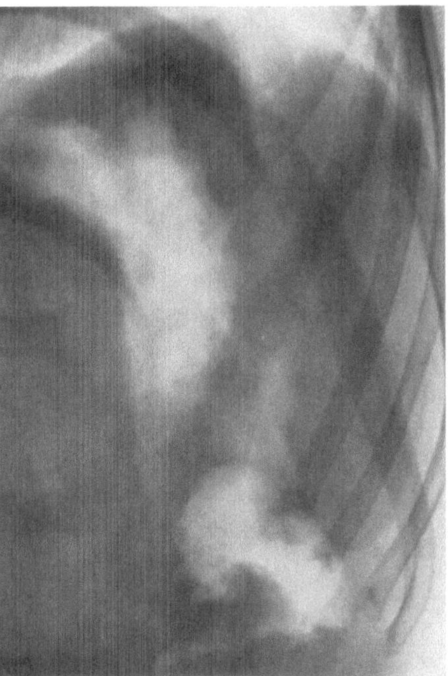

Abb. 2. Leeraufnahme in anteroposteriorer Projektion mit guter Darstellung der Milz

Milzabschnitt pflegt gut dargestellt zu sein. Manchmal kann man die Doppelkontur in diesem Abschnitt sehen. Diese ist auf eine schräge Lage der Milz zurückzuführen. Die innere Kontur entspricht der hinteren Kante der Milz, der äußere Umriß der Vorderkante (Köhler, Gallus). Die Darstellung der inneren visceralen Fläche ist nicht konstant, gewöhnlich wird sie nur bei Gasfüllung des Magens und der linken Flexur sichtbar. Jedoch, nicht einmal in solchen Fällen kommt sie ganz zur Darstellung, sondern nur ihre untere

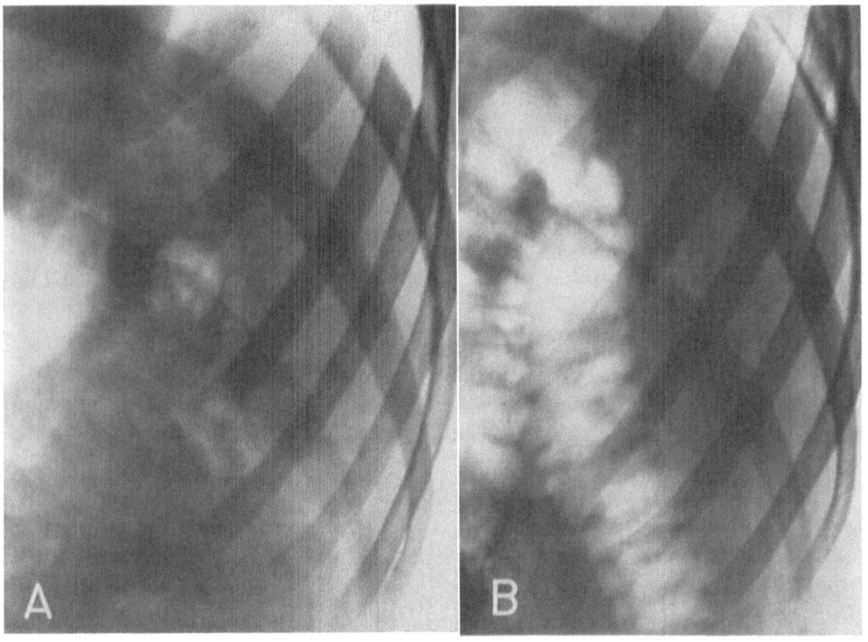


Abb. 3a und b. Milzaufnahme in leichter linker schräger Projektion. a Leeraufnahme; b Nach Luftfüllung des Dickdarmes

Hälfte. Die Lagebeziehung des Magens und der linken Flexur zu der Innenfläche der Milz ist recht variabel und vorwiegend durch die Lage und Füllung der linken Flexur beeinflußt (Abb. 2, 3, 4). In typischen Fällen liegt der Magen dem mittleren Abschnitt der Innenfläche der Milz an, ihrem unteren Abschnitt ist die linke Flexur unmittelbar benachbart. Bei Tieflage des Dickdarms kann die linke Flexur nur dem unteren Pol anliegen. Beim Hochstand dagegen schiebt sie sich zwischen den Magen und die Milz vor und begrenzt den größeren Teil ihrer Innenfläche. Bei stärkerem Meteorismus kann sie sich vor die Milz verlagern und bis zum Zwerchfell reichen. Dadurch entsteht auf der anteroposterioren Aufnahme der Eindruck einer kleinen, kurzen, lateralwärts gelegenen Milz. Manchmal ist die Milz kaum sichtbar. Eine präzisere Bestimmung ermöglichen jedoch Aufnahmen im schrägen Durchmesser. Der obere Teil der Milz und hauptsächlich ihr oberer Pol entziehen sich

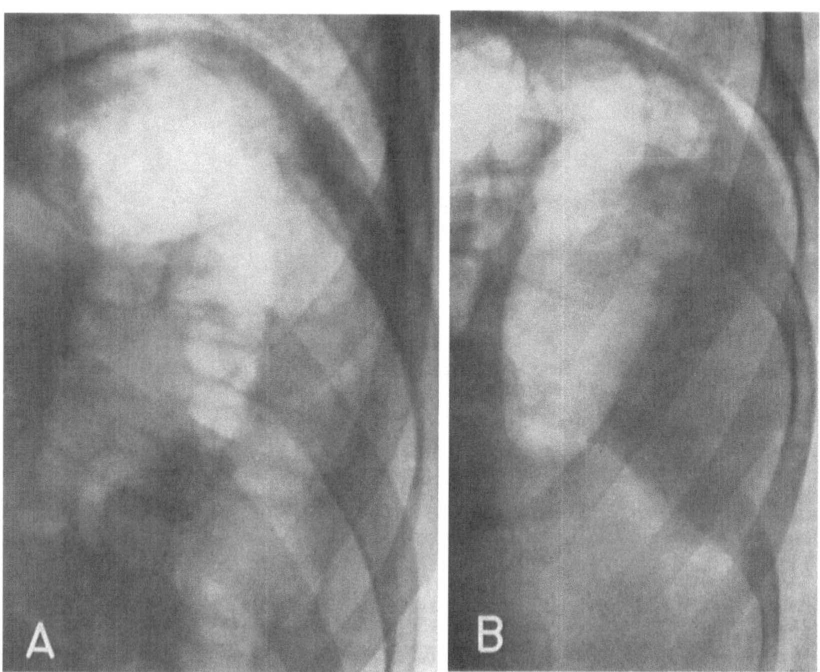


Abb. 4a und b. Leeraufnahme der Milz bei beträchtlichem Meteorismus und hoher Lage der linken Flexur des Dickdarmes. a Dorsoventrale Aufnahme. Die Milz ist fast völlig durch die linke Flexur überdeckt; b Linke schräge Projektion. Die Milz ist hinter der linken Colonflexur sichtbar

gewöhnlich in sagittaler Aufnahmerichtung der Darstellung, da sie hinter den Magenfundus geschoben und von dessen Füllung gedeckt sind. Nur ein massiverer und sich nach vorn vorwölbender oberer Pol tritt zuweilen in Form einer Kugel in Erscheinung, die sich medialwärts in die Luftfüllung des Fundus projiziert (Teschendorf).

Die Form der Milz auf der Leeraufnahme ergibt sich aus ihrer schrägen Lage und der Überlagerung durch die umgebenden Organe. Meist hat sie die Form eines Hörnchens oder eines Halbovoids.

Auch die Lage der Milz ist recht variabel. Als Durchschnittsposition kann man die schräge Lage der Milz bei Normalsthenikern ansehen, wobei sie mit ihrem unteren Pol die Höhe des LW 2 erreicht. Bei den Hypersthenikern ist die Milz mehr in die Zwerchfellkuppel eingebettet und nimmt zuweilen eine direkte Querlage ein (Abb. 5). Ihr unterer Pol liegt dann in der Höhe des 12. ThW bis 1. LW und kann sogar der lateralen Brustwand senkrecht anliegen. Bei den Asthenikern liegt die Milz mehr der Brustwand an, ist oft vertical gelagert und kann mit dem unteren Pol die Höhe des 3. bis 4. LW erreichen

(Abb. 6). Die Atembewegungen kann man an der Milz im Bereich des unteren Pols gut verfolgen. Ihre Ausmaße bei ruhiger Atmung betragen 1—3 cm, bei tiefer 7—8 cm. Bei Beurteilung der Leeraufnahme ist es von Bedeutung, sich immer der Lage des oberen Pols und der hinteren Milzkante, die nicht in Erscheinung treten, bewußt zu sein. Der obere Pol erstreckt sich ziemlich medialwärts zur Wirbelsäule. Sein normaler Abstand von ihr beträgt etwa 2 cm. Die hintere Milzkante ist immer ziemlich tief gelegen und berührt den Umriß des oberen Drittels der linken Niere.

Die Größe der Milz auf der Leeraufnahme stimmt mit der wirklichen Größe der Milz nicht völlig überein. Trotzdem ist die Feststellung ihrer Grunddimensionen auf der Leeraufnahme wichtig, denn sie ermöglicht eine anschauliche Vorstellung über die Ausmaße der Milz und eine eventuelle Vergrößerung (Zelman). Um die Milzgröße auf der Leeraufnahme festzustellen, werden ihre Länge und Breite bestimmt. Als Länge der Milz wird die

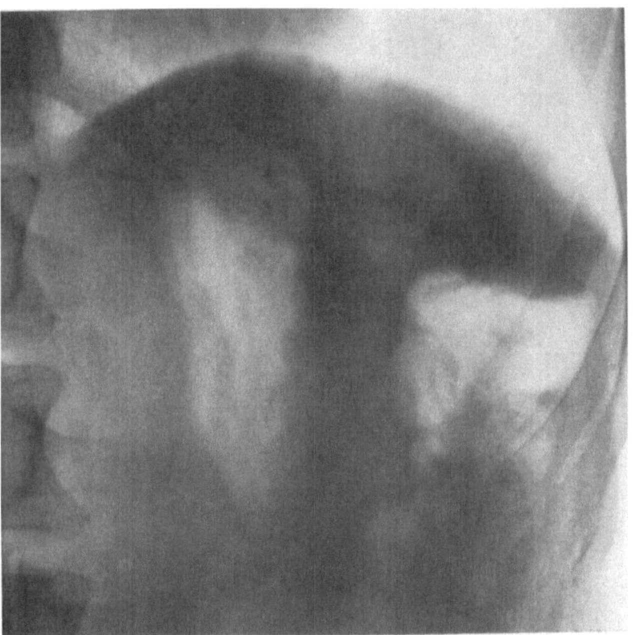

Abb. 5. Quere Milzlage. Leeraufnahme. Der untere Milzpol stützt sich an die äußere Brustwand, die viscerale Milzfläche ist durch die Gasfüllung des Magens und der linken Flexur des Dickdarmes abgegrenzt

längste Längsdimension vom unteren Pol bis zu dem höchst gelegenen Punkt der Milz gemessen. Die Milzbreite wird mit dem größten Querdurchmesser senkrecht zur Längsachse angegeben (Abb. 6). Die Milzdimensionen schwanken in großem Ausmaß und bei normalen Personen kann man Werte zwischen 8—14 cm für die Länge und 3—7 cm für die Breite feststellen. Bei Frauen sind die Werte um 1 cm geringer (Poppel). Soweit einige Autoren im Rahmen der normalen Gruppen höhere Werte, z. B. eine Länge bis 19 cm und eine Breite bis 10 cm fanden (Moody, Poppel), handelt es sich wahrscheinlich um latent verlaufende Erkrankungen.

Falls die Milz nicht ganz oder zum größeren Teil sichtbar ist, kann eine gewisse Vorstellung über ihre Größe durch die Bestimmung der Meßwerte und der Lage ihres unteren Poles gewonnen werden, denn seine Form, Größe und Lage ändert sich proportional zur Milzvergrößerung. Wyman, Brogdon und andere messen den Querdurchmesser des unteren Milzabschnittes 2 cm oberhalb vom unteren Pol. Bei Normalen stellten sie einen Durchschnittswert von 3,5 cm mit Grenzwerten zwischen 2—4,6 cm fest. Moody und Poppel messen noch den Abstand des unteren Milzpols von der Verbindungslinie beider Cristae pelvis und stellten bei Männern Normalwerte von 5—8 cm, bei Frauen von 7—10 cm fest. Dell schlägt den Vergleich der Milzgröße mit der Nierengröße vor. Nach seinen Erfahrungen überlagert eine normale Milz nicht mehr als 85 v. H. der Nierenfläche. Alle dieses

Hilfsmeßmethoden kommen jedoch für die Praxis sehr selten in Frage. Sie sind nur in den Fällen wertvoll, in denen keine anderen Untersuchungen durchgeführt werden können, z. B. bei akuter Milzblutung. Sonst kann schon die Dickdarmluftinsufflation eine genügende Milzdarstellung und Messung ermöglichen.

Bei der kontrastmittelfreien Untersuchung sind somit Veränderungen der Milz selbst und der Nachbarorgane zu finden. Der Milzschatten kann homogen, dichter als durchschnittlich zu erwarten sein oder Herde verschiedenen Charakters bis zur Verkalkung aufweisen. Bei letzterem Befund gibt die kontrastmittelfreie Darstellung der Milz oft schon sichere Hinweise und ermöglicht, zusammen mit dem klinischen Bild, auch die Ätiologie der Veränderungen zu beurteilen. Bei der Bestimmung von Form, Größe und Lage der Milz muß man alle Veränderungen immer unter Berücksichtigung der Ergebnisse der Untersuchung der Nachbarorgane auswerten. Die Leeruntersuchung stellt hierbei nur eine Ausgangsuntersuchung dar.

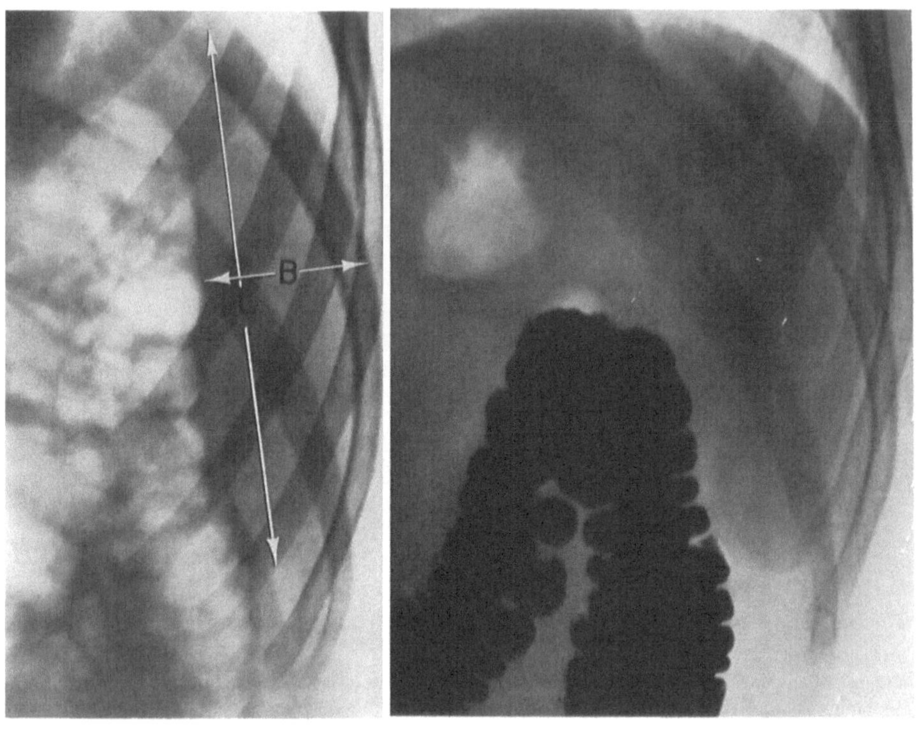


Abb. 6 Abb. 7

Abb. 6. Vertikale Position der Milz. Darminsufflation. Leichte schräge Projektion. L – Milzlänge, B – Milzbreite

Abb. 7. Typische Beziehung der linken Colonflexur zur Milz. Größe der Milz an der oberen Grenze der Norm

## 3. Dickdarmuntersuchung

*Die Kontrastdarstellung des Dickdarms* ist eine wichtige Ergänzungsuntersuchung in der Milzdiagnostik. Sie ermöglicht, Größe, Form und Lage der Milz zu bestimmen und erleichtert die Differentialdiagnose der Geschwülste des linken Hypochondriums. Sie kommt insbesondere in Form der Dickdarmluftinsufflation zur Anwendung (Löffler, Meyer-Betz, Henszelman). Die Insufflation ist wegen ihrer Einfachheit, Anspruchslosigkeit und wegen der wertvollen Aufschlüsse, die sie vermittelt, eine unentbehrliche und vordringliche Untersuchung, die man stets durchführen sollte, wenn sich durch die kontrastmittelfreie Methode eindeutige Befunde nicht erzielen ließen.

Bei der *Insufflation* ist es wichtig die Luftfüllung des Dickdarmes unter Durchleuchtungskontrolle vorzunehmen, um die Abbildung der linken Flexur mit einer möglichst kleinen Luftmenge zu erzielen. Bei der Prallfüllung des Dickdarmes kann die linke Flexur wesentlich höher treten, die Milz überdecken und die Auswertung erschweren. Manchmal ist es angezeigt, die Dickdarminsufflation mit einer Gasfüllung des Magens zu kombinieren. Diese Kombination ist wertvoll, hauptsächlich bei den Splenomegalien, bei denen die vergrößerte Milz die linke Flexur verdrängt und durch die Darminsufflation nur der untere Milzpol dargestellt wird. Durch den gasgefüllten Magen ist dann auch die viscerale Milzoberfläche zu erkennen, wodurch man eine gute Gesamtübersicht über die Milz gewinnt.

Wertvolle Aufschlüsse über die Milz ergibt auch die Beobachtung der Dickdarm*passage* 9—24 Std nach der Magenuntersuchung. Sie ermöglicht vorwiegend, eine Vorstellung über die Lage des unteren Milzpoles zu gewinnen. Manchmal ist dabei jedoch nur wenig über die mediale Milzfläche zu erfahren, denn die linke Flexur ist bei dieser Untersuchungsweise sehr oft tief gelagert. In solchen Fällen empfiehlt sich eine *kleine Magenfüllung mit Bariumsuspension*, wodurh sich die Milz sehr anschaulich darstellen läßt (Abb. 8, 9).

Bei Milzerkrankungen, insbesondere bei der Milzvergrößerung, kommt es zu unterschiedlichen Lageveränderungen und Dickdarmimpressionen der Milz im Bereich der linken Flexur. Die Lage der linken Flexur muß unter Berücksichtigung der Lage der übrigen Abschnitte des Dickdarmes und der angewandten Untersuchungsmethode gewertet

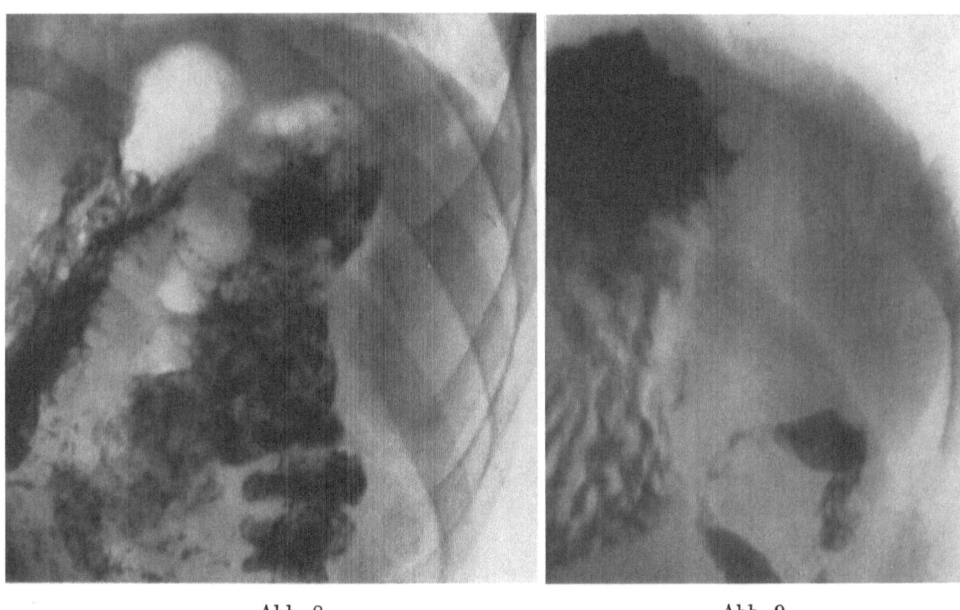

Abb. 8 Abb. 9

Abb. 8. Hochlage und Interposition der linken Colonflexur zwischen Milz und Magen

Abb. 9. Tieflage der linken Flexur des Colon

werden. Man muß die häufig vorkommende Tieflage des Dickdarms und die Tatsache, daß bei massiver Insufflation die linke Flexur vielfach um mehr als Handbreite höher tritt, berücksichtigen. Die Tieflage der linken Flexur wird so zum pathologischen Symptom erst in Verbindung mit einer nachweisbaren Vergrößerung der Milz.

## 4. Magenuntersuchung

Die Untersuchung des Magens mit Hilfe von Kontrastmittel stellt eine weitere Ergänzungsuntersuchung der Milz dar. Sie erweitert die durch die Leeraufnahme gewonnenen Informationen und sollte in der Diagnostik der Milzerkrankungen nicht fehlen. Wegen der engen Beziehung des Magens zur verhältnismäßig großen Milzfläche vermittelt die Magenuntersuchung wichtige Aufschlüsse über die Milz, ihre Größe, Lage und oft auch über ihre Form. Bei der Auswertung der Veränderungen darf jedoch nie außer acht gelassen werden, daß ein ähnliches Bild auch durch Veränderungen der Bauchlymphknoten, des Pankreas, der linken Niere oder auch des Herzens hervorgerufen werden kann. Die Magenuntersuchung an sich ist bei der Diagnostik der Milzerkrankungen wichtig, da eine Milzerkrankung nicht selten gleichzeitig mit einer Erkrankung des Magens oder des Pankreas verläuft.

Bei Zielrichtung der Diagnostik auf die Milz allein, z. B. wenn hier unbestimmte Befunde der Leeraufnahme ergänzt werden sollen, genügt die Anwendung der *Luftfüllung des Magens* (Abb. 10). Ihre Indikationsbreite ist jedoch heute eingeschränkt und man setzt diese Methode erst dann ein, wenn die Dickdarminsufflation ergebnislos geblieben ist. Zur besweren Darstellung der Milz kann dann die Kombination der Magenluftfüllung mit der Dicksarminsufflation benützt werden. Ein weiterer Schritt zur Beurteilung der Milz ist die Untersuchung des Magens nach Bariumfüllung.

*Das Röntgenbild des Magens nach Verabfolgung von Kontrastmittel* kann auch ohne Milzvergrößerung durch die Milz verschiedenartig verändert sein. Manchmal folgt die Milz

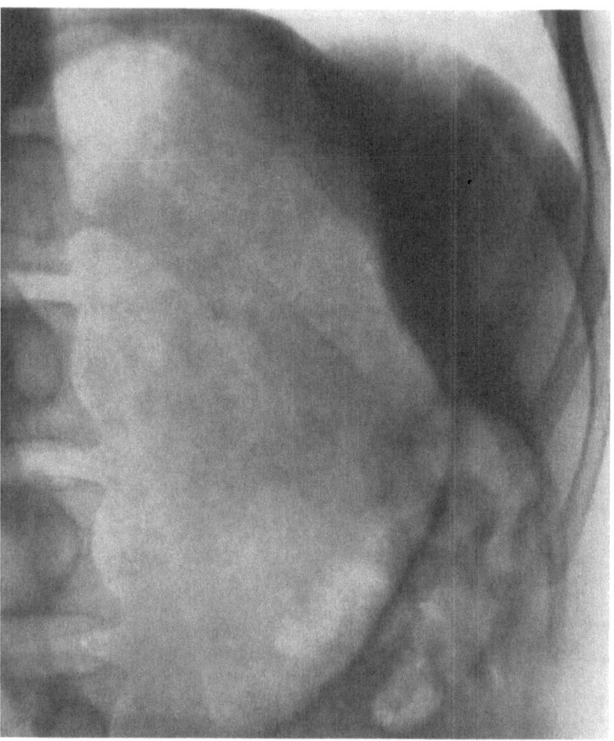

Abb. 10. Darstellung der Milz bei Luftfüllung des Magens

der Magenkontur und verursacht an ihr keine Veränderungen. Das kommt meist beim hypertonischen Stierhornmagen vor. Oft sind aber bestimme Veränderungen, insbesondere in der Magenfornix, nachweisbar (Abb. 11). Bei der Drehung in den linken schrägen Durchmesser pflegt die Fornix gewöhnlich von der Lateral- und Rückwand her abgeflacht und leicht verdrängt zu sein. Die Milz kann sich auch unter normalen Bedingungen verschieden weit und ventralwärts zwischen die Fornix und das Zwerchfell vorschieben. Dann ist schon in der ventrodorsalen Aufnahmerichtung eine Abflachung und ein Hinabdrücken der Außenwand der Fornix nachweisbar. Manchmal kann die Fornix in diesem Abschnitt völlig vom Zwerchfell abgesetzt erscheinen (Spitzenberger). Eine andere typische, normalerweise am Magen vorkommende Veränderung ist eine flache Impression bis leichte stufenförmige Umformung der großen Curvatur. Sie kommt insbesondere beim vertikal gelagerten Magen vor und kann durch Lagewechsel des Untersuchten verstärkt werden (Abb. 12). Die Umrisse der umgeformten Wände sind glatt, zuweilen bei tieferen Milzincisuren leicht uneben.

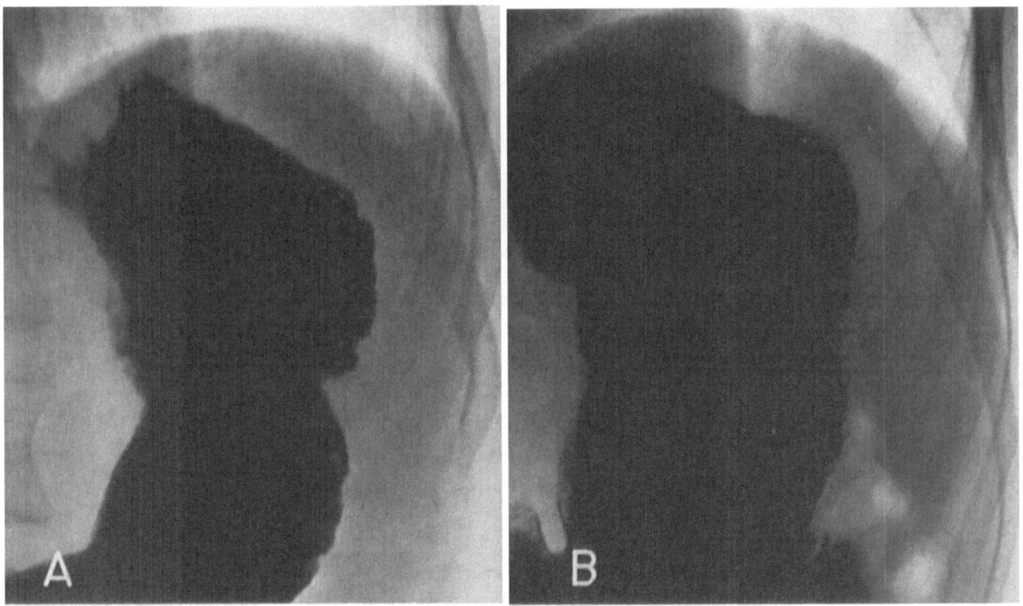


Abb. 11. a und b. Verschiedene Verformungen des Magenfundus durch die normal große Milz

Bei Milzerkrankungen, vor allem im Falle von Milzvergrößerung kann man Form- und Lageveränderungen des Magens finden. Ihr Ausmaß ist verschieden und eine präzise Abgrenzung des normalen von einem pathologischen Bild ist nicht immer möglich. Als pathologisch dürfen nur solche Magenformveränderungen angesehen werden, die an nicht typischer Stelle vorkommen oder typisch lokalisiert sind, deutlich ausgeprägt sind, hauptsächlich wenn sie bei Milzvergrößerungen angetroffen werden. Mitunter lassen sich Veränderungen schon im unteren Abschnitt der Speiseröhre und der Kardia beobachten, sie finden

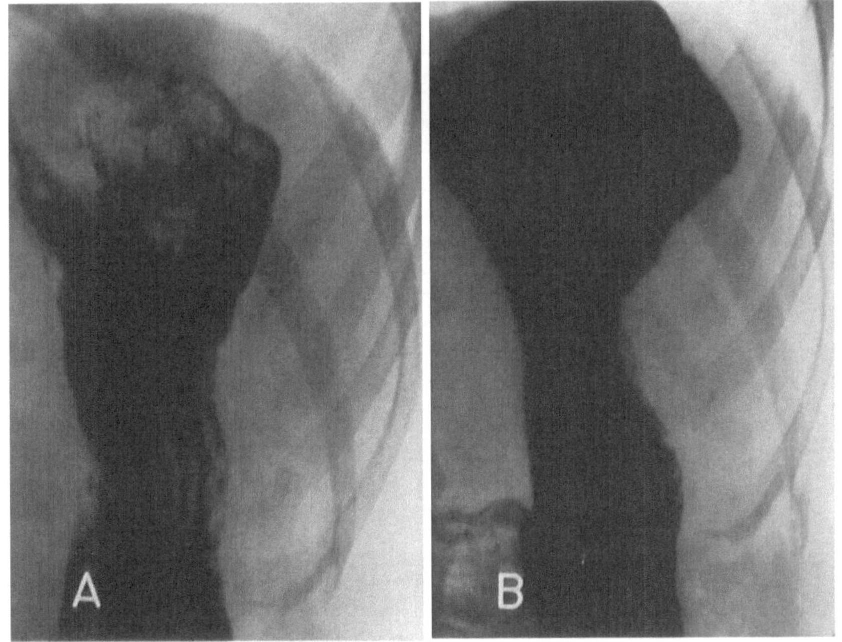


Abb. 12 a und b. Impression der großen Curvatur des Magenkörpers durch die normal große Milz. a Aufnahme im Stehen. Die Impression ist flach; b Aufnahme in Rückenlage. Vertiefung der Impression

sich jedoch am häufigsten im Bereich der Fornix und der großen Kurvatur, oft mit Einbeziehung der Magenblase.

Für die Differentialdiagnostik ist es wichtig, die Füllungskonturen, das Schleimhautrelief und insbesondere die Variabilität der Veränderungen zu beurteilen, wodurch eine Unterscheidung des extra- vom intragastrischen Prozeß ermöglicht wird.

## 5. Nierenuntersuchung

Die Kontrastmitteluntersuchung der Nieren wird in der Diagnostik der Milz als ergänzende Nebenuntersuchung angewandt. Sie kommt nur für die Differentialdiagnostik und zum Ausschluß von gleichzeitigen Veränderungen der linken Niere bei Splenomegalie in Betracht. Man kann die Ausscheidungsurographie anwenden. Die Milzerkrankung wird manchmal von einer Herabsetzung der Funktion der linken Niere begleitet. Das Beckenkelchsystem ist dann weniger gefüllt. In diesen Fällen muß die *instrumentelle Pyelographie* oder die *gezielte Nierenarteriographie* durchgeführt werden (Abb. 13).

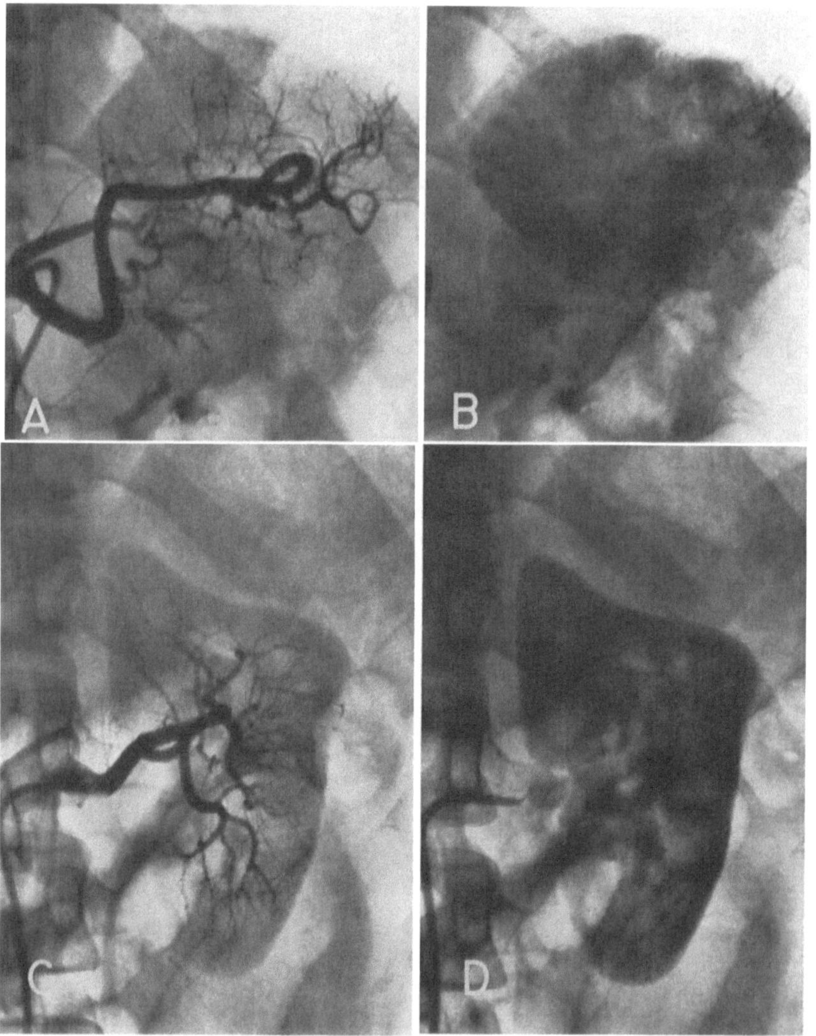


Abb. 13 a—d. Umformung der linken Niere durch die quer gelagerte Milz. a Gefäßphase der Milzarteriographie; b Capilläre Phase der Milzarteriographie; c Gefäßphase der Nierenarteriographie; d Capilläre Phase der Nierenarteriographie

Die linke Niere kann bei Milzerkrankungen wegen ihrer Nachbarschaft zum dorsalen Milzabschnitt verschiedenartig betroffen werden, sie wird vorwiegend verdrängt und deformiert. Diese Veränderungen können auch am linken Nierenbecken und dem Kelchsystem ablesbar werden. Es finden sich die typischen Zeichen eines extrarenalen raumfordernden Prozesses, was für die Differentialdiagnostik gegenüber Nierenprozessen wichtig ist.

## 6. Pneumoperitoneum

*Das diagnostische Pneumoperitoneum* wird als Spezialuntersuchung zur Abklärung der Milzmorphologie eingesetzt. Mit dieser Methode ist eine verläßlichere Bestimmung von Größe, Form, Oberfläche der Milz und Veränderungen ihrer Umgebung möglich. Trotzdem ist die Anwendung des Pneumoperitoneums in der Diagnostik der Milz heute begrenzt, da Form und Größe der Milz oft schon durch die geläufigen Untersuchungsmethoden, z.B. die Dickdarminsufflation festgestellt werden. Präzisere Informationen vermitteln andere Spezialmethoden, insbesondere die Milzarteriographie, die außer diesen Grundangaben wertvolle Aufschlüsse über das Milzparenchym erbringt. Deswegen wird das Pneumo-

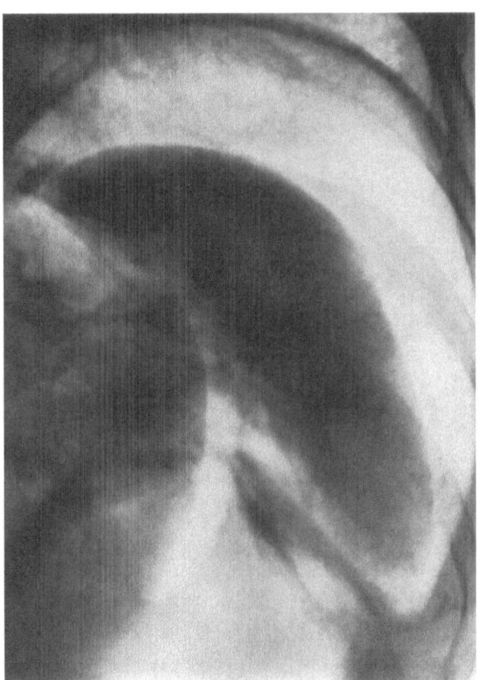

Abb. 14. Darstellung der Milz im Pneumoperitoneum. Bauchlage, leicht schräge Projektion. Medialwärts von der Milz Darstellung der linken Niere

peritoneum heute nur zur Bewertung der Milzoberfläche und in der Differentialdiagnostik der Veränderungen des linken subphrenischen Raumes, hauptsächlich im Bereich der Magenfornix, angewandt. In der Kombination mit der Luftfüllung des Magens ermöglicht es, die Veränderungen dieser Gegend, die durch die Milz verursacht sind, von denen der Magenwand verläßlich zu unterscheiden.

Das Pneumoperitoneum hat jedoch auch seine Kontraindikationen. Es darf nicht bei akuter Bauchfellentzündung wegen der bestehenden Gefahr der Infektionsverbreitung, bei ausgedehntem Meteorismus wegen der Möglichkeit der Darmwandbeschädigung und bei schweren Erkrankungen der Respirationsorgane, des cardiovasculären Apparates und bei Kachexie durchgeführt werden, denn diese Kranken vertragen sehr schwer den Zwerchfellhochstand. Das Pneumoperitoneum kann für sie eine Lebensbedrohung darstellen.

Die Einstichstelle zur Insufflation soll entsprechend der Milzgröße gewählt werden. Bei erheblicher Splenomegalie ist es günstig, sie in der Medianlinie oder rechts von der Mittellinie zu wählen. Das Gasquantum hängt von der Milzgröße ab. Bei geringer Milzvergrößerung und zur Differentialdiagnostik der Veränderungen im Bereich des Magenfundus genügen 800—1000 ml, zur Darstellung einer großen Milz wird die Anwendung von 1300—1600 ml Gas erforderlich. Dieses Quantum muß in der Regel nicht überschritten werden. Bei gezielten Projektionen ermöglicht es auch, die große Milz gut darzustellen. Bei ungenügender Abbildung der medialen Milzfläche ist es angezeigt, das Pneumoperitoneum durch die *Dickdarminsufflation* zu ergänzen. Zur Differenzierung der Veränderungen im Bereich der Fornix wird zusätzlich die *Luftfüllung des Magens* durchgeführt.

Für die Darstellung der Milz mittels Pneumoperitoneum sind folgende *Grundaufnahmerichtungen* geeignet: Bauchlage und rechte Seitenlage bei vertikalem Strahlengang und rechte Seitenlage mit horizontalem Strahlengang. Jede Lage bringt gewöhnlich nur einen bestimmten Teil der Milz gut zur Darstellung. Erst die Kombination aller dieser Aufnahmen ermöglicht dann, die ganze Milz zu beurteilen. Jedesmal bevor eine neue Lageänderung eingenommen wird, muß das Gas in die linke Hälfte der Bauchhöhle verlagert werden; weswegen der Kranke kurze Zeit auf der rechten Seite liegen bleiben muß.

Bei der Auswertung der Untersuchung werden Größe, Form und Begrenzung der Milz, die Nachbarorgane und das Zwerchfell beurteilt. Es ist zu berücksichtigen, daß das Pneumoperitoneum nicht genau die Lage der Milz und ihre wirklichen Beziehungen zu den Nachbarorganen zeigt, denn die Milz bewegt sich im Gas und ändert deutlich ihre Lage.

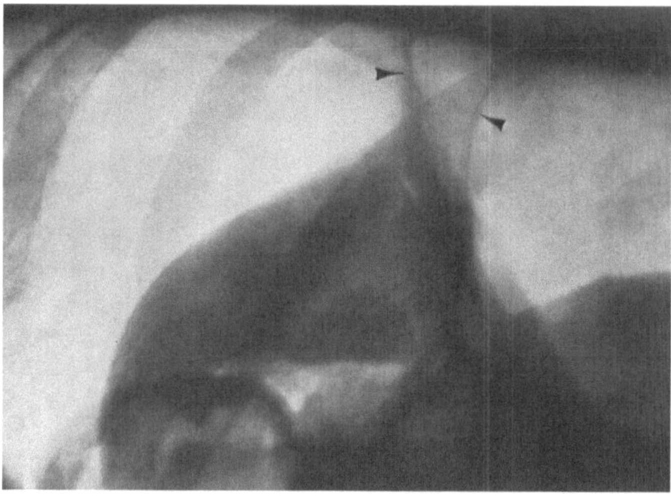

Abb. 15. Darstellung der Milz im Pneumoperitoneum. Aufnahme im Liegen in rechter Seitenlage mit horizontalem Strahlengang. Am unterem Milzpol ist das Lig. phrenicocolicum gut sichtbar (Pfeil)

Unter den pathologischen Veränderungen, die durch das Pneumoperitoneum nachweisbar werden, stehen am häufigsten Vergrößerung und Formveränderung der Milz. Seltener sind knorrige oder unebene Deformationen ihrer Konturen zu sehen. Durch das Pneumoperitoneum können auch die kleinen subcapsulär gelegenen Herde nachgewiesen werden. Weiterhin gelingt — wichtig für die geplante Operation — der Nachweis von perisplenischen Adhäsionen. Die Milz ist dann oft am Zwerchfell angeheftet und bewahrt in allen Projektionen ihre Lage ohne wesentlich hinabzusinken. Die Adhäsionen imponieren als verschieden große und weniger schattendichte Streifen oder dachförmige Gebilde.

## 7. Pneumoretroperitoneum

Auch das Pneumoretroperitoneum wird zur Diagnostik der Milzmorphologie angewandt. Gegenüber dem Pneumoperitoneum hat diese Methode den Vorteil, präzisere Informationen zur Topographie der Milz zu geben. Die Milz wird dabei dargestellt, ohne ihre Lage und Beziehung zu den Nachbarorganen geändert zu haben. Das Pneumoretroperitoneum ermöglicht Aussagen über Form, Größe, Lage, Umrisse der Milz, hauptsächlich über ihre Kontur im Bereich der visceralen Fläche und des oberen Pols. Es ermöglicht ferner, die Feststellung der Beziehung der Milz zu den Retroperitonealorganen, hauptsächlich zur Niere und Nebenniere. Wichtige Auskünfte ergibt diese Untersuchung für die Differenzierung zwischen vergrößerter Milz und einem Retroperitoneal-Tumor. Mit der Einführung der gezielten Katheterarteriographie wurde jedoch die Anwendung des Pneumoretroperitoneum seltener. Es wird meist nur noch bei solchen Patienten eingesetzt, bei denen die Arteriographie nicht durchgeführt werden kann.

Die *Technik zur Anlage des Pneumoretroperitoneums* ist für die Darstellung der Milz dieselbe wie für die Pankreasuntersuchung, nur wird die Insufflation in der rechten Seiten-

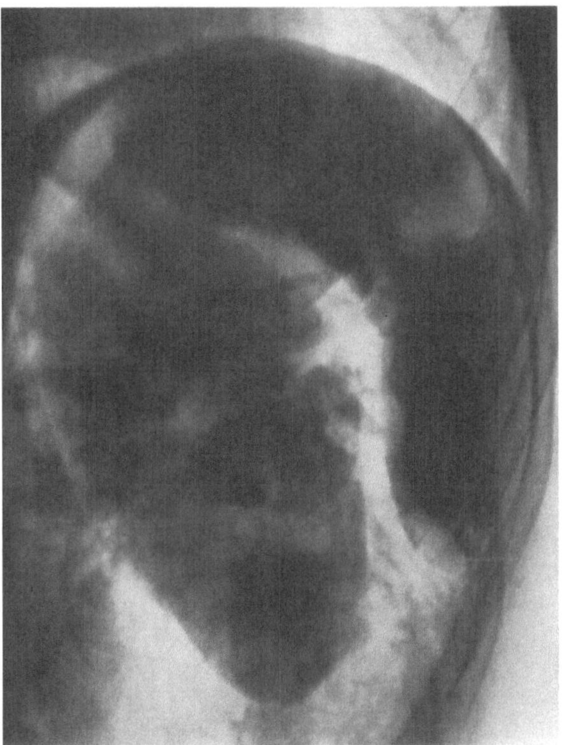

Abb. 16. Darstellung der Milz im Pneumoretroperitoneum. Hörnchenform der Milz

lage durchgeführt. Bei gezielter Diagnostik der Milz genügen oft 600—800 ml (Cocchi), nur bei massiver Splenomegalie werden 1300—1600 ml benötigt.

Die Untersuchung beginnt mit der *Duchleuchtung und Ziel- bzw. Summationsaufnahmen* auf dem Buckyblendentisch in Rücken- oder Bauchlage. Zur genaueren Beurteilung, besonders bei weniger deutlichen Konturen infolge Überlagerung, ist die Schichtuntersuchung von Nutzen, die in drei Durchmessern durchgeführt werden kann.

Bei der *Schichtuntersuchung* im anterodorsalen Durchmesser kommt die Milz im Abstand von 4—11 cm von der Rückwand zur Darstellung und wird am besten in der Bildschicht 6—7 cm abgebildet. Die Schichtuntersuchung in Seitenprojektion wird in linker Seitenlage mit den Aufnahmen in den Schichten von 5—10 cm durchgeführt. Die Tiefe der transversalen Schichten hängt von der Milzlage ab. Meist kommt sie in der Höhe von ThW 11—LW 2 zur Darstellung. Die Seiten- und Transversalschichtung ist nur selten indiziert, da die anderen Untersuchungsmethoden genügend Aufschlüsse bieten.

*Bei der Auswertung der Aufnahmen* muß man besonders genau die Milz selbst, ihre Größe, Form, Lage, die Konturen, ferner Niere, Nebenniere, den Psoasrand und dessen Beziehungen zur Milz beurteilen. Die Milz füllt einen verschieden großen Teil des subphrenischen Raumes aus. Auf der Aufnahme am liegenden Kranken nimmt sie den größeren Teil dieses Raumes ein. Im Stehen gleitet sie nach abwärts und außen und füllt so nur seine Außenhälfte (Cocchi). Das Pneumoretroperitoneum ermöglicht sehr gut die Größe der Milz zu bestimmen. Es werden Länge, Breite der Milz, der Abstand ihres oberen Pols von der Wirbelsäule und eventuell auch der Abstand zur Wirbelsäule und Brustwand gemessen (De Gennes, Cocchi, Teichmann). Normalwerte der Milzlänge werden beim Pneumoretroperitoneum mit bis zu 14 cm, der Breite bis zu 7,5 cm angegeben, der Abstand ihres oberen Pols von der Wirbelsäule mit etwa 2 cm und der Abstand der Wirbelsäule von der Außenbrustwand durchschnittlich mit 13 cm (Abb. 18).

Teichmann hält die Milzbreite für das beständigste und wertvollste Maß zur Bestimmung kleinerer Vergrößerungen. Die Milzkonturen sind auf den Schichtbildern stets gut

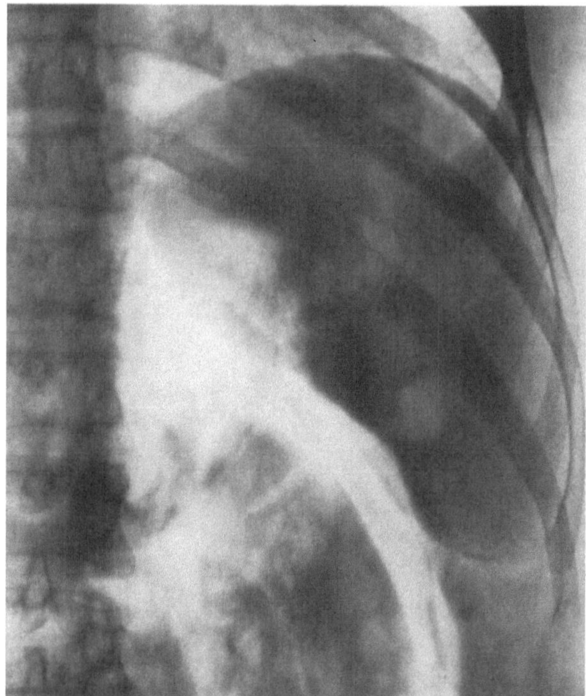

Abb. 17. Darstellung der Milz im Pneumoretroperitoneum. Halbovoide Form der Milz

sichtbar und sind gewöhnlich glattrandig. Gut ausgeprägt sind vor allem die viscerale Kontur und der Bereich des oberen Pols zu sehen. Der untere Pol und die Zwerchfellfläche können manchmal teilweise mit den Schatten der Umgebung zusammenfließen. Von der linken Niere und Nebenniere ist die Milz durch einen zarten Gasstreifen abgegrenzt. Auf den Schichtbildern in anterioposteriorer Projektion kommen manchmal im Hilusbereich streifenförmige Schatten, die Milzgefäße und manchmal auch der Pankreasschwanz zur Darstellung.

Das pathologische Bild kann durch verschiedenartige Veränderungen bestimmt sein. Meistens wird die Milzvergrößerung von unterschiedlichem Ausmaß mit Druckveränderungen an den umgebenden Organen angetroffen. Mit der veränderten Milzgröße kommen auch verschiedenartige Veränderungen ihrer Form zustande. Umrißveränderungen sind seltener. Bei Herdprozessen pflegen die Milzkonturen uneben und wellig zu sein. Bei Adhäsionen sind die Konturen undeutlich und verschwinden in der Umgebung. Man kann verschiedene Lageveränderungen der Milz, zuweilen sekundäre Verschiebung der Milz feststellen, abgesehen von der Deformation bei Tumoren in ihrer Umgebung.

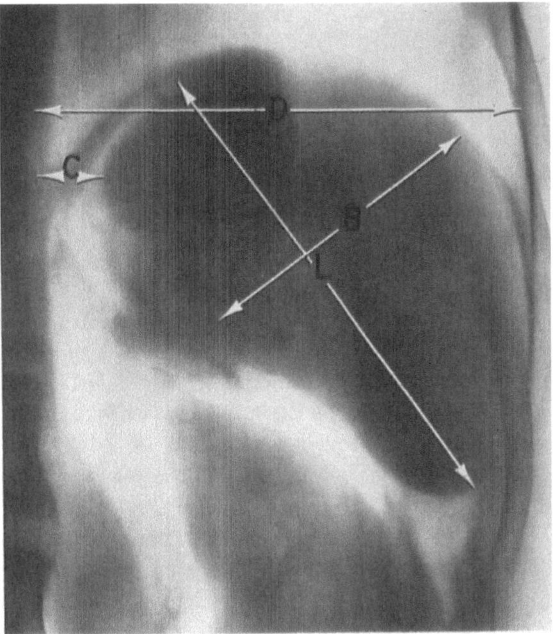


Abb. 18. Darstellung der Milz im Pneumoretroperitoneum und Schichtaufnahme. L – Milzlänge, B – Milzbreite, C – Abstand des oberen Milzpols von der Wirbelsäule, D – Abstand der Wirbelsäule von der Brustwand. (Beobachtung von TEICHMANN)

## 8. Splenographie

Die Darstellung der Milz bei der Splenographie erfolgt durch das oberflächlich und langsam ins Milzparenchym eingespritzte Kontrastmittel (MALVENTI). Bei so durchgeführter Injektion fließt das Kontrastmittel nicht in den venösen Kreislauf ab, sondern dringt unter die Kapsel ein und stellt die Milz im ganzen Umfang dar. Sie ist auf der Aufnahme als kontrastreicher, meist homogener, streifenförmiger oder schalenförmiger Schatten zu sehen (Abb. 19). Die Splenographie gibt Aufschluß über Form, Größe und Lage der Milz, auch die oberflächlich

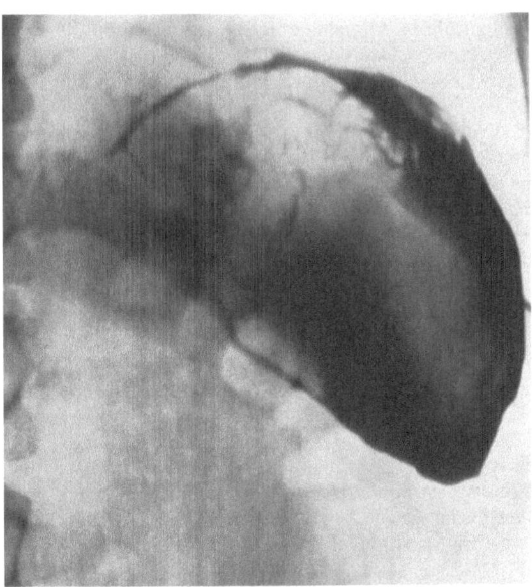

Abb. 19. Splenographie mit Darstellung der Milz. Injektion des Kontrastmittels oberflächlich unter die äußere Milzkapsel

gelegenen Herdveränderungen sind feststellbar. Als Untersuchungsmethode findet die Splenographie jedoch kaum Anwendung, denn die Auskünfte, die sie bietet, können durch einfachere Methoden gesichert werden. Splenographische Bilder sind jedoch von den mißlungenen oder unvollkommenen splenoportographischen Untersuchungen her gut bekannt.

## 9. Splenoportographie

Im Gegensatz zu den vorerwähnten Methoden, die hauptsächlich Befunde zur Beurteilung von Morphologie und Topographie der Milz vermitteln, gelingt es mit Hilfe der Splenoportographie direkte Aussagen über Ursache und Natur einer Milzerkrankung, insbesondere einer Milzvergrößerung, zu machen. Diese Untersuchung ermöglicht die Splenomegalien bei einer Systemerkrankung von den Splenomegalien bei Lebererkrankungen und von der Splenomegalie als Folge eines Verschlusses des prähepatischen Portalflußbettes abzugrenzen. Der besondere Vorzug der Splenoportographie für die Diagnostik der Milzerkrankungen besteht in der wesentlichen Verbesserung der Diagnostik des Verschlusses der Milzvene und der Pfortader. Da mit Hilfe der Splenoportographie ein Verschluß, seine Lokalisation, Umfang und Typ des Kollateralkreislaufs, auch des perisplenischen (für den Chirurgen wichtig) festgestellt werden kann, sind Rückschlüsse auf Ursache und einzuleitende Behandlung der Erkrankung möglich. Eine Splenoportographie ist bei jeder Splenomegalie unklarer Genese, die durch die üblichen klinischen Untersuchungen nicht geklärt werden konnte, angezeigt. Kann eine Einbeziehung des Portalflußbettes in das zu diagnostizierende pathologische Geschehen nicht ausgeschlossen werden, ergibt die Splenoportographie, zusammen mit der Milzmanometrie auch hier Auskunft.

Die Splenoportographie ist nach Ausschluß der Kontraindikationen (Kontrastmittelüberempfindlichkeit, hämorrhagische Diathese, schwerere Herz-, Leber- und Niereninsuffizienz, sowie schlechter Allgemeinzustand) bei schonender Untersuchungstechnik eine zuverlässige Untersuchungsmethode. Sie stellt keine hohen Anforderungen an den Kranken und wird gut vertragen.

Mit der Splenoportographie muß man bei Bluterkrankungen sehr vorsichtig sein, auch wenn keine Störung der Hämocoagulation vorliegt. Die Milz pflegt dabei oft empfindlich zu sein und es kann nach der Injektion leicht zu einer Schädigung und schweren Blutung kommen. Wenn die Splenoportographie bei diesen Erkrankungen nicht zu umgehen ist, insbesondere zwecks Bestimmung des operativen Eingriffes, so ist es angezeigt, sie kurz vor der Operation durchzuführen. Dieselbe Vorsicht erfordert der Verdacht auf einen Herdprozeß der Milz, sei es ein Absceß, ein Infarkt, eine Cyste oder ein Tumor. In diesen Fällen ist es zweckmäßig, zuerst die Milzarteriographie durchzuführen und je nach dem Ergebnis die Splenoportographie anzuschließen. Bei Herdprozessen der Milz kann die Splenoportographie nur dann durchgeführt werden, wenn das unversehrte Parenchym so umfangreich ist, daß eine zuverlässige gezielte Punktion durchgeführt werden kann.

Zur Vorbereitung wird die Gerinnungs- und Blutungszeit untersucht. Bei eventueller Schädigung wird es erforderlich, eine ausführliche Hämocoagulationsuntersuchung vorzunehmen. Ferner muß eine eventuelle Kontrastmittelüberempfindlichkeit ausgeschlossen werden. Für gute Darmentleerung des Kranken ist zu sorgen. Unruhige Kranke erhalten Sedativa. Die Splenoportographie erfolgt in Lokalanästhesie, nur bei fehlender Mitarbeit des Kranken und bei Kleinkindern ist die Narkose nötig. Bei der Untersuchung müssen die präzise Bestimmung von Größe und Lage der Milz, die Wahl der geeigneten Anstichstelle, die gezielte Milzpunktion, die Kontrolle der richtigen Lage der Nadel oder des Katheters und die Apnoe während der Untersuchung, insbesondere in der Zeit, da die Nadel in der Milz liegt, beachtet werden. Bei der Mehrzahl der Kranken erreicht man die Apnoe durch Mitarbeit. Bei der Untersuchung in Narkose ist es vorteilhaft, einen gezielten Atemstillstand herbeizuführen, am besten mittels intravenöser Injektion von Succinylcholin.

Die Technik der Untersuchung kann unterschiedlich sein. Für den Röntgenologen ist die Untersuchung mit Durchleuchtungskontrolle die geeignetste. Sie wird gewöhnlich in Rückenlage durchgeführt. Die Größe und Lage der Milz wird skiaskopisch, falls notwendig mittels der Dickdarminsufflation, bestimmt. Die Punktionsstelle wird je nach der Größe der Milz so bestimmt, daß sie sich im unteren Drittel ihrer Außenfläche befindet. Bei nicht vergrößerter Milz liegt sie in der Regel 9.—10. Intercostalraum, in der mittleren bis hinteren Axillarlinie. Bei der Splenomegalie wird die Anstichstelle unterhalb des Rippenbogens und vorwiegend in der mittleren Axillarlinie gewählt.

Nach Einführung der Nadel in die Brustwand oder Bauchwand atmet der Kranke tief ein und hält den Atem während der ganzen Untersuchung an. Die ganze Dauer der Apnoe ist insgesamt etwa 20—25 sec. Die Milzpunktion wird unter skiaskopischer Kontrolle durchgeführt. Die Nadel wird entlang der Längsachse der

Milz so eingeführt, daß die Nadelspitze im Parenchym im Milzhilus liegt. Bei diesem Vorgehen behindert die Nadel die Milz nicht bei eventuellen Atembewegungen und es kann somit keine Schädigung gesetzt werden. Die Bahn der Nadel in der Milz ist bei solcher Einführung die längste und verhindert so den Reflux des Kontrastmittels entlang der Nadel unter die Kapsel. Vor der Injektion, muß die Lage der Nadel durch die Durchleuchtung gesichert werden. Es wird zuerst eine kleine Menge, in der Regel 2—3 ccm Kontrastmittel injiziert, welches bei richtiger Lage der Nadel sofort in die Milzvene abfließt. Erst nach dieser Kontrolle wird die ganze Menge des Kontrastmittels, gewöhnlich 20—25 ml, binnen 3—4 sec eingespritzt. Bei Erwachsenen verwendet man gewöhnlich 70%iges Kontrastmittel, bei Kindern genügt eine 50%ige Konzentration. Sofort nach der Injektion wird die Nadel herausgezogen. Wird die Katheter-Nadel benützt. kann der flexible Katheter in der Milz bleiben. Nach der Untersuchung bleibt der Kranke etwa 12 Std in Bettruhe.

Die erste Aufnahme wird nach Einspritzen der Hälfte des Kontrastmittels, die nachfolgenden 3—4 Aufnahmen im Intervall von 1 sec geschossen. Die weiteren Aufnahmen werden in längeren Intervallen exponiert, und zwar zwei in Intervallen von 2 sec und die letzten 3—4 Aufnahmen in Intervallen von 3 sec.

Die Kranken vertragen die ganze Untersuchung gut. Die Splenoportographie ist bei richtiger Durchführung schmerzlos. Allgemein pflegt nur ein kurzandauerndes Druckgefühl in der Milzgegend aufzutreten. Dringt jedoch

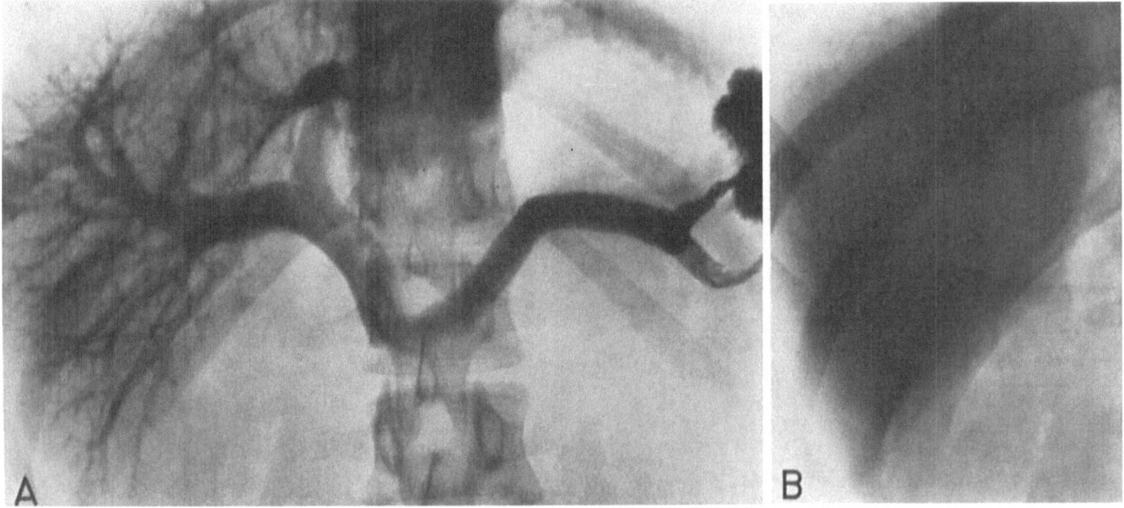


Abb. 20 a und b. Normalbild einer Splenoportographie. a Gefäßphase mit Füllung des extra- und intrahepatischen Flußbettes (Strombahn); b Leberparenchymphase

ein Teil des Kontrastmittels unter die Milzkapsel vor, klagen die Kranken über ein stärkeres Druckgefühl, mitunter über Schmerzen in der Milzgegend, die zuweilen in das Schultergelenk ausstrahlen. Die unangenehmen Vorfälle und Komplikationen, wie Injektion des Kontrastmittels außerhalb der Milz in den peritonealen Raum oder in die umgebenden Organe, Schädigung bis Ruptur der Milz, können durch zweckmäßige Indikation und durch schonende Technik verhütet werden.

*Das normale splenoportographische Bild* ist einfach. Das Kontrastmittel bildet in der Milz ein verschieden großes Depot, das der Füllung des Milzstromas entspricht. Ausmaß und Form hängen vom Milzaufbau, der Injektionsstelle des Kontrastmittels und vom Druck der Injektion ab. Von der Milz fließt das Kontrastmittel durch einen oder mehrere Hilusäste ab und füllt die Milzvene, deren Verlauf recht variabel sein kann. Sie verläuft oft quer, insbesondere bei den Hypersthenikern, zuweilen ist sie leicht geschlängelt. Bei Asthenikern weist sie eher einen nach abwärts gerichteten schrägen Verlauf auf. Die Milzvene verläuft in Richtung Wirbelsäule und mündet vor ihrer rechten Begrenzung in die Pfortader ein. Die durchschnittliche Breite der Milzvene beträgt etwa 11 mm, mit Grenzwerten zwischen 7—16 mm. Ihre Länge schwankt zwischen 9—19 cm mit einem Durchschnitt von etwa 13 cm. Die Füllung der Milzvene ist homogen, zuweilen finden sich enge Streifen, ihre Konturen sind glattrandig. Die Pfortader läuft von der Wirbelsäule schräg nach rechts zum Leberhilus, wo sie sich in zwei Hauptzweige aufteilt. Sie ist in der Regel gestreckt, nur zuweilen leicht nach aufwärts gebogen. Ihre durchschnittliche Länge beträgt etwa 6 cm mit Grenzwerten von 3—9 cm, ihre Breite etwa 15 mm mit Schwankungen zwischen 10—25 mm. In der Kontrastfüllung der Pfortader kommt oft eine bandförmige Aufhellung vor, die durch den Zustrom von kontrastfreiem Blut aus der V. mesenterica cranialis verursacht ist (Abb. 21). Die Leberäste der Pfortader füllen sich sehr gut bis in die winzigen Venen in der Peripherie, insbesondere im Bereich des rechetn Lappens. Es entsteht dadurch ein reiches *Gefäßhepatogramm.* In der nachfolgenden Phase der Untersuchung kommt es zur Kontrastfüllung der kleineren Venulae sowie Sinusoide und es erfolgt eine markante Kontraststeigerung des Leberschattens. Es entsteht das Bild der Leberopazität, *das capilläre Hepatogramm.* Aus den Sinusoiden fließt das Kontrastmittel in die abführenden Lebervenen. Ihre Füllung ist jedoch konstrastarm und manchmal nur sehr schwer diffe-

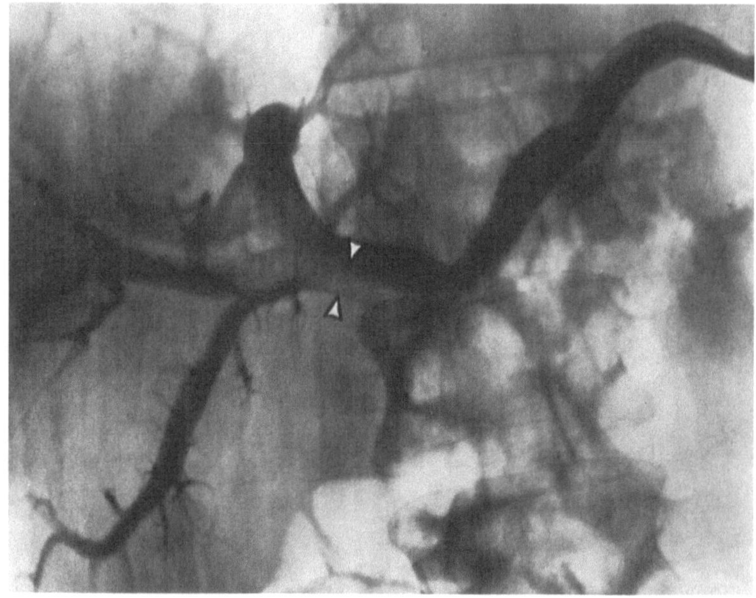

Abb. 21. Normalbild einer Splenoportographie. Füllungsdefekt in der Pfortader und ihren Hauptzweigen durch Zufluß des nichtkontrastmittelhaltigen Blutes von der oberen Mesenterialvene (Pfeil)

renzierbar. Die Strömungsgeschwindigkeit im Portalflußbett bei der Splenoportographie schwankt zwischen 14 und 20 cm in der Sekunde. Die Entleerung des Flußbettes geht rasch und vollständig vor sich; lediglich, wenn ein größerer Rest des Kontrastmittels in der Milz verbleibt, sieht man in der Milzvene eine geringe Füllung in Form von kontrastarmen wandständigen Streifen.

*Bei der Auswertung des Splenoportogramms* müssen die Breite, der Verlauf, die Form, die Füllung und die Konturen der Venen, die Strömungsgeschwindigkeit der portalen Strombahn und die Füllung des Kollateralkreislaufes beurteilt werden. Breite, Länge, Verlauf und Form der Venen, insbesondere der Milzvene, sind schon unter normalen Bedingungen recht variabel. Eine genaue Abgrenzung des Normalen vom Pathologischen ist nicht immer möglich. Bei der Auswertung müssen alle diese Faktoren zusammen beurteilt werden. Abweichungen können, sowohl hinsichtlich der Abnahme als auch der Zunahme der einzelnen Meßwerte vorkommen, und ergeben zusammen mit den übrigen Veränderungen Bilder, die für einzelne Erkrankungen typisch sind. Von großer Bedeutung für die Auswertung sind Veränderungen der Füllung und der Konturen der Venen, insbesondere ihre Füllungsdefekte. Sie können in verschiedenem Umfang, von kleinen Unebenheiten des Wandrandes bis zur vollständigen Gefäßamputation, vorkommen. Von besonderem Wert ist hierbei auch das Pelottensymptom. Der portale Strom kann eine Zunahme oder Abnahme seiner Strömungsgeschwindigkeit, zuweilen sogar die Umkehrung seines Flußlaufes aufweisen.

Zu einem der auffälligsten Symptome des pathologischen Splenogortogramms gehört die Füllung des Kollateralkreislaufes. Unter normalen Umständen füllt sich keine Zuflußvene des splenoportalen Stammes. Das Vorkommen der Füllung jedes noch so geringen Astes muß daher als pathologisch angesehen werden. Der Kollateralkreislauf ist recht mannigfaltig. Es kann zur Füllung verschiedenartiger typischer oder neugebildeter Venen kommen. Hinsichtlich der Stromrichtung in den Kollateralvenen ist der Kollateralkreislauf in hepatopetalem vom hepatofugalen zu unterscheiden. Der Charakter der gefüllten Zweige und der Umfang ihrer Füllung läßt den Grad der Stauung in der portalen Strombahn beurteilen.

## 10. Milzarteriographie

Die Milzarteriographie gehört wie die Splenoportographie zu den wichtigsten Spezialmethoden der Diagnostik der Milzerkrankungen und ist zur präzisen Bestimmung vieler Erkrankungen unentbehrlich. Sie erbringt nicht nur Hinweise auf die Morphologie und Topographie der Milz, sondern ermöglicht, den eigentlichen pathologischen Vorgang festzustellen. Sie ist die souveräne Untersuchungsmethode in der Diagnostik der Veränderungen der Milzarterie und der Herdveränderungen der Milz. Mit ihrer Hilfe ist verläßlich und präzis die Diagnose der Thrombose und des Aneurysmas der Milzarterie zu stellen, ebenso wie des Infarktes, des Abscesses, der Cyste oder des Tumors der Milz, sobald die Veränderungen einen bestimmten Umfang erreicht haben. Sehr wichtig ist sie auch zur Darstellung der Milzruptur, zur Feststellung ihres Ausmaßes und des Charakters der Blutung. Eine entscheidende Rolle spielt sie bei der Beurteilung der Herkunft von Verkalkungen und von Tumoren im linken Epi- und Mesogastrium, sowie der Beschaffenheit des portalen Flußbettes. Die Milzarteriographie ergänzt die Splenoportographie. Beide Methoden ermöglichen, zusammen mit dem klinischen Befund und den anderen Untersuchungsergebnissen, die Ursache der Mehrzahl der Splenomegalien zu klären.

Die Milzarteriographie ist bei geeigneter Technik eine ausspruchslose, verläßliche und gut verträgliche Methode und hat — Kontrastmittelüberempfindlichkeit, Thyreotoxikosen, schwere Organinsuffizienzen und schwere Blutungszustände ausgenommen — keine grundsätzlichen Kontraindikationen.

Für die Darstellung der Milz wird die *gezielte Arteriographie der A. coeliaca oder direkt der Milzarterie* benützt.

Die Technik der Untersuchung stimmt mit der Untersuchung des Pankreas überein und wird in entsprechenden Kapitel beschrieben. Zur gezielten Katheterisierung der Milzarterie ist ein doppelt gebogener Katheter zu verwenden; seine erste Grundkurve zeigt nach vorn, die zweite Biegung der Katheterspitze nach links. Die Menge des injizierten Kontrastmittels hängt von der Größe der zu katheterisierenden Arterie und der Größe der Milz ab. 20—60 ml eines 76% Kontrastmittels werden in 4 sec injiziert. Die Aufnahmen werden wie bei der Untersuchung des Pankreas geschossen. Bei einer portalen Hypertension und portalem Verschluß muß das Filmen auf 25—30 sec verlängert werden.

Die Milzarterie füllt sich im Zuge der Injektion und entleert sich sofort nach ihrer Beendigung. Ihre Abgangsstelle projiziert sich in die Höhe des LW 1 oder in seine nächste Umgebung. In ihrem Anfangsteil verläuft die Milzarterie leicht nach vorn, dann biegt sie am linken Wirbelsäulenrand nach links, dorsalwärts und leicht aufwärts zum Milzhilus, wo sie sich in eine verschieden große Anzahl von Hilusästen verzweigt. Bei Kindern verläuft sie von der Wirbelsäule bis zum Milzhilus beinahe in Querrichtung (Sarrouy) (Abb. 22). Mit zunehmendem Alter verlängert sie sich, ihr Verlauf ist mehr geschlängelt und sie bildet eine oder auch mehrere Schlingen (Abb. 23). Ihre mormale Breite schwankt zwischen 4—9 mm, im Durchschnitt 7 mm. Ihre Länge ist sehr variabel, zwischen 8 und 32 cm, im Durchschnitt 13 cm. Von der Milzarterie ausfüllen sich kleine Äste zum Pankreas und zum Magen, zuweilen auch die linke A. gastroepiploica. Die Hilusäste sind kurz und verzweigen sich bald, meist dichotom. In der Milz kommt es zur weiteren di- oder trichotomen Teilung dieser und der übrigen Äste, und es entsteht ein reiches *Gefäßsplenogramm.* Auf einer guten Aufnahme lassen sich sogar die Äste 6. bis 7. Ordnung nachweisen (Ödman). Die größeren und mittleren Zweige verlaufen oft in flachen Bögen oder leicht gestreckt. Die kleinen Zweige sind manchmal leicht gewunden. Von den Arterien fließt das Kontrastmittel in die Capillaren und Sinusoide der Milz ab, wodurch *die Milzopazität — das capilläre Splenogramm* zustandekommt. Dieses beginnt mit der Entleerung der Milzarterie, etwa 5 sec nach Injektionsbeginn. Die Milz erscheint anfangs inhomogen. Sie weist eine moosartige Struktur auf. Mit zunehmender Entleerung der größeren Gefäße wird das Milzparenchym homogen, kontrastreich und es kommt zur dichten „Anfärbung" der ganzen Milz. Dadurch werden ihre Form, Größe und Lage sowie ihre Umrisse gut nach-

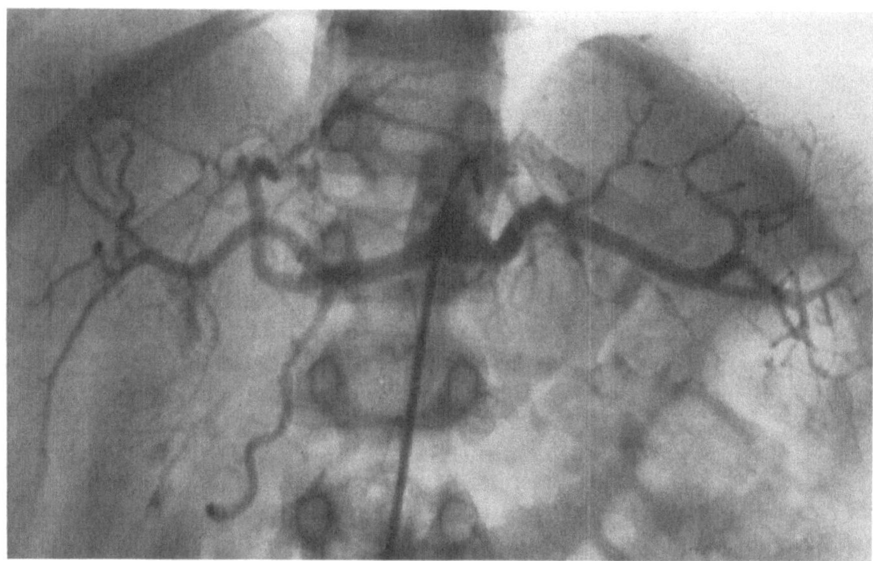

Abb. 22. Normalbild einer gezielten Arteriographie der A. coeliaca bei einem 9 jährigen Knaben

weisbar. Sehr anschaulich tritt hier die Lage des oberen Pols in der Nähe der Wirbelsäule in Erscheinung. Die Konturen der Milz sind meist glatt, manchmal jedoch auch unter normalen Bedingungen leicht uneben, mit oberflächlichen oder tieferen Einkerbungen. Zuweilen kann auch eine Lappung der Milz vorkommen (Ödman). Eine kontrastreiche und homogene „Anfärbung" tritt etwa 7—8 sec nach Injektionsbeginn ein und dauert etwa 4—7 sec. Dann nimmt die Dichte des Milzschattens wieder ab. Er wird inhomogen, und es tritt wieder die körnige bis moosartige Struktur in Erscheinung. Zugleich beginnt die Darstellung der Venen. Zuerst sind die größeren intrasplenischen und Hilusvenen sichtbar. Dann kommen die Milzvene und Pfortader zur Darstellung (Abb. 23). Die Füllung des portalen Flußbettes tritt etwa 10 sec nach Beginn des Injizierens ein, noch während der capillären Phase. Ihre beste Füllung ist nach 13—15 sec erreicht. Die Dichte der Füllung hängt hauptsächlich von der Geschwindigkeit des Durchströmens der Milz, von der Milzgröße und von dem Quantum des angewandten Kontrastmittels ab. Unter normalen Verhältnissen gewinnt man eine ausreichende Übersicht über die portale Strombahn. Bei der gezielten Arteriographie der A. coeliaca füllen sich außer der Milzarterie noch andere Äste. Ihre Füllung wirkt oft störend. Dies gilt besonders für die kontrastmittelgefüllten Äste der linken Magenarterie, sowie den Schatten der Magenwand im Bereiche des Fundus und des Körpers, die in der Regel den oberen Milzabschnitt überdecken.

*Die pathologischen Veränderungen* kommen in allen Phasen des Angiogramms zur Darstellung. Veränderungen der Milzarterie, insbesondere der Form, der Breite und des Verlaufes lassen sich jedoch schwer beurteilen, da schon unter normalen Verhältnissen sehr variable Befunde erhoben werden, so daß die Grenze zwischen dem normalen und pathologischen Bild nicht leicht zu ziehen ist. Oft beobachtet man eine Ausweitung, Verlängerung und beträchtliche Schlängelung der Milzarterie. Von Wichtigkeit sind Veränderungen der

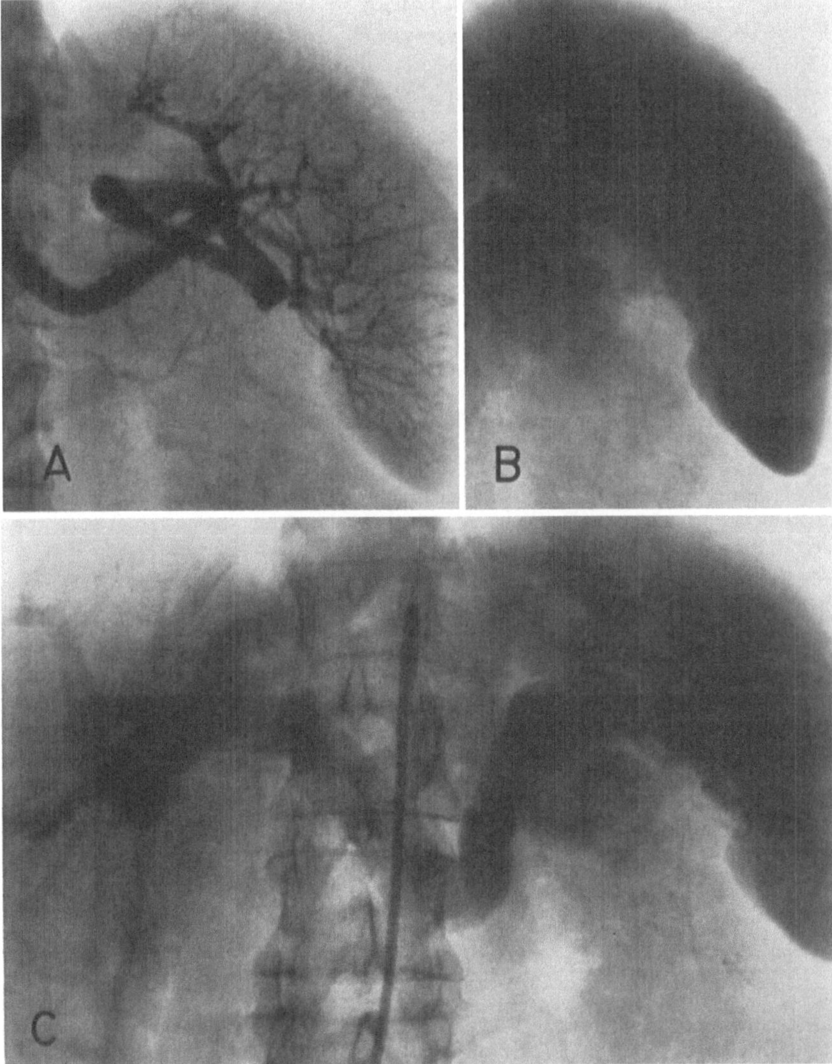


Abb. 23 a—c. Normalbild einer gezielten Arteriographie der Milzarterie bei einer 42jährigen Frau. a Gefäßphase mit Füllung der Milzarterie, ihrer Milzzweige und der Äste zum Pankreaskörper und -schwanz; b Capilläre Phase. Diffuse „Anfärbung" der Milz und des linken Pankreasteiles. c Venöse Phase mit Füllung des Portalstrombettes

Füllung und der Umrisse der Milzarterie, in Form verschiedener Defekte oder aneurysmatischer Ausweitung. In den Milzphasen sind Deformationen der intrasplenischen Gefäße, gefäßfreie Herde und Füllungsdefekte im Milzschatten oder Gefäßneubildungen beweiskräftig. Die Veränderungen des portalen Flußbettes lassen sich manchmal schwer auswerten, da die Füllung bei pathologischen Veränderungen der Milz hauptsächlich bei einer Splenomegalie, sich oft nur mangelhaft darstellt.

## 11. Funktionelle Untersuchung

Die Funktionsuntersuchungen der Milz beruhen auf der Fähigkeit der Milz ihren Umfang in verschiedenen Zuständen oder nach Verabreichung bestimmter Stoffe zu verändern. Veränderungen des Umfanges werden vorwiegend durch die Tätigkeit der glatten Muskelfasern in der Kapsel und in den Trabekeln hervorgerufen. Die Milz zieht sich nach Muskeltätigkeit, Blutung, Abkühlung, Erregung oder nach Verabreichung von Adrenalin oder Pituitrin zusammen. Sie vergrößert sich dagegen in Ruhe oder nach dem Essen. Für die Diagnostik wurde die *Kontraktion der Milz nach Verabreichung von Adrenalin* genutzt (Pagniez, Benhamou). Später wurde vorgeschlagen, die *Milzvergrößerung nach Verabreichung größerer Wassermengen* zu beobachten (Andren, Almen).

Zur Beobachtung der *Milzkontraktion nach Adrenalin* wird als erstes die übliche Leeraufnahme der Milz angefertigt. Danach wird 1 mg Andrenalin subcutan injiziert und im Abstand von 5, 10 bzw. 20 min werden Aufnahmen bei unveränderter Lage angefertigt. Zugleich mit den Aufnahmen wird Blut zur Bestimmung der Blutkörperchenzahl entnommen. Die Kontraktion fängt binnen 5 min an, nimmt stufenweise zu und erreicht den Höchstwert in 20 min. Dieses Stadium dauert etwa eine halbe Stunde. Ungefähr 1 Std nach Verabreichung von Adrenalin beginnt die Vergrößerung der Milz. Nach $1\frac{1}{2}$—2 Std erreicht sie ihre übliche Größe oder ist größer als auf der ursprünglichen Aufnahme. Normalerweise verkleinert sich die Milz etwa um ein Zehntel. Pagniez und Láznička beobachteten manchmal eine Verkürzung der Milz um maximal ein Drittel. Die Erythrocytenzahl nimmt in Abhängigkeit von der Milzkontraktion, in der Regel um eine halbe bis eine Million zu, gelegentlich darüber. Rossi verwendet zur besseren Milzdarstellung das Pneumoretroperitoneum, injiziert Adrenalin in die Vene und macht die Aufnahmen schon nach drei Minuten. Cocchi und Ledoux-Lebard empfehlen jedoch das Retropneumoperitoneum nicht, da dabei die Milzkontraktion nach Gabe von Adrenalin nur von geringem Ausmaß sei.

Die Adrenalinprobe ergibt Hinweise auf die Kontraktionsfähigkeit der Milz. Man dachte damit indirekt etwas über die Natur der vergrößerten Milz aussagen zu können. Die ersten Ergebnisse klangen hoffnungsvoll. Pagnier und Benhamou fanden eine normale oder leicht erhöhte Kontraktionsfähigkeit bei Splenomegalien mit überwiegender Beteiligung des Marktanteiles, so z B. bei entzündlichen und kongestiven Prozessen oder bei Malaria-Splenomegalien. Dagegen wurde bei fibrotisch oder tumorös veränderten Milzen, insbesondere bei der Bantischen Krankheit, bei Leukämie, Lymphogranulomatose oder beim Sarkom der Milz eine nur geringfügige oder fehlende Kontraktionsfähigkeit nachgewiesen (Breuer, Lozníčka). Benhamou und Palacio beschrieben bei den Herdgeschwülsten eine teilweise und unregelmäßige Kontraktion. Die nachfolgenden Ergebnisse dieser Funktionsuntersuchungen, insbesondere bei besserer Milzdarstellung mittels Hepatolienographie mit Thorotrast (Volicer und Věšín), erwiesen sie als nicht so günstig und verläßlich. Heutzutage ist die Adrenalinprobe auf Grund der Entwicklung neuerer Untersuchungsmethoden ganz in den Hintergrund gedrängt und kommt nur vereinzelt zur Anwendung. Der Ausfall der Adrenalinprobe ermöglicht nur eine sehr grobe Orientierung.

Eine andere Funktionsuntersuchung der Milz stellt die *Wasserprobe* dar. Andrén und Almén geben dem Kranken einen Liter Wasser auf einmal zu trinken. Auf den Aufnahmen verfolgen sie dann die Milzvergrößerung. Normalerweise erfolgt sehr bald eine Milzvergrößerung in Längsrichtung um 2 cm, die binnen einer Stunde wieder verschwindet. Die Autoren fanden bei der Splenomegalie bei Hepatitis, bei Cirrhose, bei Leukämie entweder nur eine geringfügige oder keine Vergrößerung der Milz unter dieser Testbedingung. Unter Berücksichtigung der Lageveränderung der Milz und der erschwerten Beurteilung bei Prallfüllung des Magens ist diese Methode in der Diagnostik der Milzkrankheiten nur von fraglichem Wert.

## 12. Hepatolienographie

Das Ziel der hepatolienographischen Untersuchung ist es, durch intravenöse oder perorale Verabreichung von Kontrastmittel die Kontrastdichte der Milz und der Leber zu erhöhen und dadurch ihre Morphologie, Topographie bzw. ihre Herdprozesse bestimmen zu können. Hierbei wird die Fähigkeit des reticuloendothelialen Systems genützt, kleine unlösliche Körperchen wesensfremder Stoffe aus dem Blut aufzunehmen. Die Verabreichung der Kontraststoffe erfolgt in Form von kolloiden Suspensionen oder Emulsionen, in denen kleine Teilchen nicht mehr als 2 μ emulgiert sind. Diese Teilchen durchwandern die Capillaren und werden in den Reticulo-Endothelzellen phagocytiert. Infolge ihrer umfangreichen und diffusen Anhäufung in Milz und Leber erfolgt auch eine Kontrastzunahme des Schattens dieser Organe. Das führt zu einem typischen hepatolienographischen Bild. Das Grundproblem der Hepatolienographie sind die Kontrastmittel.

Voraussetzung für die Anwendung von Kontrastmitteln in der Praxis sind folgende Bedingungen (Thomas, Teplick);

1. Die Kontrastmittel dürfen weder primär noch in dem durch den Stoffwechsel veränderten Zustand toxisch sein.
2. Sie dürfen nicht radioaktiv sein.
3. Es dürfen die in der Emulsion oder der Suspension enthaltenen Teilchen nicht größer als 2 $\mu$ sein; sie müssen stabil sein.
4. Sie müssen von möglichst hohem Atomgewicht sein, damit für eine gute Milz- und Leberdarstellung nur kleine Mengen erforderlich sind.
5. Sie müssen eine selektive Affinität zur Speicherung in Milz und Leber aufweisen.
6. Ihre Verabreichung muß einfach sein; am besten ist die perorale oder intravenöse Applikation.
7. Sie müssen rasch ausgeschieden werden.

Eine Reihe von experimentell geprüften Kontrastmitteln fand vorübergehend praktische Anwendung. Bisher jedoch erfüllte keines die auferlegten Anforderungen. Kontrastreiche Stoffe sind entweder toxisch, radioaktiv, werden aus dem Organismus nicht ausgeschieden oder es kommt zur Anreicherung der Teilchen mit nachfolgen-

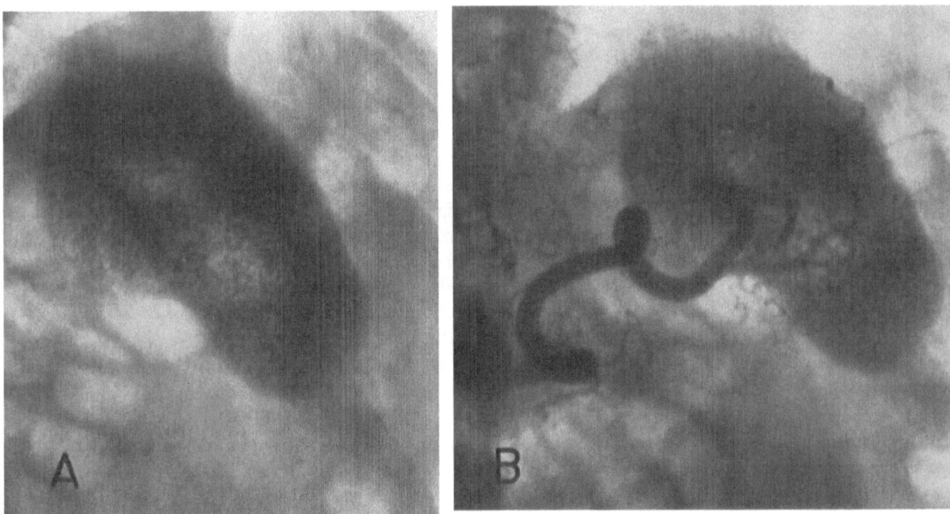


Abb. 24 a und b. Thorotrastose der Milz nach einer vor 18 Jahren durchgeführten Arteriographie mit Thorotrast. a Leeraufnahme; b Arteriographie

der Verstopfung der Capillaren. Die unschädlichen und gut verträglichen Stoffe jedoch pflegen kontrastarm zu sein.

Für die Hepatolienographie gibt es zwei Gruppen von Kontrastmitteln. In die erste gehören *kolloidale Metallsuspensionen,* in die zweite *Verbindungen der Halogene mit organischen Stoffen.*

I. Der Hauptvertreter der *kolloidalen Metallsuspensionen* ist das Thorotrast; ferner wurden Suspensionen von Bariumsulfat, Verbindungen von Tantal, Zinn und Zirkonium geprüft.

*Thorotrast* ist eine 25%ige Kolloidsuspension von Thoriumdioxyd mit 3—10 m$\mu$ großen Teilchen. Die Anwendung für die Hepatolienographie wurde von Oka und Radt (1929) vorgeschlagen. Auf Grund der guten diagnostischen Leistungsfähigkeit drang es bald in die Praxis ein. Seine Anwendung war jedoch von kurzer Dauer, denn sehr bald wurde seine schädigenden Nebenwirkungen nachgewiesen.

Thorotrast ist ein radioaktiver Träger von deutlicher Alpha-Strahlung und winziger Beta- und Gammastrahlung und sehr langer Halbwertszeit. Auch die Produkte seiner Umwandlungsreihe sind radioaktiv. Es erfolgt fast keine Ausscheidung aus dem Körper. Man kann noch nach Jahren, vorwiegend immer in der Leber und der Milz Radioaktivität verschiedenen Grades feststellen (Börner, Oppolzer, Stucke). Die schädigende Wirkung des Thorotrasts macht sich auf verschiedene Weise bemerkbar. Die Zellen, die es phagocythieren, sterben ab. Sowohl durch seine Radioaktivität wie auch chemisch wirkt das Thorotrast auf die unmittelbar benachbarten Gewebe ein. Dadurch entstehen Herdnekrosen, und es kann sich eine erhebliche Fibrose entwickeln. Diese stellt die größte Gefahr dar (Thomas, Börner). Nach Jahren kommt es zu einer ausgedehnten fibrösen Schrumpfung der Milz und der Lymphknoten. Es entsteht eine atrophische Lebercirrhose. Auch Knochenmarkfibrose, aplastische Anaemie, Thrombocytopenie und Purpura sind Folgeerscheinungen. An der Applikationsstelle, bei paravasculärer Injektion, bei Speicherung von Thorotrast in Körperhohlräumen, erfolgt die Bildung von Thorotrastgranulomen. Infolge chronischer Reizwirkung kann es zur Entstehung von malignen Tumoren hauptsächlich im Bereich der Leber und in der Milz kommen (Budín, Kohoutek, Zák).

Deshalb wurde die Anwendung von Thorotrast stark eingeschränkt und später in der Leber- und Milzdiagnostik völlig unterlassen. Nur in Ausnahmefällen z. B. bei rezidivierender lebensbedrohender splenischer Thrombocytopenie, Purpura oder hämolytischem Ikterus nach Splenektomie wird sie als einzige Untersuchungsmethode beschrieben, mit der man eine acessorische Milz verläßlich nachweisen kann (Loeb, Fischer). Trotzdem ist die Anwendung bedenklich.

Die Applikation von Thorotrast erfolgte streng intravenös 2—3 Tage nacheinander in 25 ml Dosen, so daß die Gesamtdosis 50—75 ml betrug. Während der Injektion oder kurz danach kam es oft zu Temperaturanstieg, manchmal mit Schüttelfrost, selten zu anaphylaktischen Symptomen. Die Aufnahme wurde 24 Std nach der letzten Applikation angefertigt und wies eine ausgedehnte Verstärkung der Milz- und Leberdichte auf. Die Leber zeigt manchmal eine Kontrastdichte wie die Wirbelsäule, die Milz vergleichbar den Rippen, meist homogen, nur zuweilen mit feiner reticulärer Struktur.

Allmählich verschwand das typische Bild, Leber und Milz verloren gewissermaßen an Dichte und gewöhnlich auch an Homogenität.

Hie und da begegnet man noch dem Bild der Thorotrastmilz und -leber bei Kranken, bei denen vor Jahren eine Untersuchung mit Thorotrast, meist eine Arteriographie vorgenommen wurde (Börner, Silveus Yater) (Abb. 24, 25). Die ganze Milz pflegt von kleinen knotenförmigen kontrastreichen Herden durchdrungen zu sein und weist eine feine granuläre Struktur auf. Seltener werden in der Milz größere schollenförmige und manchmal auch unregelmäßige zusammenfließende Herde angetroffen. Die Milz erscheint im Ganzen infolge sekundärer Fibrose und Schrumpfung kleiner zu sein. Es kommt zur Reduktion ihrer Gefäße, ind die intrasplenischen Arterien sind bei der Arteriographie manchmal nicht mehr differenzierbar. Die Leber weist eine mehr reticuläre Struktur mit verschiedenen bandförmigen, manchmal zusammenhängenden, oft unregelmäßigen Herden auf. Es sind in der Regel noch kleinere oder größere schollenförmige Herde im Hilusbereich der Milz und der Leber und in der Umgebung der Wirgelsäule nachweisbar. Diese bestehen aus Depots von Thorotrast, das aus der Milz und der Leber ausgeschieden, in die Lymphgefäße gelangt ist und von den regionären Lymphknoten, insbesondere von den Hilus-, paraaortalen und peripankreaktischen Lymphknoten, aufgenommen wurde. Das Bild der Thorotrastmilz ist in der Differentialdiagnostik insbesondere von dem bei der Milztuberkulose zu unterscheiden.

*Bariumsulfat* wurde bei Tieren in Form einer Suspension erprobt (Teplick). In großen Dosen gelang die Darstellung der Milz und der Leber bei Ratten und Kaninchen. Bei Hunden war die Füllung schwächer und es traten toxische Reaktionen auf. Der Nachteil des Bariumsulfats liegt in der ungenügenden Ausscheidungsfähigkeit, der langdauernden Speicherung im Organismus und der häufigen Verstopfung der Lungencapillaren.

*Tantal* und seine Verbindungen vor allem die Oxyde, wurden als kolloidale Lösung erprobt (Thomas). Ihr Hauptnachteil war die unstabile Suspension, die Koagulation der Teilchen und die Entstehung von Embolien.

*Zinnmonoxyd* in kolloidaler Form erfüllte zwar viele Anforderungen, die an Kontrastmittel gestellt werden (Fischer), sein Hauptnachteil war jedoch die Speicherung im Organismus und die schädigende chemische Wirkung.

*Zirkoniumoxyd* wurde mit Erfolg bei Ratten erprobt, jedoch erwies es sich bei größeren Tieren als toxisch (Cohen).

II. In der Gruppe der *Halogen-Kontrastmittel* zur Hepatolienographie wurden Versuche mit Jod, seltener mit Brom und Chlor unternommen, in Verbindung mit Estern der Fettsäuren oder mit verschiedenen Ölen.

*Jodosol* (Degkwitz, Beckermann, Olsson), *Angiopak* (Berger, Canermann) und *Hepatoselectan.* Di- oder trijodierte Ester der Stearinsäure waren die Hauptbestandteile der Suspension von Halogenen mit Fettsäuren. Sie wurden auch klinisch erprobt. Nach intravenöser Applikation einer genügenden Menge des Kontrastmittels erfolgte eine markante Zunahme der Schattendichte der Leber und der Milz. Das Kontrastmittel wurde in der Regel binnen 24 Std wieder ausgeschieden. Bei Anwendung von Jodosol waren jedoch zur genügenden Darstellung der Organe größere Mengen an Kontrastmittel erforderlich, stoßweise etwa 15 g Jod. Es traten schwere Reaktionen ein, sogar Todesfälle wurden verzeichnet, weswegen auf die Anwendung von Jodosol verzichtet wurde. Ähnliche Schwierigkeiten ergaben sich bei Verabreichung der übrigen Stoffe, so daß auch ihre Anwendung keine Verbreitung fand.

Ferner wurden *Verbindungen von Jod, Brom oder Chlor* mit verschiedenen Ölen, wie Mohn-, Sesam- oder Olivenöl erprobt (Keith, Gershon-Cohen, Olsson). Diese Stoffe wurden bei Menschen in Form von Emulsionen peroral, bei Tieren auch intravenös verabreicht. Die perorale Verabreichung hatte bei Menschen keine wesentliche Zunahme der Schattendichte der Leber und Milz zur Folge. Bei intravenöser Verabreichung bei Tieren kamen die Leber und die Milz gut zur Darstellung. Diese Applikationsform bedeutete für den Menschen ein großes Risiko. Da es unmöglich war, eine stabile Suspension genügend kleiner Teilchen herzustellen, kam es zu Fettembolien in den Capillaren und kleinen Gefäßen.

Aus dem Gesagten geht hervor, daß es bis heute kein Kontrastmittel gibt, dessen Anwendung für die Hepatolienographie geeignet wäre. Es wäre jedoch wünschenswert ein

Abb. 25

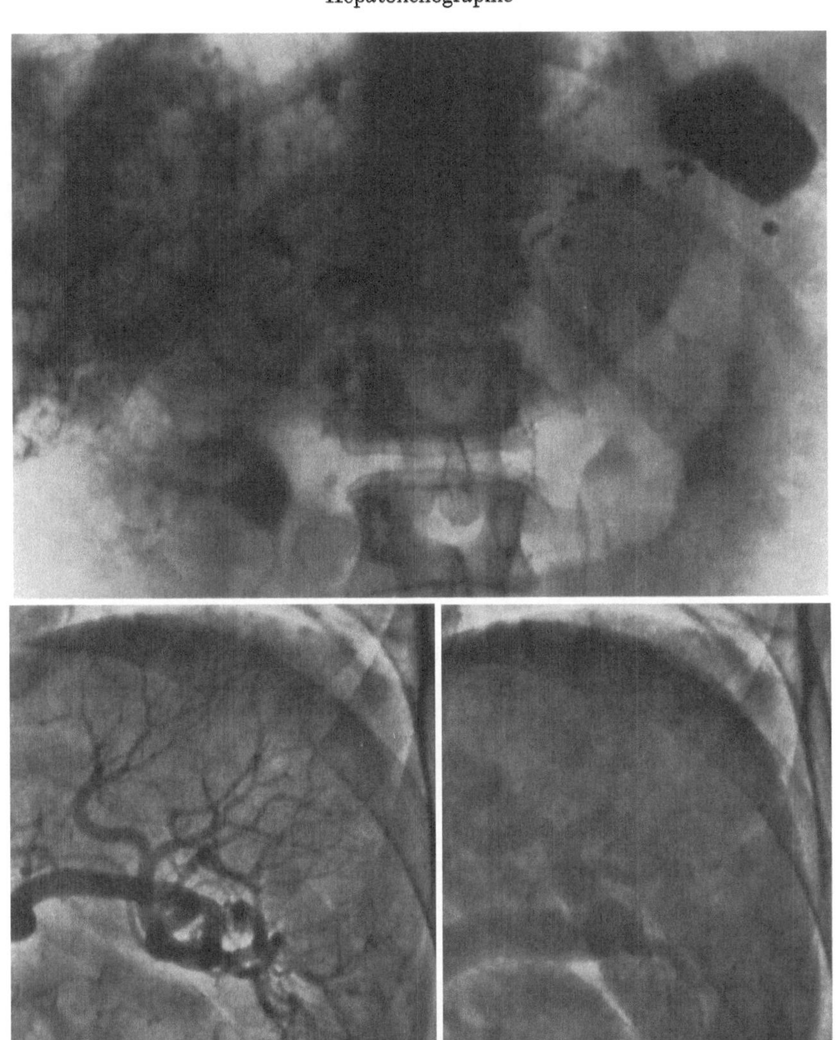


Abb. 26

Abb. 25. Thorotrastose der Milz, Leber und Lymphknoten mit Schrumpfmilz nach einer vor 23 Jahren durchgeführten Arteriographie. Ausscheidungsurographie

Abb. 26 a und b. Akzessorische Milz neben dem unterem Milzpol. Fraktur der 11. Rippe. Milzarteriographie. a Arterielle Phase. Die akzessorische Milz am unteren Milzpol ist von einer kleinen Arterie vorsorgt, die sich von den unteren intrasplenischen Ästen abzweigt (Pfeil); b Capilläre Phase. Gute „Anfärbung" der normalen als auch der akzessorischen Milz (Pfeil)

solches Kontrastmittel zu finden, das eine verläßliche Beurteilung der Morphologie der Milz und der Leber erlaubt und die Diagnose der Krankheitsprozesse der Milz, besonders der Herdveränderungen, auf einfache Weise ermöglicht.

Die *Radioisotopen-Diagnostik* hat auf diesem Gebiet gute Fortschritte erzielt. Nach Applikation geschädigter und mit radioaktivem Chrom markierter Erythrocyten kann man gute gammagraphische Bilder der Milz erhalten und ihre Erkrankungen beurteilen.

# II. Spezieller Teil: Röntgendiagnose der Milzerkrankungen

Eine Milzerkrankung ist selten primär, oft eine sekundäre Folge. Wegen ihrer Zusammensetzung aus mehreren Zellsystemen und ihres polyfunktionellen Charakters ist die Milz vielfach bei Blut- und Infektionskrankheiten, bei parasitärem Befall, bei Stoffwechselkrankheiten wie bei Erkrankungen der Leber, des reticuloendothelialen und lymphatischen Systems und des portalen Flußbettes sekundär betroffen. Die Diagnostik der Milzerkrankungen ist daher äußerst schwierig, so daß gerade für die Milz die Forderung der komplexen Diagnostik mehr als für andere Organe gilt. Bei der Untersuchung sollte man von der ausführlichen Wertung der Vorgeschichte und des klinischen Befundes ausgehen, Laboratoriumsuntersuchungen (Blutbild) einschalten und die kontrastfreie Untersuchung der Milz ebenso wie die Röntgenuntersuchung des Thorax durchführen. Aufgrund der hierdurch gewonnenen Ergebnisse ist der Einsatz weiterer Untersuchungen und Spezialmethoden zu planen und zu verwirklichen. Die Röntgenbilder müssen immer zusammen mit den klinischen Befunden und den Ergebnissen der übrigen Untersuchungen ausgewertet werden.

## 1. Angeborene Anomalien

### a) Angeborenes Fehlen der Milz — Asplenie

Angeborenes Fehlen der Milz — Asplenie — ist sehr selten. Sie kommt bei Kindern in der Regel vergesellschaftet mit Anomalien anderer Oragne, meist des Herzens und der Gefäße vor.

Oft ist sie mit einer visceralen Symmetrie verbunden, hauptsächlich mit symetrischer Lungen- und Leberlappung hie und da mit einem verschieden ausgeprägten Situs inversus. Eine allgemein unvollkommene Entwicklung ist gewöhnlich unvereinbar mit dem Leben und führt bald zum Tode. Eine Asplenie kann vereinzelt auch bei Erwachsenen festgestellt werden. Sie zeigt typische Blutveränderungen (das Vorhandensein von Siderocyten und der Howell-Jolly-Körperchen imperipheren Blut) und ist oft von einer Herabsetzung der Widerstandsfähigkeit gegen Infektionen begleitet.

*Die Röntgenuntersuchung* ist von großer Bedeutung in der Diagnostik der Asplenie. Die *Leeraufnahme* zeigt das Fehlen der Milz und eine symmetrische, zentrale Lage der Leber. Die anatomischen Verhältnisse können durch die *Dickdarminsufflation*, das *Pneumoperitoneum* und evtl. auch das *Pneumoretroperitoneum* geklärt werden. Die entscheidende Rolle bei der Feststellung der Asplenie kann die *Arteriographie* spielen. Nach den beschriebenen Obduktionspräparaten verläuft die Milzarterie als ein kleiner Zweig zum oberen Pankreasrand, wo sie endet und das Pankreas und die umgebenden Strukturen versorgt (Myerson). *Differentialdiagnostisch* ist die dystope Milz auszuschließen.

### b) Nebenmilz — akzessorische Milz

Die Nebenmilz — akzessorische Milz, die als Ausdruck von Atavismus angesehen wird, kommt häufiger vor (in 10—25 v.H. bei der Obduktion) (Halpert, Pöschl). Man entdeckt sie häufiger bei der Splenektomie (Patel). Sie ist eine Insel von normalem Milzgewebe verschiedener Größe — von Stecknadelkopfgröße bis zum Durchmesser von 4 cm, meist von Kirschgröße. Sie kann solitär oder multipel vorkommen. Am häufigsten sitzt sie am Milzhilus, an der Milzarterie, im Pankreasschwanz oder im Bandapparat der Milz, seltener in der Magenwand, im Omentum oder im Mesenterium. Eine Nebenmilz kann jedoch auch an entfernten Stellen, z.B. im kleinen Becken oder im Hodensack angetroffen werden.

Die Nebenmilz ist gewöhnlich ein Zufallsbefund bei der Operation oder bei der Obduktion und meist ohne klinische Bedeutung. Im Falle einer atypischen Lokalisation und bei Bestehen einer größeren Nebenmilz kann sie für einen Tumor gehalten werden. Von Bedeutung ist die Nebenmilz besonders nach Splenektomie, denn es kommt häufig zu einer kompensatorischen Vergrößerung derselben. Sie übernimmt einigermaßen die Funktion der entfernten Milz. Manchmal vertritt sie die Milz aber auch in ihren pathologischen Äußerungen. Es können Rezidive der Erkrankung, meist Hypersplenismus oder eine gesteigerte Hämolyse auftreten. Zu Größenzunahme der Nebenmilz kommt es auch bei Systemerkrankungen mit Splenomegalie, insbesondere bei Blutkrankheiten.

Die *Röntgendiagnostik* einer Nebenmilz ist recht schwierig, häufig entzieht sie sich bei der geläufigen Untersuchung der Feststellung. Nachgewiesen wird sie meist nur bei größerem Umfang oder bei für ihre Feststellung günstiger Lage. Befindet sie sich in der Magenwand oder deren Umgebung, verursacht sie bei der Magenuntersuchung einen verschieden großen, glatten Füllungsdefekt bei regelmäßigem Relief und guter Peristaltik. Der Befund entspricht dann dem eines benignen Tumors (JOURET, DAS GUPTA). Beim *Pneumoperitoneum* oder *Pneumoretroperitoneum* kann sie als ein verschieden großer, scharf abgegrenzter Kugelschatten imponieren (PÖSCHL, COCCHI, SZEPES). In der Differentialdiagnostik leistet die *Arteriographie* wertvolle Hilfe. Ist die Nebenmilz in der Milzumgebung lokalisiert, gelingt es manchmal ein enges Gefäß, das aus der Milzarterie außerhalb des Bereiches der Milz verläuft und sich typisch in der Nebenmilz aufzweigt, festzustellen (Abb. 26). In der Capillarphase ist die Kontrastanreicherung der Nebenmilz unterschiedlich (ÖDMAN). Das Gebiet ihrer typischen Lage ist jedoch häufig von den zugleich gefüllten Magen- und Pankreasästen überlagert, so daß eine richtige Auswertung erschwert wird. Die verläßliche Methode zur Darstellung der Nebenmilz wäre die *Hepatolienographie* mit Thorotrast (LOEB, FISCHER). Wegen der Nebenwirkungen darf man von dieser Methode jedoch erst dann Gebrauch machen, wenn das Nichtfeststellen einer hyperfunktionellen Nebenmilz eine unmittelbare Lebensbedrohung des Kranken zur Folge haben würde. Auf der Aufnahme 24 Std nach der letzten Applikation von Thorotrast tritt die Nebenmilz kontrastreich, scharf abgegrenzt und in der Regel homogen in Erscheinung.

### c) Formabweichungen

Formabweichungen der Milz bilden die häufigsten Entwicklungsanomalien. Die Milz ist bekanntlich von unterschiedlicher Form, ihre Oberfläche weist manchmal tiefe Eindellungen auf und ist mitunter in mehrere, mehr oder weniger selbständige Lappen geteilt (*Lien lobatus*). Vom klinischen Standpunkt aus sind diese Abweichungen ohne wesentliche Bedeutung.

Auch in der *Röntgendiagnostik* stellen atypische Formen der Milz meist einen zufälligen Befund dar und spielen erst bei der Unterscheidung zwischen pathologischen Herd- oder Unfallveränderungen eine Rolle. Ungewöhnliche Milzformen können schon auf der *Leeraufnahme* oder nach der *Coloninsufflation* erkannt werden. Gut kommen sie, und zwar auch kleinere Veränderungen der Oberfläche, erst beim *Pneumoperitoneum* (Abb. 27) oder bei der *Milzarteriographie* zur Darstellung. Das Bild ist dabei von pathologischen Veränderungen gut abzugrenzen, denn die intrasplenische Aufzweigung bleibt dabei unversehrt und die Milz weist nur die betreffenden Veränderungen der Form auf.

### d) Die Lageveränderung

Die Lageveränderungen der Milz sind unter verschiedenen Synonymen, wie Dystopie, Ektopie, Wander- oder Mobilmilz und Splenoptosis bekannt. Sie können durch angeborenes Fehlen oder einen angeborenen schlaffen Bandapparat verursacht werden, seltener haben sie ihren Ursprung in der Milzentwicklung an atypischer Stelle. Häufiger als angeborene Anomalien kommen jedoch erworbene Dystopien vor. Auch bei diesen spielt die Schädigung des Bandapparates eine große Rolle. Als wichtige Faktoren treten Veränderungen des intraabdominellen Druckes, Erschlaffung der Bauchwand, Vergrößerung des Milzgewichtes oder eine adhaesive Periviszeritis der Milzumgebung hinzu, so bei mehrgebärenden Frauen, nach plötzlicher Abmagerung und als Unfallfolge. Die Milz kann auch durch Tumoren in ihrer Umgebung oder Flüssigkeit in der Bauchhöhle verlagert werden. Die Befunde einer angeborenen und erworbenen Dystopie stimmen meist überein und sind nicht voneinander zu unterscheiden.

Eine dystopische Milz kann an verschiedenen Stellen der Bauchhöhle lokalisiert sein, zuweilen sogar in der Brusthöhle. Am häufigsten sind leichte Grade von Dystopien, wobei es zur Senkung der Milz in Richtung ihrer Längsachse oder bei Hochlagerung zur Querlage kommt. Fortgeschrittene Grade von Dystopien, wobei die Milz bis in das kleine Becken sinken kann oder sich über die Mittellinie nach rechts erstreckt, kommen nur selten vor. Recht selten ist auch ihre Verlagerung in den Thorax, wobei die Milz durch einen angeborenen oder erworbenen Defekt des Zwerchfells, in seinem hinteren oder lateralen Anteil, durchtritt. Eine dystope Milz weist in der Regel eine recht ausgiebige Beweglichkeit auf,

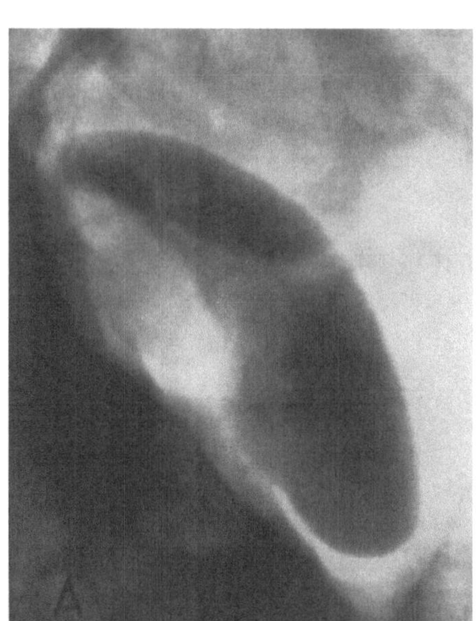


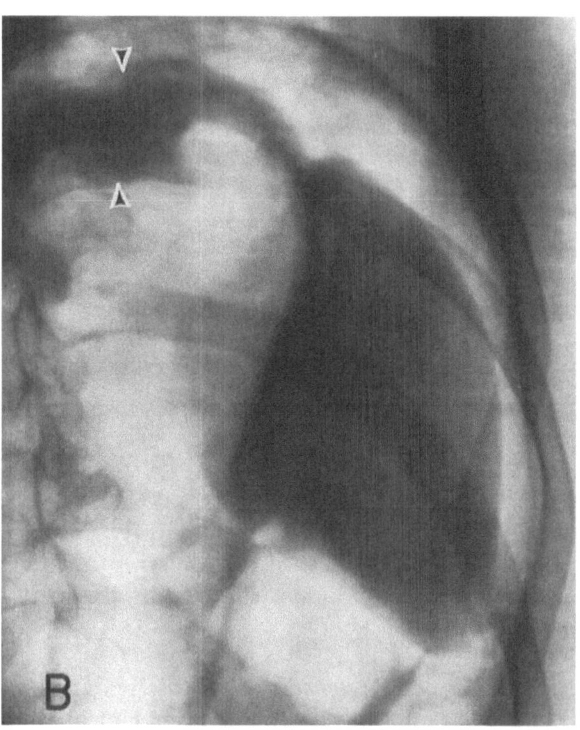


Abb. 27 a und b. Atypische Formen der Milz bei Pneumoperitoneum. a Verschmälerung der oberen Hälfte der Milz; b Spindelförmige Ausbreitung des mittleren Abschnittes der Milz. Bei gleichzeitiger Luftfüllung des Magens bildet sich die geschwulstartige Verdickung des medialen Teiles der Wand des Fundus ab (Pfeil)

sie ändert ihre Lage abhängig von der Körperlage und sinkt entsprechend ihrem Gewicht und dem Druck der umgebenden Organe nach unten.

*Die klinischen Merkmale* einer Milzdystopie sind nicht charakteristisch. Eine dystope Milz kann völlig symptomlos sein und wird erst bei zufälliger Untersuchung durch Palpation endeckt. Meist wird sie zunächst für einen Tumor, mitunter sogar der Gebärmutter oder der Eierstöcke, gehalten (Billich, Neimeier). In anderen Fällen äußerst sie sich durch Druckerscheinungen auf die umgebenden Organe, besonders auf Kardia und Fundus. So kann sie Ursache von dysphagischen Beschwerden, von Aufstoßen und Sodbrennen sein, von Druckempfindungen in der Oberbauchgegend. Es können auch sekundäre Zirkulationsstörungen ausgelöst werden, vor allem Milzinfarkte. Bei größer Beweglichkeit der Milz kann es manchmal zur Torsion des Milzgefäßstammes kommen mit heftigen Stauungen bis zum akuten abdominalen Krankheitsbild.

*Die Röntgenuntersuchung* ist hierbei von größter Bedeutung. Auf Grund der großen Variabilität der Lage auch der normalen Milz, ist die präzise Grenze zwischen einem normalen und pathologischen Befund nicht immer eindeutig festzulegen. Das charakteristische Merkmal der Dystopie ist das Fehlen der Milz an üblicher und das Vorhandensein an atypischer Stelle mit ungewöhnlicher Druckverformung der benachbarten Organe.

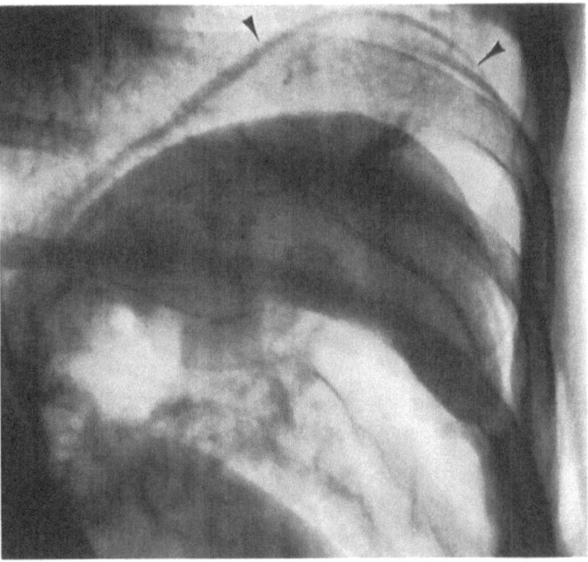

Abb. 28. Quere Milzlage bei leichter Relaxation des äußeren Zwerchfellabschnittes (Pfeil). Pneumoperitoneum

Der Verdacht auf Milzdystopie kann schon auf Grund der *Leeraufnahme* aufkommen, ausführlichere Aufschlüsse bietet jedoch erst die *Magen- und Dickdarmuntersuchung*, vor allem die *Insufflation*. Das *Pneumoperitoneum*, *Pneumoretroperitoneum* und hauptsächlich die *Arteriographie* bestätigen die Diagnose und sind für die Differentialdiagnose von entscheidender Bedeutung. Das Röntgenbild hängt von der Lage der dystopischen Milz und den sekundären Veränderungen der Umgebung und der Milz ab.

Bei *cranialer Dystopie* ist die Milz völlig zwischen Magen und Zwerchfell interponiert, verdrängt den Fundus und reicht mit dem oberen Pol beträchtlich medianwärts, oft bis an die Speiseröhre (Abb. 28, 29). Charakteristisch für diese Dystopie ist das Abdrängen des

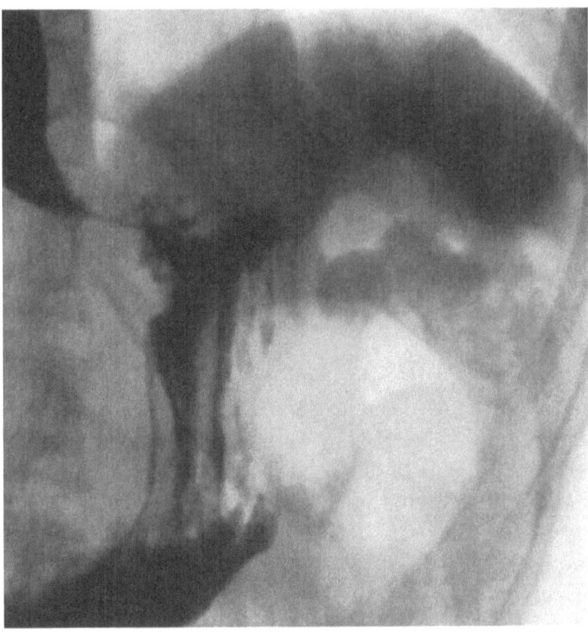

Abb. 29. Querlagerung der Milz mit Verdrängung des Magenfundus von oben bei einem 16jährigen Mädchen mit Kardiospasmus

Magenfundus vom Zwerchfell sowie eine Deformierung seiner oberen Wand und die Senkung der Magenblase (Balestra, Teschendorf). Manchmal treten Veränderungen auch an der Kardia und am unteren Abschnitt der Speiseröhre auf. Mitunter kommt es nur zu zarter Irritation mit zeitweisen Spasmen oder Insuffizienz, zu leichter Verschiebung nach rechts. Ausgeprägte Passagehindernisse, insbesondere bei sekundären Adhäsionen der Umgebung kommen vor. Die linke Dickdarmflexur ist oft hochgelagert und kann zuweilen bis zum Zwerchfell reichen.

Bei *caudaler Dystopie* der Milz treten zuerst Magenveränderungen in Erscheinung. Der untere Milzpol verursacht eine größere Impression der großen Curvatur. Zu-

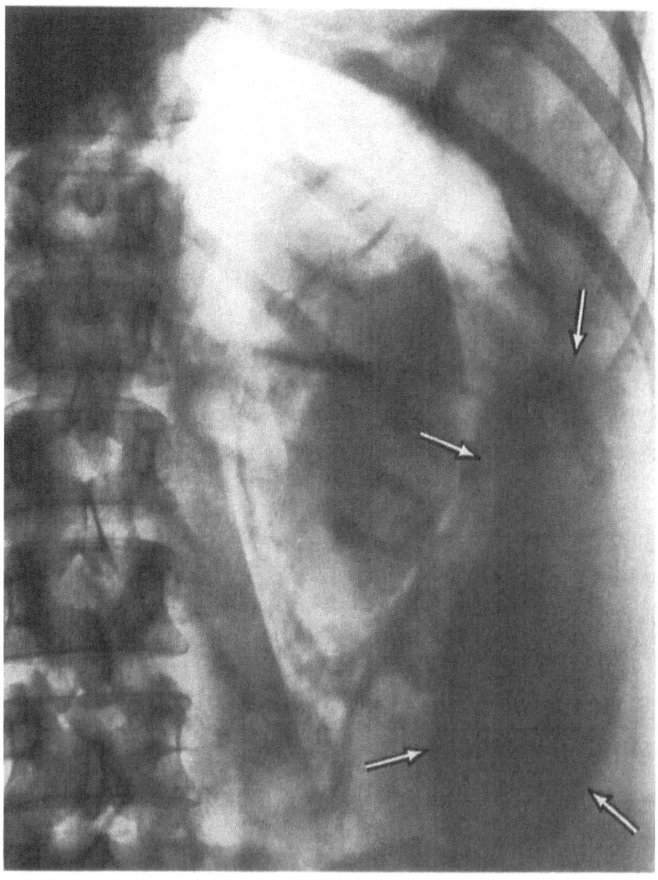

Abb. 30. Caudale Dystopie der Milz (Pfeil). Pneumoretroperitoneum. (Beobachtung von Teichmann)

weilen kann der Magen so deutlich deformiert sein, daß eine Sanduhrform resultiert (Balestra). Die linke Flexur und manchmal auch der angrenzende Abschnitt des Transversum sind oft verschieden tief herabgedrängt. Den freigegebenen Raum unterhalb des Zwerchfells nimmt an Stelle der Milz der Magenfundus ein. Er kann bei tieferer Dystopie gemeinsam mit dem Magenkörper bis an die Brustwand reichen (Lüdin). Zuweilen kann eine Interposition der Milz zwischen die laterale Bauchwand und den Descendensanteil des Dickdarms erfolgen, wobei dieser dann medialwärts verdrängt wird (Kahler). Bei tiefer Lumbal- oder Beckendystopie der Milz gibt es keine Druckdeformierungen des Magens und der höher gelegenen Anteile des Dickdarmes. Die Milz kann dann auf der Leeraufnahme als ein Gebilde unterschiedlicher Lokalisation im Abdomen sichtbar sein, bisweilen ist eine Verlagerung von Dünndarmschlingen nachzuweisen (Abb. 30).

Die *mediale Dystopie* ist manchmal durch Interposition der linken Flexur zwischen die Milz und das Zwerchfell verursacht. Diese Verlagerung wird oft auch bei Ascites gesehen (Abb. 31). Bei der Interposition liegt die linke Flexur verschieden hoch, drängt die Milz gegen den Magen und kann dem größten Teil der Zwerchfellfläche anliegen (PAUL, MACARINI).

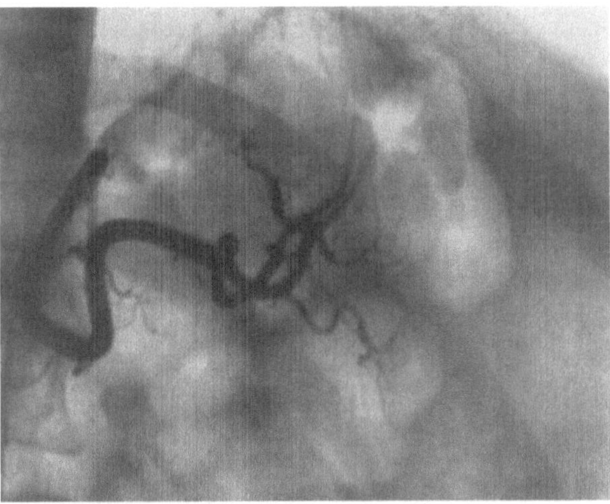

Abb. 31. Mediale Dystopie der Milz bei Ascites. Arteriographie der A. coeliaca. Die Milz ist 8 cm von der äußeren Brustwand verdrängt

Die *intrathorakale Milzdystopie* ist am leichtesten durch die Thoraxuntersuchung festfestzustellen. Besteht gleichzeitig eine Hernierung auch anderer Bauchorgane, am häufigsten des Magenfundus und der linken Flexur, ergibt die Untersuchung ein inhomogenes, unregelmäßig scharf abgegrenztes Gebilde in der linken Lungenbasis (ROSSETTI). Nach der Insufflation des Dickdarmes und evtl. auch des Magens ist die Milz als ein kontrastreicher, scharf abgegrenzter Schatten zwischen den gasgefüllten Hohlorganen sichtbar. Sie erstreckt

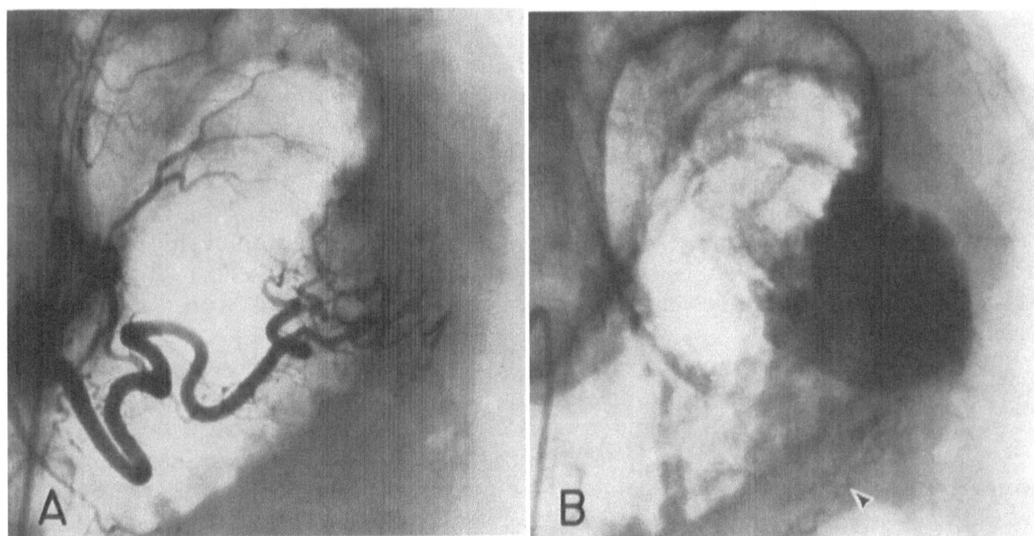


Abb. 32 a und b. Mediale und leichte caudale Dystopie der Milz bei Ascites und bei Adhäsionen durch ein Magencarcinom. Die Milz ist mit der großen Magencurvatur verbacken, die tumorös verdickt ist und neugebildete tumoröse Gefäße enthält (Pfeil). Arteriographie der A. coeliaca. a Arterielle Phase; b Capilläre Phase

sich auch in die Bauchhöhle hinein, denn die Hernierung der Milz bleibt fast stets unvollständig. Besteht jedoch nur eine isolierte Verlagerung der Milz, findet sich im Bereich der hinteren Teile des Zwerchfells eine halbkugelförmiges bis ovoides, scharf abgegrenztes Gebilde (Rollandi, Rossetti), so entspricht dies dem Bilde eines benignen Zwerchfelltumors. Zuweilen ist dieses Bild nicht konstant, bei Vorliegen einer Gleithernie, die nur intermittierend, bei Erhöhung des intraabdominalen Druckes auftritt (Balestra). Nach der Insufflation des Dickdarmes und des Magens ist in diesen Fällen die isolierte Hernierung, die Verlagerung der Milz oberhalb des Zwerchfells gut sichtbar. Das Pneu-

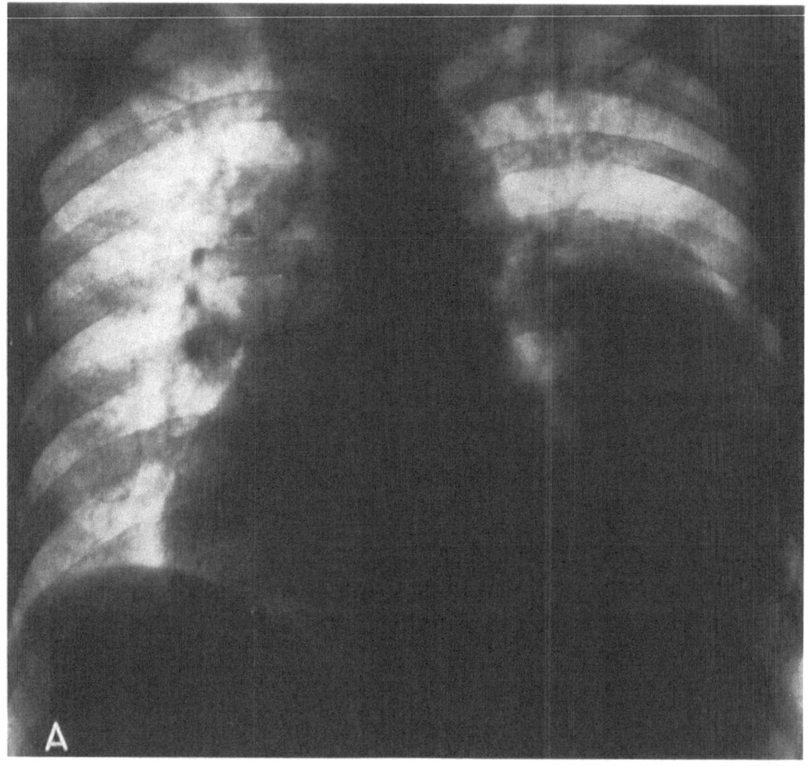


Abb. 33a

Abb. 33 a—c. Intrathorakale postoperative Transposition der vergrößerten Milz bei Lebercirrhose. a Thoraxaufnahme;

moperitoneum zeigt die Milzlage nur bei der fixierten Hernierung und macht auch den Bruchsack sichtbar. Handelt es sich jedoch um einen intermittierenden Bruch, erfolgt nach der Gasfüllung gewöhnlich eine Reposition und das Pneumoperitoneum zeigt dann eine normale Lage der Milz.

*Differentialdiagnostisch* ist es erforderlich, bei allen Dystopien, vorwiegend bei solchen, die Druckveränderungen an Magen und Dickdarm zur Folge haben, an primäre Tumoren dieser Organe zu denken. Die Veränderungen können ähnlich sein. Die Interposition der Milz zwischen den Magen und das Zwerchfell ahmt das Bild eines Tumors des Magens, des Zwerchfells oder des unteren Oesophagusabschnittes nach oder kann mit der erweiterten und tief im Zwerchfell eingelagerten linken Herzkammer verwechselt werden. Die caudale Dystopie kann dann ein ähnliches Bild wie ein Tumor der großen Magenkurvatur erzeugen. Die differentialdiagnostische Abgrenzung ist auf Grund einer aufmerksamen Auswertung des Reliefs, der Wandelastizität und der Peristaltik möglich. Kommt es jedoch zu sekun-

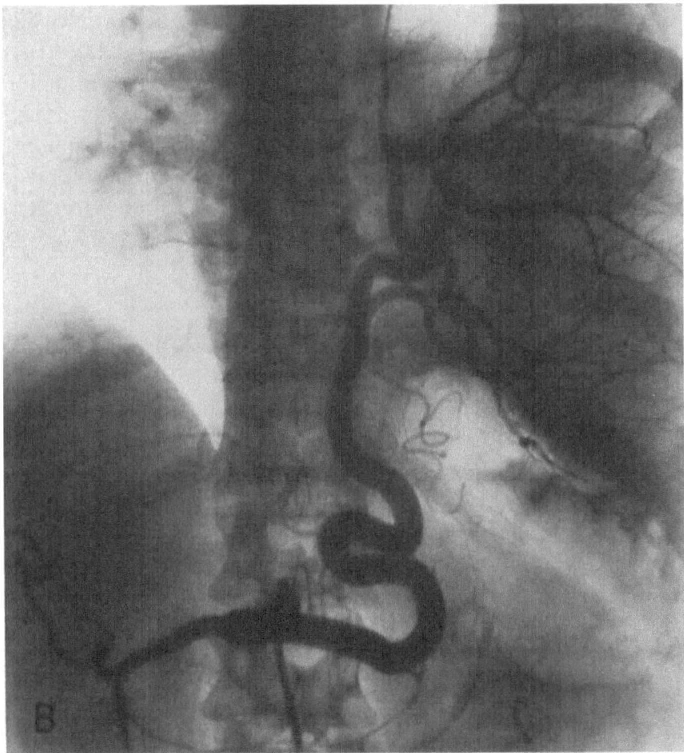


Abb. 33b. Arteriographie der A. coeliaca. Dilatation und Elongation der Milzarterie;

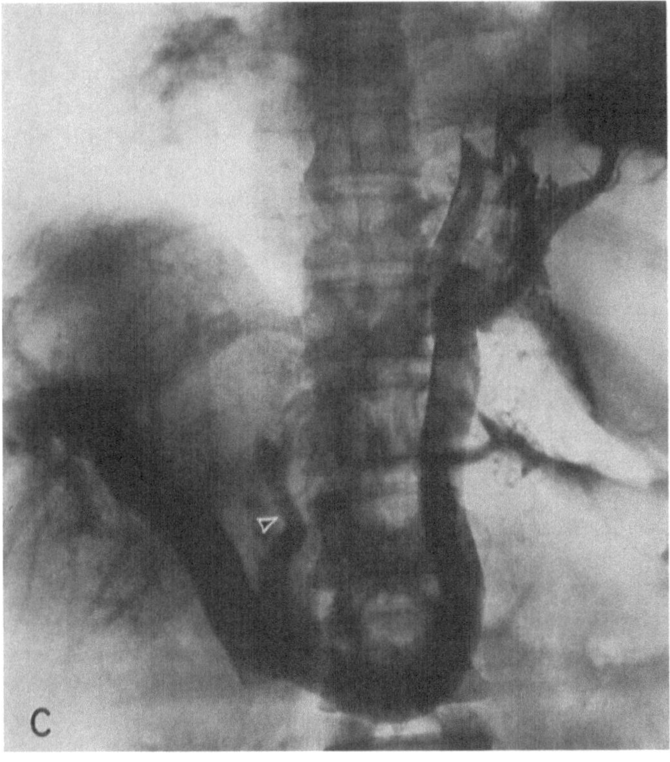


Abb. 33c. Splenoportographie. Dilatation der Milzvene und der Pfortader, retrograde Füllung der Kollateralvenen vor allem der erweiterten Coronarvene des Magens (Pfeil)

dären Veränderungen, z.B. zu Verwachsungen und Irritation, ändert sich dieses typische Bild und die Differentialdiagnose ist schwierig (Balestra, Luccioni). Eine wichtige Rolle spielt hierbei das Pneumoperitoneum und zwar in Kombination mit Magengasfüllung oder Dickdarminsufflation. Eine präzise Diagnose ermöglicht die Milzarteriographie. Sie hilft insbesondere in der Diagnostik der tiefen Dystopien, bei denen die Insufflationsmethoden ja nichts Näheres über die Natur des dargestellten Gebildes ergeben. Die Milzarteriographie läßt den typischen Abgang der Milzarterie aus der A. coeliaca und die charakteristische Aufzweigung der Äste in der dystopen Milz erkennen, so daß dadurch eine präzise Diagnose möglich wird.

## 2. Splenomegalie

Die Splenomegalie ist ein wesentliches, beinahe regelmäßig vorkommendes Symptom der Milzerkrankungen. Sie tritt sowohl bei primären als auch bei sekundären Erkrankungen auf. Die Milzvergrößerung kann durch passive oder aktive Hypertension, durch Vermehrung der Gewebs- und Zellelemente der Milz — z.B. Blutkörperchen, Bindegewebe, Pulpa, lymphatisches und reticuläres Gewebe —, oder durch eine Anhäufung eines wesensfremden Inhaltes — z.B. von Amyloid, Lipoiden oder Tumorgewebe —, entstehen. In der Regel sind jedoch an der Milzvergrößerung mehrere dieser Faktoren gleichzeitig beteiligt.

In der Diagnostik der Splenomegalie steht der Röntgenologe vor zwei Grundfragen. Die erste und nicht allzuschwierige Aufgabe liegt in der Erkennung der Milzvergrößerung. Die zweite und oft recht anspruchsvolle Aufgabe ist die Bestimmung der Natur und der Ursache der Vergrößerung. Die Röntgenuntersuchung leistet in der Diagnostik der Splenomegalie viel und kann zur Haupt-, manchmal sogar zur Entscheidungsuntersuchung werden. Bei der Feststellung der Milzvergrößerung ist sie ganz allgemein die verläßlichste Untersuchung. Bei Anwendung zweckmäßiger Methoden führt sie zur Erkennung schon geringer Milzvergrößerungen, z.B. der sog. *radiologischen Splenomegalie*, bei der die Milz zwar vergrößert, jedoch noch nicht tastbar ist. Aus dem Vergleich des Röntgen- und Palpationsbefundes geht hervor, daß 30—40 v.H. der Splenomegalien durch Palpation nicht feststellbar sind (Gallus). Auch bei der Bestimmung von Ursache und Natur der Splenomegalie kommt der Röntgenuntersuchung, vor allem der Splenoportographie und der Arteriographie die größte Bedeutung zu. Eine entscheidende Rolle in der Differentialdiagnostik spielt die Röntgenuntersuchung bei der Abgrenzung der vergrößerten Milz von Prozessen in der Umgebung.

### a) Feststellung der Splenomegalie

Zur Feststellung einer Splenomegalie können mehrere Untersuchungsmethoden eingesetzt werden. Am geeignetsten ist es, mit der kontrastmittelfreien Untersuchung der Milz anzufangen und sie mit der Insufflation des Dickdarms und der Thoraxuntersuchung fortzusetzen. Auskünfte über den Umfang und die Richtung der Raumbeschränkung durch eine Splenomegalie ermöglichen ferner eine Magen-, Darm- und Nierenuntersuchung. Es ist jedoch nicht notwendig, diese Untersuchungen schablonenmäßig durchzuführen. Bei ihrer Indikationsstellung muß man vom klinischen Befund ausgehen und sie entsprechend ihrer Notwendigkeit zur differentialdiagnostischen Klärung einsetzen. Ähnliches gilt für die speziellen Untersuchungsmethoden, wie Pneumoperitoneum, Pneumoretroperitoneum und Milzarteriographie zur präzisen Feststellung der Splenomegalie. Da schon die Routineuntersuchungen eine Milzvergrößerung in der Mehrzahl der Fälle nachzuweisen gestatten und sehr oft eine anschauliche Vorstellung von ihrem Ausmaß und der Richtung ihrer Raumbeschränkung erbringen, müssen diese Spezialmethoden zur Bestimmung der Milzgröße meist nicht eingesetzt werden. Ihre Bedeutung liegt in der Möglichkeit, Ursache und Natur der Splenomegalie festzustellen und damit in der Differentialdiagnostik.

Die Milzvergrößerung erkennt man einerseits auf Grund der Veränderungen der Milz selbst, andererseits durch Veränderungen an den umgebenden Organen, des Magens, des Dickdarms und der Niere.

Bei *kontrastmittelfreier Untersuchung* tritt der Schatten der vergrößerten Milz oft sehr anschaulich in Erscheinung und wird durch die *Insufflation des Dickdarms bzw. Magens* bestätigt. Er ist dichter als gewöhnlich und von unterschiedlicher Größe. Für vergrößert kann man eine Milz bei einer Länge von über 14 cm und einer Breite von über 8 cm halten. Die vergrößerte Milz nimmt einen verschieden großen Raum im linken Hypochondrium ein, manchmal erstreckt sie sich bis in das Becken oder in die rechte Hälfte des Abdomens.

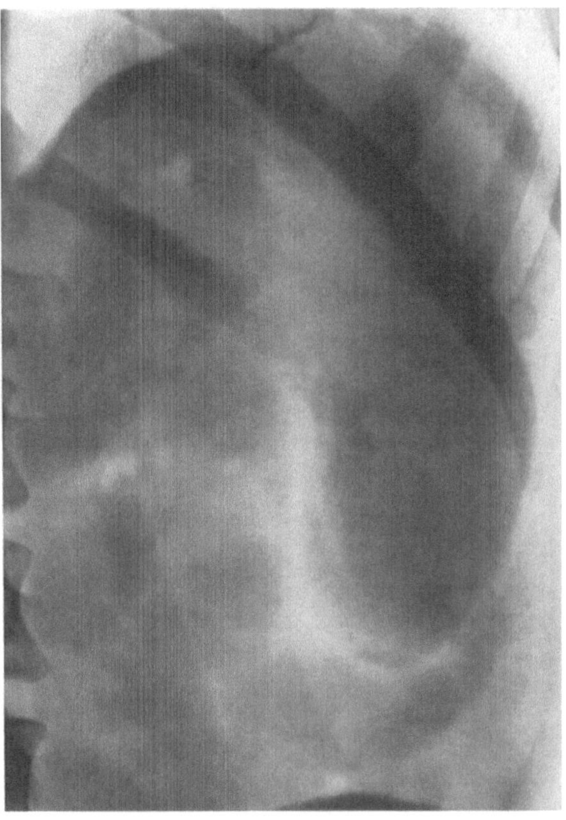

Abb. 34. Geringe Splenomegalie (19 × 7 cm) bei chronischer Hepatitis. Leeraufnahme. Form der Milz ohne wesentlichere Veränderungen

Die Form der vergrößerten Milz kann unterschiedlich sein (Abb. 34, 35). Bei geringerer Splenomegalie bleibt ihre Form erhalten. Bei der ausgeprägteren Splenomegalien vergrößert sich in der Regel die Milz am ausgiebigsten in ihrem Längendurchmesser und im Bereich der unteren Hälfte. Herdförmige umschriebene Prozesse, insbesondere Cysten, verursachen eine ungleichmäßige Milzvergrößerung und ihre Form wird dann völlig atypisch. Die kontrastfreie Untersuchung, die Leeraufnahme, gibt auch Aufschluß über sekundäre Veränderungen der umgebenden Organe, über Deformierung und Verdrängung des Magens und des Dickdarms und ermöglicht die Bestimmung der Lage der linken Niere, wobei die Konturen, auch des Psoasschattens, verwischt und undeutlich sein können.

Am *Thorax* sind bei der Untersuchung nur dann Hinweise auf eine Milzvergrößerung festzustellen, wenn sich eine vergrößerte Milz erheblich raumfordernd auf das Zwerchfell auswirkt. Man findet Hochstand der linken Zwerchfellhälfte, Beweglichkeitseinschrän-

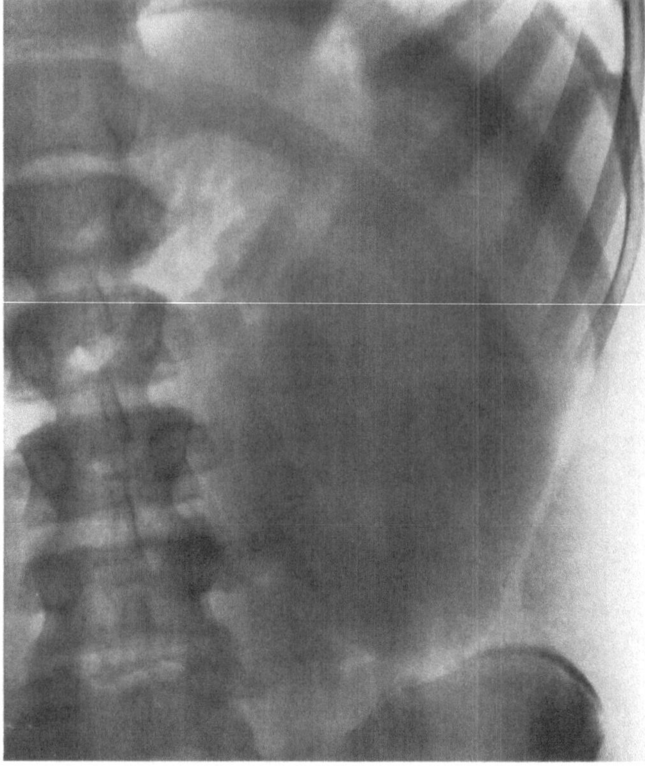

Abb. 35. Ausgeprägte Splenomegalie (24 × 10 cm) bei Polycythaemie. Leeraufnahme. Der untere Milzpol ist mehr ausgeweitet als die übrigen Teile

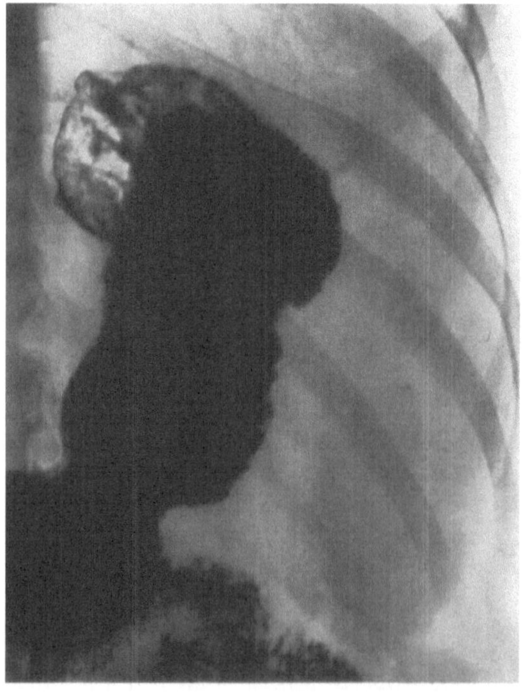

Abb. 36. Geringe Splenomegalie (19 × 7 cm) mit leichten Druckveränderungen am Magenfundus

kung und Veränderung der Konfiguration. Die linke Lungenbasis weist eine leichte Verminderung des Luftgehaltes auf, manchmal mit plattenförmigen Atelektasen.

*Der Magen* ist bei der Splenomegalie unterschiedlich verändert, je nach dem Ausmaß der Vergrößerung und der Lagebeziehung der Milz zum Magen (Abb. 36—38). Deswegen kann auch bei der Splenomegalie ein völlig normales Bild des Magens, nach GALLUS etwa in 30 v. H., angetroffen werden. In der Regel sind jedoch charakteristische Hinweise meist an der großen Curvatur und am Magenfundus, nachweisbar. Die große Curvatur ist im Bereich des Körpers verschiedenartig bogenförmig eingedellt und nach rechts verdrängt. Der Fundus ist ebenfalls betroffen, besonders bei Vergrößerung der oberen Hälfte der Milz. Er wird dann medianwärts verdrängt, wobei seine Außenkontur abgeflacht, bisweilen so-

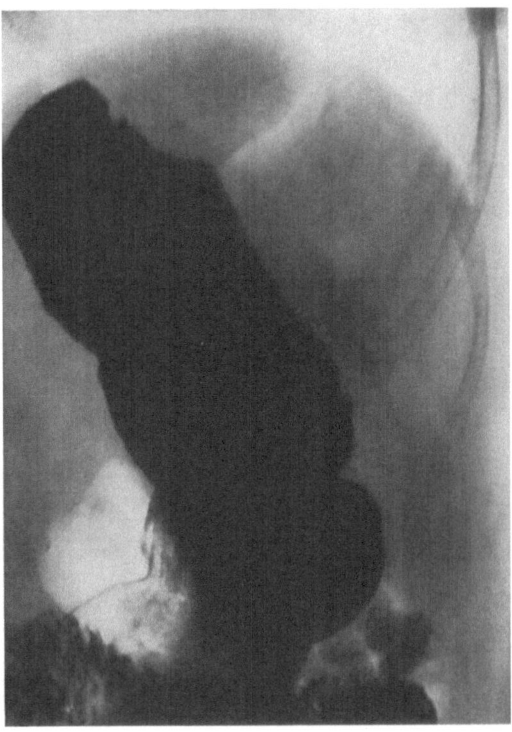

Abb. 37. Geringe Splenomegalie (17 × 6 cm) mit ausgeprägten Druckveränderungen an Fundus und großer Curvatur des Magenkörpers

gar konkav eingedellt ist. Der Fundus kann auch abwärts verdrängt, vom Zwerchfell gelöst und, bei erheblicher Splenomegalie, oft bis vor die Wirbelsäule verlagert sein, so daß ein Kontakt mit dem Zwerchfell nicht mehr besteht. Bei solch umfangreichen Splenomegalien oder lokalisierter Milzvergrößerung im Bereich des oberen Pols finden sich sehr oft Veränderungen an der Kardia und am unteren Abschnitt des Oesophagus. Der Magen ist im Ganzen oft nach rechts verdrängt. Bei umfangreichen Splenomegalien kommt er sogar mit seiner unteren Hälfte über die Mittellinie zu liegen. Oft ist er leicht nach vorn verdrängt. Die in jeder Lage nachweisbaren Veränderungen pflegen bei der Untersuchung je nach Lagerung des Kranken zu wechseln. Die charakteristischen Magenveränderungen sind oft durch die Druckauswirkung der gleichzeitig vergrößerten Leber kompliziert. Hierbei wird der Magen von beiden Seiten imprimiert, sein oberer Teil ist oft beträchtlich verengt, wogegen seine untere Hälfte meist caudalwärts ausgedehnt und erweitert ist. Bei Blutkrankheiten können noch Druckveränderungen durch die vergrößerten Lymphknoten hinzutreten (Svoboda). Die Konturen der deformierten Magenteile sind bei einfacher Splenomegalie scharfrandig und glatt, die Wand ist elastisch, das Relief unversehrt. Diese typischen Merkmale eines extragastrischen raumbeschränkenden Prozesses sind jedoch bei sekundären Veränderungen des Magens und vergrößerter Milz nicht eindeutig und erschweren die differentialdiagnostische Abklärung sehr.

Auch *der Dickdarm* unterliegt bei der Splenomegalie verschiedenartigen Veränderungen (Abb. 39, 40). Häufig wird die linke Flexur abwärts verdrängt, und es wird eine Impression durch den unteren Milzpol nachweisbar. Bisweilen schiebt sich die vergrößerte Milz zwischen Dickdarm und äußere Bauchwand, so daß die linke Flexur und der umgebende Anteil des Descendens verschieden weit medianwärts verdrängt sind. Bei extremer Spleno-

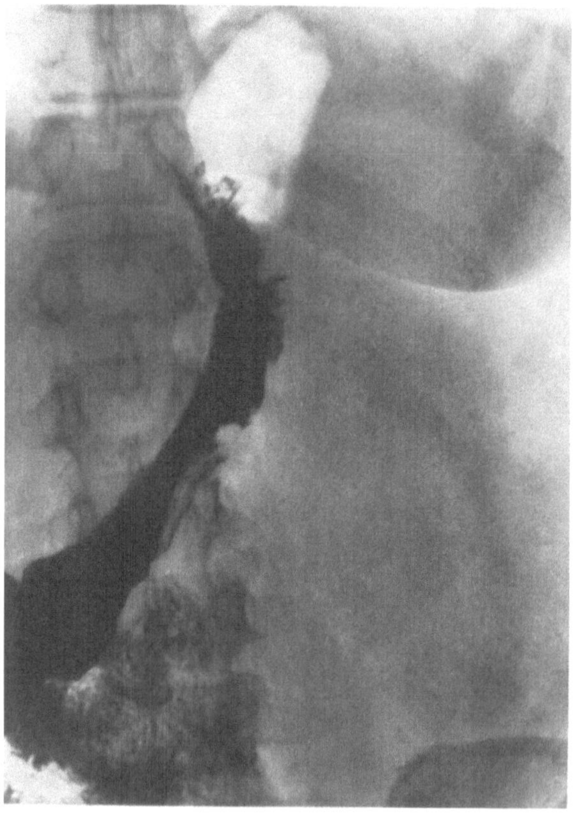

Abb. 38

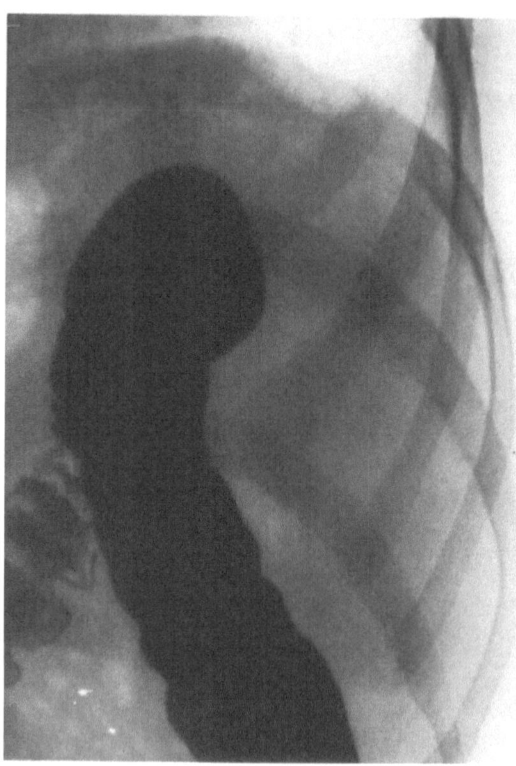

Abb. 39

Abb. 38. Riesensplenomegalie (28 × 12 cm) bei Polycythaemie und Thrombose der Milzvene mit beträchtlichem Druck auf den Magen. Wellige, stellenweise auch unterbrochene Konturen der großen Magencurvatur bei der unebenen Oberfläche der Milz. Adhäsionen und varicös ausgeweitete submucöse Venen

Abb. 39. Leichte Splenomegalie (17 × 7,5 cm) bei Anaemie. Irrigoskopie. Verdrängung des oberen Abschnittes des Colon descendens leicht bogenförmig nach medialwärts

megalie pflegt die linke, den unteren Pol der vergrößerten Milz umgebende Flexur mit der linken Hälfte des Transversum beträchtlich abwärts, manchmal bis tief in das Becken verlagert zu sein. Manchmal wird jedoch die linke Flexur vor oder hinter die vergrößerte Milz, insbesondere bei der Insufflation oder beim Kontrasteinlauf verschoben. In diesen Fällen ist wegen der Lage der Flexur eine genaue Bestimmung der Milzgröße nicht möglich. Die Konturen der verdrängten Anteile sind in der Regel glatt, in gleicher Weise wie am Magen, solange die Wand oder die Milz nicht sekundär verändert sind.

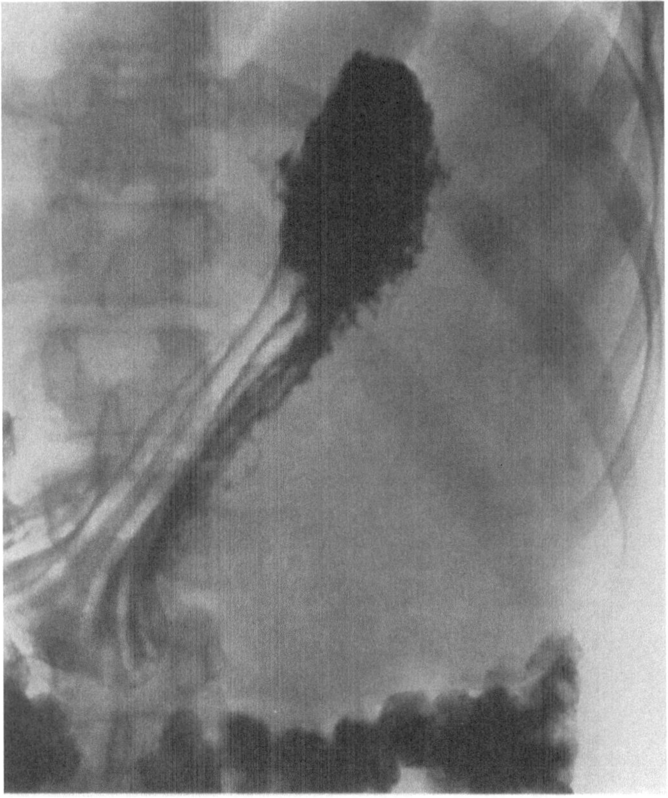

Abb. 40. Erhebliche Splenomegalie (25 × 11 cm) bei Leukaemie mit umfangreicher Ausweitung des unteren Milzpols und Verdrängung des Magens medianwärts und des Dickdarmes nach unten

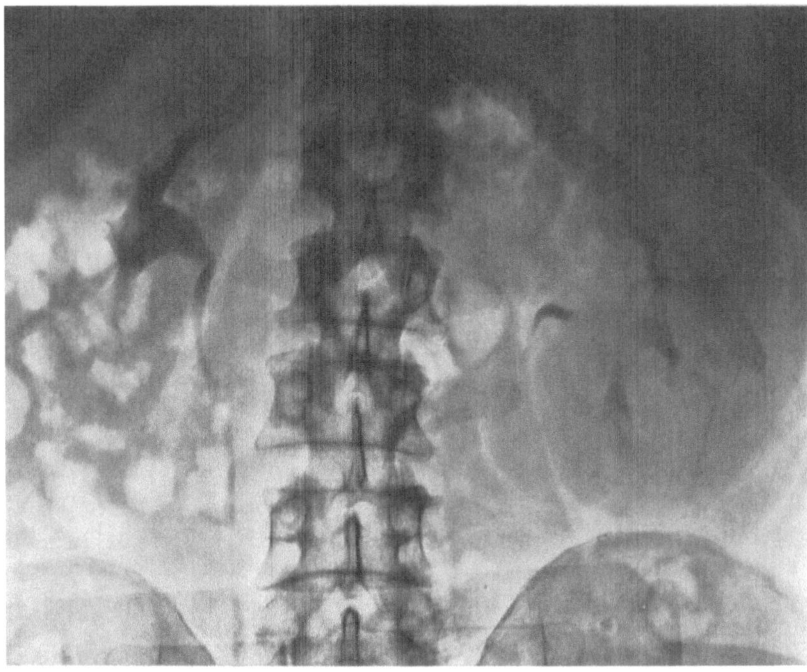

Abb. 41. Distale und dorsale Verdrängung der linken Niere durch die vergrößerte Milz mit Deformation und geringer Füllung des Beckenkelchsystems. Ausscheidungsurographie

*Die linke Niere* ist ein weiteres Organ, das von einer vergrößerten Milz beeinträchtigt werden kann. Geringere Splenomegalien haben manchmal eine Abflachung und Verformung der Niere zur Folge. Bei erheblicher Splenomegalie kann dagegen eine deutliche Verlagerung der Niere eintreten (Gloor, Rapant). Forde fand eine Verlagerung der linken Niere in nahezu der Hälfte der erheblichen Splenomegalien. Das Ausmaß und die Richtung der Nierenverdrängung hängt von mehreren Faktoren ab, insbesondere von der Richtung der Raumbeschränkung und von der Wachstumsschnelligkeit der Splenomegalie, von den sekundären Veränderungen der Umgebung, hauptsächlich von Adhaesionen, und ferner von der Niere selbst, besonders vom Grad ihrer Anheftung (Engel, Gloor, Weiss). Zu einer Nierenverdrängung kommt es vor allem bei Splenomegalien, die sich dorsalwärts ausdehnen.

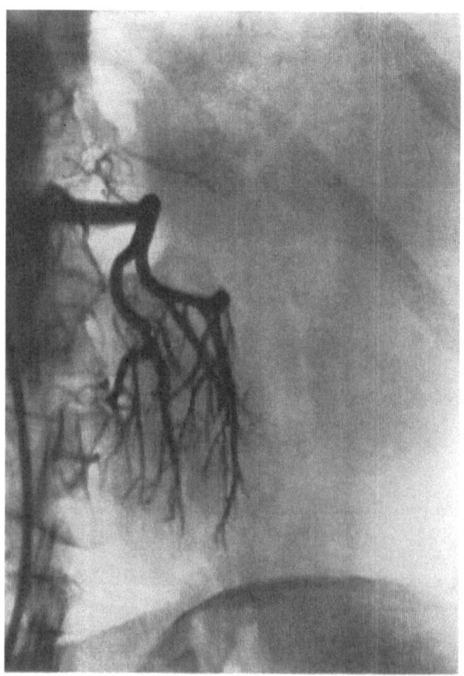

Abb. 42. Mediale und distale Verdrängung der linken Niere durch die vergrößerte Milz. Arteriographie

Am häufigsten ist *die Nierenverschiebung caudalwärts*. Die Niere projiziert sich dann in die Umgebung des Darmbeinkammes, ist rotiert und ihre Längsachse verläuft manchmal horizontal. Auch der Harnleiter mit dem Nierenbecken pflegen verdrängt und deformiert zu sein (Bachrach) (Abb. 41). *Die mediale Dislokation* der Niere kommt weniger oft vor (Abb. 42). Bei ihrer Entstehung spielen Verwachsungen eine wichtige Rolle, besonders wenn die Niere an die Milz fixiert ist. Das Ausmaß der Medianverschiebung der Niere ist unterschiedlich. Die Niere kann bei riesiger Splenomegalie bis vor die Wirbelsäule oder in die rechte Hälfte des Abdomen verdrängt werden, ist gleichzeitig beträchtlich rotiert und nach vorn verschoben. Am seltensten kommt die *Nierenverschiebung cranialwärts* vor. Sie erfolgt hauptsächlich bei Vergrößerung der Milz im Bereich des unteren Pols. In der anteroposterioren Projektion ist der Hochstand der Niere, manchmal mit abgehobenem unteren Pol sichtbar, wobei ihre Drehung bis in die Horizontale erfolgen kann. Das Nierenbecken und die Kelche liegen direkt in der Achse des Harnleiters, der gestreckt und ausgezogen ist. Auf der Seitenaufnahme ist eine Nierenverschiebung dorsalwärts zu sehen und die Niere projiziert sich tief in die Wirbelsäule hinein. Zu den genannten Veränderungen können Funktionsstörungen als Folge der Druckauswirkung der vergrößerten Milz auf die Gefäße oder auf Grund der Einschnürung durch sekundäre Verwachsungen hinzutreten.

### b) Bestimmung der Ursache der Splenomegalie

Der Befund einer vergrößerten Milz ist von unterschiedlicher Bedeutung. Bei bekannter Grundkrankheit, z. B. bei Infektionskrankheiten, bei einer Leber- oder Herzerkrankung und bei Blutkrankheiten, ergänzt der Befund einer vergrößerten Milz die klinische Diagnose und trägt im gewissen Sinne dazu bei, den Grad und Verlauf einer Erkrankung, bzw. deren Komplikationen zu erkennen. Die Splenomegalie kann jedoch auch eines der ersten oder sogar das erste objektive Symptom einer bisher latent verlaufenden Erkrankung sein. In solchen Fällen ist die Röntgenuntersuchung für die Bestimmung der Ursache

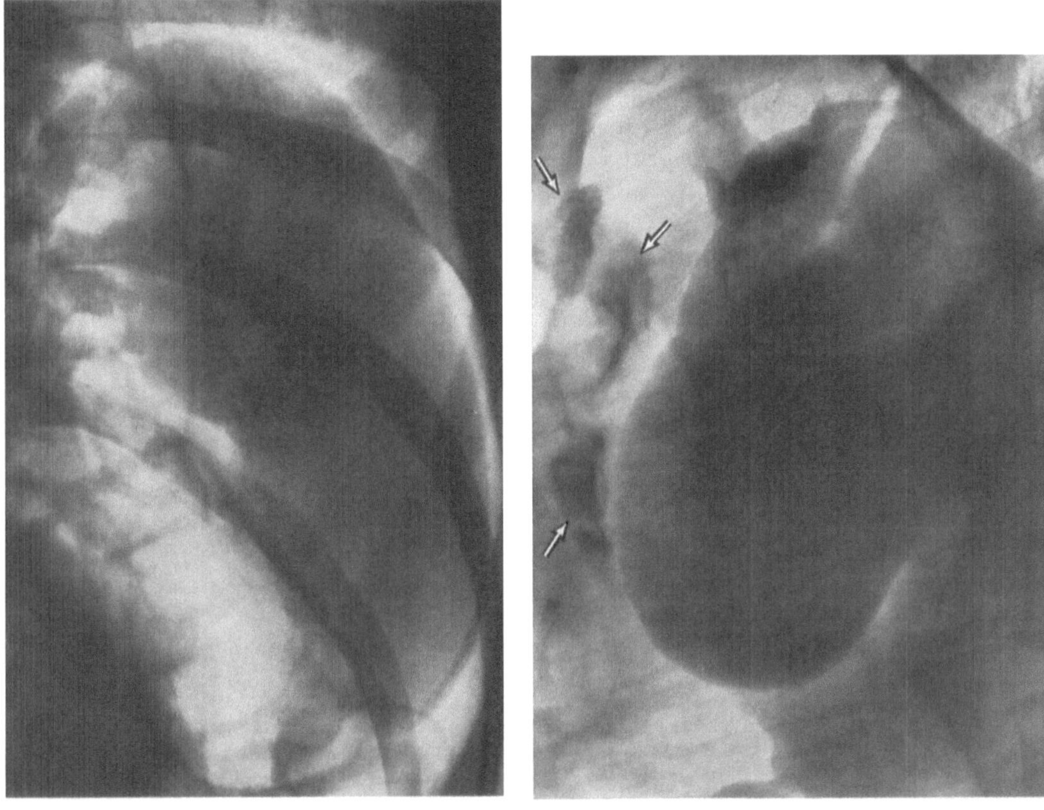

Abb. 43 Abb. 44

Abb. 43. Geringe Splenomegalie (19 × 8 cm) bei chronischer Hepatitis. Pneumoperitoneum mit Luftfüllung des Dickdarmes

Abb. 44. Erhebliche Splenomegalie (21 × 11 cm) bei Thrombose der Milzvene nach akuter Pankreatitis. Pneumoperitoneum, rechte Seitenlage. Unregelmäßige Verdickung des Peritoneum nach Fettnekrosen (Pfeile)

einer Milzvergrößerung eine der wertvollsten Untersuchungen. Man kann mehrere Untersuchungsmethoden anwenden.

Die Leeraufnahme erbringt die allgemeine Orientierung. Entscheidend sind jedoch die Spezialmethoden vor allem die Splenoportographie und die Arteriographie. Hinsichtlich der Indikation muß man individuell vorgehen und sich auf das klinische Bild und die Ergebnisse der bisherigen Untersuchungn stützen. Bei erheblichen Splenomegalien, mit oft herdförmigen Veränderungen in der Milz ist es notwendig, zuerst die Arteriographie und nach der Befunderhebung evtl. auch die Splenoportographie durchzuführen. Bei Verdacht auf Veränderungen des portalen Flußbettes und zur Bestimmung von Leberveränderungen ist wiederum die Splenoportographie geeigneter. Zwecks genauer Bestimmung der Ursache einer Milzvergrößerung sind jedoch oft beide Methoden anzuwenden.

*Die Leeraufnahme* gibt nur sehr wenig Aufschluß über die Ursache einer Splenomegalie. Wertvoll ist nur die Feststellung einer ungleichmäßigen Vergrößerung und von Kalkablagerungen in der Milz. Bei ungleichmäßiger Vergrößerung und bei völlig atypischer Form der Splenomegalie erweckt sie den Verdacht auf einen Herdprozeß der Milz ohne Hinweis auf die Natur desselben. Aus dem Charakter der Kalkablagerungen kann manchmal auf die Ursache und damit auf die Aetiologie der Erkrankung geschlossen werden. Charakteristische Befunde stellen Kalkablagerungen in der Wand der Milzarterie und ihrer Aneurysmen, ferner in der Milzkapsel, im subcapsulären Haematom, in parasitären und nichtparasitären Cysten, in Infarkten und Phlebolithen dar. Typische Kalkablagerungen in der Milz bei gleichzeitiger Verkalkung der Lymphknoten und der Leber lassen an eine tuberkulöse Erkrankung denken.

Genauere Aussagen über den Ursprung der Milzverkalkungen erfordern eine komplexe Auswertung der Rö-Aufnahmen, der klinischen Befunde und der übrigen Untersuchungen. Vorwiegend das Blutbild und der Blutcalciumspiegel geben bei weniger typischen Kalkablagerungen in der Milz wichtige Hinweise. Von Bedeutung ist auch das Auffinden von Kalkablagerungen in anderen Organen. Wichtig ist die Anamnese, um die durch Verabreichung von Thorotrast oder jahrelange Verabfolgung von Antimonderivaten erfolgten Veränderungen — kenntlich durch besondere Dichte des Milzschattens — auszuschließen (De Numo zit. nach Olsson), ebenso Veränderungen als Folge zufällig in den Organismus eingedrungener Metalle, wie z. B. Quecksilber. Kleine kontrastreiche Herde in verschiedenen Organen, darunter auch in der Milz, können dabei vorkommen (Ekert). Differentialdiagnostisch ist es selbstverständlich erforderlich, die Kalkablagerungen in der Milz von Verkalkungen in der Lunge, im Rippenknorpel, im linken Leberlappen, in den Lymphknoten, in der Nebenniere oder von Konkremente der Niere und des Pankreas abzugrenzen.

*Die Splenoportographie* ergibt bei den Splenomegalien Befunde, die für gewisse Erkrankungen oder Krankheitsgruppen typisch sind, so daß man die Splenomegalien in drei Gruppen unterteilen kann.

1. Splenomegalien als Begleitsymptom von Gesamt- oder Systemerkrankungen,
2. Splenomegalien bei Lebererkrankungen und
3. Splenomegalien als Folge eines Verschlusses des praehepatischen portalen Flußbettes.

*1.* Im Falle einer *Systemsplenomegalie* ist die vergrößerte Milz der Ausdruck einer Gesamt- oder einer Systemerkrankung. Unter anderen gehören hierher die Splenomegalie bei Leukämie, Polycythämie, Lymphogranulom und haemolytischer Gelbsucht, bei der Gaucher'schen und Niemann-Pick'schen Krankheit oder bei Infektionskrankheiten. In der Mehrzahl dieser Erkrankungen erfolgt zugleich mit der Milzvergrößerung die Zunahme der Durchströmungsmenge des Blutes in der Milz und damit eine Steigerung des portalen Druckes. Dadurch kommt „*der aktive portale Überdruck*" (*Forward pressure* — Hunt) zustande, mit dem typischen splenoportographischen Bild: Erweiterung der Venenstämme, Verlängerung und Vergrößerung der Windungen der Milzvene, normale oder leicht erhöhte Geschwindigkeit des Blutstromes, Herabsetzung der Kontrasttiefe der Venenfüllung und Fehlen der Füllung des Kollateralkreislaufs. (Abb. 45, 46)

Das Ausmaß der Veränderungen im Splenoportogramm ist von dem Grad der Splenomegalie abhängig. Bei geringer Milzvergrößerung ist das Splenoportogramm wenig verändert; es besteht nur eine leichte Erweiterung des splenoportalen Stammes und eine erhöhte Windung der Milzvene. Weder die Kontrastdichte der Füllung noch die Geschwindigkeit des Blutstromes werden verändert.

Bei erheblicher Milzvergrößerung sind die Veränderungen deutlich ausgeprägt. Der splenoportale Stamm ist beträchtlich ausgeweitet und kann sogar den Breitendurchmesser von 3 cm erreichen. Die Milzvene liegt oft sehr weit unten, so daß ihr Anfangsteil bisweilen fast senkrecht verläuft. In ihrem weiteren Verlauf bildet sie hohe Schlingen mit dicht anliegenden Schenkeln. Für die Entstehung der erhöhten Schlängelung der Milzvene ist außer der Verlängerung der Vene auch ihre Median-Verdrängung durch die ver-

Abb. 45

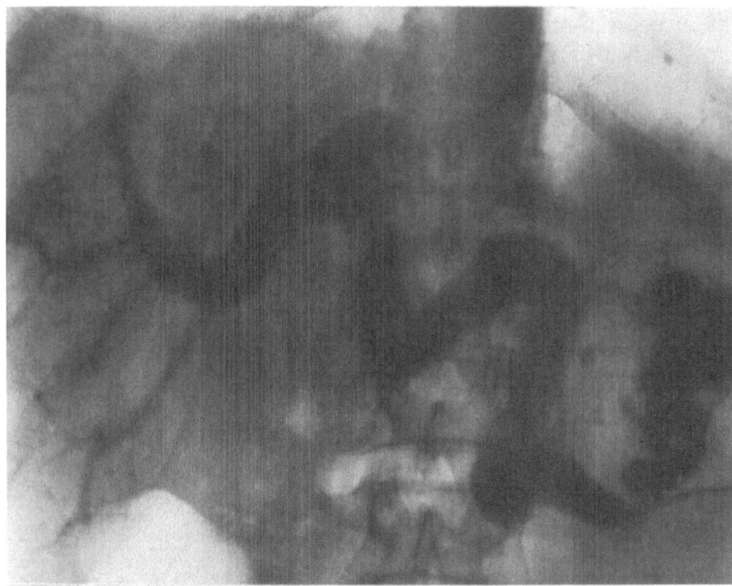

Abb. 46

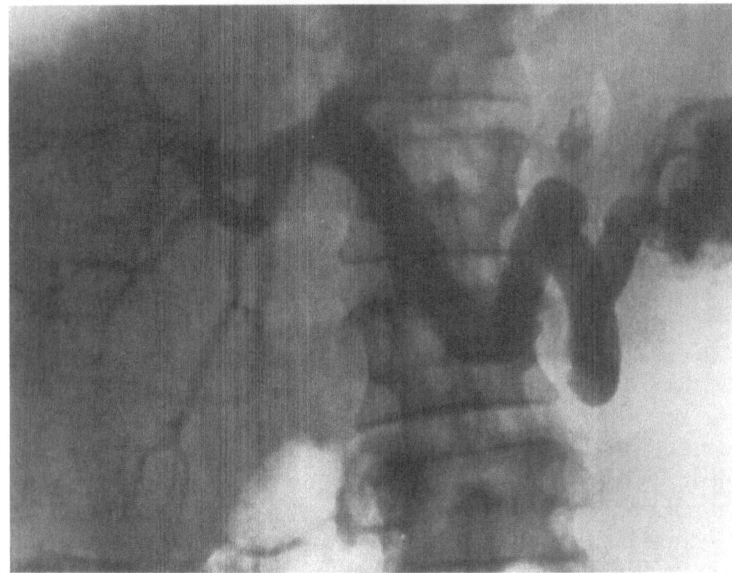

Abb. 45. TBC Splenomegalie. Splenoportographie. Das Bild eines aktiven portalen Überdruckes. Ausweitung des splenoportalen Stammes und der Hauptzweige der Leber, Schlängelung der Milzvene, geringe Füllung der Leberzweige

Abb. 46. TBC Splenomegalie, leichte Leberfibrose. Splenoportographie. Das Bild eines aktiven portalen Überdruckes. Ausweitung des splenoportalen Stammes und der Hauptzweige der Leber, Verlängerung und Schlängelung der Milzvene, Streckung und Verjüngung der kleineren und mittelgroßen Leberzweige, vor allem in der oberen Hälfte des rechten Lappens

größerte Milz verantwortlich. Die Venenfüllung pflegt weniger kontrastdicht zu sein wegen der Verdünnung durch den Zustrom des kontrastfreien Blutes aus der stark vergrößerten Milz. Die Geschwindigkeit des Blutstromes ist erhöht. Die Leberverzweigungen weisen keine wesentlichen Veränderungen auf, die Zweige der Peripherie sind jedoch wegen der Herabsetzung der Kontrastdichte schwerer nachweisbar. Bei längerer Dauer der Erkrankung kommt es oft zur Leberfibrose, was zur Streckung und Verengung der Leberzweige führt.

Solange jedoch bei diesen Splenomegalien die Menge des durchfließenden Blutes nicht zunimmt und die Splenomegalie einen fibrotischen Charakter besitzt, tritt das erwähnte Bild des aktiven portalen Überdruckes nicht auf. Das Splenoportogramm pflegt dann nur wenig verändert zu sein. Der splenoportale Stamm ist normal breit oder nur geringfügig ausgeweitet, und zwar nicht proportional dem Ausmaß der Splenomegalie. Die Geschwindigkeit des portalen Stromes ist angemessen. Nur die Milzvene ist durch die vergrößerte Milz medialwärts verdrängt und geschlängelt.

*2. Die Splenomegalie bei Leberkrankheiten* ist häufig im Gefolge der Hepatitis und der Cirrhose zu beobachten. Hinsichtlich der Aetiologie der Splenomegalie und des portalen Hochdruckes bilden diese Krankheiten das Hauptkontingent der sog. *intrahepatischen Blockbildung*, die die Stauung im Portalflußbett und den passiven portalen Überdruck (*back pressure*) verursacht (Hunt). Das splenoportographische Bild der Splenomegalie bei Lebererkrankungen ist charakteristisch und das Gefäßbild der Leber ist von entscheidendem diagnostischem Wert. Die Gefäßveränderungen gestatten bindende Aussagen über die Art und das Stadium des Prozesses. Zur präzisen Beurteilung jedoch ist eine einwandfreie Füllung der Leberzweige erforderlich. Die Veränderungen des extrahepatischen Flußbettes sind hier sekundärer Art, in Folge der Stauung im Flußbett und einer erhöhten Blutzufuhr aus der vergrößerten Milz.

*3. Die Splenomegalie beim prähepatischen portalen Verschluß* (Block) weist einen typischen Charakter der Vergrößerung der Milz durch Stauung mit allen ihren Folgen auf.

Man bezeichnet als portalen Verschluß die Verjüngung der Vene, die die Stauung und den passiven portalen Überdruck (*back pressure* — Hunt) bedingt. Sie kann verschiedenen Ausmaßes sein, von leichter Einengung des Venenlumens (der unvollkommene Verschluß, die Stenose) bis zum völligen Abbruch der Vene (der vollkommene Verschluß). Man unterscheidet den angeborenen Verschluß von einem Verschluß durch Thrombose und durch Außenkompression.

Der angeborene prähepatische portale Verschluß ist die häufigste Ursache des passiven portalen Überdruckes bei Kindern und Jugendlichen. Der Terminus „angeboren" erklärt jedoch seinen Ursprung nicht ganz richtig, denn der Verschluß entsteht gewöhnlich kurz nach der Geburt durch Übergang des Obliterationsprozesses der Nabelvene auf die Pfortader. Selten liegt eine anomale Bildung der Pfortader zugrunde. Die Thrombose ist fast immer sekundär, nur selten primär. Die Kompression von außen ist die häufigste Ursache des prähepatischen portalen Verschlusses bei Erwachsenen. Die Venenstämme können durch entzündliche, tumoröse und auch pseudotumoröse Prozesse der Umgebung, vor allem des Pankreas, der Lymphknoten und des Retroperitoneum, komprimiert bzw. verdrängt werden. Auch Adhäsionen der Nachbarschaft können die Portalvenen einengen.

Beim prähepatischen portalen Verschluß kommt es oft zur Splenomegalie. Jedoch kann sie auch fehlen. Regelmäßig und gewöhnlich deutlich tritt die Milzvergrößerung bei den angeborenen oder perinatal entstandenen Pfortaderverschlüssen auf. Sie kommt oft auch bei Thrombosen vor, vor allem bei Thrombosen der Milzvene. Dagegen bleibt die Milz beim Verschluß durch Kompression meist normal groß oder es imponiert nur die sog. „radiologische Splenomegalie".

*Das splenoportographische Bild des prähepatischen portalen Verschlusses* ist recht bunt und durch folgende Veränderungen charakterisiert:

Fehlen der Kontrastfüllung im Bereich des Verschlusses.
Ausweitung der Venenstämme vor dem Verschluß,
Verlangsamung der Kreislaufgeschwindigkeit und
Füllung des Kollateralkreislaufes (Abb. 47—59).

*Das Fehlen der Füllung im Bereich des Gefäßabbruches* ist graduell unterschiedlich, je nach Ausmaß und Ursache des Verschlusses. Bei thrombotischen Wandveränderungen, bei beginnendem Tumoreinbruch in die Vene oder bei leichtem Druck aus der Umgebung ist ein kleiner, gewöhnlich randständiger Defekt mit Veneneinengung zu finden. Seltener ist ein zentraler Defekt vorhanden. Mit der Zunahme der Abflußbehinderung verjüngt sich das Venenkaliber allmählich bis zum völligen Gefäßabbruch. Die Kontrastfüllung kann dann plötzlich enden und die Vene sieht wie amputiert aus. In anderen Fällen verjüngt sich ihre Füllung allmählich.

Die *Venenausweitung vor dem Verschluß* ist unterschiedlich. Sie hängt von der Lokalisation der Ausdehnung der Abflußbehinderung, sowie vom Ausmaß des Umgehungskreislaufes und der Größe der Milz, ab. Sie ist am größten bei vollkommenem Verschluß,

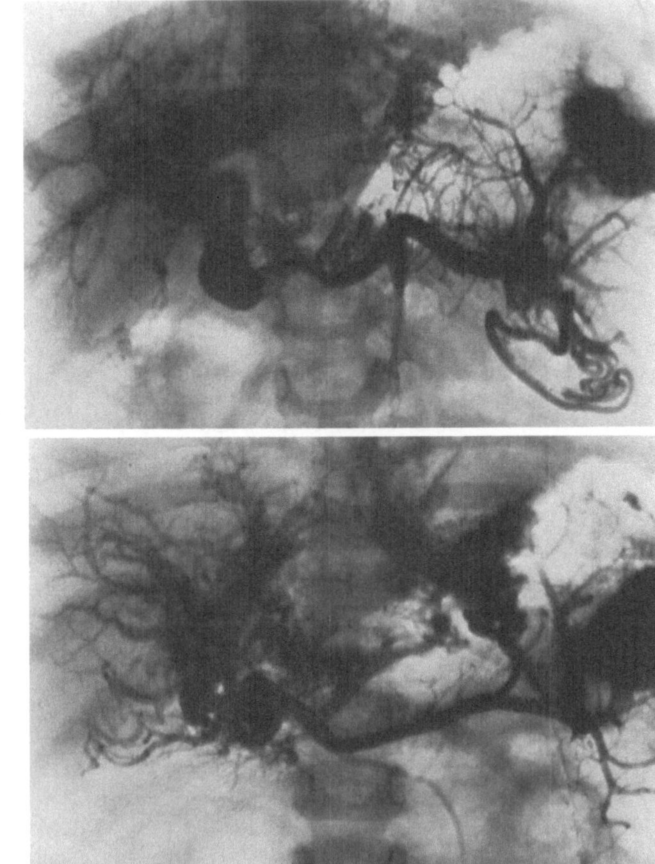

Abb. 47

Abb. 48

Abb. 47. Angeborener Verschluß der Pfortader bei einem 3jährigen Kind mit erheblicher Splenomegalie. Splenoportographie. Die ist Pfortader durch zwei breite Venen ersetzt, die Gefäßnetze im Leberhilus und die mittelgroßen Leberzweige versorgen. Reicher hepatofugaler Kollateralkreislauf in Magen, Retroperitoneum, Dickdarm und Perisplenium. Kleine Varicen an Kardia und Oesophagus

Abb. 48. Angeborener Verschluß der Pfortader bei einem 3jährigen Kind mit erheblicher Splenomegalie. Splenoportographie. Die Pfortader ist durch mehrere hepatopetale Kollateralen ersetzt, die reiche Netze an der unteren Leberfläche bilden und mittelgroße Leberzweige versorgen. Reicher hepatofugaler Kollateralkreislauf vor allem zum Magen. Magen- und Oesophagusvaricen

beträchtlicher Splenomegalie und kleinem Kollateralkreislauf. Gleichzeitig mit der Ausweitung kommt es zur Verlängerung der Venenstämme, vor allem der Milzvene, die manchmal hohe Windungen bildet. *Die Verlangsamung des portalen Kreislaufes* ist hauptsächlich vor der Abflußbehinderung in der Phase der Entleerung ausgeprägt, das Kontrastmittel staut sich hier.

Die *Füllung des Kollateralkreislaufes* ist das auffälligste Symptom des Verschlusses. Es kann zu einer Füllung aller Zuflußvenen des portalen Flußbettes kommen, auch der mannigfaltigsten neugebildeten Venen. Ort und Ausmaß des Abflußhindernisses, der Zustand des portalen Flußbettes und, hauptsächlich der Leber, sind ausschlaggebend für den

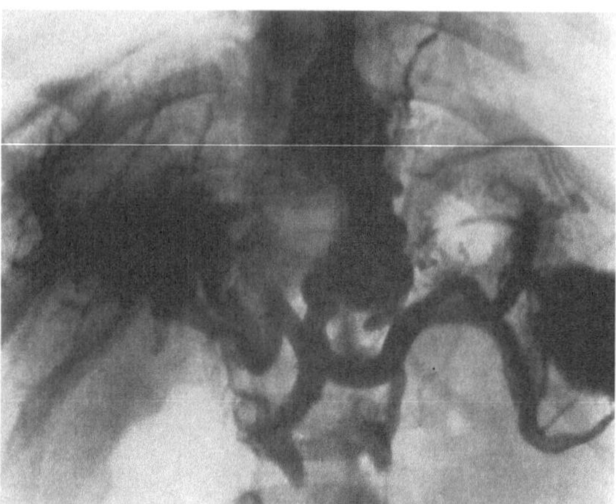

Abb. 49. Angeborener Verschluß der Pfortader bei einem 2jährigen Kind mit erheblicher Splenomegalie. Die Pfortader ist durch mehrere Kollateralen ersetzt, die ein angiomatöses Netz im Leberhilus bilden und Leberäste versorgen. Reicher hepatofugaler Kollateralkreislauf vor allem in Magen und Oesophagus, wo umfangreiche Varicen gebildet sind

hepatopetalen oder hepatofugalen Kollateralkreislauf. Die *hepatopetalen* Kollateralen umgehen den Venenverschluß und füllen den durchgängigen Teil des Flußbettes hinter dem Verschluß. Dadurch kann man das Ende des Verschlusses graphisch erfassen. Die hepatopetalen Kollateralen bilden sich im Bereich des Ligamentum hepatoduodenale und in

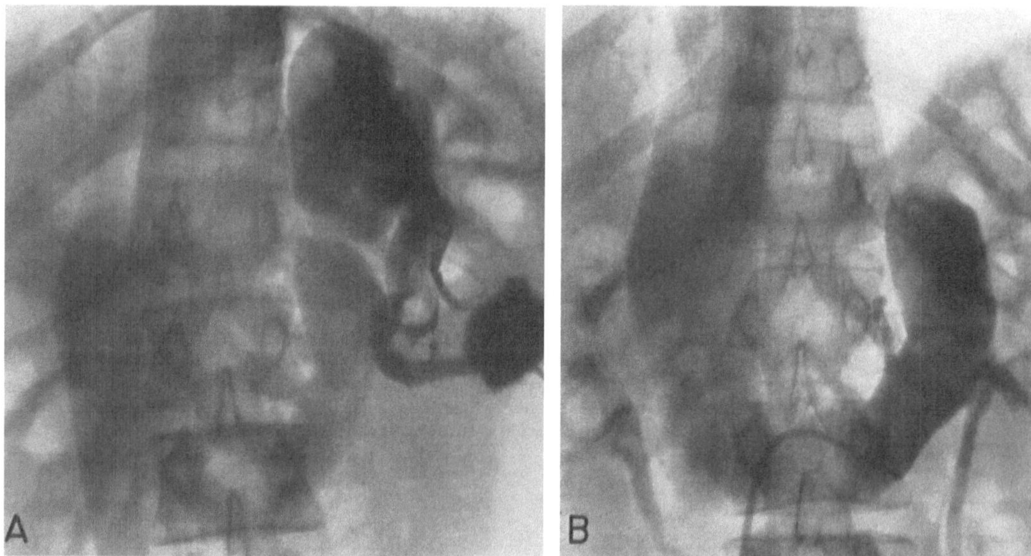


Abb. 50 a und b. Angeborener Verschluß der Pfortader mit spontanen splenocavalen Verbindungen bei einem 14jährigen Knaben. a Splenoportographie. Von der Milz aus füllen sich stark erweiterte Kollateralen im Bereich des Magenfundus und im Retroperitoneum. Von hier gelangt das Kontrastmittel in die untere Hohlvene. b Selektive Phlebographie der splenocavalen Kollateralvene

der Gegend der Gallenblase aus. Diese hepatopetalen Kollateralen sind oft erweitert und bilden Varicengeflechte an der Leberunterfläche. Durch die *hepatofugalen* Kollaterlavenen fließt das Kontrastmittel zur unteren oder oberen Hohlvene ab. Befindet sich der Verschluß im Bereich des Milzhilus, kommt es zur Füllung der kurzen Magenvenen mit den Geflechten im Magenfundus und der neugebildeten perisplenischen Venen. Liegt der Verschluß in einem mehr medialen Abschnitt der Milzvene, füllen sich außer den Kollateralen oft die gastroepiploischen, die Omental- und Pankreasvenen sowie Verbindungszweige zum Dickdarm, manchmal auch die caudale Mesenterialvene. Beim Pfortaderverschluß kann es zur retrograden Füllung der unteren und manchmal auch der oberen Mesenterialvene, der Coronarvene des Magens und einiger der erwähnten Kollateralen kommen. Die hepatofugalen Kollateralen im Magen und Oesophagus bilden oft Varicen.

Das splenoportographische Bild läßt manchmal auf die *Ursache des Verschlusses* schließen.

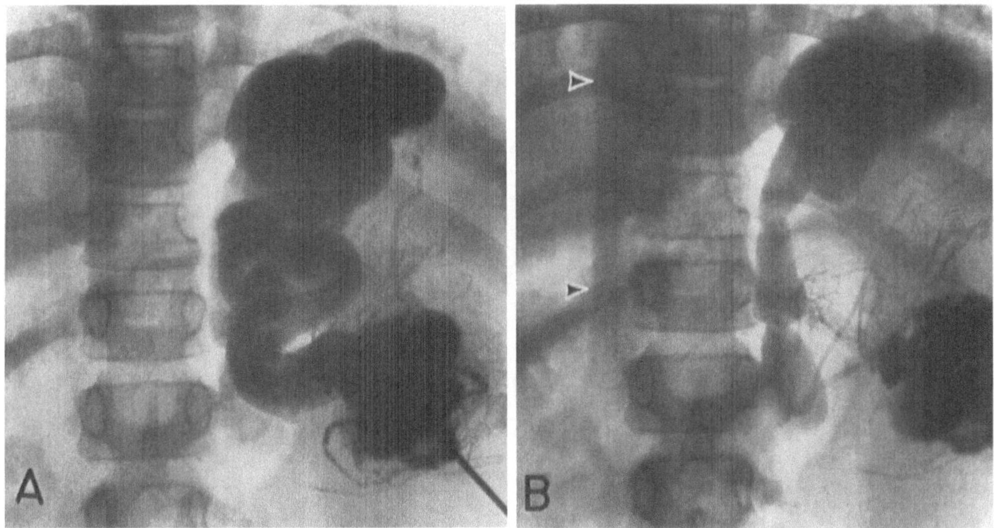


Abb. 51 a und b. Angeborener Verschluß der Pfortader mit spontanen splenocavalen Verbindungen bei einem 10jährigen Kind. Splenoportographie. a Während der Injektion. Füllung von breiten Kollateralen in der paravertebralen Gegend; b Nach der Injektion. Die Kollateralen überqueren die Wirbelsäule und versorgen die untere Hohlvene (Pfeil)

*Bei angeborenem oder perinatal entstandenem Verschluß* kann man grobschematisch *zwei Bildtypen* unterscheiden. Beim *ersten Typ*, der am häufigsten vorkommt, endet die Füllung des splenoportalen Stammes in der Regel vor dem rechten Rand der Wirbelsäule und die Pfortader wird von einer großen Anzahl neugebildeter zur Leber führender Venen, oder nur von einer beträchtlich ausgeweiteten und gewundenen Vene ersetzt (Abb. 47—49). Im Bereich des Leberhilus gehen diese Venen in zahlreiche Venennetze über, und es entsteht das Bild eines Angioms oder Cavernoms, was zu Verwechslungen Anlaß gibt. In der Regel erfolgt hierbei die Bildung eines reichen und polymorphen hepatofugalen Kollateralkreislaufes, der aus Zuflußzweigen, aus atypischen neugebildeten Venen und manchmal auch aus direkten Anastomosen zur unteren Hohlvene besteht. Beim *zweiten Typ* überwiegen die direkten Anastomosen (Abb. 50, 51). Von der Milz fließt das Kontrastmittel in breite Kollateralvenen im Retroperitoneum, wo sich mächtige Netze von Varicen bilden können. Davon gehen eine oder mehrere Kollateralen nach unten zur linken Nierenvene oder über die Wirbelsäule direkt zur unteren Hohlvene. Die Milzvene wird bei der Splenoportographie nicht gefüllt. Die Veränderungen der Pfortader werden gewöhnlich in der venösen Phase der superiormesenterialen Arteriographie gut abgebildet. Manchmal kommt es dabei zur retrograden Füllung der Milzvene (Abb. 52, 53).

*Für den Verschluß infolge Kompression* von außen sind scharfe Konturen und allmähliche Entstehung typisch. Venenverdrängungen können vor dem Verschluß vorhanden sein und es gibt einen nur gering ausgeprägten Kollateralkreislauf (Abb. 54).

*Für eine Thrombose* ist ein plötzlicher Venenabbruch auf dem Röntgenbild typisch, zuweilen mit unreglmäßigen Konturen und Defekten (Abb. 55—58). Der Kollateralkreislauf ist fast immer stark ausgeprägt und die Splenomegalie ist hier gewöhnlich von größerem Ausmaß. Die genaue Bestimmung der Ursache des Verschlusses kann jedoch nur die

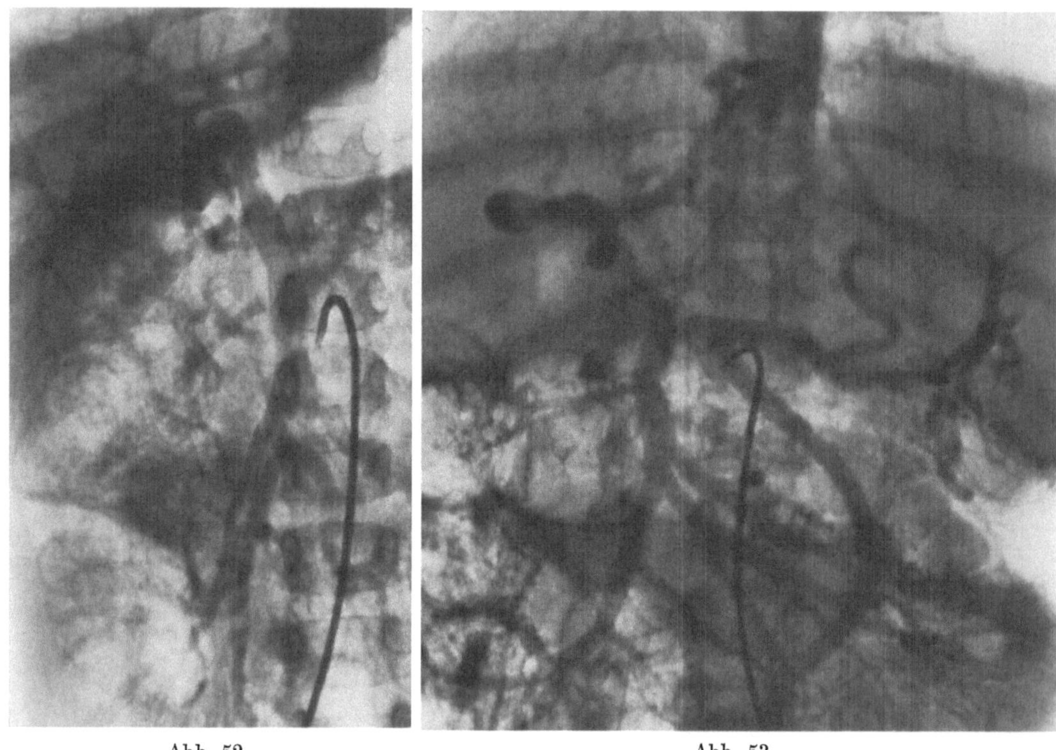

Abb. 52 Abb. 53

Abb. 52. Angeborener Verschluß der Pfortader mit spontanen splenocavalen Verbindungen bei einem 3jährigen Kind. Venöse Phase der oberen mesenterialen Arteriographie. Erweiterte Kollateralvenen im Leberhilus ersetzen die Verzweigung der Pfortader und versorgen die Leberäste

Abb. 53. Angeborener Verschluß der Pfortader mit spontanen splenocavalen Verbindungen bei einem 4jährigen Kind. Venöse Phase der oberen mesenterialen Arteriographie. Die Pfortader ist durch eine gewundene Kollateralvene ersetzt, die vom Leberhilus zum unteren Oesophagus geht und Varicen bildet. Retrograde Füllung der unteren mesenterialen Vene, Milzvene und der Coronarvene des Magens

komplexe Auswertung der Splenoportogramme in Verbindung mit den übrigen Untersuchungen und mit dem Befund der Klinik erbringen.

In der Differentialdiagnose des prähepatalen portalen Verschlusses darf nie der *funktionelle unechte Verschluß* außer Acht gelassen werden, der meistens bei fortgeschrittenen Cirrhosen durch Stromumkehr in die breiten Kollateralen, vorwiegend des Magens und der Speiseröhre verursacht ist. Zu ihrer Unterscheidung trägt die Verdünnung des Kontrastmittels am Orte des Überganges der Milzvene in die Coronarvene des Magens bei, die sich durch diese Vene für eine Kurzstrecke verfolgen läßt. Sie ist durch den Zufluß des kontrastfreien Blutes aus der oberen Mesenterialvene bedingt (Abb. 59).

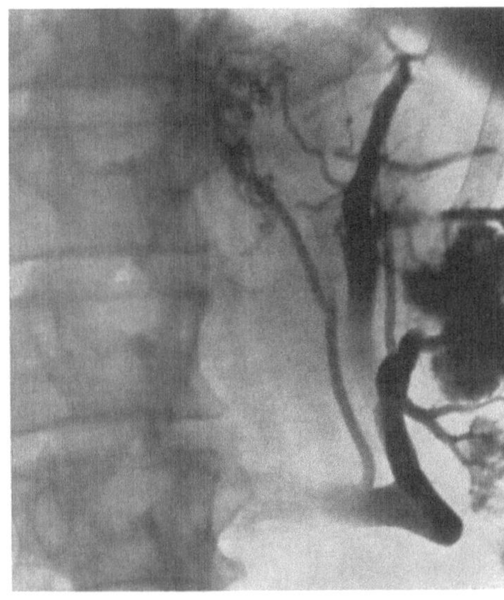

Abb. 54

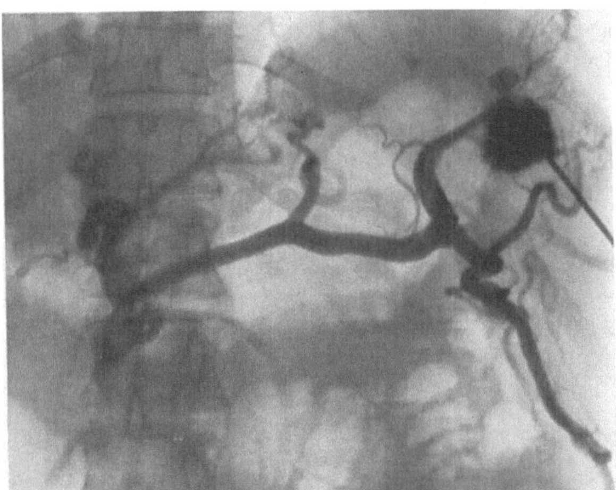

Abb. 55

Abb. 54. Völliger Verschluß des mittleren Abschnittes der Milzvene infolge des Druckes eines Pankreastumors, leichte Splenomegalie. Splenoportographie. Die Milzvene ist nach ihrem Abgang nach links verdrängt, in ihrem weiteren Verlauf ist ihre Füllung abgeschwächt und verliert sich am linken Rand der Wirbelsäule völlig. Von der Milzvene aus füllen sich retrograd die Hilus- und intrasplenischen Zweige und Kollateralvenen des Magens, die im Bereich des Fundus kleine Netze bilden

Abb. 55. Posttraumatische Thrombose der Pfortader mit leichter Splenomegalie. Splenoportographie. Von der Milzvene aus füllen sich die Kollateralen zum Magen, Dickdarm und zur Milzumgebung. Die Pfortader endet nach kurzem Verlauf und es kommt von ihr aus zur Füllung der Coronarvene mit kleinen Varicen im Bereich der Kardia und von Kollateralen zum Retroperitoneum

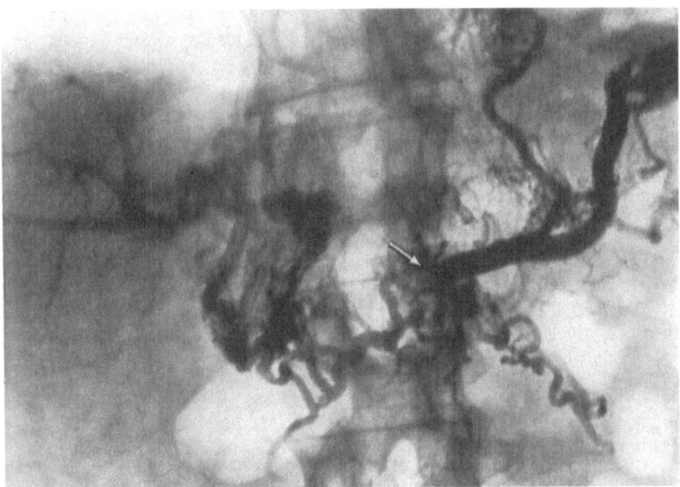

Abb. 56. Völliger Verschluß der Pfortader und des rechten Abschnitts der Milzvene bei einem Magencarcinom, das auf die großen Venen übergreift. Die Milz ist nicht wesentlich vergrößert. Splenoportographie. Die Milzvene endet vor dem linken Rand der Wirbelsäule (Pfeil) und es füllen sich von ihr aus die hepatopetalen und auch hepatofugalen Kollateralen zum Magen und Retroperitoneum. Im Bereich des Lig. hepatoduodenale gibt es reichhaltige Varicengeflechte, durch die sich auch die Leberverzweigung anfüllt

*Die Milzarteriographie* ergibt bei den Splenomegalien typische Befunde. Sie ermöglicht die Unterscheidung der Herdsplenomegalie von der durch diffuse Prozesse verursachten Splenomegalie und läßt Aussagen über Natur und Morphologie zu. Man kann auch die gefäßreiche von der fibrotischen Milz unterscheiden. Ein spezifisches Bild scheint das Lymphogranulom zu haben.

*Die Herdsplenomegalien* bei Cysten, Abscessen, primären Tumoren, Metastasen, Infarkten und Blutungen weisen typische Veränderungen der Gefäß- und Capillarfüllung der Milz auf. Vor allem sind herdartige Deformierungen der Äste mit avasculären Zonen, zuweilen auch Gefäßneubildungen zu sehen, wobei diese Veränderungen dem Charakter

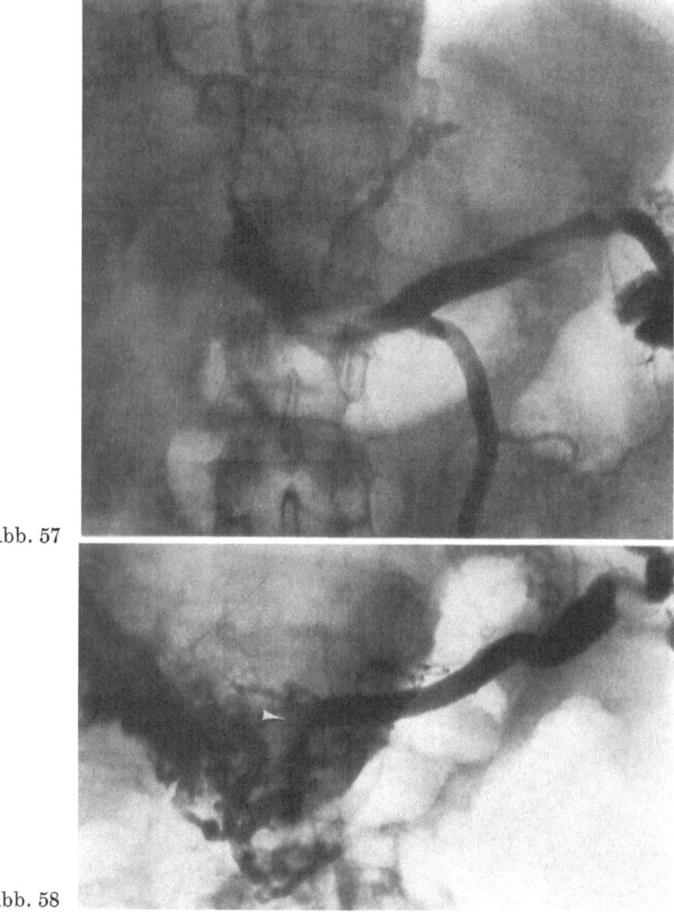

Abb. 57

Abb. 58

Abb. 57. Thrombose der Verzweigung der Pfortader bei einem Lebertumor. Splenoportographie. Die Pfortader ist im Leberhilus amputiert, die Umrisse der Amputation sind uneben, wie angenagt. Retrograde Füllung der Coronarvene des Magens und der unteren Mesenterialvene

Abb. 58. Thrombose der Pfortader durch Einwachsen eines Pankreascarcinoms. Splenoportographie. Die Umrisse der Amputation im Bereiche des rechten Teiles der Milzvene und der oberen Mesenterialvene sind uneben, wie angenagt (Pfeilspitze). Füllung von erweiterten hepatopetalen Kollateralen im Lig. hepatoduodenale

der einzelnen Prozesse entsprechen. Eine ausführlichere Analyse der entsprechenden Bilder ist in den dazu gehörigen Kapiteln zu finden.

*Die Splenomegalie bei diffuser Beteiligung der Milz*, z.B. bei Anämie, Leukämie, Reticulose und bei Infektionskrankheiten, ist charakterisiert durch markante Veränderungen der Milzarterie und der größeren intrasplenischen Gefäße (Abb. 60—62). Bei ausreichender

Durchblutung und Gefäßreichtum der Milz, wobei am portalen Flußbett das Bild des aktiven portalen Hochdruckes vorliegt, erfolgt die Ausweitung der Milzarterie und ihrer Hilusäste proportional der Milzvergrößerung. Die Milzarterie erreicht dabei fast denselben Breitendurchmesser wie die A. coeliaca, manchmal 15 mm und noch mehr. Die anderen Zweige der A. coeliaca sind meist weniger gefüllt, ebenso die Zweige der Milzarterie zum Magen und Pankreas. Falls die Zweige der A. coeliaca zu den Organen in der Umgebung

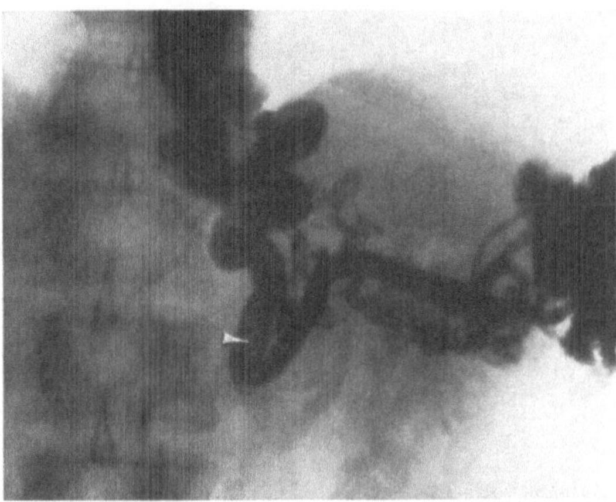

Abb. 59. Unechter — funktioneller Verschluß der Pfortader bei fortgeschrittener Lebercirrhose. Leichte Splenomegalie. Splenoportographie. Von der Milz aus kommt es zur Füllung einer ausgeweiteten Coronarvene des Magens mit umfangreichen Varicen im Bereiche der Kardia und des unteren Abschnittes des Oesophagus. Angedeutete Verdünnung des Kontrastmittels an der Abgangstelle der Coronarvene durch den Zufluß des kontrastmittelfreien Blutes (Pfeil)

der Milz, z. B. die linke Magenarterie, gefüllt sind, weisen sie deutliche Zeichen der Verdrängung gemäß der Verschiebung der Organe durch die vergrößerte Milz auf. Bei erheblicher Splenomegalie kann auch eine Rechtsverschiebung des Stammes der A. coeliaca vorkommen.

Zugleich mit der Ausweitung der Milzarterie erfolgt ihre Verlängerung. Als Folge einer ausgeprägten Verdrängung durch die vergrößerte Milz medialwärts kommt es auf engem

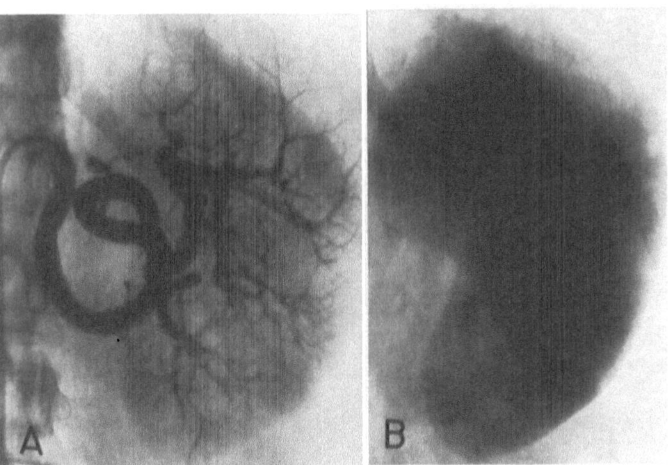


Abb. 60 a und b. Leichte Splenomegalie bei chronischer Hepatitis. Milzarteriographie. a Arterielle Phase. Die Milzarterie ist breiter, verlängert, gewunden, die intrasplenische Verzweigung ist reichhaltig; b Capilläre Phase. Die „Anfärbung“ ist kontrastreich und homogen

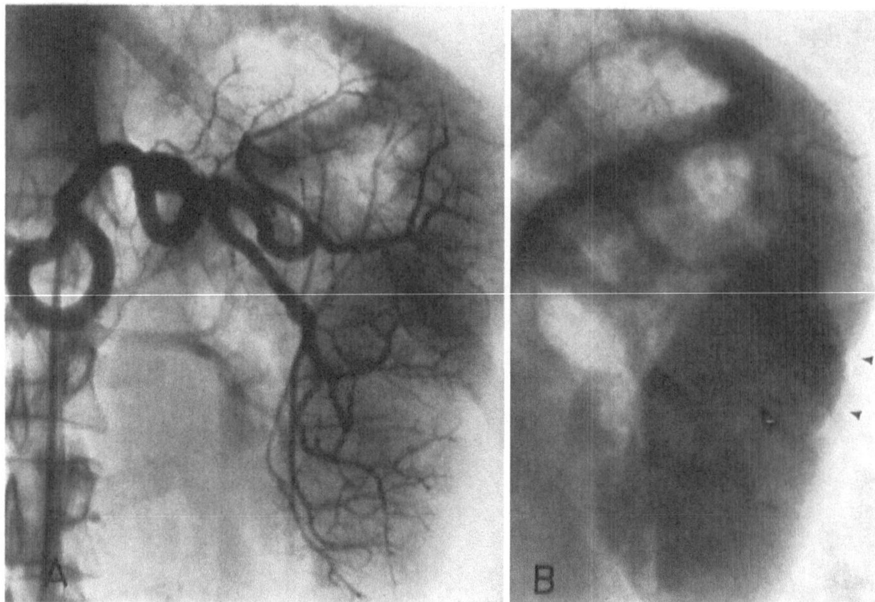


Abb. 61 a und b. Mäßige gefäßreiche Splenomegalie bei Tuberkulose der Milz. Milzateriographie. a Arterielle Phase. Die Milzarterie ist ausgeweitet, verlängert, markant gewunden. Die reiche intrasplenische Aufzweigung, die kleineren und mittelgroßen Zweige sind leicht gestreckt; b Späte capilläre Phase. Die Milzopazität ist gut ausgeprägt, jedoch nicht mehr homogen. Angedeutete Füllung der Hilus- und intrasplenischen Venen. Flache Kerbe der äußeren Milzfläche (Pfeile)

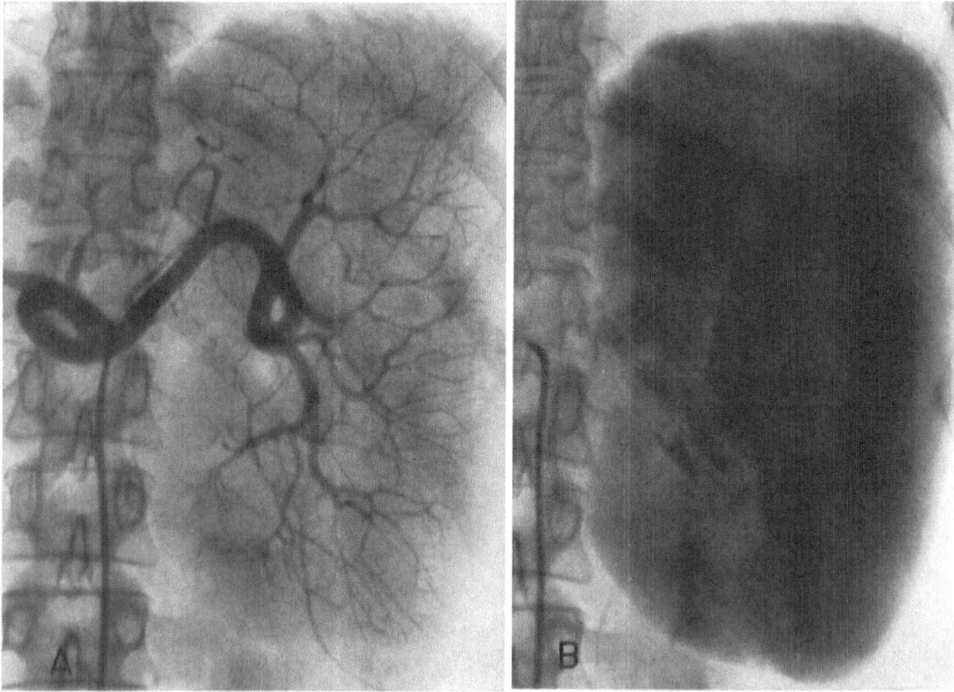


Abb. 62 a und b. Erhebliche Splenomegalie bei Lebercirrhose. Arteriographie. a Arterielle Phase. Die Milzarterie ist ausgeweitet, reiche intrasplenische Aufzweigung, die kleinen und mittelgroßen Zweige sind leicht gestreckt; b Capilläre Phase. Die Milzopazität ist gut ausgeprägt und homogen

Raum zu hohen, manchmal übereinander gelegenen Schlingen. Es können sich durch Verlängerung und Überlagerung der Hilusäste Gefäßkonvolute im Milzhilus ausbilden, so daß das Bild eines Angioms nachgeahmt wird. Die intrasplenischen Hauptzweige pflegen breiter, flacher gebogen, eher gestreckt zu sein. Die mittleren und kleineren Milzzweige sind ebenfalls gestreckt und rigide. Im ganzen ist die intrasplenische Verzweigung ziemlich gefäßreich bis in die Peripherie. Die Geschwindigkeit des Blutstromes ist normal oder leicht erhöht. Die Milzparenchym pflegt in der capillären Phase homogen zu sein. Infolge der Verdünnung des Kontrastmittels in der vergrößerten Milz ist die Venenfüllung weniger deutlich und bei erheblichen Splenomegalien ist das portale Flußbett in der Regel fast nicht differenzierbar.

Bei Splenomegalien dieses Charakters kommt es oft zu sekundären Herdveränderungen, insbesondere zu Infarkten. Das Gefäß- und Capillarsplenogramm ist dann typisch verändert.

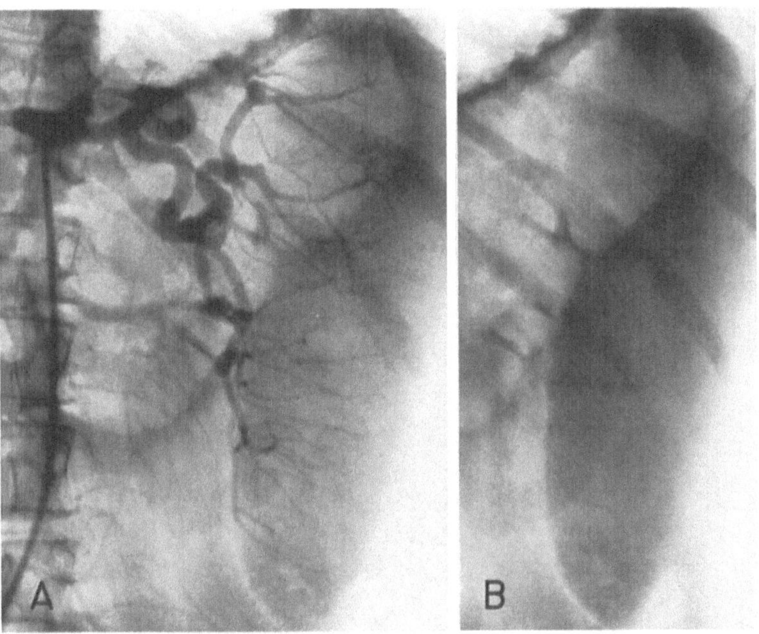


Abb. 63 a und b. Markante fibröse Splenomegalie bei angeborenem Verschluß der Pfortader bei einem Mädchen von 17 Jahren. Milzarteriographie. a Arterielle Phase. Die Milzarterie ist verlängert und gewunden. Die intrasplenische Verzweigung ist geringer und die Zweige sind verjüngt und rigid; b Capilläre Phase. Die Opazität ist homogen

Gefäßfreie Herde mit unterschiedlicher Deformation der Nachbaräste sind nachweisbar. Erfolgt bei diesen Splenomegalien eine sekundäre Milzfibrose, ändert sich auch das arteriographische Bild: Das Splenogramm ist im Ganzen gefäßärmer, da die intrasplenischen Äste, hauptsächlich die kleinen Zweige der Peripherie in der Regel weniger gefüllt sind.

*Die Splenomegalie bei überwiegender Fibrose* und mit geringer Durchblutung der Milz bietet ein typisches Bild (Abb. 63). Die Milzarterie und auch die extrasplenischen Abschnitte der Hilusäste sind leicht gewunden als Folge der Medialwärtsverdrängung durch die vergrößerte Milz. Ihre Breite entspricht jedoch nicht der Milzgröße, und sie sind deutlich enger als bei den gefäßreichen Splenomegalien, manchmal sogar normal breit. Auch das intrasplenische Bild weicht deutlich ab. Die Verzweigung ist im ganzen geringer besonders bei erheblichen Splenomegalien. Die größeren und mittleren Zweige sind spärlich und verengt, deutlich rigid und gestreckt. Die kleinen Zweige entziehen sich meist dem Nachweis. Die Blütfülle der Peripherie ist gering. Die Milzverschattung tritt in der Regel wenig in

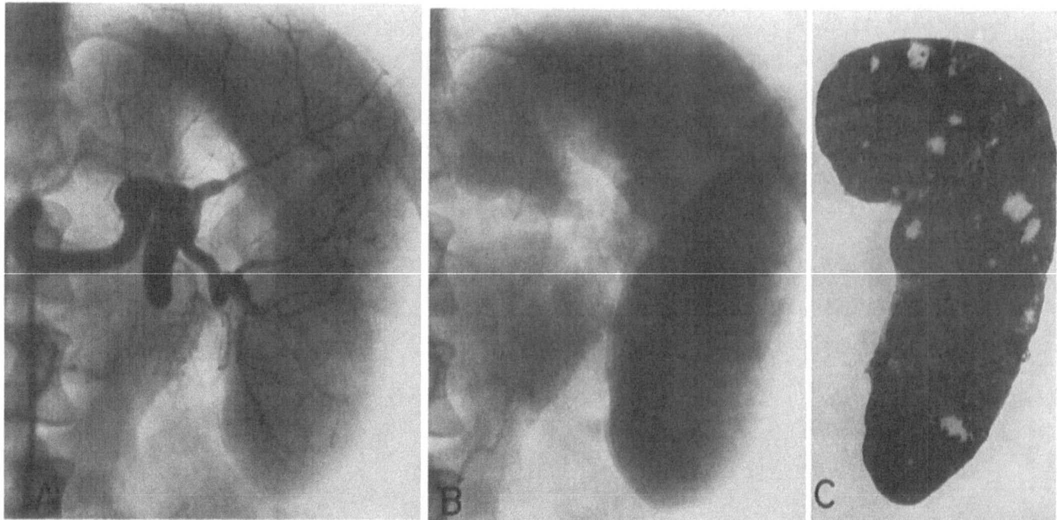


Abb. 64 a—c. Leichte Splenomegalie bei malignem Lymphogranulom. Milzarteriographie. A Arterielle Phase. Die Milzarterie ist leicht ausgeweitet, verlängert und bildet Schleifen im Bereiche des Hilus. Die intrasplenische Verzweigung ist geringer, die Zweige sind gestreckt, verjüngt und stellenweise ungleichmäßig breit und amputiert; b Capilläre Phase. Das Parenchym ist nicht homogen, weist kleine Aufhellungen auf, die vor allem in den peripheren Milzabschnitten zum Ausdruck kommen; c Anatomisches Präparat der Milz im Schnitt

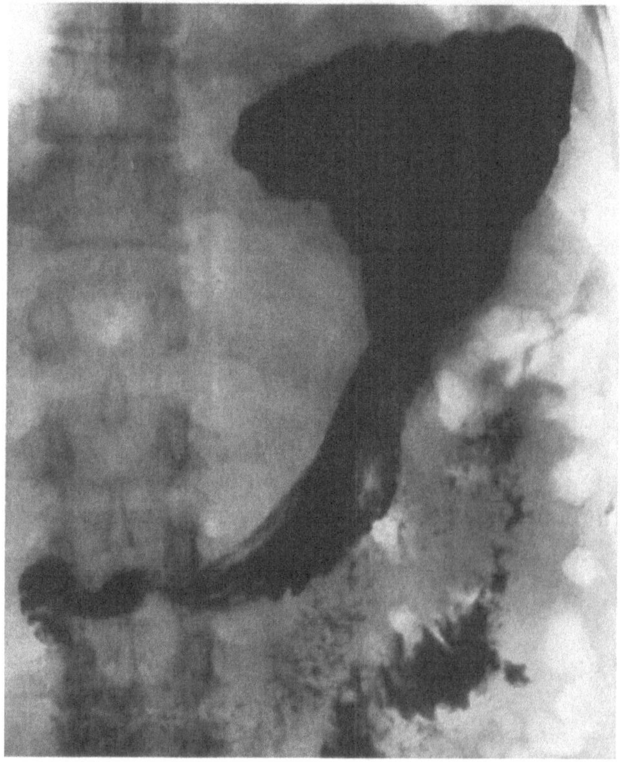

Abb. 65. Magenuntersuchung nach Splenektomie. (Patientin wie in Abb. 38)

Erscheinung. Auch die venöse Phase und die Füllung der portalen Strombahn sind manchmal kaum sichtbar.

*Die Splenomegalie bei Lebererkrankungen* weist verschiedene Bilder, je nach dem Grad der Erkrankung und dem Charakter der Milzveränderungen auf. Bei der Auswertung ist das Bild der Leberfüllung von Bedeutung, das Leberarteriogramm.

*Die Splenomegalie bei malignem Lymphogranulom* scheint ein abweichendes, jedoch charakteristisches Bild aufzuweisen (Abb. 64). Die Milzarterie ist ungefähr proportional der Milzvergrößerung ausgeweitet, verlängert und gewunden. Die Verzweigungen in der Milz sind etwas geringer, die Zweige sind rigider, gestreckter und verjüngt. Sie können stellenweise auch verdrängt oder amputiert sein. Charakteristisch ist das Bild in der Capillärphase. Die Milz ist inhomogen und zeigt kleinere und größere herdförmige Aufhellungen, entsprechend der Struktur der pathologischen Milzveränderungen.

#### c) Untersuchung nach der Splenektomie

Bei manchen Patienten mit Splenomegalie, vor allem mit herdförmigen Veränderungen ist die Splenektomie indiziert. Die Untersuchung nach der Splenektomie zeigt ein typisches Bild. Die vorher verdrängten Organe treten in ihre ursprüngliche Lage zurück. Den Raum der exstirpierten Milz nehmen gewöhnlich der Magen, die Dünndarmschlingen und die linke Colonflexur ein. Der Magen ist in seinem oberen Abschnitt erweitert (Abb. 64). Seine Umrisse können wegen der sekundären Adhäsionen unregelmäßig sein. Auch die Niere, falls sie nicht durch sekundäre Verwachsungen fixiert ist, tritt an ihre Stelle zurück, behält jedoch eine größere Beweglichkeit. Die Arteriographie der A. coelica zeigt einen verschieden langen Stumpf der Milzarterie, von dem aus sich die Pankreasarterien gut auffüllen. Auch die anderen Äste der A. coeliaca sind meist gut gefüllt.

### 3. Gefäßveränderungen

Veränderungen des Gefäßsystems der Milz kommen sowohl im arteriellen als auch im venösen System vor. Sie können Merkmale einer universellen Gefäßerkrankung (Arteriosklerose) sein, können jedoch auch isoliert vorkommen (Thrombose der Milzvene, Milzinfarkt). Ihre klinische Bedeutung ist unterschiedlich. Zuweilen sind sie direkt oder indirekt lebensbedrohend (Aneurysma der Milzarterie) meist nur ein zufälliger Nebenbefund (Phlebolithen). Die Röntgenuntersuchung spielt hierbei eine wichtige, entscheidende Rolle.

#### a) Sklerose und Kalkablagerungen in der Milzarterie

Die sklerotischen Veränderungen der Milzarterie treten im Rahmen der universellen Arteriosklerose auf, wobei die Milzarterie nach der Aorta das zweithäufigst betroffene Gefäß der Bauchhöhle ist (Ledoux-Lebard). Das primäre Zeichen ist die erhöhte Schlängelung, die bei normaler Milzgröße schon im mittleren Alter vorkommen kann und mit zunehmendem Alter sich ausgeprägter darstellt. Bei fortgeschrittenen degenerativen Veränderungen, meist nach dem 60. Lebensjahr, kann es zur Verkalkung der gesamten Milzarterie kommen.

Die Arteriosklerose der Milzarterie ist nicht von der gleichen klinischen Bedeutung wie die der anderen Organe, z.B. der Nieren, des Herzens und des Gehirns. Die Milzarterienverkalkung erzeugt keine klinischen Symptome, auf ihrem Boden können Aneurysmen oder Infarkte entstehen, und sie ist sicher einer der Faktoren, die zur allmählichen Milzatrophie im Alter führen.

Von den Röntgenuntersuchungen kommt bei der Arteriosklerose die Leeraufnahme, die Untersuchung der umgebenden Organe und in der Differentialdiagnostik auch die Arteriographie in Betracht.

Auf der *Leeraufnahme* sind erst die fortgeschrittenen Grade der Arteriosklerose mit Kalkablagerungen in der Wand nachweisbar. Ihr Ausmaß kann verschieden sein. Typisch ist das Bild der die ganze Arterie betreffenden Verkalkungen (DAHM, HEATLEY, KOŘÍNEK) (Abb. 66). Vom ersten Lendenwirbelkörper verlaufen nach links und leicht aufwärts bis zum Milzhilus parallel kalkdichte, markant gewundene und verschieden breite Streifen. Diese entsprechen den tangential dargestellten Wänden der verkalkten Milzarterie. Zwischen den Streifen sind oft kleine wolkenförmige und tüpfelartige kontrastärmere Herde

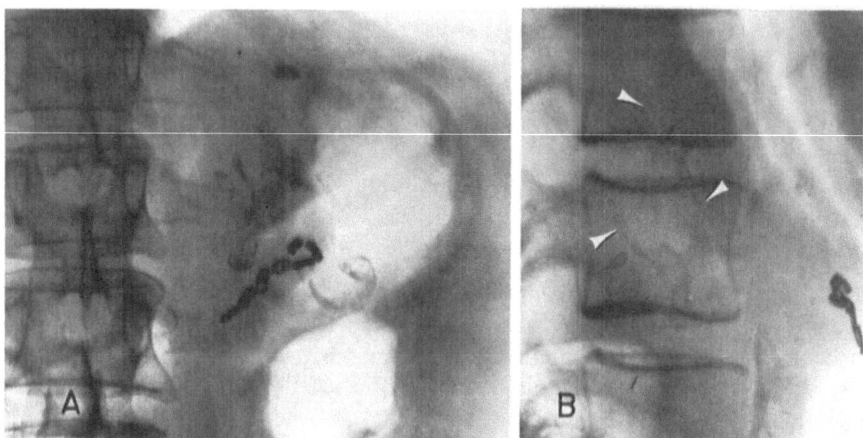


Abb. 66 a und b. Verkalkungen der Milzarterie eines Mannes von 63 Jahren. Leeraufnahmen. a Anteroposteriore Projektion. Bandförmige, markant gewundene Verkalkungen links von LW 3; b Seitenprojektion. Die Verkalkungen projizieren sich hauptsächlich in den Körper des LW 1—2, (Pfeil). Wandverkalkungen der Bauchaorta

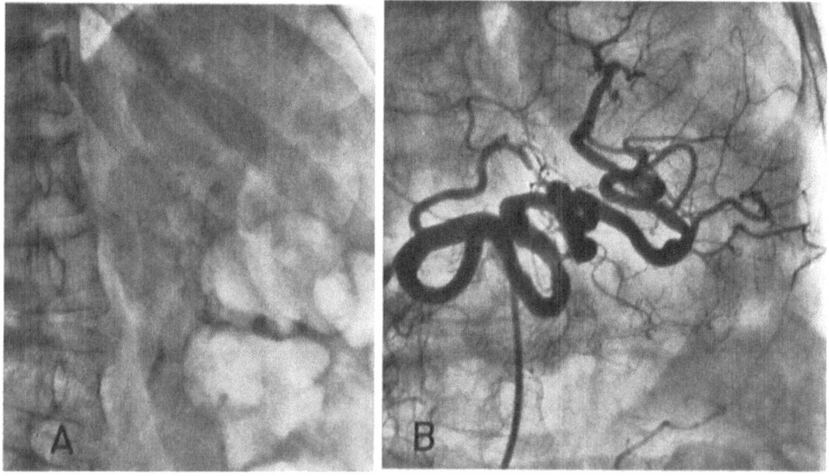


Abb. 67 a und b. Fortgeschrittene Arteriosklerose der Milzarterie mit Wandverkalkungen bei einer 68jährigen Frau. a Leeraufnahme. Bandförmige, stark gewundene Verkalkungen links von LW 1; b Arteriographie. Die Milzarterie ist stark geschlängelt, ungleichmäßig breit, mit unregelmäßigen Konturen

sichtbar. Der Bogen der Arterie wird orthograd getroffen und bildet einen Ringschatten. Auf der seitlichen Aufnahme projiziert sich der Anfang des verkalkten Streifens vor den ersten Lendenwirbelkörper, im weiteren Verlauf auf den 11. und 12. Brustwirbelkörper. In dieser Projektion sind fast immer auch verschieden umfangreiche Verkalkungen der Aortenwand nachweisbar.

*Die Untersuchung der umgebenden Organe.* Bei der *Magenuntersuchung* projiziert sich die verkalkte Milzarterie dorsal von der hinteren Magenwand. Bei größerer Schlängelung derselben können leichte Druckveränderungen an der kleinen Kurvatur des Magenkörpers erscheinen. In verschiedener Entfernung von der Kardia kommt es dann zur Darstellung eines kleineren jedoch scharf abgegrenzten Füllungsdefektes (ROSENBERG). Bei der *Urographie* projizierten sich die Verkalkungen der Milzarterie in die Höhe des oberen Pols der linken Niere.

*Die Milzarteriographie* ist hier für die Differentialdiagnose von entscheidender Bedeutung. Durch sie werden schon beginnende Grade der Sklerose mit erhöhter Windung der Arterie nachgewiesen. Die Füllungskonturen sind dabei noch glattrandig. Bei Bildung von umfangreichen sklerotischen Wandeinlagerungen ist die Gefäßfüllung stellenweise unregelmäßig, leicht verjüngt. Die Umrisse sind uneben. Diese Veränderungen sind besonders deutlich bei fortgeschrittenen bandförmigen Wandverkalkungen, wobei es durch das Kontrastmittel zur Darstellung des ganzen verkalkten Streifens kommt (Abb. 68, 69). Zuweilen ist auch die aneurysmatische Erweiterung der Gefäßwand zu erkennen.

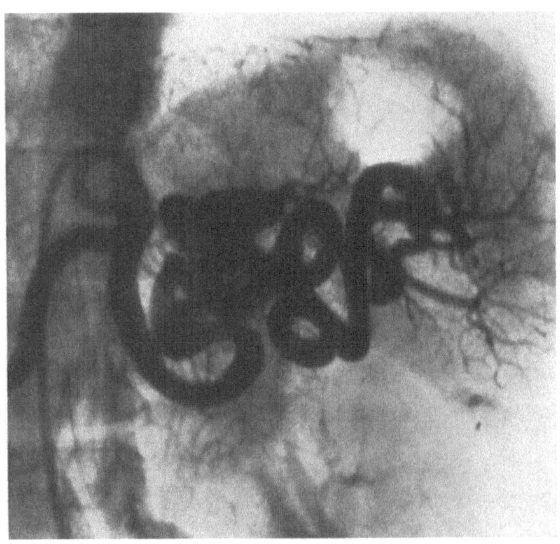

Abb. 68. Fortgeschrittene Arteriosklerose der Milzarterie bei einer 60jährigen Frau. Arteriographie der A. coeliaca. Die Milzarterie ist erweitert, verlängert und stark geschlängelt

### b) Aneurysma der Milzarterie

Die Milzarterie ist nach der Aorta am häufigsten von allen abdominalen Gefäßen von Aneurysmabildung betroffen (SPITTEL). Das Aneurysma entsteht meist auf Grund der Arteriosklerose, kann aber auch kongenital bei angeborenem Gefäßwanddefekt, mykotisch bei der Endokarditis oder traumatisch bedingt sein. Sehr selten ist es luetischer Ätiologie. Eine bestimmte Rolle bei der Entstehung eines Aneurysma spielen die arterielle Hypertension und die Schwankungen des intraabdominalen Druckes. Aneurysmen der Milzarterie stellen keine Seltenheit dar und wurden bei gezielter Obduktion durchschnittlich in 0,8 v. H. gefunden (FELDMAN), bei Fällen nach dem 60. Lebensjahr sogar in 10 v. H. (FERRARI zit. nach MOORE). Es kommt häufiger bei Frauen vor, drei Mal so häufig im Alter bis zum 45. Lebensjahr, meist bei Frauen, welche geboren haben (VON RONNEN). Nach dem 45. Lebensjahr ist das Vorkommen von Aneurysmen bei Männern und Frauen annähernd gleich. Kongenitale Aneurysmen können aber auch bei Kindern oder Jugendlichen vorkommen (CULVER).

Das Aneurysms kann in jedem Abschnitt der Arterie auftreten. Das arteriosklerotische Aneurysma ist meist im Hauptstamm oder konvexen Arterienbogen lokalisiert. Das kongenitale Aneurysma nimmt seinen Ausgang an der Gefäßgabelung, das mykotische

Aneurysma ist in der Regel an den kleinen Ästen zu finden. Das Aneurysma kann solitär oder auch multipel vorkommen. Es wurden bis zu 10 Aneurysmen im Bereich der Milzarterie beschrieben (Feldman). Die multiplen Aneurysmen sind vorwiegend an den Aufzweigungen oder intrasplenisch lokalisiert, manchmal sind sie kongenitalen Ursprungs. Das Aneurysma ist in der Regel sackförmig, kugelförmig bis oval und verschieden groß. Es kann kirsch- bis nußgroß sein, kann jedoch auch einen Durchmesser bis 15 cm erreichen (Feldman). Die Aneurysmawand ist oft sekundär verändert und in etwa einem Drittel der Fälle ist sie verkalkt. Oft finden sich auch wandständige Thrombosen oder Blutkoagula im Lumen (Spittel). Etwa in der Hälfte des Krankengutes geht das Aneurysma mit unterschiedlicher Milzvergrößerung einher. Die Entstehung der Splenomegalie läßt sich durch die Druckauswirkung des Aneurysmas auf die Milzvene mit nachfolgender

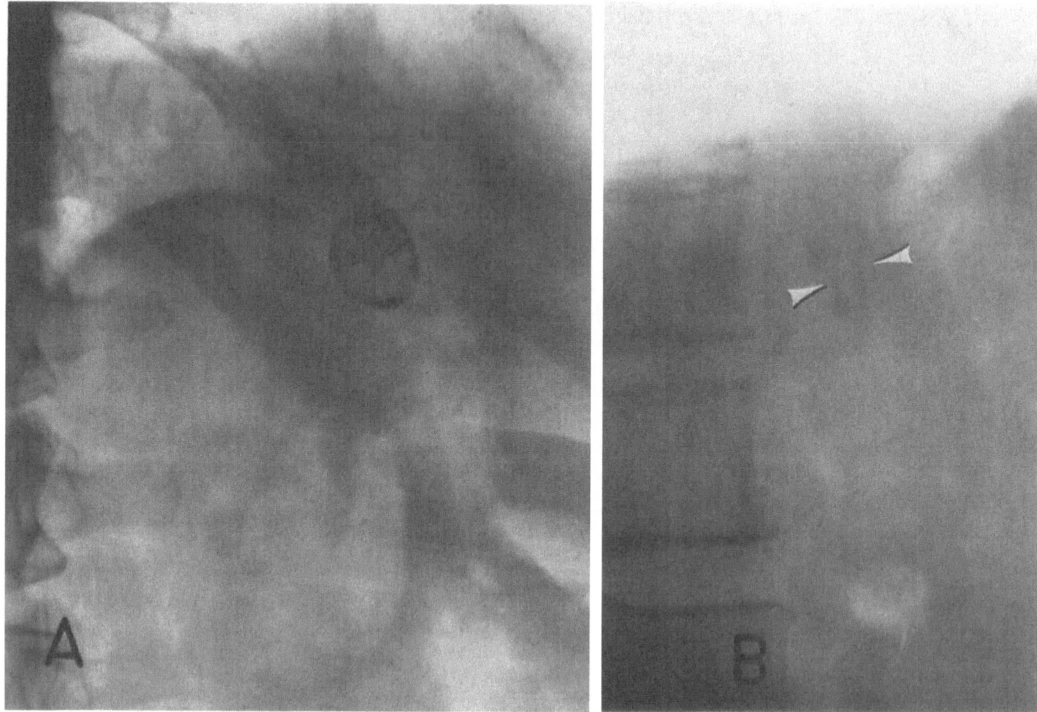


Abb. 69 a und b. Aneurysma der Milzarterie mit Wandverkalkung bei einer 42jährigen Frau. Leeraufnahme. a Anteroposteriore Projektion. Ringförmige Verkalkung (Durchmesser von 1,5 cm) links von LW 2; b Seitenprojektion. Die Verkalkung hat Nierenform und befindet sich vor dem Körper des LW 1 (Pfeil)

Stauung erklären (Schrötter, Fuchs). Die größte Gefahr eines Aneurysma bildet die Ruptur. Sie kommt in der Hälfte des Krankengutes, besonders bei jüngeren Frauen vor, sehr oft in der Schwangerschaft. Das Aneurysma kann ins Retroperitoneum, in die Bursa omentalis, die Bauchhöhle, den Magen, in den Darm und auch ins Pankreas rupturieren.

Die *klinischen Merkmale* sind von der Aneurysmagröße abhängig. Oft wird es als ein Zufallsbefund bei der Untersuchung des Verdauungstraktes, der Nieren oder bei der Arteriographie gefunden. Bisweilen klagt der Kranke über Schmerzen im linken Oberbauch. Manchmal ist dann das Aneurysma als Resistenz tastbar, zuweilen sogar mit entsprechender Pulsation und Geräuschen. Die Aneurysmaruptur zeigt sich als ein akutes Ereignis an, unter dem Bilde des Kreislaufkollapses, schnell zunehmender Anämie und heftiger Schmerzen in der Milzgegend, mitunter in die linke Schulter ausstrahlend.

*Die Leeraufnahme* (Abb. 69, 70) zeigt ein typisches Bild im Falle von Wandverkalkung des Aneurysma. Zwischen der Wirbelsäule und der Milz ist eine kugelförmige bis ovoide Ringverkalkung sichtbar, meist in Höhe von ThW 12—LW 1 (LINDBOE). Die ringförmige Verkalkung ist oft an der Abgangsstelle von dem Gefäß unterbrochen, was sehr charakteristisch für ein Aneurysma ist. Manchmal können jedoch die Verkalkungen unregelmäßig angeordnet sein. Der Ringschatten ist dann mehrfach unterbrochen. Das Innere des Ringschattens wird von wolkigen, weniger dichten und unregelmäßigen Herden gebildet. Bei der Atmung bewegt sich die Verkalkung mit, und zwar um so deutlicher, je näher sie dem Milzhilus liegt. Das Aneurysma kann auch Pulsationsbewegungen zeigen (HEIDENBLUT). Manchmal kommt die Aneurysmaverkalkung allein, oder gemeinsam mit arteriosklerotischen Verkalkungen der Milzarterie vor. Auf der Seitenaufnahme projiziert sich das Aneurysma dicht vor die Wirbelsäule oder in den Körper des 12. ThW—1. LW hinein. Ein Aneurysma ohne Wandverkalkung entzieht sich selbstverständlich der Darstellung auf der Leeraufnahme.

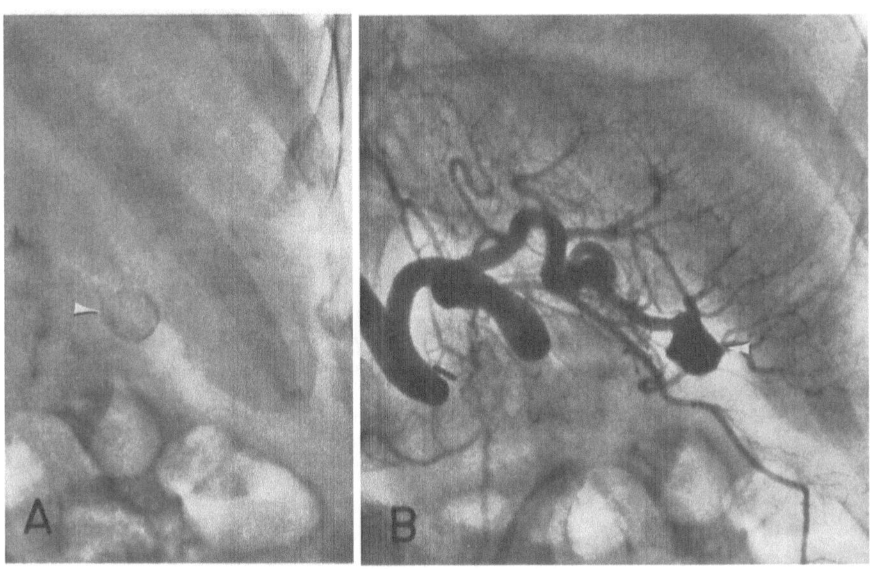


Abb. 70 a und b. Solitäres Aneurysma der Milzarterie. a Leeraufnahme. Ringförmige Verkalkung im Milzhilus (Pfeil); b Gezielte Arteriographie. Die Milzarterie ist breiter, gewunden, an ihrem Hilusgefäß sitzt ein Aneurysma im Ausmaß von 12×18 mm (Pfeil)

*Die Untersuchung der umgebenden Organe* läßt die Lagebeziehung des Aneurysma zum Magen, zum Dickdarm und zur Niere feststellen. Es liegt hinter dem Magen, oberhalb der linken Flexur und vor dem oberen Nierenpol. Die umgebenden Organe zeigen manchmal übertragene Pulsationen, insbesondere die Hinterwand des Magens. Bei größerem Aneurysma sind auch Druckdeformationen nachweisbar.

*Die Arteriographie* ist in der Diagnostik der Aneurysmen der Milzarterien entscheidend (Abb. 70—73). Man sieht in der Regel eine breitere und bewundenere Milzarterie. Von ihr oder von den Hilus- oder intrasplenischen Zweigen wird das Aneurysma gefüllt. Die Füllung ist meist dicht, homogen, glattrandig. Das Kontrastmittel füllt das ganze Aneurysma aus. Manchmal ist jedoch die Füllung infolge der Anwesenheit von Thromben und Coagula inhomogen und zeigt unscharfe Konturen (RIEMENSCHNEIDER). Bei vollkommener Thrombosierung läßt sich das Aneurysma nicht darstellen, so daß es nur indirekt aus der Beziehung der Milzarterie zur ringförmigen Verkalkung vermutet werden kann.

*Differentialdiagnostisch* kommen vor allem Cysten der Milz, des linken Leberlappens und der Niere, das Aneurysma der Nierenarterie, perisplenische Verkalkungen und Kalkablagerung in der Lungenbasis in Betracht.

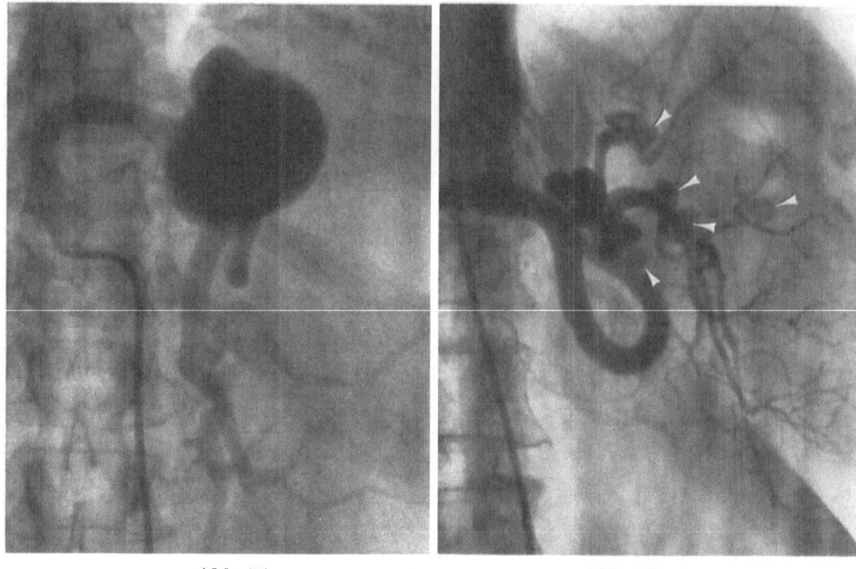

Abb. 71 Abb. 72

Abb. 71. Großes Aneurysma der Milzarterie bei einer 60jährigen Frau mit erheblicher Splenomegalie. Milzarteriographie. Das Aneurysma (Durchmesser von 7 cm) sitzt an der Milzarterie im oberen Abschnitt des Milzhilus

Abb. 72. Multiple Aneurysmen der Milzarterie und ihrer Zweige bei einer 63jährigen Frau mit leichter Splenomegalie. Milzarteriographie. Die Milzarterie ist breiter, verlängert und gewunden. Im Bereiche des Hilus ist sie schleifenförmig gewunden. An den Hilus- und intrasplenischen Zweigen sitzen insgesamt 5 Aneurysmen mit einem Durchmesser von 6—8 mm (Pfeil). Deren Füllung ist infolge der Wandthrombose kontrastärmer, nicht völlig homogen und mit unebenen Konturen

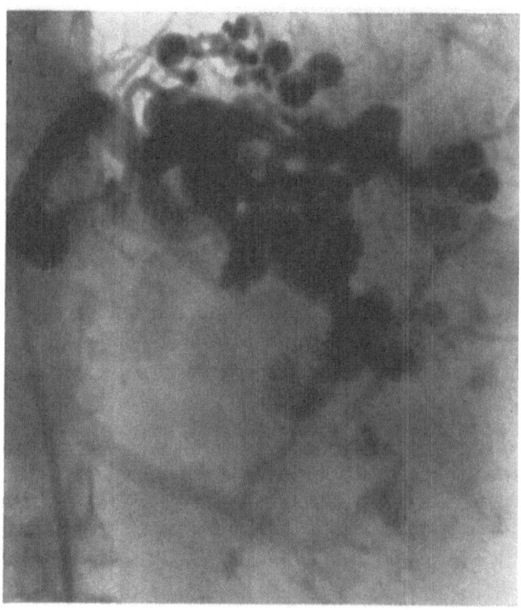

Abb. 73. Multiple angeborene Aneurysmen der Milzarterie und ihrer Zweige bei einer 18jährigen Frau mit markanter Splenomegalie. Milzarteriographie. Die Milzarterie ist verbreitert, gewunden und bildet im Bereiche des Hilus ein Konvolut. Von der Milzarterie, und vor allem von ihren Hilus- und intrasplenischen Zweigen aus, füllen sich kugelige bis sackförmige Aneurysmen. Die intrasplenische Verzweigung ist gering. Kontrastarme Füllung der linken Nierenarterie

### c) Thrombose der Milzarterie

In der Literatur finden sich bisher keine eingehenden Arbeiten über die röntgenologische Darstellung der Thrombose der Milzarterie. Die breitere Anwendung der Arteriographie hat gezeigt, daß thrombotische Prozesse, wenn auch selten, auch die Milzarterie betreffen. Die Thrombose kommt in der Regel nur sekundär vor, als Komplikation der von den umgebenden Organen und Organabschnitten ausgehenden Geschwülste, hauptsächlich des Carcinoms des Pankreaskörpers und Pankreasschwanzes, welches oft in die Milzarterie einwächst. Eine Thrombose kann jedoch auch bei entzündlichen Prozessen in der Umgebung —, bei den allgemein zur Thrombose disponierender Krankheiten oder nach Verletzung vorkommen. Sie betrifft manchmal nur einen kleineren Abschnitt der Milzarterie, in anderen Fällen eine längere Strecke. Mit der Milzarterie wird oft auch die Milzvene thrombosiert, hauptsächlich bei den Geschwülsten.

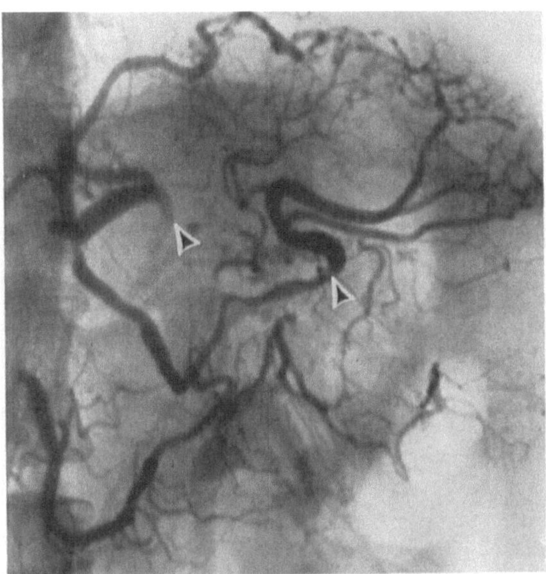

Abb. 74. Thrombose der Milzarterie bei einem 52jährigen Mann mit einem großen ins Pankreas penetrierenden Geschwür. Milzarteriographie. Der mittlere Abschnitt der Milzarterie ist verschlossen (Pfeil). Ihre peripheren Abschnitte sind durch zahlreiche Kollateralen in Pankreas, Magen und Omentum versorgt

Die Thrombose der Milzarterie verursacht meist keine ausgedehnte Milzischaemie, denn sie bildet sich häufig nur langsam aus, und der Kreislauf besitzt in dieser Gegend eine ausgezeichnete Adaptationsfähigkeit. Im Bereich der Äste der A. coeliaca finden sich zahlreiche Anastomosen, die sich erweitern und mit reichlich Blut die durchgängigen Abschnitte der Milzarterie hinter der Thrombose oder direkt die Milz versorgen. Die Thrombose der Milzarterie zeigt deswegen meist keine typischen klinischen Symptome. Gewöhnlich sind nur Symptome der Grunderkrankung festzustellen, in anderen Fällen sind es Symptome der Venenthrombose der Milz.

*Die Leeraufnahme* und die Untersuchung der umgebenden Organe geben gewöhnlich nur Hinweise auf die Grunderkrankung oder eine Milzvergrößerung.

*Die Arteriographie* erst ermöglicht die Diagnosestellung (Abb. 74—76). Auf den Röntgenbildern erscheint die Milzarterie nach verschieden langem Verlauf amputiert. Der gefüllte Abschnitt ist manchmal leicht erweitert. Von diesem Abschnitt, oder von anderen Arterien aus, kommt es zur Füllung zahlreicher typischer oder auch atypischer zur Milz führender Gefäße. Diese werden hauptsächlich im Gebiete des Pankreas, Magens, Omentum und des Retroperitoneum gebildet. Über diese Kollateralen füllen sich die durchgängigen Abschnitte der Milzarterie hinter der Thrombose und ihre Hilus- und intrasplenischen Äste. In anderen Fällen bildet der Kollateralkreislauf ein reiches Netz auf der Milz oberfläche für kleinere intrasplenische Äste. Die capilläre Phase pflegt im ersten Falle normal zu sein, im letzteren Falle ist sie weniger regelmäßig. Die Füllung des portalen Abflußbettes ist im großen Maße von den Veränderungen der Milzvene beeinflußt und oftmals nicht gut auswertbar.

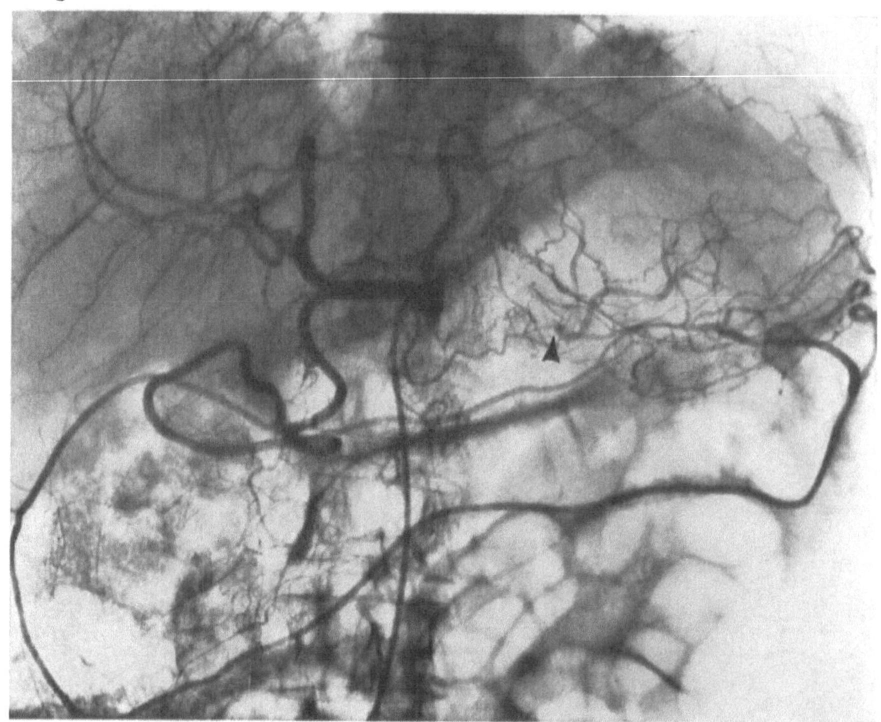

Abb. 75. Posttraumatische Thrombose der Milzarterie. Arteriographie der Arteria coeliaca. Der mediale Abschnitt der Milzarterie ist nicht abgebildet und ihr lateraler Abschnitt (Pfeil) füllt sich durch Kollateralgefäße im Retroperitoneum, Magen und Omentum

## d) Milzinfarkt

Der Milzinfarkt kommt manchmal als Folge einer Embolie bei verrucöser oder bakterieller Endokarditis vor oder bei Wandthromben des linken Herzens. Häufiger ist er jedoch durch lokale Arterienveränderungen verursacht. Er stellt eine Komplikation der chronischen Myelose, chronischen Lymphadenose, Polycythämie dar, ist aber auch eine Begleiterscheinung bei abdominalem Typhus, kongestiver Splenomegalie, der Thrombose des portalen Flußbettes und der Arteriosklerose der Milzarterie. Der Infarkt ist von verschiedener Größe und hängt immer vom Durchmesser des betroffenen Gefäßes ab. Seine Form ist in der Regel keilartig, mit der Basis gegen die Kapsel gerichtet, an der die Perisplenitis abläuft. Der Infarkt kann isoliert oder multipel vorkommen. Im Laufe der Zeit erfolgt im Infarkt eine fibröse Schrumpfung, selten Kalkablagerung (Hardman). Die Kapseldicke oberhalb des Infarkts verstärkt sich oft und es kommt außerdem zu Adhäsionen mit den umgebenden Organen. Infolge der Infarktbildung, besonders bei multiplem Vorkommen, kann es zu beträchtlicher Deformierung der ganzen Milz kommen. Die Gefahr des Infarktes besteht hauptsächlich in der sekundären Infektion und der Absceßbildung.

*Klinisch* äußert sich der Milzinfarkt verschiedenartig. Der kleine Infarkt macht keine oder nur geringe Beschwerden. Demgegenüber imponiert der große mit heftigen und plötzlich auftretenden Schmerzen in der Milzgegend. Im Falle der Perisplenitis ist ein charakteristisches Reibegeräusch festzustellen.

Die Diagnose erfolgt meist auf Grund des klinischen Bildes. Die Röntgenuntersuchung kann jedoch als wertvolle differentialdiagnostische Untersuchung eingesetzt werden.

*Im akuten Stadium* werden durch Thoraxuntersuchung und Leeraufnahme der Milzgegend unspezifische Befunde erhoben.

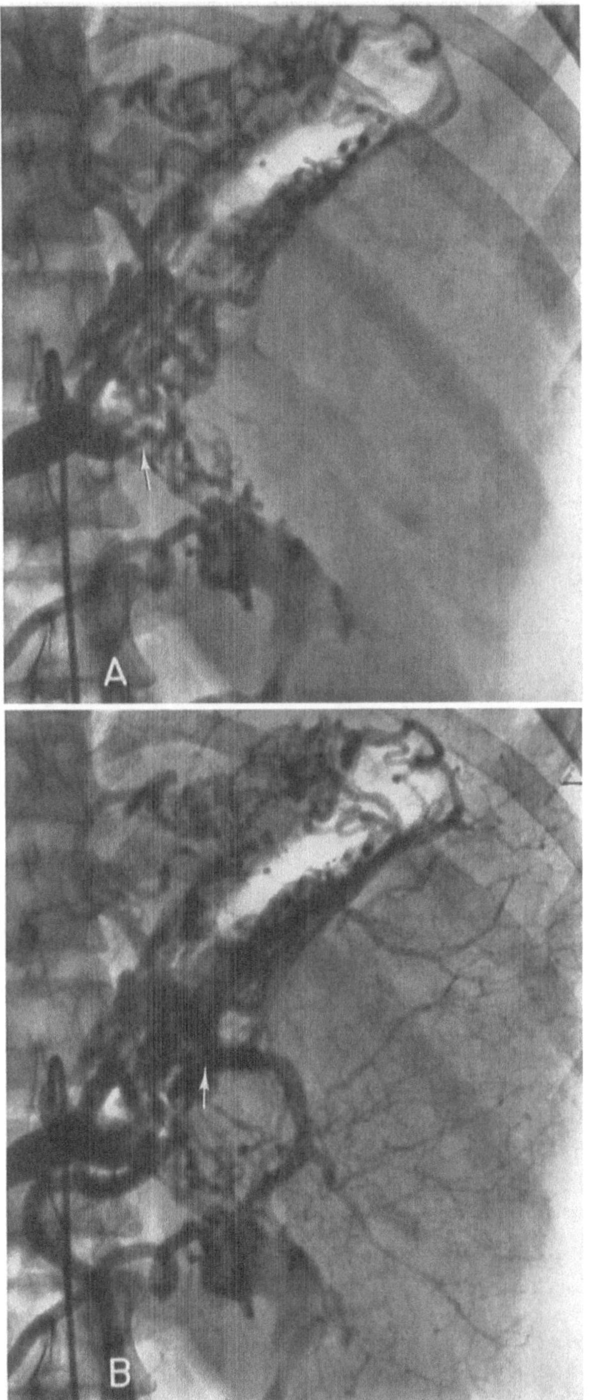


Abb. 76 a und b. Thrombose der Milzarterie bei der Polycythaemie. Arteriographie. a Beginnende arterielle Phase. Die Milzarterie ist in ihrem medialen Abschnitt amputiert (Pfeil) und es füllen sich zahlreiche gewundene Kollateralgefäße im Magen und Retroperitoneum; b Späte arterielle Phase. Es kommt zur Füllung des lateralen Abschnittes der Milzarterie (Pfeil) und ihrer intrasplenischen Äste in der vergrößerten Milz

*Die Thoraxuntersuchung* ergibt oft einen Hochstand des Zwerchfells links mit Herabsetzung der Beweglichkeit und manchmal auch einen kleinen Erguß im phrenicocostalen Winkel (Niederle). Eine herabgesetzte Belüftung der Lungenbasis, zuweilen mit plattenförmigen Atelaktasen, wird beobachtet.

*Die Leeraufnahme* des Abdomen läßt eine unterschiedliche Milzvergrößerung infolge der Grunderkrankung erkennen. Oft wird eine Aerogastrie und Meteorismus der linken Flexur beobachtet.

*Die gezielte Milzarteriographie* spielt die entscheidende Rolle in der Röntgendiagnostik des Milzinfarktes. Das typische Bild des Infarktes ist der Abbruch des betroffenen Gefäßes und ein dreieckförmiger gefäßfreier Bezirk, dessen Scheitelpunkt im abgebrochenen Gefäß liegt. Die Arterie ist oft schon an der Abgangsstelle betroffen, so daß dann nur ein gefäßfreier Herd sichtbar wird. Bei Darstellung im schrägen Durchmesser ändert sich die Form des Herdes. Bei orthograder Darstellung wird die gefäßfreie

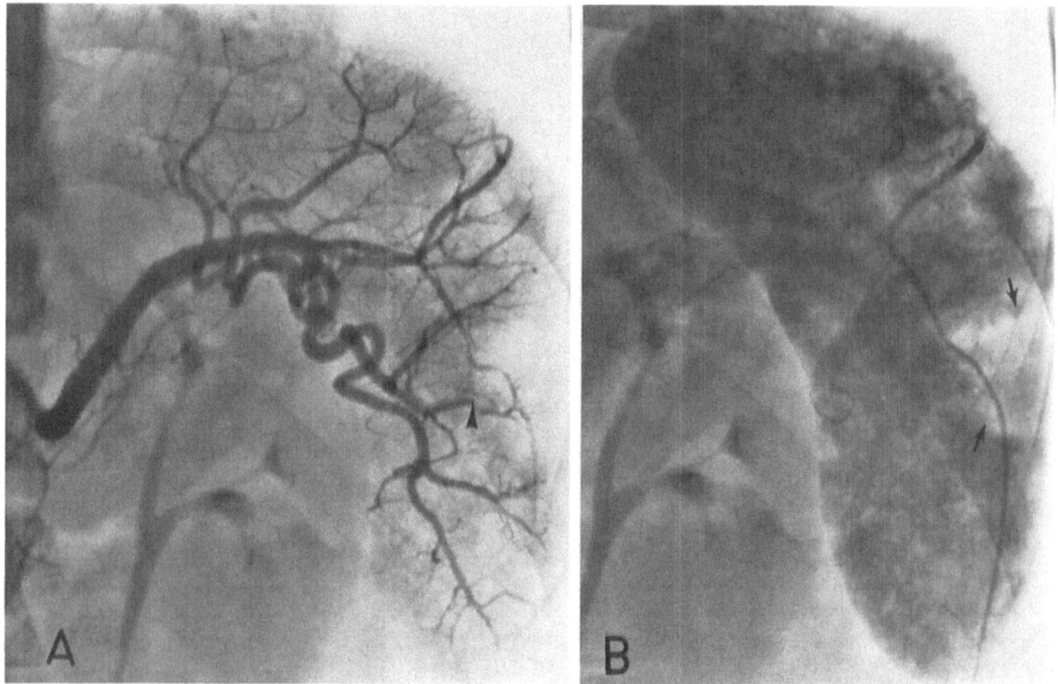


Abb. 77 a und b. Infarkt in der gering vergrößerten Milz. Arteriographie. a Arterielle Phase. Ein mittelgroßer Ast ist amputiert (Pfeil) und ihr Versorgungsgebiet gefäßlos; b Capilläre Phase. Ein dreieckförmiger Defekt ist in der Milzopazität (Pfeil) sichtbar

Zone rund bis oval. In der capillären Phase stellt sich der Infarkt durch einen entsprechenden Füllungsdefekt dar (Abb. 77—79).

*Bei älteren Infarkten* ergibt die *Leeraufnahme* außer den durch die Grunderkrankung bedingten Veränderungen in der Regel keine besonderen Hinweise. Nur selten ist eine Verkalkung des Infarktes festzustellen in Form dreieckförmiger bis ovaler, selten homogener, in der Regel unregelmäßig schollenförmiger Herde (Kadrnka, Hardman). Zuweilen erfolgt die Kalkablagerung nur in der sekundär veränderten Kapsel, so daß band- bis mantelförmige inhomogene Verkalkungen an umschriebenen Stellen der Milzoberfläche auftreten können (Trecate). Kleinere multiple Infarkte bieten ein ähnliches Bild wie die Phlebolithen (Macarini). Die Veränderungen der Oberfläche sind bei älteren kalkfreien Infarkten durch das *Pneumoperitoneum* nachzuweisen. Infolge der Infarktschrumpfung kommt es zu einer deutlichen Einziehung der Kapsel, so daß an der Stelle der Infarktbasis bei tangentialer Aufnahmerichtung eine Eindellung der Milzkontur sichtbar wird. In Fällen von multiplen Infarkten ist die Milzoberfläche, insbesondere im Bereich der Konvexität, deutlich uneben und unregelmäßig. Diese Fälle gehen auch mit verschieden ausgeprägter Atrophie der ganzen Milz einher. Die *Arteriographie* zeigt bei älteren Infarkten ein ähnliches Bild wie bei den akuten. Der gefäßfreie Herd indessen ist infolge der sekundären Veränderungen kleiner und unregelmäßiger.

### e) Sklerose der Milzvene

Die Sklerose der Milzvene tritt im Gefolge der passiven portalen Hypertension und bei Stauung der portalen Strombahn, insbesondere bei Cirrhosen, auf. Die Venenwand ist derber und verdickt und es kann zu Kalkablagerungen, wenn auch sehr selten, kommen.

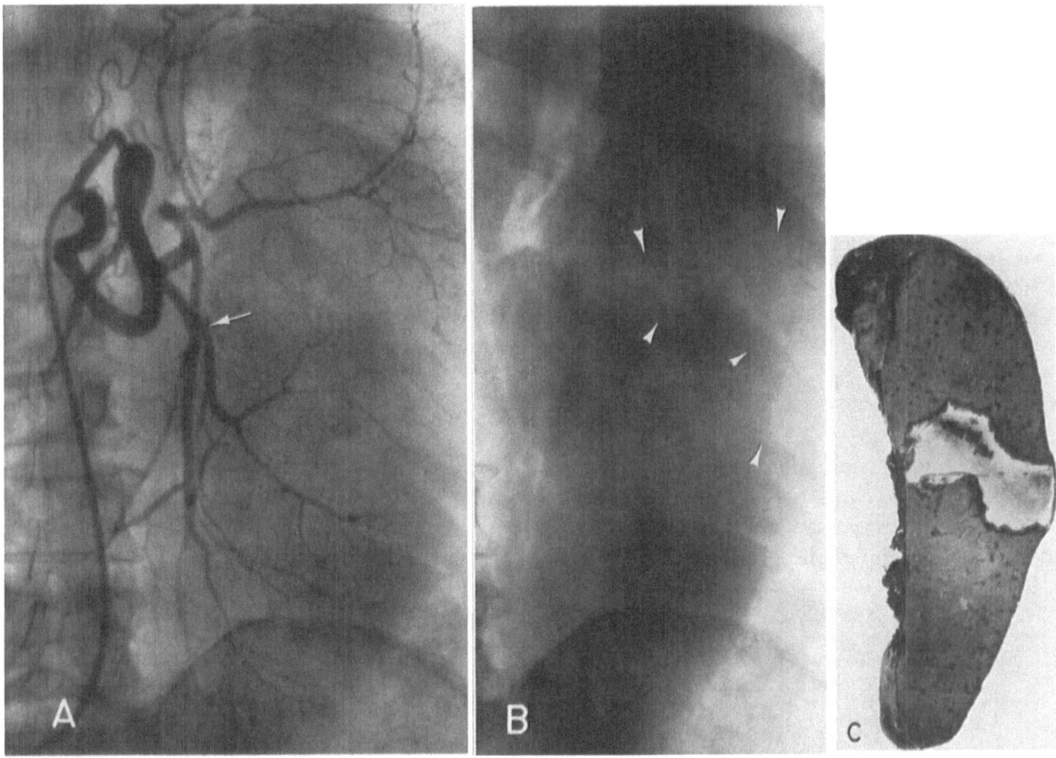


Abb. 78 a—c. Riesensplenomegalie bei Polycythaemie mit einem größeren Infarkt im mittleren Milzabschnitt. Milzarteriographie. a Arterielle Phase. Die Milzarterie ist schleifenartig gewunden. Die intrasplenische Verzweigung ist gering mit engen und rigiden Zweigen. Im mittleren Abschnitt ist eine Arterie amputiert (Pfeil) und ein unregelmäßiger dreieckförmiger Herd ist ohne große und mittelgroße Zweige; b Capilläre Phase. Die Opazität ist gut ausgeprägt, an Stelle des Infarktes findet sich ein unregelmäßiger dreieckförmiger Defekt (Pfeil); c Präparat der operierten Milz, Längsschnitt

Die Verkalkung kann die Milzvene nur herdartig, mitunter auch in ihrer ganzen Länge betreffen, dann jedoch unter Einbeziehung der Pfortaderwand.

*Auf der Leeraufnahme* sieht man bandförmige Streifen oder, bei Verkalkung der ganzen Vene, ein inhomogenes Doppelband. Dieses läßt sich vom Milzhilus zur Wirbelsäule und, falls auch die Pfortader befallen ist, bis zum Leberhilus (Magovern) verfolgen. Der größere Durchmesser und die nur wenig ausgeprägte Windung der Milzvene ermöglichen die Unterscheidung von Verkalkungen der Milzarterie. Eine genauere Abgrenzung ermöglichen die *Splenoportographie* oder die *Milzarteriographie*.

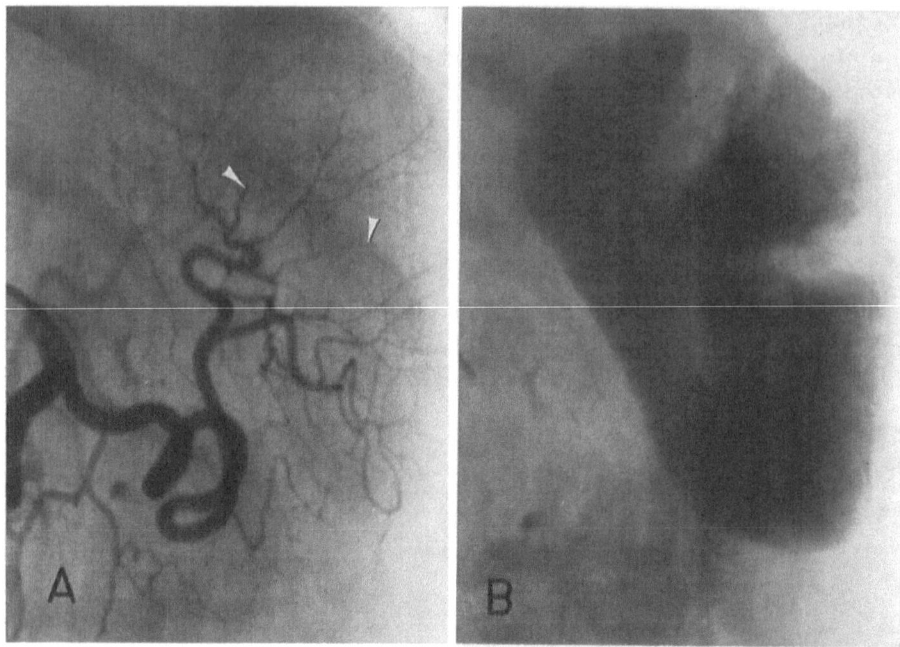


Abb. 79 a und b. Zwei kleinere Infarkte in einer leicht vergrößerten Milz. Milzarteriographie. a Arterielle Phase. Zwei mittelgroße intrasplenische Zweige im oberen und mittleren Abschnitt der Milz sind amputiert (Pfeilspitzen) und ihre Versorgungsgebiete gefäßlos. b Capilläre Phase. Zwei dreieckförmige Defekte im Milzschatten

## f) Phlebolithen

Milzphlebolithen sind, wie auch an anderen Stellen des Venensystems, z. B. im kleinen Becken, Verkalkungen von Venenthromben. Sie liegen in ausgeweiteten intrasplenischen Venen, in der Regel an ihrer Gabelung und sind an der Wand fixiert. Ihre Entstehung ist auf Veränderungen der Venenwand, insb. bei Phlebosklerose und Endophlebitis zurück-

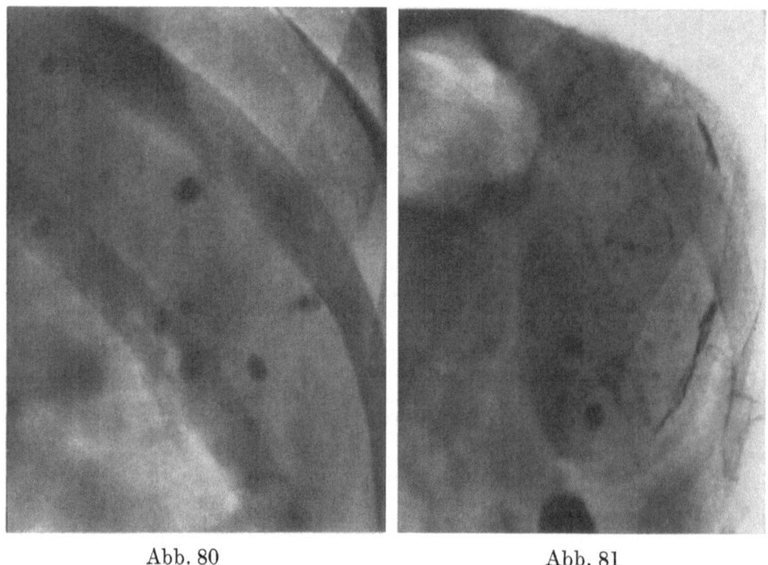

Abb. 80 Abb. 81

Abb. 80. Multiple Phlebolithen in einer normal großen Milz

Abb. 81. Multiple Phlebolithen und Kapselverkalkungen in einer normal großen Milz

zuführen. Eine gewisse Rolle spielen hier auch Stauungen in der Milz, die Sepsis, Thyphus abdominalis, Malaria und tropische Krankheiten (KOPPENSTEIN, MEYER, SCHINZ). Häufig werden sie ferner beim Milzangiom gefunden (TRECATE). Sehr oft läßt sich jedoch für ihre Entstehung keine sichere Ursache finden. Auffallend häufig werden Phlebolithen bei Personen von über 50 Jahren festgestellt. Bei der Obduktion werden sie in 4 v. H. der Fälle festgestellt (BÁRSONY). In Sektionsbefunden vorwiegend älterer Menschen liegt dieser Prozentsatz noch höher (HARPER). Klinisch ist die Feststellung von Phlebolithen ohne wesentliche Bedeutung.

*Die Leeraufnahme.* Das Röntgenbild der Milzphlebolithen entspricht praktisch dem Bild der Phlebolithen im kleinen Becken (Abb. 80, 81). Meistens sind es kugelförmige, 2—5 mm große, gut abgegrenzte Gebilde mit charakteristischer konzentrisch-schalenartiger Struktur. Das Zentrum ist meist kalkdicht, kann jedoch auch eine kleine Aufhellung aufweisen (FABIAN, KOPPENSTEIN, POLGÁR). Die schalenförmige Struktur kommt in der Regel bei größeren Phlebolithen gut zum Ausdruck. Bei kleineren pflegt sie weniger deutlich zu sein. Seltener sind die Phlebolithen größer als 5 mm und von ovaler oder unregelmäßiger Form. Die Anzahl der Phlebolithen in der Milz ist unterschiedlich. Sie können nur vereinzelt vorkommen, oft jedoch gehäuft. Zuweilen sind über 100 Phlebolithen beobachtet worden. Ein charakteristisches Merkmal ist weiterhin das gleichzeitige Vorkommen verschieden großer Phlebolithen und ihre unregelmäßige Lokalisation (TESCHENDORF, TRECATE). Im Falle einer größeren Phlebolithenanhäufung an einem Ort kommt der Verdacht auf, daß ein Angiom vorliegt (POLGÁR, STAŠEK).

*Die Milzarteriographie* ist erforderlich bei Verdacht auf ein Angiom.

*Differentialdiagnostisch* muß die Abgrenzung der Phlebolithen von Verkalkungen oder Konkrementen der Organe in der Nachbarschaft, von tuberkulösen oder parasitären Verkalkungen der Milz, ferner von multiplen Verkalkungen in Infarkten und von der Thorotrastmilz vorgenommen werden. Maßgebend sind hierbei die charakteristischen Veränderungen des Röntgenbildes, das gesamte klinische Bild, die Anamnese, das Alter und der Befund an den anderen Organen.

### g) Thrombose der Milzvene

Das Ereignis der Thrombose der Milzvene wurde früher für selten gehalten. Die Entwicklung der Untersuchungstechnik, und vor allem die Anwendung der Splenoportographie zeigt jedoch, daß sie häufiger vorkommt, als man annahm. Sie tritt selten primär auf, in der Regel ist sie sekundär, wobei die Ursachen, die sie hervorrufen, sehr verschieden sein können. Sie kann bei Erkrankungen auftreten, die eine Neigung zur Thrombosebildung haben, z.B. die Polycythämie, die Wanderthrombophlebitis oder Stauung in der portalen Strombahn, ferner bei sklerotischen Veränderungen der Milzvene, z.B. bei Lebercirrhose. Die häufigste Ursache bilden jedoch die Geschwülste und Entzündungsprozesse in der Umgebung der Milzvene, hauptsächlich Pankreastumoren, Lymphknoten-, Magentumoren und Pankreasentzündungen. Selten ist die Entstehung der Thrombose der Milzvene eine Folge von Lues, Tuberkulose oder anderen Infektionskrankheiten, ebenso von stumpfen Verletzungen des Abdomen oder abdominalen Operationen.

Das *klinische Bild* der Thrombose der Milzvene hängt von ihrem Ausmaß, der Schnelligkeit der Thrombosierung, von der Ausbildung des Umgehungskreislaufes und natürlich von der Grundkrankheit und deren Verlauf ab. Dementsprechend kann die Thrombose zuweilen völlig unbemerkt bleiben oder stürmisch verlaufen. Bei akuter Entstehung sind die Symptome meist deutlich. Am häufigsten besteht ein heftiger Schmerz in der Milzgegend, eine rasch zunehmende Splenomegalie oder eine Blutung in den Verdauungstrakt. Dagegen äußert sich die chronische Form der Milzvenenthrombose durch eine unterschiedliche Größenzunahme der Milz, die manchmal mit Blutveränderungen in Form des Hypersplenismus, zuweilen mit Blutungen in den Verdauungstrakt einhergeht. Manchmal jedoch fehlen alle diese Merkmale und die Thrombose bleibt im Bilde der Grunderkrankungen verborgen. Dies ist meist bei tumorbedingter Thrombose der Fall.

Die Röntgenuntersuchung ist hier die entscheidende Untersuchung.

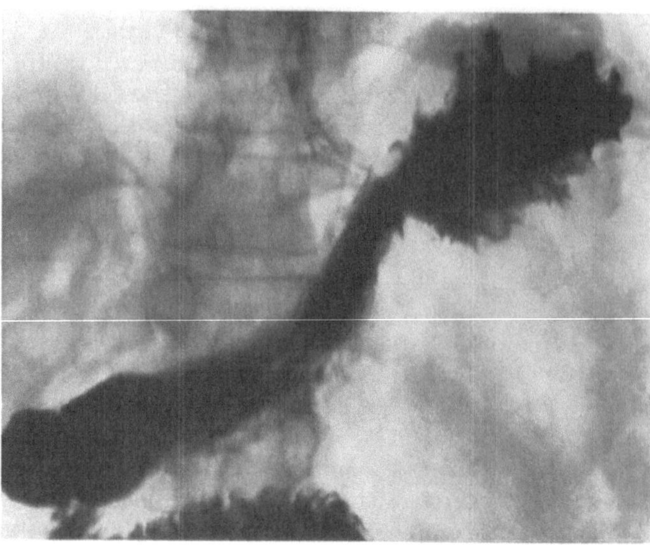

Abb. 82. Varicen im Bereiche des Magenfundus und des unteren Abschnittes des Oesophagus bei Thrombose der Milzvene. Magenuntersuchung

*Die Leeraufnahme* zeigt in der Regel nur eine verschieden ausgeprägte Milzvergrößerung mit sekundären Druckerscheinungen an den umgebenden Organen. Selten treten im Zuge einer langanhaltenden Thrombose schollige oder bandförmige Verkalkungen auf, die bei Übergreifen der Thrombose auf die Pfortader rechts von der Wirbelsäule zur Darstellung kommen (Moberg).

*Die Untersuchung der umgebenden Organe* ergibt Druckveränderungen durch die vergrößerte Milz. In Fällen von sekundärer Thrombose bestimmen die Symptome der Grund-

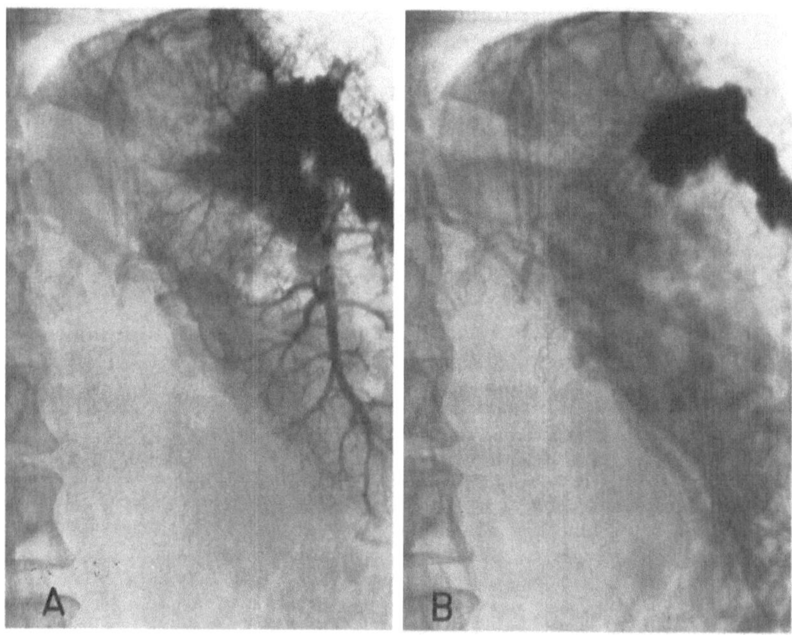


Abb. 83 a und b. Thrombose der Milzvene und ihrer Hilus- und größeren Milzäste bei einem Carcinom des Pankreasschwanzes. Splenoportographie. a Während der Injektion. Füllung der baumartig sich aufzweigenden intrasplenischen Äste der Milz; b Nach der Injektion. Füllung der zahlreichen perisplenischen Kollateralen mit Verbindungsästen zu den paravertebralen Venen

erkrankung, z. B. eines Magen- oder Pankreastumors das Krankheitsbild. Zum üblichen Befund am *Magen* gehört bei der Thrombose der Milzvene eine ausgeprägte bis polypöse Schleimhautschwellung im Bereich des Fundus und der oberen Abschnitte, die durch die varicös ausgeweiteten submucösen Venennetze des Kollateralkreislaufes verursacht ist (Abb. 82).

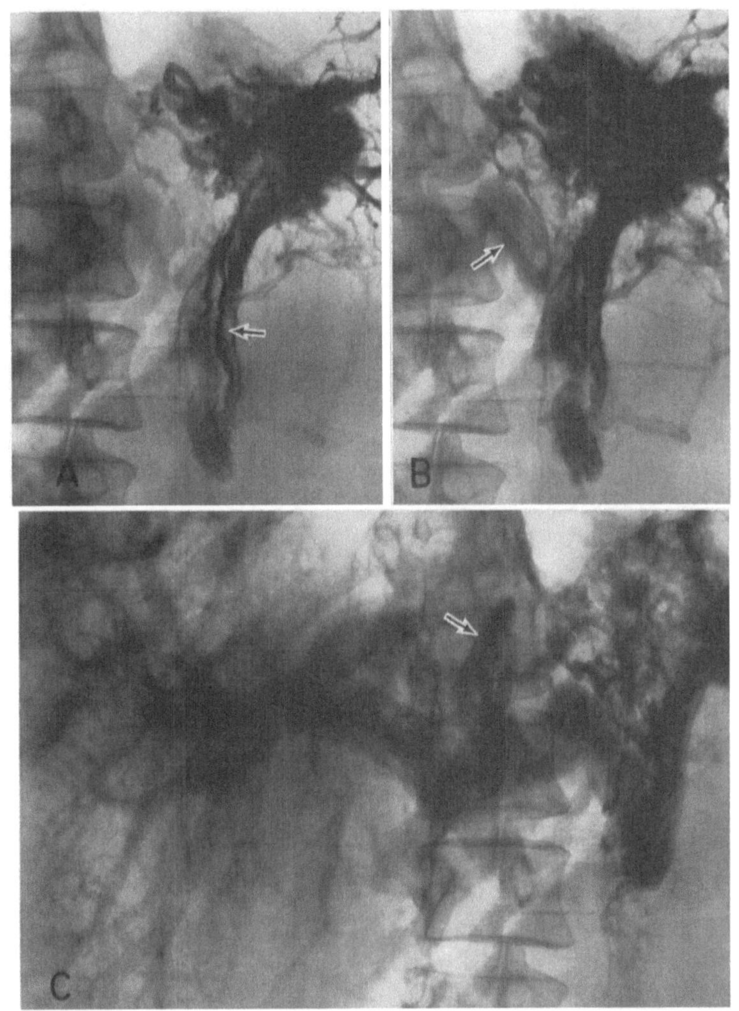


Abb. 84 a—c. Thrombose der Hilusäste der Milzvene bei Polycythaemie mit markanter Splenomegalie. Splenoportographie. a Zu Beginn der Injektion. Vom Depot des Kontrastmittels in der Milz füllen sich stromaufwärts einige intrasplenische Venen, ferner kleinere perisplenischen Kollateralen, kurze Magenvenen und eine breite Kollateralvene, die dem Milzhilus entlang nach abwärts verläuft (Pfeil); b Weitere Phase. Beginnende Füllung der Milzvene von den Kollateralen (Pfeil) aus; c Nach der Injektion. Gute Füllung der ausgeweiteten und gewundenen Milzvene, der Pfortader und ihrer Leberaufzweigung. Darstellung von Geflechten der submucösen Venen im Magen mit Füllung der Coronarvene (Pfeil)

*Die Splenoportographie* ist die entscheidende Methode zur Sicherung der Diagnose der Milzvenenthrombose. Das Bild ist vom Ausmaß und von der Lokalisation der Thrombose sowie vom Charakter des Kollateralkreislaufes geprägt (Abb. 83—88). In der Milz bildet das Kontrastmittel bei allen Thrombosen fast immer ein größeres, unregelmäßiges Depot. Manchmal kommt es außerdem zur retrograden Füllung der baumartig sich aufzweigenden, erweiterten intrasplenischen Venen. Wird die Milzvene in ihrem gesamten Ausmaß durch die Thrombose befallen, füllt das Kontrastmittel die Kollateralvenen in Magen, Omentum und Retroperitoneum, im Dickdarm und im Perisplenium. Die Venen bilden verschieden umfangreiche Geflechte, die stellenweise varicös erweitert sind, hauptsächlich im Magenfundus. Ein Teil dieser Kollateralen ist von hepatofugalem Charakter, vorwiegend die retroperitonealen, perisplenischen und esophagealen Venen. Durch diese Kollateralen im Retroperitoneum können zuweilen die linke Nierenvene und die untere Hohlvene gefüllt werden. Die Kollateralen im Magen, im Dickdarm und im Omentum sind meist

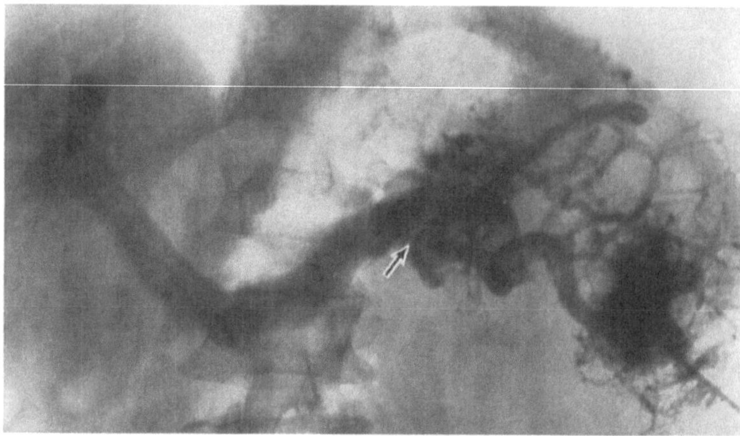

Abb. 85. Rekanalisierte posttraumatische Thrombose des linken Abschnittes der Milzvene (Pfeil) mit Kollateralen in der Milzumgebung, in Retroperitoneum und Magen. Splenoportographie

hepatopetalen Charakters. Durch sie, durch die Coronarvene des Magens sowie durch die hepatocolischen Anastomosen erfolgt die Füllung der Pfortader und ihrer Leberäste.

Bei einer lokalisierten Thrombose ist die Milzvene bis zum Thrombusbereich gefüllt. Der amputierte Stamm zeigt oft unscharfe Konturen. Weiterhin kommt es zur Darstellung eines hepatopetalen Kollateralkreislaufes, der die Thrombose umgeht. Durch diesen erfolgt

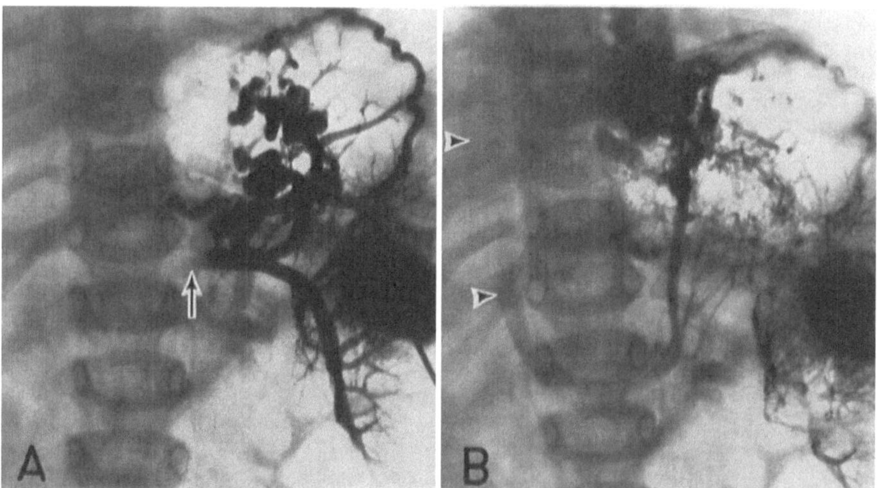


Abb. 86 a und b. Thrombose der Pfortader und des medialen Abschnittes der Milzvene bei einem 3jährigen Kind nach abgelaufener Omphalitis mit umfangreicher Splenomegalie. Splenoportographie. a Während der Injektion. Die Füllung der Milzvene endet am Rande der Wirbelsäule mit unregelmäßiger Konturierung (Pfeil). Es füllt sich ein Kollateralkreislauf in der Milzumgebung, vor allem im Magen und Retroperitoneum; b Nach der Injektion. Durch Kollateralen des Retroperitoneum und des Magens kommt es zur Füllung der linken Nierenvene und der unteren Hohlvene (Pfeilspitzen). Zugleich sind auch die Varicen im Bereich der Kardia und die paravertebralen Geflechte gefüllt

die Füllung des durchgängigen Teiles der Milzvene und der Pfortader hinter der Thrombose. Die Kollateralvenen gehen von der Milz und dem vor der Thrombose gefüllten Abschnitt der Milzvene aus und bilden Netze im Bereich des Milzhilus, Magens und des Retroperitoneum, manchmal direkt in der Umgebung des thrombosierten Abschnittes. Auf diese Weise kommt es zu einer Funktions-Rekanalisation der Thrombose. Die hepatofugalen Kollateralen bilden sich in diesen Fällen nur in geringem Ausmaß aus (Abb. 85).

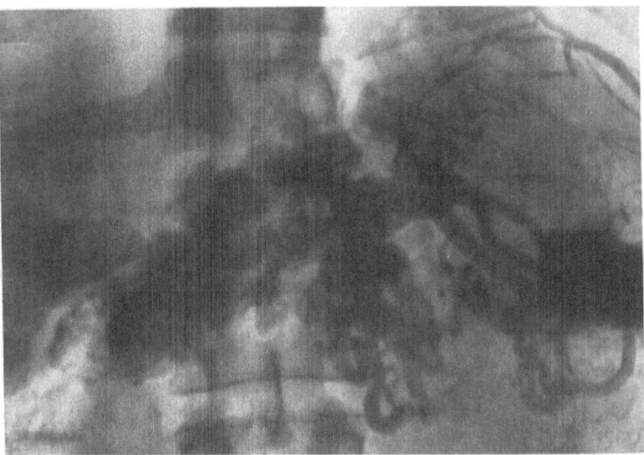

Abb. 87. Thrombose der ganzen Milzvene und der Pfortader bei Polycythaemie mit erheblicher Splenomegalie. Splenoportographie. Füllung von zahlreichen varicös ausgeweiteten Kollateralen im Retroperitoneum und in der subhepatischen Gegend

*Die Milzarteriographie* kann bei der Milzvenenthrombose wichtige Aussagen ermöglichen. Die Milzarterie ist in der Regel breiter, jedoch nicht proportional der Milzgröße und hat wegen ihrer Medialwärtsverdrängung einen gewundeneren Verlauf. Die intrasplenische Aufzweigung ist bei älteren Thrombosen manchmal infolge sekundärer Fibrose

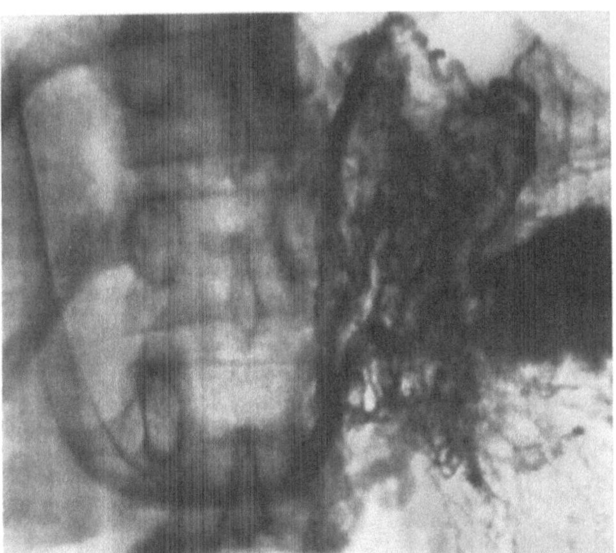

Abb. 88. Budd-Chiarische Krankheit mit Thrombose des ganzen splenoportalen Stammes. Markante Splenomegalie und Wandthrombose der unteren Hohlvene. Splenoportographie. Vom Depot in der Milz aus füllen sich Geflechte der neugebildeten Venen perisplenisch und im Retroperitoneum, der linken Nierenvene und unteren Hohlvene, deren rechte Begrenzung uneben ist

gering, die Zweige sind verengt und gestreckt. Bei den sekundären Infarkten treten noch typische Herdveränderungen, Amputation der betroffenen Zweige, avasculäre Füllungsdefekte und verschiedenartige Umformung der Gefäße in der Umgebung hinzu. Die Schattengebung pflegt gut ausgeprägt zu sein und ist bei Infarkten inhomogen. In der späteren Phase fließt das Kontrastmittel über die Kollateralvenen ab. Ihre Füllung ist aber meistens kontrastarm.

## 4. Blutkrankheiten

Bei Blutkrankheiten ist die Milz oft vergrößert. Die Mehrzahl dieser Splenomegalien äußert sich jedoch bei der Röntgenuntersuchung nicht durch spezifische Veränderungen, wodurch man auf die Art der Blutkrankheit schließen könnte. Durch die geläufigen Untersuchungen lassen sich nur das Ausmaß der Vergrößerng und dieselben Veränderungen der umgebenden Organe nachweisen wie bei Splenomegalien anderer Ätiologie. Die Spezialmethoden, insbesondere die *Splenoportographie* und *Arteriographie* ergeben für jede Systemsplenomegalie typische Veränderungen. Sie ermöglichen eine Beurteilung des Gefäßsystems der Milz, wie auch die Erkennung etlicher Komplikationen von Blutkrankheiten, insbesondere der Milzvenenthrombose und des Milzinfarktes. Bestimmte charakteristische Veränderungen weisen nur einige Erkrankungen auf, bei denen es zur Anhäufung von Hämosiderin in der Milz kommt.

### a) Hämosiderose

Die Anhäufung von Hämosiderin in der Milz ist eine Folge von übermäßigem Zerfall des Blutfarbstoffes, z.B. bei der hämolytischen Anämie, oder bei der Hämochromatose, primär oder sekundär, hauptsächlich nach mehrmaliger Bluttransfusion. Die Ablagerung von Hämosiderin in der Milz geschieht diffus, manchmal auch herdartig.

*Die Leeraufnahme* zeigt im ersten Falle eine leichte und homogene Gesamterhöhung der Kontrastdichte der Milz (Shanbrom). Bei herdartiger Ablagerung von Hämosiderin sind in der kontrastreichen Milz multiple kleine knötchenartige Herde nachweisbar (Macarini). Ein ähnliches Bild wurde auch bei einer von außen bedingten Siderose nach langjähriger Arbeit im Eisenbergwerk beschrieben (Carta). Die Befunde bei Hämosiderose in der Milz gehören zu den spätauftretenden Merkmalen und haben keine wesentliche diagnostische Bedeutung. Man muß jedoch bei der Differentialdiagnose der Milzverkalkungen an sie denken.

### b) Sichelzellenanämie

Die Sichelzellenanämie (Drepanocytose, sickle cell anaemia) ist eine erbliche hämolytische Anämie. Sie kommt vorwiegend bei Negern und Mulatten und zwar in zwei Formen vor. Bei der heterocygoten Form verläuft sie manchmal symptomlos. Es muß gar keine Anämie bestehen, die Milz kann jedoch zuweilen vergrößert sein. Die homocygote Form geht mit verschiedenen Graden von Anämie und Milzveränderungen einher. Zuerst vergrößert sich die Milz. In ihrem Parenchym kommt es zur Blutung aus kleinen Gefäßen und zur Bildung von Infarkten. Die betroffenen Herde werden später organisiert durch Ablagerung von Kalksalzen und Blutfarbstoff. Dadurch kommen kleine Knötchen zustande. Im Laufe der Zeit kommt es zur Verkleinerung der Milz und im schweren Stadium der Erkrankung ist die Milz klein, hart und zuweilen völlig zusammengeschrumpft. Ihre Pulpa ist durch Bindegewebe mit Ablagerung von Mineralien ersetzt (Ehrenpreis, Jacobson).

*Die Leeraufnahme* zeigt ein unterschiedliches Bild je nach Form und Stadium der Erkrankung. Im Anfangsstadium ist die Milz vergrößert und wegen der Anwesenheit größerer Mengen von Eisenpigment auch diffus kontrastdichter. Später kann es zur Bildung zahlreicher abgegrenzter bis zu 3 mm großer Knötchen kommen, die meistens regelmäßig über die ganze Milz verstreut sind (*Siderotische Knötchen*). Mit dem Fortgang der Erkrankung und mit der Verkleinerung der Milz nimmt die Größe der Knötchen ab, ihre Form wird unregelmäßig und sie bilden in der Schrumpfmilz eine amorphe Masse (Ehrenpreis, Jacobson, Macht).

## 5. Milzentzündungen

In der Diagnostik der Milzentzündungen kommt die Röntgenuntersuchung nur bei Herdentzündungen, hauptsächlich beim Absceß, bei der Tuberkulose und bei der Perisplenitis zum Einsatz.

## a) Milzabsceß

Der Milzabsceß kann Folge des Übergreifens einer Infektion von den umgebenden oder entfernten Organen auf dem Lymph- oder Blutwege oder Folge einer direkten Milzverletzung sein. Er ist manchmal eine Komplikation einer Magen-, Darm- oder Nierenerkrankung, einer bakteriellen Endocarditis, Sepsis, des Typhus oder tropischer Krankheiten. Manchmal wird er durch Vereiterung eines Infarktes oder einer Cyste, z.B. Echinococcuscyste, verursacht. Klinisch verläuft der Milzabsceß sehr oft unter dem Bilde einer Sepsis mit meist vergrößerter und schmerzhafter Milz.

*Die Röntgenuntersuchung des Torax* ergibt in der Regel Veränderungen der linken Zwerchfellhälfte und fast immer Zeichen einer Entzündungsreaktion der Pleura mit Ergußbildung (GELFAND).

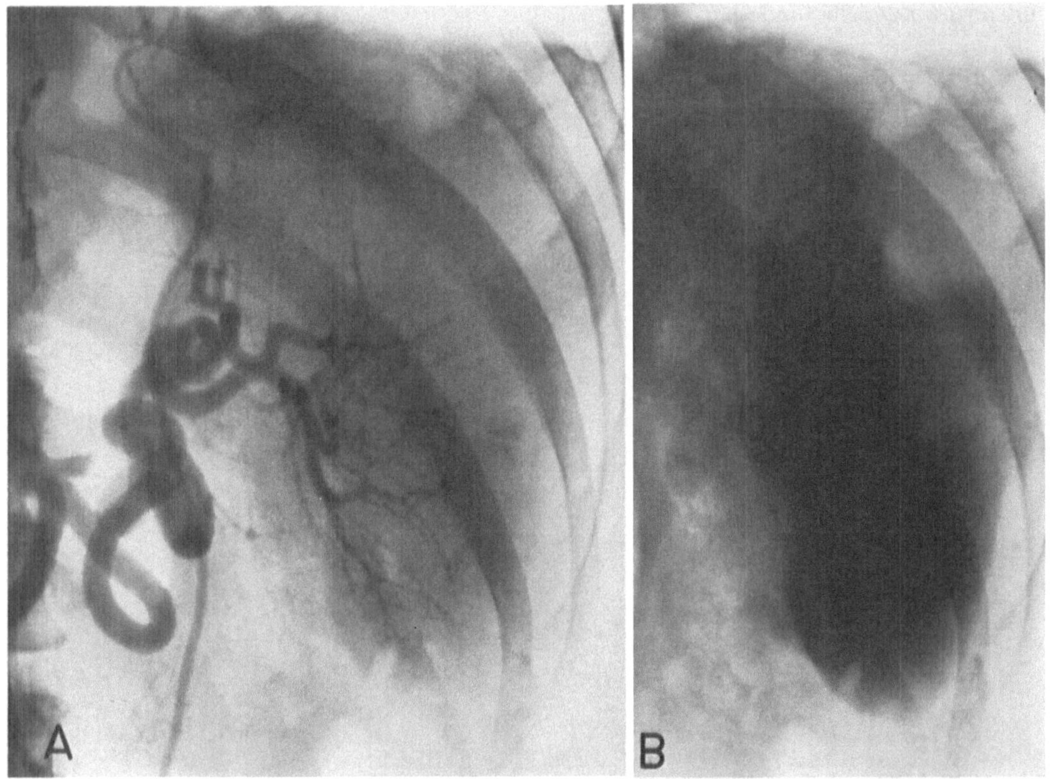


Abb. 89 a und b. Subphrenischer Absceß nach einer Magenoperation. Die Milz ist von dem Zwerchfell und der Thoraxwand abgedrängt. Milzarteriographie. a Arterielle Phase. Die intrasplenischen Äste sind nicht geschädigt; b Capilläre Phase. Die ganze Milz ist „angefärbt"

*Die Leeraufnahme* zeigt das Grundmerkmal des Abscesses: die Milzvergrößerung mit atypischer Konfiguration. Der Milzschatten erscheint entweder kreisförmig oder spindelförmig (SCHINZ). Von Bedeutung ist hierbei die Aufnahme im Stehen, die eine Gasblase und einen Flüssigkeitsspiegel im Absceß erkennen lassen kann.

*Die Arteriographie* ist für die präzise Diagnostik, hauptsächlich die Abgrenzung eines subphrenischen Abscesses wertvoll. Der Milzabsceß äußert sich im Gefäßplenogramm durch einen gefäßfreien Herd, dessen Grenzen von den auseinandergedrängten deformierten Ästen gebildet werden. In der Parenchymphase kommt ein Defekt mit unscharfen und unebenen Konturen zur Darstellung. Beim perisplenischen oder subphrenischen Absceß bleibt dagegen die Aufzweigung in der Milz unverändert, die Milz jedoch kann verschiedentlich vom Zwerchfell und der Brustwand abgedrängt sein (Abb. 89).

*Nach Ausheilung des Milzabscesses* können an seiner Stelle unregelmäßige Verkalkungen festgestellt werden, die aus mehreren größeren oder kleineren zusammenfließenden Schollen bestehen (MACARINI).

## b) Milztuberkulose

Die Milz wird von der Tuberkulose verhältnismäßig oft befallen, insbesondere im Kindesalter (GRAY, SCHWARTZ). Ihre Erkrankung ist hierbei in der Regel im Rahmen der gesamten hämatogenen Aussaat sekundär. Die Milztuberkulose kann in mehreren Formen vorkommen. Am häufigsten ist die miliare Aussaat, es kann jedoch auch eine grob-käsig-cavernöse Form vorliegen. Eine besondere Variante stellt die tuberkulöse Splenomegalie dar, durch granulomatöse Hyperplasie des Reticulum bedingt.

*Die Röntgenuntersuchung* ermöglicht die Feststellung unterschiedlicher Milzvergrößerung in der *akuten* und *subakuten* Phase der Milzerkrankung. Einen Beitrag könnte, insbesondere bei der grobknotigen Form, die Milzarteriographie liefern.

Von *älteren tuberkulösen Prozessen* sind die Bilder mit verkalkten Herden bekannt. Sie sind meist Zufallsbefunde bei der Untersuchung anderer Organe. Meistens handelt es sich

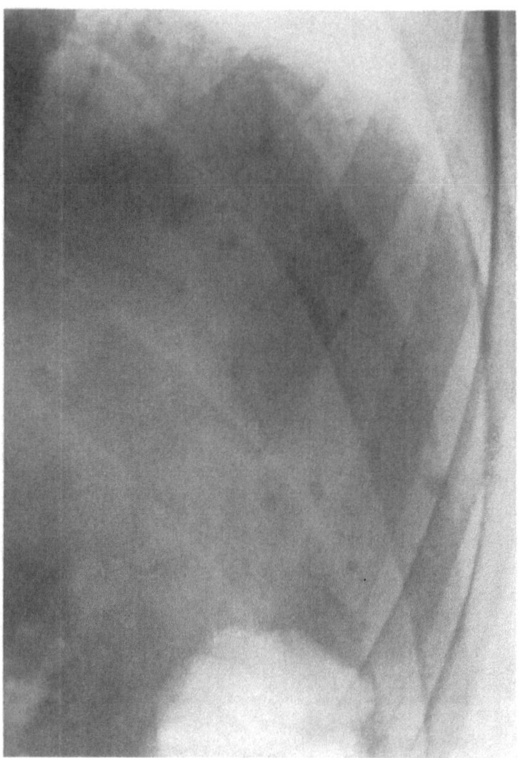

Abb. 90. Miliare Milztuberkulose im Stadium der Verkalkung. Leeraufnahme. In der Milz mehrere kleine Verkalkungen von 2—3 mm im Durchmesser

um Ausheilungsvorgänge einer abgelaufenen hämatogenen tuberkulösen Aussaat. Die Befunde sind in der Regel typisch (Abb. 90, 91). Am häufigsten kommen miliare Verkalkungen vor. Die Milz zeigt winzige, kontrastreiche, gleichmäßige etwas stecknadelköpfchengroße Herde, diffus verteilt. Sie sind homogen, strukturlos, nur zuweilen haben sie einen kalkdichten Kern (Courtin, Hrbek, Morrison). Oft zeigen sie unregelmäßige Konturen und können auch polyedrisch sein. Nach wiederholten schubweisen Aussaaten können Herde von ungleicher Größe und Kontrastdichte zustandekommen, so daß dann der typische Charakter des Bildes verlorengeht. Bei der grobknotigen-käsig-cavernösen Form kommen die Verkalkungen in kleinerer Zahl, manchmal nur vereinzelt vor. Sie sind in der Regel ungleich groß, zuweilen von Haselnußgröße, unregelmäßig, inhomogen und von Schollen- bis Maulbeerstruktur (Blecha, Schinz, Trecate). Ihr Aussehen ähnelt den Verkalkungen der Lungenlymphknoten. Die granulomatöse tuberkulöse Splenomegalie hat gewöhnlich den Charakter einer Systemsplenomegalie.

Für die *differentialdiagnostischen Erwägungen* ist bei tuberkulösen Milzverkalkungen das gleichzeitige Vorkommen von Leberverkalkungen wichtig, die einen ähnlichen Charakter wie jene in der Milz aufweisen, und die Verkalkungen der Bauchlymphknoten. Sie ermöglichen die Abgrenzung der tuberkulös bedingten Milzverkalkung von Verkalkungen anderer Natur (SCHRÖDER, HRBEK). Vor allem müssen die tuberkulösen Verkalkungen von den Veränderungen nach Verabreichung von Thorotrast, die sehr ähnlich aussehen können, unterschieden werden. Bei einem unklaren Röntgenbefund weisen auf den tuberkulösen Ursprung gleichzeitige Lungenveränderungen, sowie die Vorgeschichte und der gesamte klinische Befund hin.

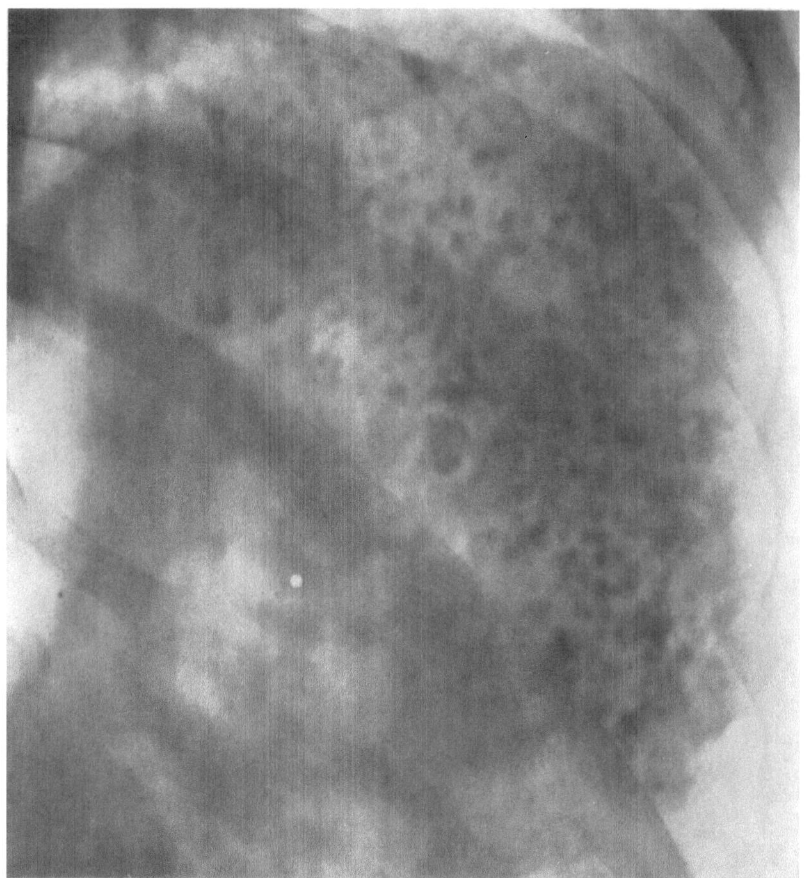

Abb. 91. Miliare Milztuberkulose im Stadium der Verkalkung. Leeraufnahme. Die ganze Milz ist mit zahlreichen Verkalkungen in Größe von 3—5 mm durchsetzt

## c) Perisplenitis

Entzündliche Vorgänge der Milzkapsel spielen sich bei verschiedenen Milzerkrankungen ab, beim Infarkt, beim Absceß, bei der Cyste, nach Blutung in die Milz und bei Erkrankungen der umgebenden Organe. Oft ist die Ursache jedoch nicht ersichtlich. Meistens kommt es dabei zur Verdickung der Kapsel infolge bindegewebigen Umbaus und im weiteren Verlauf zu sekundären degenerativen Veränderungen. Es kann auch zur Ablagerung von Kalksalzen kommen (*Perisplenitis calcarea*).

*Im akuten Stadium* bestimmen die Zeichen der Grunderkrankung das klinische und röntgenologische Bild. *Die Arteriographie* kann außer der Grunderkrankung die Verdickung der Kapsel mit Gefäßneubildung zeigen (Abb. 92).

*Im Stadium der Verkalkungen* stellt die Perisplenitis calcarea oft einen zufälligen Befund bei der Untersuchung der Oberbauchorgane dar. Lediglich bei sekundären Adhäsionen klagt der Kranke über Schmerz- und Druckgefühle in der Milzgegend.

Die *Leeraufnahme* bietet ein charakteristisches Bild (Abb. 92, 93). An der Milzoberfläche kommen dann flache oder bandförmige, oft konfluierende Verkalkungen zur Dar-

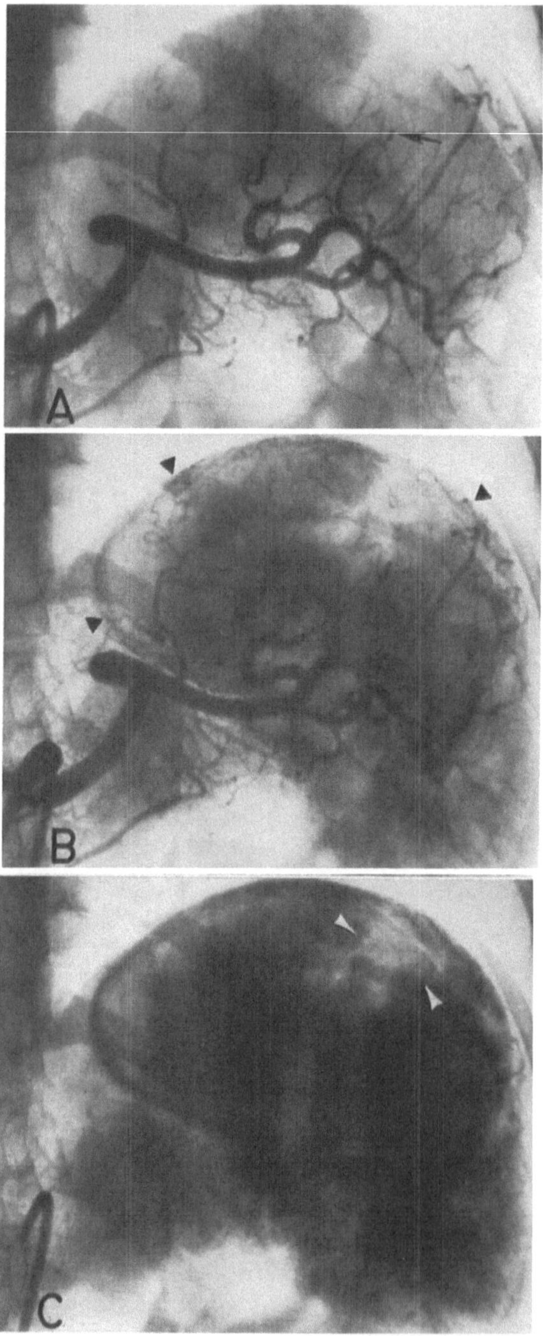


Abb. 92 a—c. Milzinfarkt mit markanter Perisplenitis. Milzarteriographie. a Arterielle Phase. Eine mittelgroße intrasplenische Arterie in der oberen Hälfte der Milz ist verschlossen (Pfeil) und ihr Versorgungsgebiet gefäßlos; b Späte arterielle Phase. Füllung von zahlreichen winzigen neugebildeten Gefäßen auf der Milzoberfläche (Pfeilspitzen); c Capilläre Phase. Ein unregelmäßiger dreieckförmiger Defekt in der oberen Milzhälfte (Pfeilspitzen). Starke Verdickung und gute Schattengebung der Milzkapsel

stellung. Sie pflegen inhomogen zu sein, ihre Struktur ist oft körnig und der Befund entspricht dem Bild der Pleuritis calcarea. Die Kalkablagerungen sind gewöhnlich nur lokalisiert, können jedoch auch die gesamte Milz mantelartig umgeben (TESCHENDORF-Mantelmilz). Die Ausmaße der Milz sind von der Grunderkrankung abhängig. Die Milz kann vergrößert mormal groß oder geschrumpft sein.

Bei *Insufflation* des Dickdarmes und auch des Magens kann die Lage der Verkalkungen in der Milz bestätigt werden.

Das *Pneumoperitoneum* kann in Zweifelsfällen die Entscheidung bringen, außerdem werden dabei Adhäsionen festgestellt.

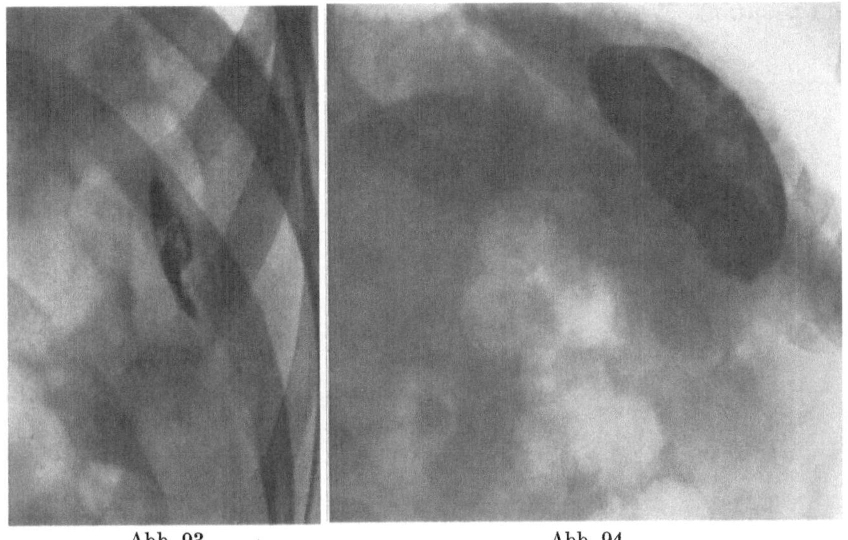

Abb. 93 Abb. 94

Abb. 93. Posttraumatische Perisplenitis calcarea. Leeraufnahme. Die viscerale Fläche der normal großen Milz weist eine inhomogene Verkalkung im Ausmaß von 4 × 1 cm, auf

Abb. 94. Perisplenitis calcarea unbekannter Herkunft. Leeraufnahme. An der äußeren Fläche der normal großen und hoch gelagerten Milz ist eine mantelförmige Verkalkung von inhomogener Struktur im Ausmaß von 7,5 × 3 cm sichtbar

## 6. Milzverletzung

Für die Röntgendiagnostik kommen vor allem Milzverletzungen bei geschlossener Bauchhöhle in Betracht. Zur Verletzung inkliniert besonders die pathologisch veränderte, vor allem die vergrößerte Milz bei manchen Blutkrankheiten, da sie meistens spröde ist. Eine Verletzung kann dabei auch Folge eines kleineren Unfalls sein oder sogar spontan erfolgen. Eine normale Milz kann bei stumpfen Traumen des linken Hypochondriums und der linken Thoraxhälfte auch bei geringerer Gewalteinwirkung verletzt werden. Bei Milzverletzungen unterscheidet man in grob schematischer Weise drei Grundtypen:

1. eine ausgedehnte Ruptur mit großer unmittelbarer Blutung, 2. eine kleinere oberflächliche Milzschädigung mit nicht allzugroßer, aber andauernder oder intermittierender Blutung und 3. eine Parenchymschädigung mit Blutung innerhalb der Milz ohne Kapselruptur. Hierbei kann es zur sekundären Milzkapselruptur und nachfolgender Blutung in die Bauchhöhle kommen, ein Ereignis, das schon nach etlichen Tagen, oder erst nach Wochen eintreten kann. Eine Kapselruptur muß nicht unbedingt folgen. Das intrasplenische Hämatom wird dann abgekapselt und es bildet sich eine unechte Cyste aus. Die klinischen Äußerungen sind bei den einzelnen Typen verschieden. Gleichermaßen verschiedenartig ist auch der Wert der Röntgenuntersuchung.

Bei einer plötzlich auftretenden umfangreichen Milzruptur mit großer intraabdominaler Blutung überwiegt das Bild des Kollapses mit rasch fortschreitender Anaemie, Peritonealreizung und heftigen Schmerzen in der Milzgegend, oft in das linke Schultergelenk ausstrahlend. Hierbei gelingt es meistens, schon klinisch die Diagnose zu stellen, insbesondere wenn diese Symptome im Zusammenhang mit einem Unfall stehen. Die Röntgenuntersuchung ist hier daher nicht nur unnötig, sondern kontraindiziert, da die Manipulationen den Zustand des Patienten nur verschlechtern könnten (Larghero, Ledoux-Lebard). Die Leeraufnahme des Abdomens würde hierbei nur die Zeichen von Flüssigkeit im Abdomen, eine diffuse Verdichtung der Kontrasttiefe, das „Verwischtsein" der Konturen einzelner Organe und eine Auseinanderdrängung der Dünndarmschlingen zeigen (Frimann-Dahl, Schinz).

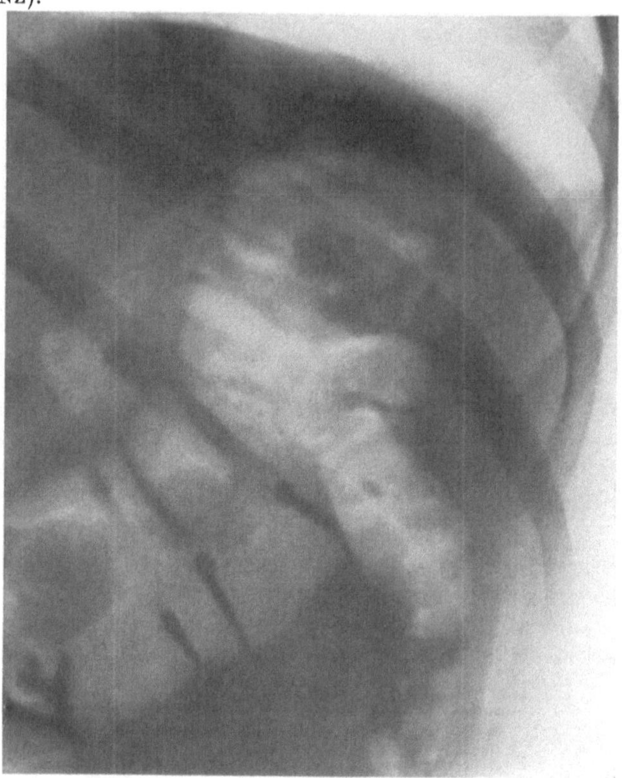

Abb. 95. Ruptur der Milz mit kleiner Peritonealblutung. Fraktur der 11. Rippe. Leeraufnahme. Die Milz zeigt Normalgröße, ihre Konturen sind leicht verwischt. Dickdarmmeteorismus

Von Bedeutung ist die Röntgenuntersuchung bei den übrigen Typen der Milzverletzung, bei protrahierter, rezidivierender oder intrasplenischer Blutung. Die klinischen Äußerungen dieser Verletzungsarten sind in der Regel weniger typisch und lassen den akuten dringenden Charakter vermissen. Die Kranken klagen oft nur über Druck oder geringe Schmerzen im linken Hypochondrium und über durch Zwerchfell- und Phrenicusreizung verursachte Beschwerden. Die richtige und rechtzeitige Diagnose ist in diesen Fällen oft recht schwierig, wenn der Unfall nur geringfügig war oder die Ruptur spontan eingetreten ist. Die Röntgenuntersuchung stellt dabei eine wichtige Hilfe dar. Bei vorsichtiger Anwendung und Auswertung der komplexen Untersuchung ermöglicht sie, die Diagnose mitunter verläßlich zu stellen. Von großer Wichtigkeit ist hier die Arteriographie.

*Die Thoraxuntersuchung* zeigt wichtige Veränderungen des Zwerchfells. Es ist oft höher gelegen, weniger beweglich und abgeflacht. Im costophrenischen Winkel pflegt manchmal ein kleiner Erguß nachweisbar zu sein. Die linke Lungenbasis kann weniger belüftet sein und läßt plattenförmige Atelektasen erkennen. Frakturen der unteren Rippen gehen mit diesen Verletzungstypen nur selten einher, sie sind jedoch diagnostisch wertvoll (WANG).

*Die Leeraufnahme* kann eine Reihe von Symptomen von unterschiedlichem diagnostischen Wert zeigen. Es können Lokalsymptome, direkt von den Milzveränderungen oder einem perisplenischen Hämatom verursacht, oder Fernsymptome infolge der Anwesenheit von Blut in der Bauchhöhle, vorkommen. Keines dieser Symptome hat allerdings absoluten Wert, da nicht nur für die Milzverletzung allein pathognomisch. Diagnostisch wertvoll

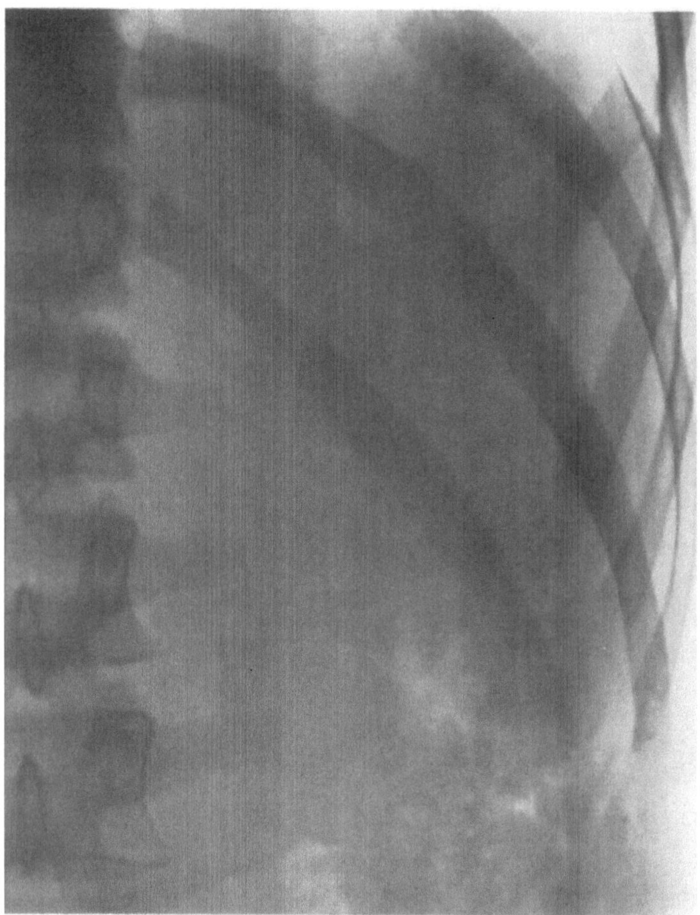

Abb. 96. Ruptur der Milz mit markanter Peritonealblutung. Leeraufnahme. Die Milz ist leicht vergrößert, der subphrenische Raum ist diffus schattendichter. Die Umrisse der Organe sind weitgehend verwischt

ist vor allem die Häufung der einzelnen Symptome. Deutliche Veränderungen zeigt die Leeraufnahme in etwa einem Drittel des Krankengutes (DONHAUSER).

Am häufigsten sind die Veränderungen der *Milz* selbst (Abb. 95, 96). Diese ist meistens vergrößert, kontrastdichter, manchmal auch verdrängt und zeigt verwaschene, wenig deutliche Umrisse. Die Milzvergrößerung erfolgt bei Blutung unterhalb der Kapsel oder ins Parenchym und beim perisplenisch abgekapselten Hämatom. Das Symptom einer Milzvergrößerung ist jedoch nur dort verwertbar, wo man eine Splenomegalie vor der Verletzung ausschließen kann. Ihr Nichtvorhandensein schließt jedoch eine Milzruptur aus. Bei direkter Blutung in die freie Bauchhöhle kann die Milz von normaler Größe sein (WYMAN).

Häufig pflegt die Begrenzung der Milz sowie der *linken Niere* und des Psoasmuskels unscharf zu sein. Manchmal kommt es zu einer diffusen Vertiefung der Kontrastdichte des gesamten *subphrenischen Raumes.*

Sehr oft und in der Regel auch recht frühzeitig zeigt der *Magen* eine Dilatation und es tritt eine sehr ausgedehnte Aerogastrie ein (Wyman). Diese reinen Reflexsymptome kommen aber auch auf Grund vieler anderer Ursachen zustande und sind für die Diagnostik der Milzverletzung von untergeordneter Bedeutung. Druckveränderungen am Magen treten hauptsächlich im Bereich der großen Kurvatur und des Fundus auf. Sehr oft kommt es zu

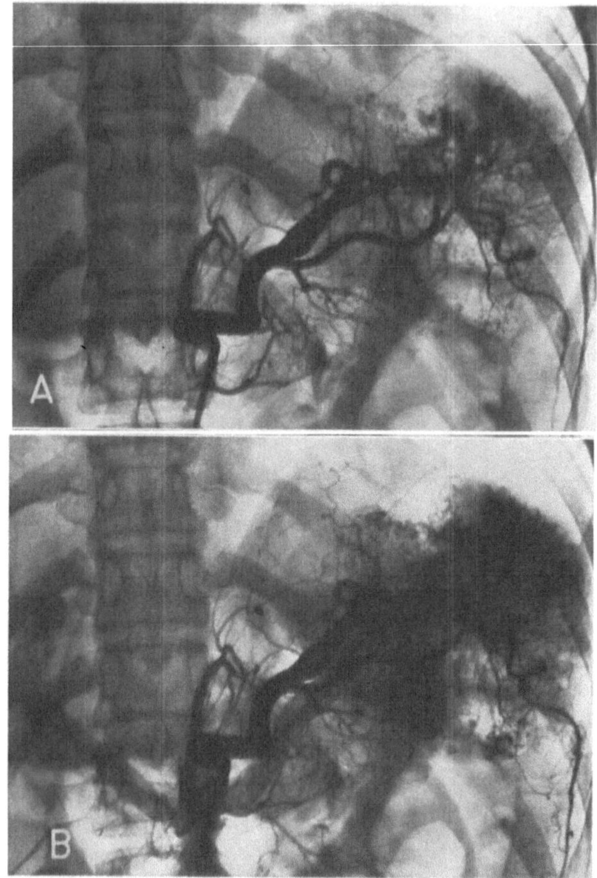


Abb. 97 a und b. Milzruptur mit einer intraparenchymatösen Blutung. Arteriographie der Milzarterie. a Arterielle Phase. Eindringen des Kontrastmittels in das Milzparenchym; b Spätere arterielle Phase. Unregelmäßige Füllung der Milz, frühzeitige Füllung der Milzvene

einer ausdrucksvollen lokalisierten Schwellung der Falten des Magenkörpers an der Stelle des Ansatzes des Lig. gastrosplenicum. Die Kontur der großen Kurvatur ist deutlich gezahnt und unregelmäßig. Dieses Merkmal, von vielen Autoren (Levine, Ledoux-Lebard, Wang und andere) für beweiskräftig angesehen, ist wahrscheinlich auf eine Reizung der Magenwand durch das dem obengenannten Ligamentum entlang sich fortpflanzende Blut zurückzuführen.

Die *linke Flexur* und der anliegende Anteil des *Colon transversum* pflegen verschiedengradig verdrängt zu sein. Außerdem wird ein Dick- und Dünndarmmeteorismus beobachtet.

Weitere Symptome werden durch das *Hämoperitoneum* hervorgerufen. Bei einer kleineren Menge Blutes im Peritonealraum gibt es in der Regel keine Abweichungen, solche treten erst bei einer Blutmenge von 750 ml auf (Wyman). Am stehenden Patienten wird dann eine Erhöhung der Kontrasttiefe des kleinen Beckens mit nach oben konkaver Abgrenzung sichtbar. Bei zunehmender Vergrößernug des Haemoperitoneums tritt das Blut auch zwischen die Dünndarmschlingen über, bei Vorliegen von mehr als 1 l Blut pflegt das Abdomen homogen kontrastdichter zu sein, wobei die Konturen der einzelnen Organe verwischt sind.

Die Befunde der Leeraufnahmen kann man manchmal durch *Gasfüllung des Dickdarmes* zu präzisieren versuchen. Zur differentialdiagnostischen Unterscheidung von Nierenverletzungen muß eine *Ausscheidungsurographie* oder noch besser eine linksseitige *gezielte*

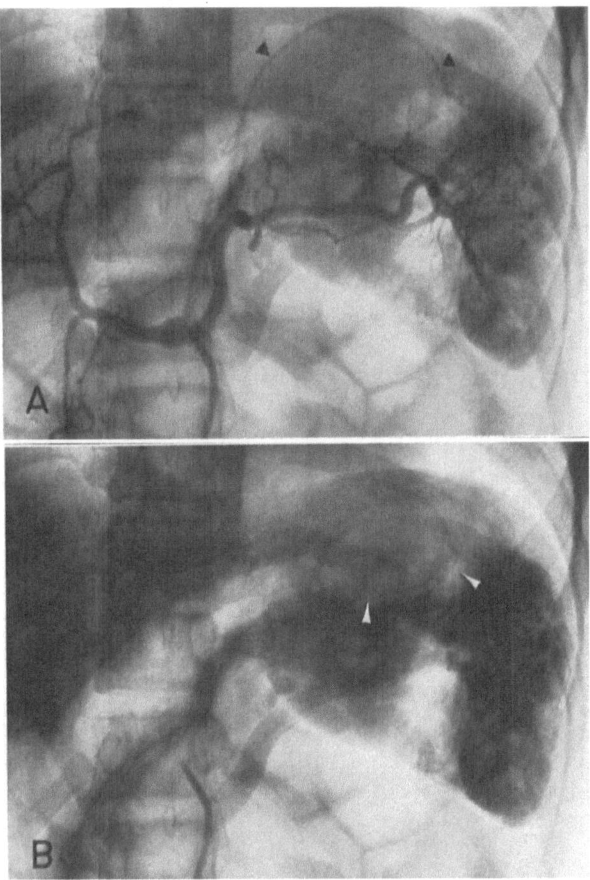


Abb. 98 a und b. Milzruptur mit subkapsulärer Blutung. Arteriographie der A. coeliaca (Beobachtung von BOIJSEN). a Arterielle Phase. Kleinere intrasplenische Äste reichen nicht zur Oberfläche und das Kontrastmittel bildet im unteren und äußeren Milzteil kleine Herde. Die A. phrenica sin. ist beim oberen Milzpol bogenförmig nach oben verdrängt (Pfeil); b Späte capilläre Phase. Die äußere Kontur der Milz ist unregelmäßig, stellenweise wie angenagt, ein größerer Defekt in der „Anfärbung" des oberen Drittels der Milz (Pfeil). Füllung des splenoportalen Stammes

*Nierenarteriographie* durchgeführt werden. Auch *das Pneumoperitoneum* hilft die Diagnose sichern (BIRSNER, LEDOUX-LEBARD). Es bedeutet jedoch ein erhöhtes Risiko und die Gefahr der Verstärkung der Blutung oder der Nachblutung.

*Die Milzarteriographie* ist hier von entscheidender Bedeutung. Sie sollte bei allen Kranken eingesetzt werden, bei denen Verdacht auf eine Milzverletzung besteht und bei denen das klinische Bild und die Routineuntersuchungen keine Diagnosestellung ermöglichten. Durch die Arteriographie können die Ruptur und deren Typus, sowie das Ausmaß und der Charakter der Blutung festgestellt oder die Milzverletzung ausgeschlossen werden.

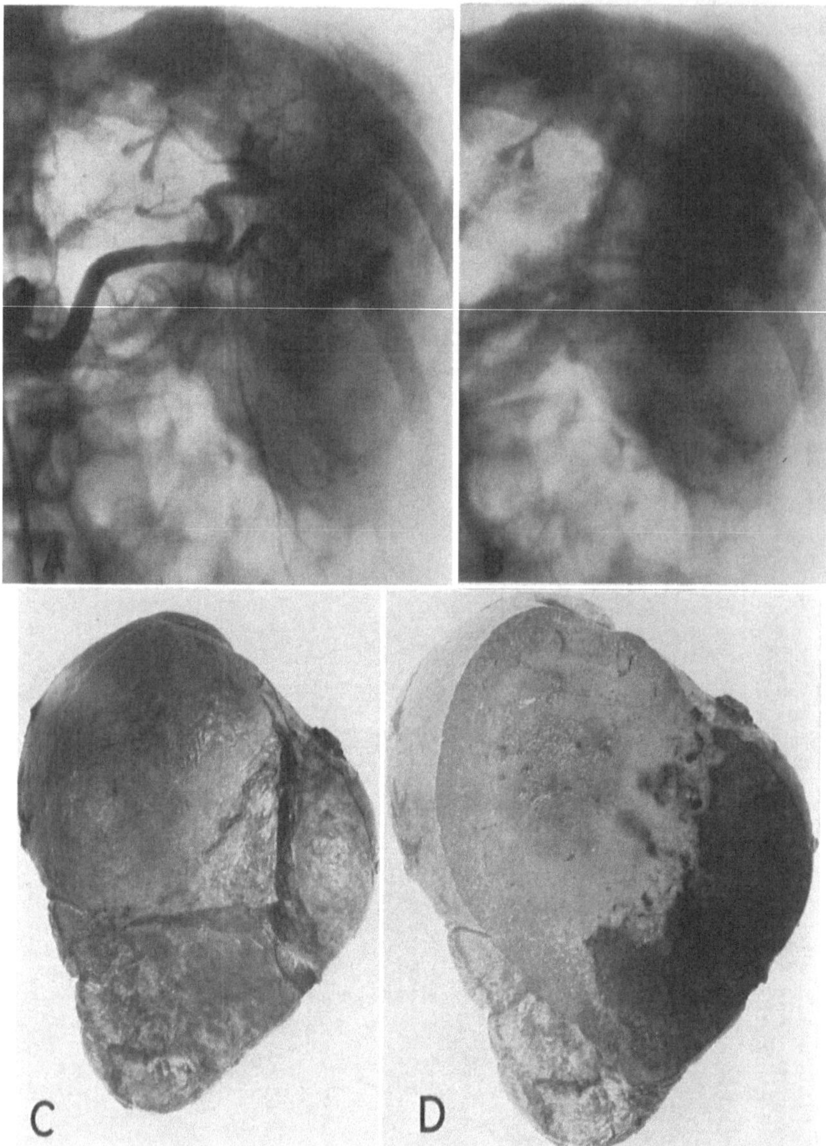


Abb. 99 a—d. Milzruptur mit intraparenchymatöser Blutung und mit subkapsulärem Hämatom. Arteriographie der A. coeliaca. a Arterielle Phase. Leichte Vergrößerung der Milz. Die äußere und untere Hälfte der Milz ist ohne Vascularisation in einem Ausmaß von 9 × 4 cm. In der Umgebung dieses Defektes sind die Zweige verdrängt, und das Kontrastmittel fließt aus den Arterien in diesen Defekt; b Capilläre Phase. Der Defekt im Milzschatten sowie das ausgeflossene Kontrastmittel aus den Arterien sind gut sichtbar; c u. d Präparate der operierten Milz Übersichtsaufnahme, Schnittaufnahme

Das arteriographische Bild der Milzverletzung hängt von Form und Grad der Verletzung ab (Abb. 91—100). Bei der *Milzquetschung* ist die Milz gewöhnlich vergrößert, und die kleinen intrasplenischen Zweige sind umgeformt, gestreckt und bisweilen nicht gefüllt. Das Kontrastmittel dringt in das beschädigte Milzparenchym ein und bildet viele kleine unregelmäßige Herde. Von diesen aus kommt es zur frühzeitigen Füllung der Venen. Man kann in der späteren arteriellen Phase die gleichzeitige Füllung der Milzarterie und Milzvene beobachten. Die kleinen Herde von Kontrastmittel im Milzparenchym überdauern die capilläre Phase und es kommt zu unregelmäßigen fleckigen Herden. Diese Veränderungen können diffus oder lokalisiert sein. Sie sind manchmal das einzige angiographische Zeichen einer Milzverletzung. Oft kommen sie mit anderen Veränderungen zusammen vor.

Beim *intraparenchymatösen oder subkapsulären Hämatom* ist die Milz vergrößert. Das Hämatom kommt als verschieden großer avasculärer Bezirk mit verdrängten und deformierten intrasplenischen Zweigen in seiner Umgebung zur Darstellung. Bei einem größeren subkapsulären Hämatom können auch die Arterien in der Milzumgebung verdrängt werden. Beim Fortbestand der Blutung kann man ein sehr wichtiges Symptom sehen, nämlich das direkte Austreten des Kontrastmittels in den avasculären Bezirk wo es einen unregelmäßigen Fleckschatten bildet. In der capillären Phase sieht man dann einen unregelmäßigen Defekt mit unscharfen Umrissen, die überdauernde Extravasation des Kontrastmittels und die frühzeitige Füllung der Milzvene.

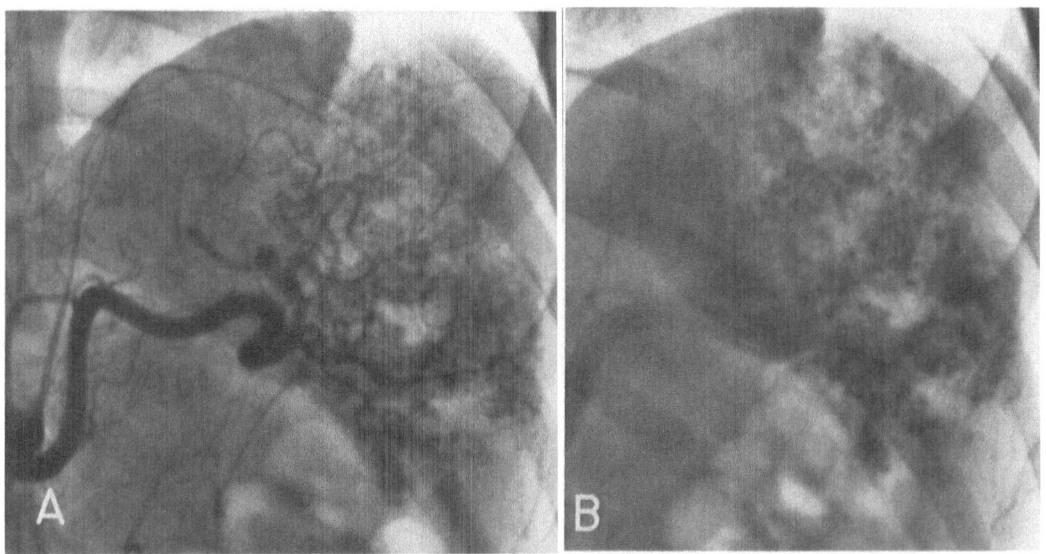


Abb. 100 a und b. Milzruptur mit pericapsulärem Hämatom. Arteriographie. a Arterielle Phase. Multiple Defekte und Eindringen des Kontrastmittels in das Milzparenchym; b Capilläre Phase. Abdrängung der Milz von der Thoraxwand, unregelmäßiger Milzschatten

Bei der Milzruptur mit *Kapselverletzung* und intraperitonealer Blutung kann eine Splenomegalie fehlen. Die Milz jedoch pflegt öfter von der Thoraxwand und vom Zwerchfell abgedrängt zu sein. Die Milzruptur äußert sich gewöhnlich als ein dreieckiger, verschieden tief greifender Defekt mit Deformation der benachbarten Äste und unregelmäßigen Umrissen. Bei bestehender Blutung fließt das Kontrastmittel in die Milzumgebung oder direkt in die Peritonealhöhle.

## 7. Milzcysten

Milzcysten kommen verhältnismäßig selten vor. Im Schrifttum finden sich vorwiegend kasuistische Berichte oder Zusammenfassungen einzelner Arbeiten. Es kommen entweder angeborene oder erworbene Cysten vor. Die *angeborene* — echte — Cyste ist mit Epithel ausgekleidet (dermoide oder epidermoide Cyste) oder mit Endothel (Lymphangiom, Hämangion, polycystische Krankheit) oder sie ist eine Hamartomcyste. Die *erworbenen* Cysten entstehen als Folge einer Verletzung, Entzündung oder Degenerationsveränderungen der Milz oder sind parasitären Ursprungs. Die Cyste kann solitär oder multipel vorkommen, ist klein oder groß, ein- oder mehrkammerig, mit abgetrennten oder kommunizierenden Hohlräumen. Manchmal ist die ganze Milz von Cysten durchsetzt. Verschiedenartig ist auch der histologische Aufbau der Kapsel und evtl. auch der Cystenauskleidung. Daher wurden die Cysten bezüglich ihrer Histo- und Pathogenese verschieden eingeteilt. Von der Mehrzahl der Autoren wird die ausführliche Fowler-Klassifikation anerkannt. Für die klinische Praxis ist die Einteilung in parasitäre und nichtparasitäre Milzcysten ausreichend.

### a) Nichtparasitäre Cysten

Die nichtparasitären Cysten sind größtenteils die unechten, nicht ausgekleideten Cysten. Ihre Entstehung verdanken sie meist einer Blutung. Seltener kommt die nichtparasitäre echte Cyste vor. Aus der Literatur geht hervor, daß von mehr als 300 publizierten nichtparasitären Cysten die unechte Cyste viermal so häufig wie die echte war. Klinisch ist die Unterscheidung dieser Cystentypen nicht möglich. Nach Verletzung der Milzgegend (Anamnese) neigt man zur Diagnose: unechte Cyste. Schwierigkeiten mit der Abgrenzung

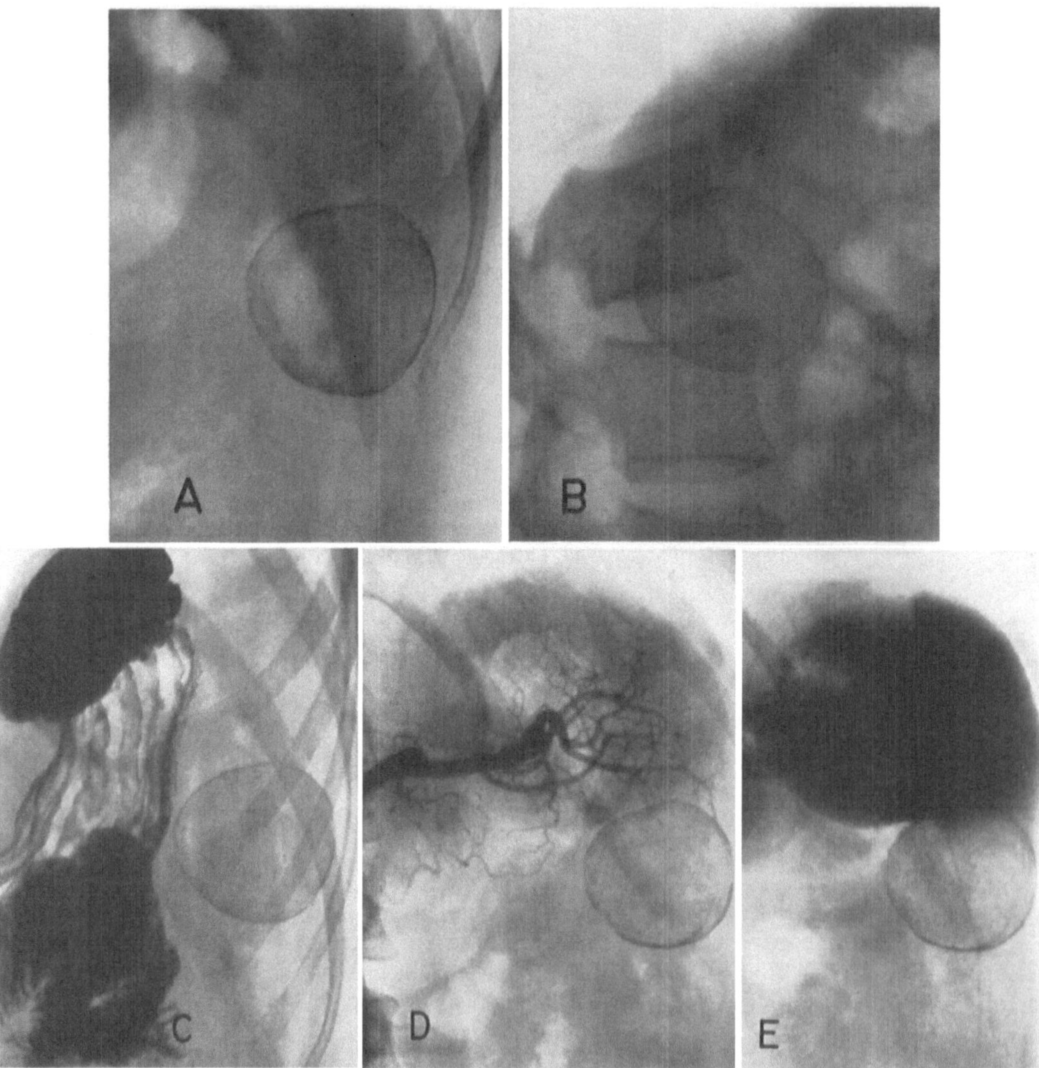


Abb. 101 a—e. Subcapsuläre Cyste im unterem Milzpol bei einer 40jährigen Frau. a Leeraufnahme. Anteroposteriore Projektion. Eine ringförmige Verkalkung von 5 cm Durchmesser im unteren Milzpol; b Leeraufnahme. Seitliche Projektion. Die Verkalkung projiziert sich vorwiegend in die Wirbelsäule; c Magenuntersuchung d Arterielle Phase der Milzarteriographie. Die Arterien im unteren Milzpol sind leicht verdrängt; e Capilläre Phase. Flacher Füllungsdefekt im unteren Milzpol

dieser Typen hat oft auch der Histologe. Bei großen echten Cysten kommt es zu sekundären Veränderungen und zum Schwund der Auskleidung, so daß auch er oft nicht in der Lage ist, den Ursprung der Cyste zu bestimmen. Die Unterscheidung dieser beiden Typen ist kaum nötig, da ihre Behandlung dieselbe ist, nämlich die Splenektomie.

Die nichtparasitären Cysten kommen in 60% bei Frauen vor und treten in 80% solitär und unilokulär und in 65% subkapsulär, meist im Bereich des oberen Milzpoles, auf (FOWLER). Sie stellen in der Operationsstatistik 0,2—0,5% aller Indikationen zur Splenektomie dar (SANGUILY, PEMBERTON). Ihre Größe ist verschieden, sie können Haselnußgröße erreichen, aber auch mehrere Liter Flüssigkeit enthalten. Das Milzparenchym in der Umgebung der Cyste ist sekundären Degenerationsvorgängen ausgesetzt. Bei einer großen Cyste kommt es zu seiner fast völligen Atrophie.

*Klinisch* treten meist keine typischen und deutlich ausgeprägten Symptome auf. Oft bleibt der Kranke geraume Zeit beschwerdefrei. Erst durch eine zufällig durchgeführte Untersuchung werden eine verschieden ausgeprägte Splenomegalie oder Kalkablagerungen in der Milzgegend entdeckt. In anderen Fällen treten sekundäre Beschwerden, Druckgefühl bis Schmerzen im Oberbauch, Dyspnoe, Nausea, als eines Druckes Folge auf die umgebenden Organe oder als Folge der Adhäsionen auf. Bei Komplikationen der Cyste, z.B. Ruptur oder Vereiterung, ändert sich plötzlich der bisher harmlose klinische Verlauf im Sinne eines akuten abdominalen Geschehens oder eines subphrenischen Abscesses.

Die Röntgenuntersuchung ist hier bei Einsatz geeigneter Methoden von entscheidender Bedeutung, sie ermöglicht die Diagnose der Cyste (Abb. 101—104).

*Die Thoraxuntersuchung* kann bei großer und in der oberen Hälfte der Milz lokalisierter Cyste Veränderungen an Zwerchfell und Lungenbasis ergeben. Manchmal ist auch eine Auseinanderdrängung und stärkere Wölbung der Rippen der unteren linken Thoraxhälfte nachweisbar (BSTEH).

*Die Leeraufnahme* zeigt bei Vorliegen einer Cyste eine *Milzvergrößerung*, Veränderungen der umgebenden Organe und zuweilen Kalkablagerungen. Die Milzvergrößerung ist unterschiedlich, je nach Größe der Cyste und der sekundären Parenchymveränderungen. Kleine Cysten gehen nur mit leichter *Deformierung der Milz* einher. Die Riesencyste kann die ganze linke Hälfte des Abdomen ausfüllen und sich bis tief ins Becken erstrecken. Die Splenomegalie hat gewöhnlich eine atypische Form. Bei der häufig vorkommenden Lokalisation der Cyste in der oberen Hälfte der Milz ist dieser Teil kugelig oder ovoid ausgeweitet und die untere Milzhälfte verläuft als ein enges Band aus normalem übrig gebliebenem Parenchym abwärts zum Becken. Eine kugelrunde Vergrößerung der ganzen Milz resultiert bei zentral lokalisierter Cyste. Selten trennt sich die Cyste bei Entwicklung unterhalb der Kapsel vom Parenchym ab und bleibt mit der Milz nur durch ein enges Band in Verbindung. In diesen Fällen ist die Milz vor normaler Größe (FONKALSRUD).

Bei *Komplikationen* der Cyste erfolgen Veränderungen der Milz. Im Falle einer Ruptur wird die Kontrastdichte diffus und greift auf die übrigen Teile der Bauchhöhle über (KUNC). Bei Vereiterung der Cyste kommt es oft innerhalb derselben zur Gasbildung mit deutlicher Spiegeleinstellung im Stehen oder in Seitenlage.

*Cystenverkalkungen* kommen in etwa 20% vor (ASBURY), wahrscheinlich auf Grund degenerativer Veränderungen oder Blutungen in die Wand. Die Calcifikationen können einen verschiedenartigen Charakter aufweisen. Bei kleinen, manchmal auch bei mittelgroßen Cysten pflegt die gesamte Cystenwand verkalkt zu sein. Sie äußert sich dann in Form eines Ringes mit einem kontrastreichen, 2—3 cm breiten Band in der Peripherie. Die Struktur des Ringes ist meist schollenartig, sein Zentrum manchmal von weniger kontrastdichten konfluierenden wolkenartigen Herden gebildet. Die Cysten großen Ausmaßes projizieren sich oft links vom Magen, bei Lokalisation im oberen Pol kann sie auch hinter dem Magen und manchmal auch mehr medial neben der Wirbelsäule sichtbar sein. Auf der Seitenaufnahme projiziert sich die Verkalkung entweder in die Wirbelsäule oder dicht vor dieselbe. Beim Atmen bewegt sich die Verkalkung synchron mit der Milz. Bei größeren

Cysten kommt es gewöhnlich nur zur teilweisen Verkalkung ihrer Wand. Man findet dann auf der Aufnahme bandförmige oder schollenartig verstreute, manchmal konfluierende Verkalkungen, bisweilen unregelmäßige halbringförmige oder geradlinige Bänder.

Neben diesen direkten Merkmalen der Cyste kommen auch sekundäre Veränderungen durch Verdrängung und Überlagerung der umgebenden Organe vor. Die linke Niere und der Psoasmuskel pflegen weniger deutlich zu sein.

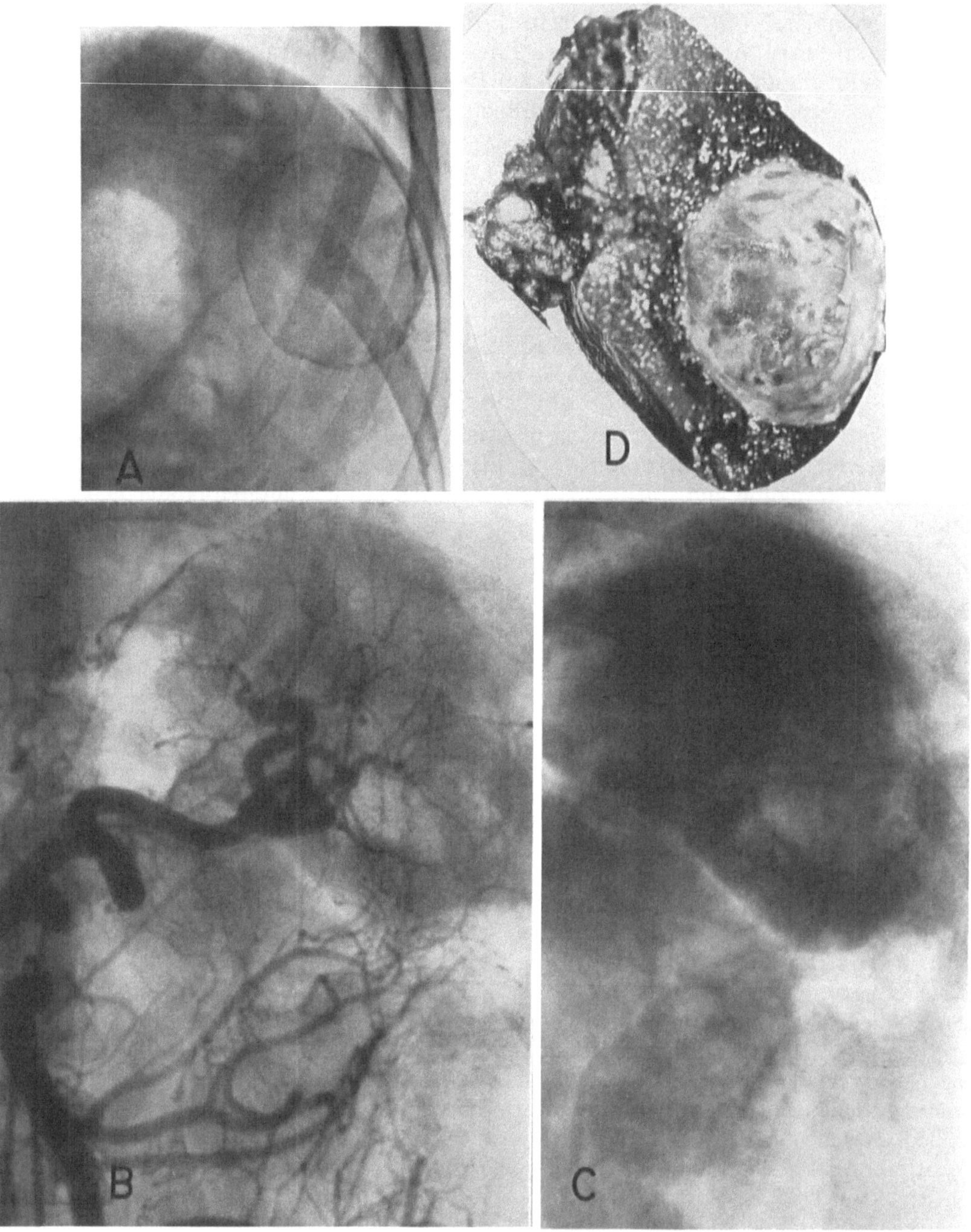


Abb. 102 a—d. Intraparenchymatöse Milzcyste bei einem 42jähr. Mann. a Leeraufnahme. Eiförmige Verkalkung von 5 × 6 cm Durchmesser in der unteren Hälfte der Milz; b Arterielle Phase der simultanen Arteriographie der A. coeliaca und der oberen Mesenterialarterie. Große intrasplenische Zweige in der unteren Hälfte der Milz sind verdrängt und umklammern die Zyste; c Capilläre Phase. Die Cyste ist als ein Defekt sichtbar; d Operationspräparat der Milz. Längsschnitt

*Die Untersuchungen der umgebenden Organe*, insbesondere von Magen, Dickdarm und linker Niere mit Kontrastmitteln lassen die Druckeinwirkungen erkennen.

Der *Magen* ist gewöhnlich medialwärts verdrängt. Eine Cyste, im oberen Anteil der Milz, verdrängt den Fundus abwärts und oft auch die Kardia und den unteren Abschnitt der Speiseröhre nach rechts (Bsteh, Sander). Befindet sich die Cyste am unteren Pol, kann der Magen aufwärts verdrängt werden. Die *Flexura duodenojejunalis* pflegt in der Regel nach rechts verschoben zu sein. Die linke Flexur des *Dickdarmes* und der anliegende Anteil des Transversum sind verschiedengradig medial- und abwärts verlagert, gewöhnlich auch nach vorn.

Die Veränderungen der *linken Niere* erfolgen hauptsächlich bei Ausdehnung der Cyste dorsalwärts. Bei der Druckauswirkung auf die Nierengefäße kommt es zu Funktionsstörun-

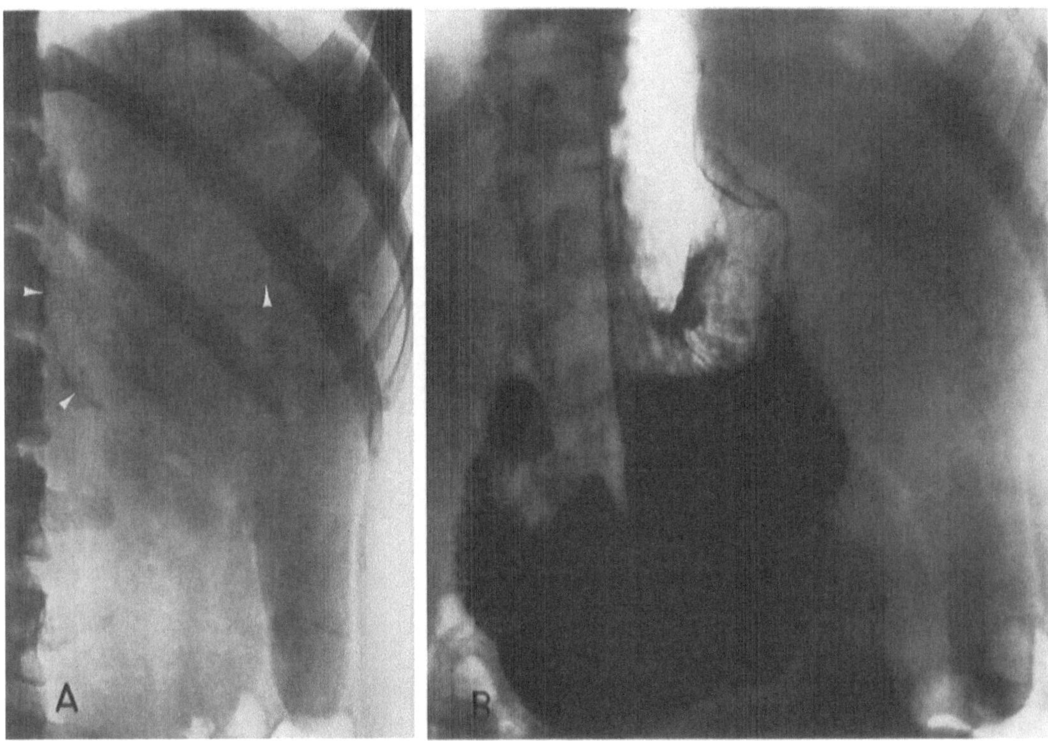


Abb. 103 a, b

Abb. 103 a—g. Große, höchstwahrscheinlich angeborene Cyste des oberen Milzabschnittes mit teilweiser Wandverkalkung bei einer 23jährigen Frau. a Leeraufnahme. Splenomegalie mit markanter eiförmiger Ausweitung des oberen Milzabschnittes und mit nach abwärts vergrößertem unteren Pol. Streifenförmige Verkalkungen paravertebral in der Höhe von LW 1—2, ferner im Verlaufe der 8. Rippe vorne und in Höhe ihres Endes (Pfeil); b Magenuntersuchung. Der Magen ist nach rechts verdrängt, die große Curvatur des Fundus und des Körpers ist verformt durch unregelmäßige Impressionen, der Bereich der Verkalkungen der Cyste wölbt sich unregelmäßig in das Magenlumen vor

gen und mangelhafter Darstellung im Ausscheidungsurogramm. Die Verdrängung kann medianwärts und sogar über die Wirbelsäule hinaus nach rechts erfolgen. Bei Cysten im unteren Pol kann die Niere aufwärts verdrängt werden. Die Cyste des oberen Milzanteils dagegen drängt die Niere abwärts. Bei Ausdehnung der Cyste nach vorne müssen keine Nierenveränderungen eintreten, auch wenn es sich um eine umfangreiche Cyste handelt.

Die auf der Leeraufnahme und bei der Untersuchung der umgebenden Organe festgestellten Veränderungen können durch Anlegen eines *Pneumoperitoneum* und *Pneumo-*

*retroperitoneum* ergänzt werden. In der Gasfüllung tritt die unregelmäßige Milzform sehr gut hervor. Dabei kommen auch die kleineren subkapsulären Cysten zur Darstellung, die als Unregelmäßigkeit oder lokalisierte Ausbuchtung der Oberfläche in Erscheinung treten.

*Die Milzarteriographie* spielt die entscheidende Rolle in der Diagnostik der Milzcysten. Neben den Form- und Gefäßveränderungen der Milz ermöglicht sie, die Cyste selbst darzustellen, wie auch die sekundären Parenchymveränderungen.

Ein gefäßfreier Bezirk mit Druckdeformation der umgebenden Arterien bildet das charakteristische Merkmal eines cystischen Tumors in der Gefäßphase. In der capillären Phase dokumentiert sich die Cyste in Form eines glatt begrenzten und regelmäßigen De-

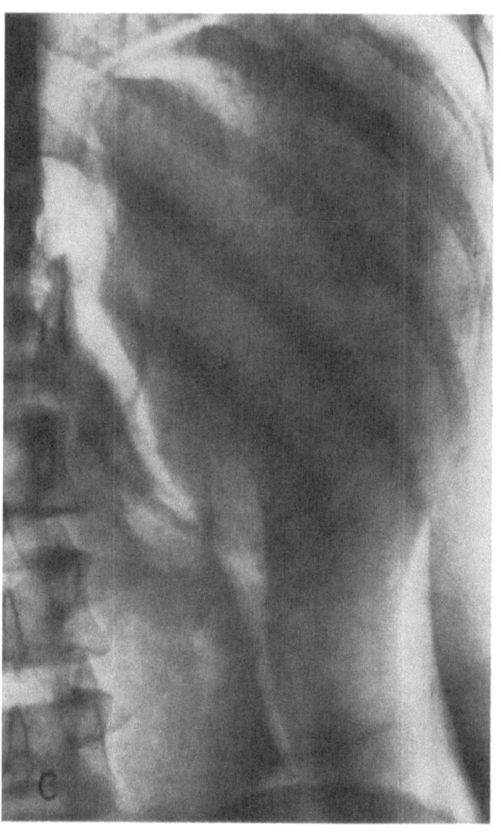


Abb. 103 c. Pneumoperitoneum. In der Gasfüllung tritt die Form der vergrößerten Milz deutlich hervor;

fektes. Diese Veränderungen sind der Lokalisation und Größe der Cyste entsprechend unterschiedlich. Bei einer subkapsulären Cyste werden gewöhnlich nur kleinere und oberflächlich gelegene Milzzweige verdrängt. In der Capillärphase ist nur eine Impression der Milzoberfläche sichtbar. Die intrasplenische Cyste verdrängt größere Milzzweige, die bogenförmig umgeformt und zusammengedrängt werden können. Die Capillärphase zeigt dann einen ovoiden oder kugelförmigen Defekt. Bei einer Riesen-Cyste, die die Milzarterie und ihre extrasplenischen Zweige verdrängt, ist das Bild durch sekundäre Atrophie des Milzparenchyms geprägt. In der Umgebung der Cyste ist die Zahl der Gefäße vermindert. Manchmal verlaufen nur einige enge und gestreckte Gefäße mit spärlicher Aufzweigung zu den Parenchymresten am Cystenrand. Dieses Bild steht in deutlichem Gegensatz zu der reichen Vascularisation des nichtbetroffenen Parenchyms. In der capillären Phase werden die Parenchymreste wiederum gut dargestellt und die Cyste tritt deutlich in Erscheinung.

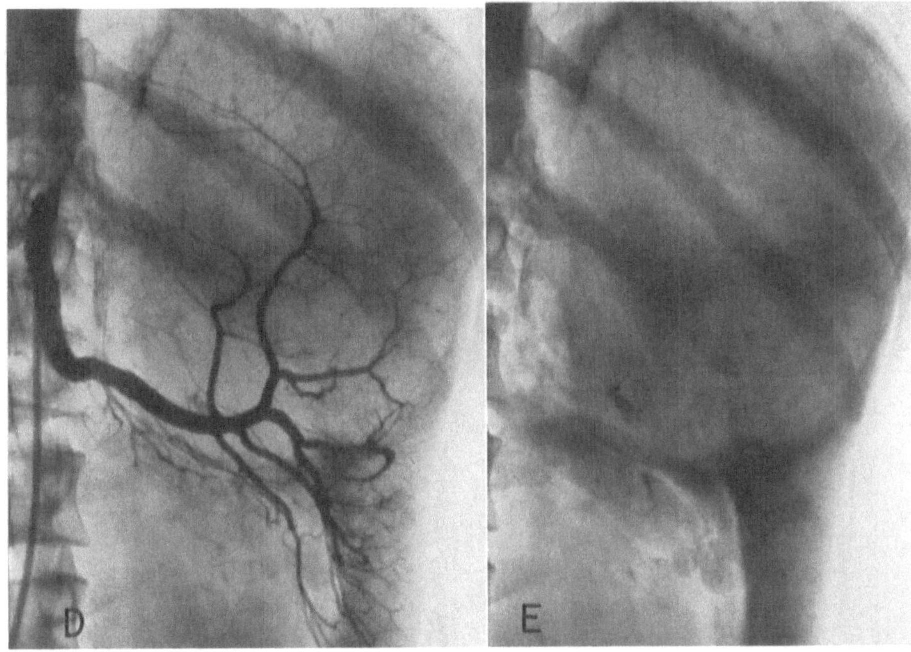


Abb. 103 d, e. d Arterielle Phase der Milzarteriographie. Die Milzarterie ist ausgeweitet und nach medialwärts und abwärts verdrängt. Die intrasplenische Aufzweigung im oberen Milzabschnitt ist typisch verformt, die Aufzweigung in dem bandförmig verlängerten unteren Milzabschnitt ist reichhaltig und ohne Abweichungen. Reiche arterielle Versorgung sieht man auch im Bereiche des linken Pankreasabschnittes, der nach abwärts verdrängt ist; e Capilläre Phase der Milzarteriographie. Die Cyste kommt in Form eines großen ovoiden Defektes im Ausmaße von 16 × 13 cm zur Darstellung. Ihre Abgrenzung bilden Reste des Milzparenchyms. Diffuse „Anfärbung" des linken Pankreasabschnittes;

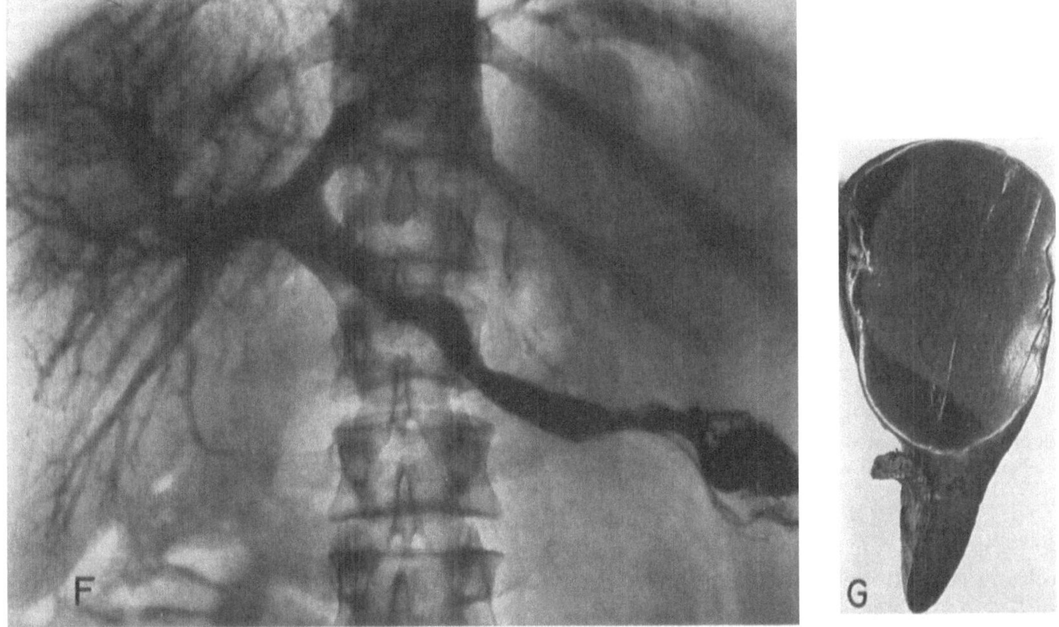


Abb. 103 f, g. f Splenoportographie. Das Kontrastmittel ist in das unversehrte Milzparenchym eingespritzt. Die Milzvene ist nach abwärts verdrängt und umgeformt; g Präparat der operierten Milz. Längsschnitt

Multiple Cysten verursachen vielherdige Deformationen der intrasplenischen Äste und verraten sich hauptsächlich durch viele Defekte in der capillaren Phase (Abb. 104).

Es wäre auch möglich, eine Cyste mit Kontrastmittel durch percutane Punktion direkt darzustellen (Eban, Ellis, Marfisi). Die Anwendung dieser Methode halten jedoch einige Autoren für kontraindiziert (Holub). Das Risiko dieser Untersuchung ist zu groß wegen

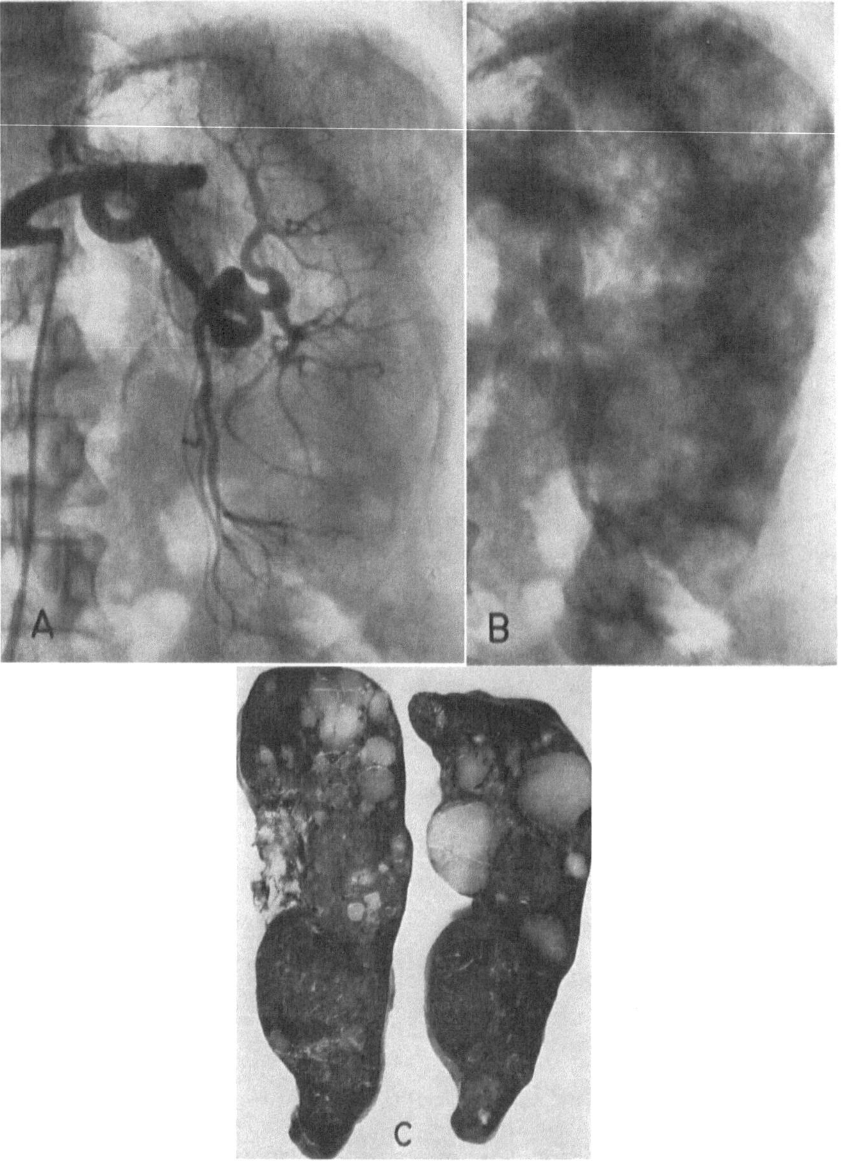


Abb. 104 a—c. Multiple Milzcysten. Arteriographie. a Arterielle Phase. Die Milz ist vergrößert, die intrasplenischen Äste sind umgeformt, verdrängt und umgreifen multiple avasculäre Herde; b Capilläre Phase. Der Milzschatten ist nicht homogen und enthält multiple Defekte; c Operationspräparat der Milz. Längsschnitt

der Möglichkeit des Durchsickerns von Cysteninhalt in die Peritonealhöhle und der Entstehung sekundärer Entzündung und Adhäsionen, die dann die Durchführung der Splenektomie erschweren.

Dies gilt auch für die *Splenoportographie*. Diese Methode darf nur bei gezielter Punktion angewandt werden, wenn durch die Arteriographie vorher die Verhältnisse in der Milz geklärt wurden, und normales Parenchym vorhanden ist, das eine gute Punktion ermöglicht. Die Indikationen zur Splenoportographie sind hier sehr begrenzt. Sie kommt nur zur Beurteilung des Leberzustandes und zum Ausschluß evtl. gleichzeitig vorkommender Lebercysten oder der portalen Thrombose, in Betracht. Die Splenoportographie zeigt bei größeren Milzcysten Druckveränderungen im extrahepatalen Flußbett verschiedenen Ausmaßes mit Deformierung der Milzvene. Die Durchgängigkeit des Flußbettes ist wegen der langsamen Entwicklung der Cyste und der Möglichkeit der Verlagerung der Milzvene gewöhnlich gut.

*Differentialdiagnostisch* ist es notwendig Splenomegalien anderen Ursprungs, ferner Nieren- und Retroperitonealtumoren, Pankreas-, Omentum- oder Mesenterialcysten und bei schalenförmigen Verkalkungen, auch Aneurysmen der Milzarterie zu unterscheiden bzw. abzugrenzen. Diese können manchmal den Bildern der Milzcysten ähnlich sein, jedoch bei komplexer Untersuchung unter Anwendung mehrerer Methoden und sorgfältiger Auswertung der Befunde und Erhebungen wird es immer möglich sein, diese Prozesse voneinander zu unterscheiden.

## b) Parasitäre Cysten

Parasitäre Cysten in der Milz sind durch Echinococcus, Cysticercus, Pentastoma denticulatum und Histoplasma denticulatum verursacht.

*Echinococcuscysten* kommen in unseren Breiten nur selten vor, im Gegensatz zu subtropischen und tropischen Ländern. Sie sind durch die Keimzellen der im Hundedarm lebenden Taenia echinococcus verursacht. In den menschlichen Körper gelangen sie über den Verdauungstrakt. Deswegen sind die Leber und die Lungen am häufigsten befallen. Die Lokalisation in der Milz ist sehr selten (3,7% Vegas nach Mirizzi, 8% Bourgeon). In der Regel handelt es sich um sekundäre Cysten, selten um primäre. Die Echinococcuscyste in der Milz ist meistens solitär, selten multipel (Bourgeon, Patel) und ist von unterschiedlicher Größe. Manchmal ist sie sehr groß und kann 2—3 Liter Flüssigkeit mit zahlreichen Keimzellen beinhalten. Die Cyste verursacht im Milzparenchym sekundäre Veränderungen, insbesondere Atrophie. Sie beteiligt sich an der Entstehung von Infarkten und Nekrosen, so daß oft eine sekundäre Perisplenitis zustandekommt.

Die Röntgenbilder der Echinococcuscyste der Milz sind sehr ähnlich oder gar identisch mit den Bildern der nicht parasitären Cysten. Es ist dann nicht möglich, sie röntgenologisch voneinander zu unterscheiden. Bei der Echinococcuscyste kommt es oft zu Verkalkungen ihrer Wand. In kleineren Cysten sind die Verkalkungen homogener und kalkdichter, manchmal von mosaikartiger Struktur (Bourgeon). Diese Verkalkungen sind meist kugelförmig, bei sekundären Cystenveränderungen können sie auch verschieden deformiert sein (Ledoux Lebard). Zur Unterscheidung der parasitären von den nichtparasitären Milzcysten kann der Nachweis von Zysten in der Leber oder den Lungen beitragen. Wichtige Untersuchungen sind ferner die Blutuntersuchungen — Zahl der eosinophilen Zellen, Komplementbindungsreaktion, Weinberg'sche Flockungsreaktion und die intradermale Reaktion nach Casoni-Boteri.

*Der Cysticercus* stellt das embryonale Stadium der Taenia solium dar. Heute ist er selten und in Ländern mit gutem hygienischen Standard kommt er fast nicht mehr vor. Seine typische Lokalisation sind die Muskeln, in denen die Keimzellen verkalken. Die Milz wird nur sehr selten befallen. Die Cysticercen treten dann in Form disseminierter Verkalkungen in Erscheinung, etwa unter dem Bilde der Miliartuberculose oder von Phlebolithen. Die Verkalkungen sind 3—5 mm groß, nicht völlig homogen und als typisch für sie gilt die ovale Form. Sie können in großer Zahl vorkommen (Trecate, Macarini). Differentialdiagnostisch wichtig und für den Cysticercus pathognomonisch ist die Feststellung ähnlicher Herde in den Muskeln oder anderen Organen, außerdem entsprechende Blutbefunde und die Komplementbindungsreaktion.

*Das Pentastoma denticulatum* ist das Larvenstadium der Linguatulae rhinarhiae, welche in der Nasenhöhle des Hundes oder anderer Haustiere lebt. Die Eier kommen in den menschlichen Verdauungstrakt. Ihre Larven gelangen über den lymphatischen Kreislauf in die mesenterialen Lymphknoten, in die Leber und die Milz. Hier kapseln sie sich ab, vergrößern sich, sterben ab und verkalken. In der Milz bilden sie multiple rundliche oder ovale, homogene und sehr kalkdichte Herde von einigen Millimetern Durchmesser (Saupe). Sie sehen den Tuberkeln oder den Phlebolithen sehr ähnlich und lassen sich röntgenologisch von ihnen nicht unterscheiden. Da sie auch in der Leber und den Mesenteriallymphknoten vorkommen, können sie mit der Tuberkulose verwechselt werden. Die Unterscheidung erfolgt unter Zuhilfenahme der Biopsie.

*Das Histoplasma denticulatum* kommt nur selten vor, ist endemisch auf bestimmte Länder begrenzt. Über den Blutkreislauf wird die Milz befallen, wo es zur Granulombildung mit Nekrose und Verkalkung kommt. Auf der Aufnahme sind dann mitunter zahlreiche kleine, scharf abgegrenzte, meist kugelförmige Herde zu sehen mit ausgeprägter konzentrischer Struktur (Schwartz).

## 8. Benigne Tumoren

Von den benignen Tumoren kommen in der Milz vereinzelt Hämangiome, selten Fibrome, Myome und Hamartome vor. Die letzteren haben manchmal die Struktur eines Splenoadenoms. Die benignen Tumoren sind oft klein und stellen in der Regel einen Zu-

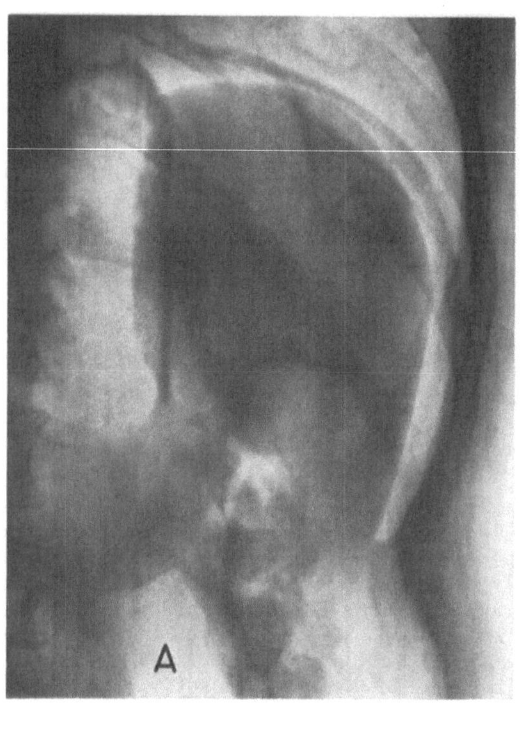


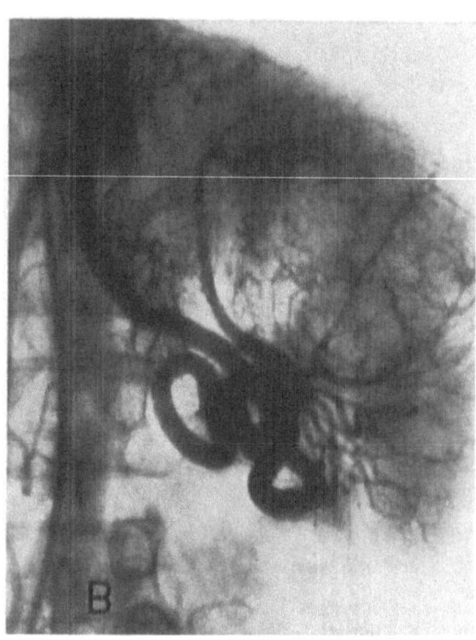


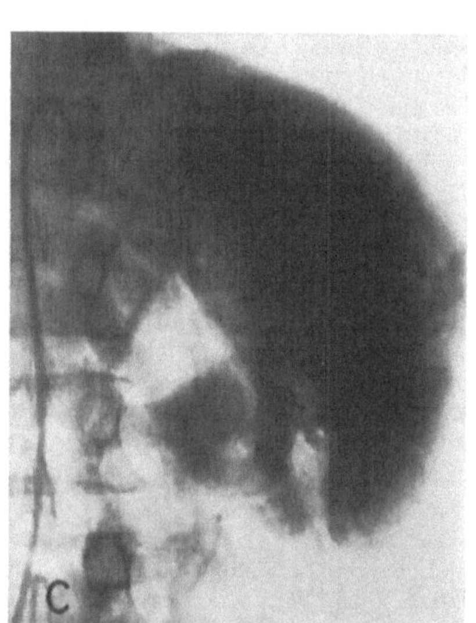


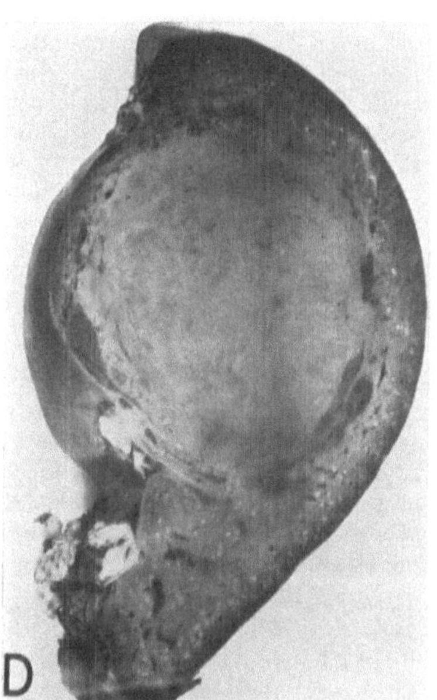


Abb. 105 a—d. Hamartom (Splenoadenom) der Milz. a Pneumoperitoneum und Mageninsufflation. Die Milz ist leicht vergrößert, ihre mediale Fläche ist vorgewölbt. Zum Milzhilus verläuft der infolge Pankreatitis leicht vergrößerten Pankreasschwanz. b Arterielle Phase der Coeliacographie. Die Milzarterie ist verlängert und verdrängt, am Hilus schleifenförmig gewunden. Ihre Äste im mittlerem und oberen Abschnitt der Milz sind verdrängt, und es füllen sich kleine neugebildete Gefäße; c Späte capilläre Phase der Milzarteriographie. Gute „Anfärbung" der ganzen Milz, vor allem im Bereiche des Tumors. Die Milzform mit Verwölbung ihres mittleren Abschnittes ist gut sichtbar. Füllung der Milzvene; d Präparat der operierten Milz. Längsschnitt

fallsbefund bei der Obduktion dar. Nur ausnahmsweise erreichen sie einen größeren Umfang. Dann äußern sie sich auch klinisch, gewöhnlich durch Druckwirkung im Epigastrium.

Die Röntgenuntersuchung ist in der Diagnostik der benignen Tumoren der Milz von großer Bedeutung, hauptsächlich die Arteriographie (Abb. 105).

*Die Leeraufnahme und die Untersuchungen der umgebenden Organe* lassen Veränderungen nur bei einem größeren Tumor erkennen, meist eine Splenomegalie von atypischer Form und Druckveränderungen am Magen, an der linken Flexur und manchmal an der linken Niere. Kalkablagerungen kommen selten vor, eher kann man eine Anhäufung von Phlebolithen beim Hämangiom finden.

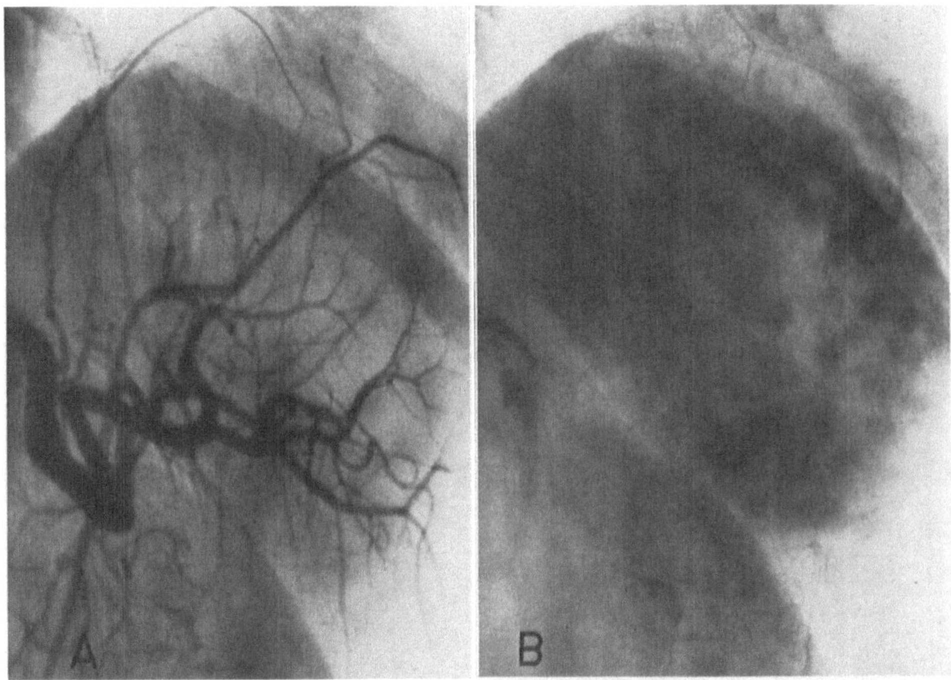


Abb. 106 a und b. Multiple Metastasen eines Melanosarkoms in der Milz. Milzarteriographie. a Arterielle Phase. Die intrasplenische Verzweigung ist rarefiziert, einzelne Äste sind gestreckt und rigid; b capilläre Phase. Der Milzschatten ist inhomogen mit Defekten und stellenweise auch mit Herden durch „Tumoranfärbung“

*Das Pneumoperitoneum* zeigt bei kleineren oberflächlich gelegenen Tumoren Deformation der Milzoberfläche, bei größen Tumoren kommt die atypische spindelartige oder kugelförmige Form der Milz manchmal zur Darstellung.

*Die Arteriographie* ermöglicht schon einen kleineren Tumor festzustellen, z. B. ein Hämangiom. Dabei kommen verschiedenartige, neugebildete Gefäßnetze zur Darstellung. Das Bild der anderen benignen Tumoren hängt von ihrer Vascularisation ab. In der Gefäßphase werden die Milzzweige in der Tumorumgebung bogenförmig verdrängt oder zusammengedrängt. Von diesen Zweigen aus gehen manchmal in den Tumor nur einige enge Äste, in anderen Fällen zahlreiche neugebildete Gefäße ab, die reiche Netze bilden. In der capillären Phase ist ein stark vascularisierter Tumor gewöhnlich gut „angefärbt“, manchmal genau so wie das umgebende Milzparenchym. Ein Tumor mit nur geringer Vascularisation kommt als ein Defekt zur Darstellung, und seine Unterscheidung von einer Cyste ist mitunter recht schwer.

## 9. Maligne Tumoren

*Primäre maligne Tumoren* kommen in der Milz nur selten vor, in der Literatur wurden etwa 200 Fälle beschrieben. Der Tumor kann seinen Ausgang von allen Teilen der Milz (Trabekeln, Kapsel, Lymphatischer Teil, Endothel der Sinus, Reticuloendothel oder glatte Muskulatur) nehmen. Meist handelt es sich um *Sarkome*. Am häufigsten sind es Fibrosarkome, Lymphosarkome oder reticulozelluläre Sarkome.

*Sekundäre Tumoren* kommen in der Milz relativ häufig vor. Diese greifen entweder aus der Umgebung über, vor allem vom Magen, Pankreas, Retroperitoneum, Dickdarm,

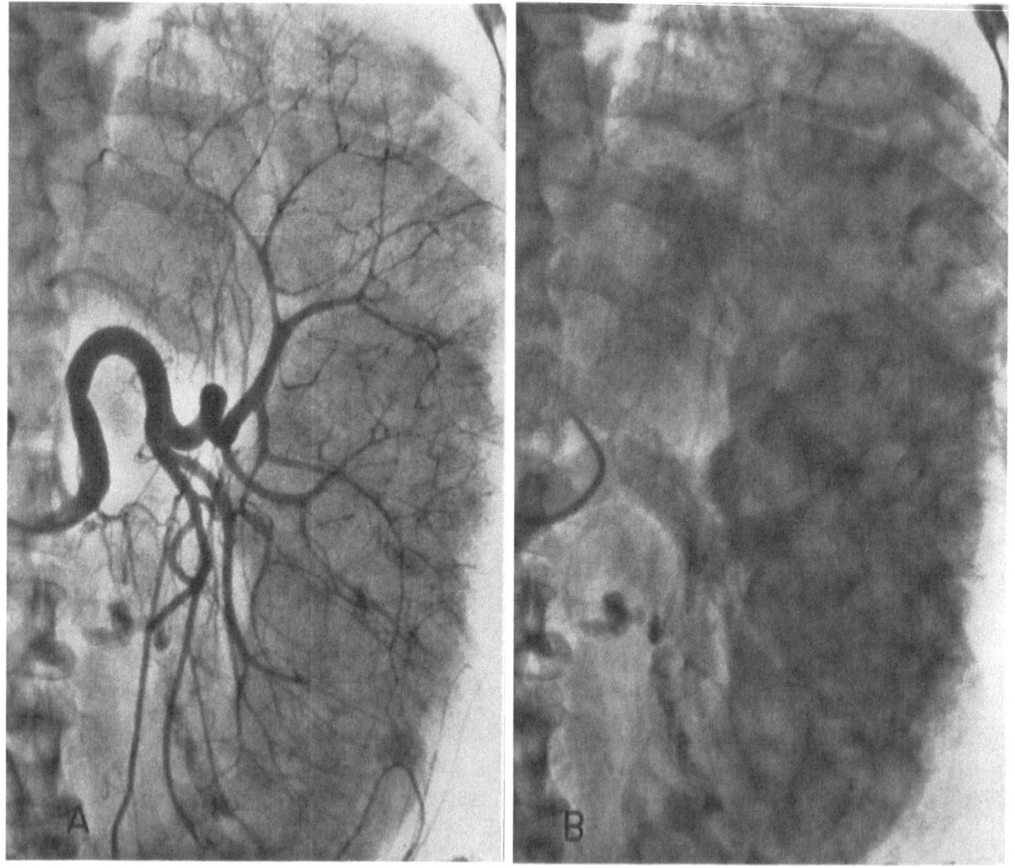


Abb. 107 a und b. Multiple nekrotische Metastasen eines Melanoms in der Milz. Arteriographie. a Arterielle Phase. Die Milz ist vergrößert, die Milzarterie ist erweitert, die intrasplenischen Äste sind deformiert, verdrängt, stellenweise amputiert und winzige neugebildete Tumorgefäße sind sichtbar; b Capilläre Phase. Der Milzschatten ist nicht homogen und enthält multiple Defekte mit „angefärbten" Rändern, die Metastasen mit Zentralnekrose entsprechen

von den Lymphknoten, oder sind Metastasen entfernter Tumore. Metastasen in der Milz werden gewöhnlich im Rahmen einer fortgeschrittenen Tumorgeneralisation beobachtet. Milton fand sie in 3,9% der Sektionen bei malignen Tumoren. Sie treten häufiger beim Sarkom und beim primären Carcinom auf, welches aus dem extraportalen Bereich, meist aus den Lungen stammt. In der Regel sind sie multipel. Sie können mikroskopisch klein sein, jedoch auch einen Durchmesser von bis zu 4 cm erreichen. Von Milton wurde ihre durchschnittliche Größe mit 1 cm angegeben. Die Milz kann dabei verschieden vergrößert sein, meist jedoch nur geringfügig.

*Klinisch* kommen die malignen Tumoren erst in den späteren Stadien der Erkrankung zum Vorschein. Die häufigsten Symptome sind Schmerzen in der Milzgegend, die bis unter das Schulterblatt ausstrahlen können und sich rasch verstärken. Die Milz ist druckschmerzhaft, bei primären Tumoren treten Temperaturen und eine rasch fortschreitende Kachexie (PATEL) auf.

Die Röntgenuntersuchung ermöglicht meistens verläßlich, die Diagnose zu stellen.

*Die Thoraxuntersuchung* ergibt oft Veränderungen der linken Zwerchfellhälfte: Zwerchfellhochstand und herabgesetzte Beweglichkeit. Ein Erguß im linken phrenicocostalen Raum und Veränderungen der linken Lungenbasis sind häufig.

Die *Abdomenleeraufnahme* ergibt als Hauptmerkmal in der Regel eine umfangreiche, unregelmäßige Milzvergrößerung (SCHINZ). Bei selten vorkommenden Metastasen eines

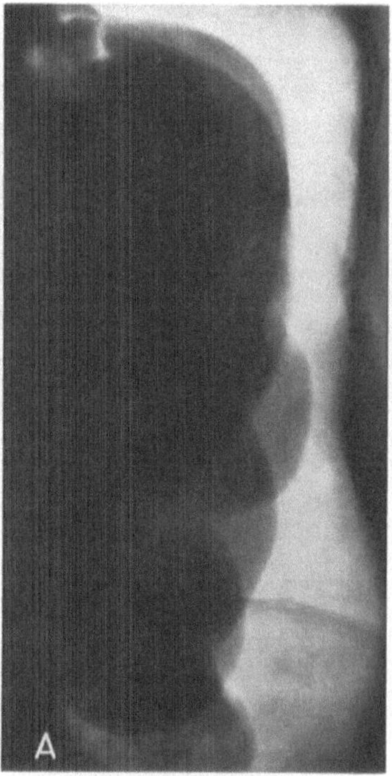


Abb. 108 a

Abb. 108 a—d. Multiple grobknotige Metastasen eines Retothelosarkoms des Magens in der Milz. a Pneumoperitoneum. Beträchtliche Milzvergrößerung mit unregelmäßiger Oberfläche und verschieden großen kugelförmigen und ovoiden Vorwölbungen

pseudomucinösen Ovarialcarcinoms können in der Milz manchmal schalenartige Verkalkungen sichtbar sein (PAPAVASILIOU). Die Beweglichkeit der Milz ist anfangs normal, verringert sich jedoch bei stärker ausgeprägten Splenomegalien, eine Folge häufig vorkommender Adhäsionen, besonders aber beim Übergreifen des Tumors auf die Umgebung. An den umgebenden Organen sind Druckveränderungen nachweisbar. Manchmal kann auch ein direktes Einwachsen eines Tumors der Nachbarschaft in die Milz erfolgen.

*Das Pneumoperitoneum* zeigt sehr anschaulich die Vergrößerung und unregelmäßige Form der Milz, wie auch die Deformierung ihrer Oberfläche, durch verschieden große Höcker der Metastasen. Im Falle von Adhäsionen und beim Übergreifen des Tumors

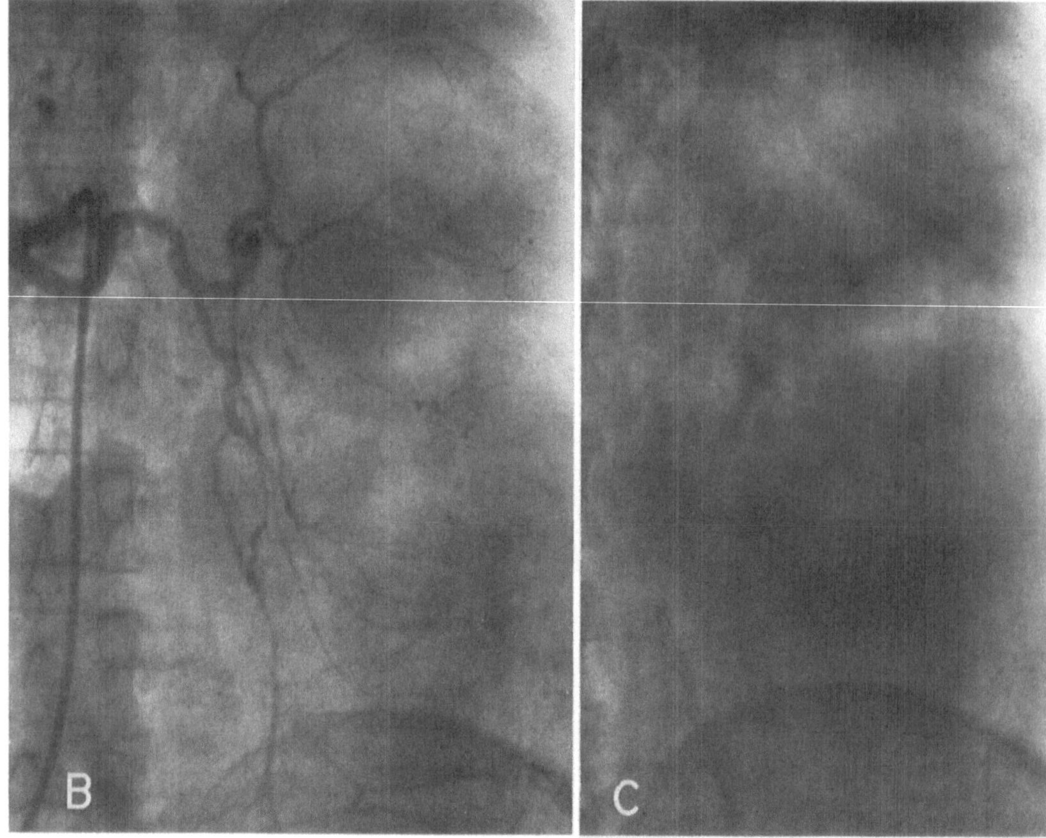


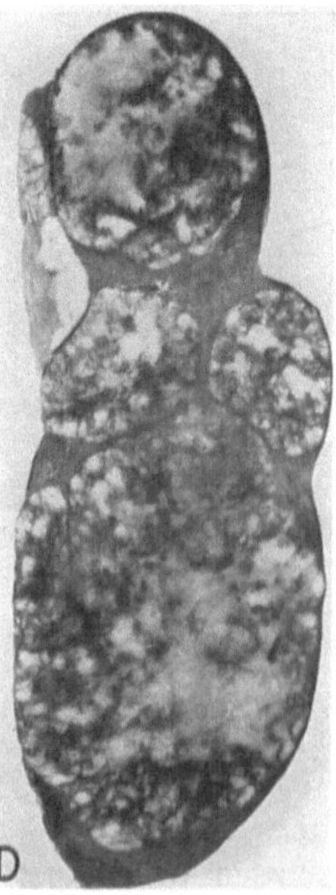


Abb. 108 b—d. b Arterielle Phase der Milzarteriographie. Die Milzarterie ist medianwärts verdrängt. Die intrasplenische Aufzweigung ist vermindert, einige Äste sind gestreckt, andere verdrängt und sie umgeben gefäßfreie Herde. Einige mittelgroße Zweige sind amputiert. Von einigen kleinen Zweigen aus kommt es zur Füllung kleiner neugebildeter Gefäße. c Capilläre Phase der Milzarteriographie. Der Milzschatten ist inhomogen, mit unregelmäßigen verschieden großen Aufhellungen; d Präparat der Milz, Längsschnitt

auf die Umgebung, ist die Milz an die umgebenden Organe und Gewebe fixiert und ihre Abgrenzung durch das insufflierte Gas ist nur unvollkommen möglich.

*Die Arteriographie* ist hier die entscheidende Untersuchungsmethode. Die Milzarterie pflegt gewöhnlich leicht erweitert und gewunden zu sein. Die Veränderungen der intrasplenischen Äste sind, dem Charakter und den sekundären Veränderungen des Tumors entsprechend, verschieden stark ausgeprägt. Für einen primären Tumor sind vor allem der Einbruch in die Arterien, deren Amputation und die Gefäßneubildung typisch. Manchmal füllen sich nur einige enge Gefäße oder schollenartige Gebilde, in anderen Fällen sind zahlreiche Netze von verschieden großen Gefäßen mit direkten arteriovenösen Anastomosen nachzuweisen. In der Tumorumgebung werden einzelne Äste verdrängt. In

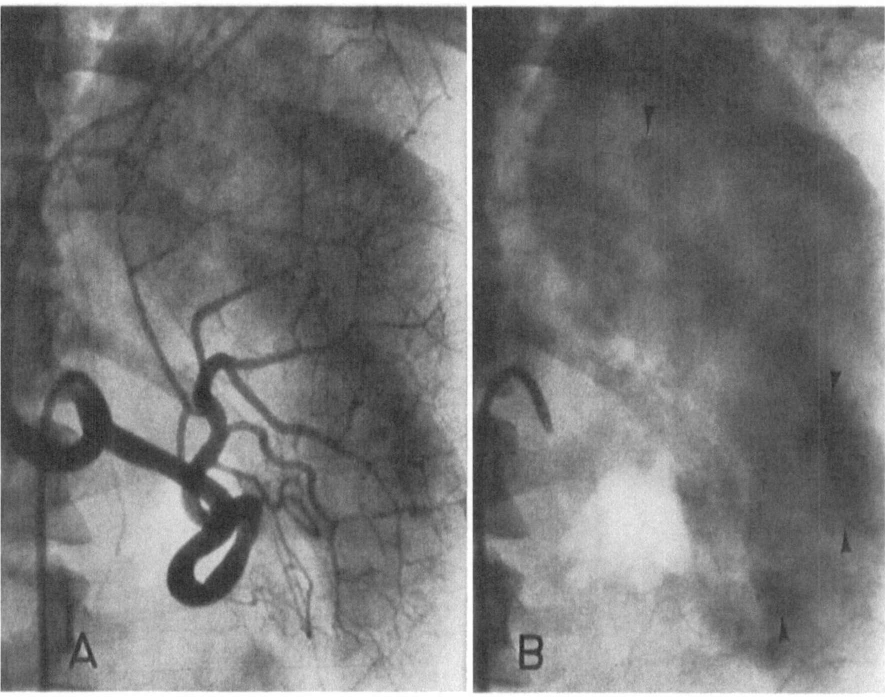


Abb. 109 a und b. Milzmetastasen eines Hämangiosarkoms der Leber. Arteriographie. a Arterielle Phase. Im Bereiche des oberen Poles und unteren Drittels der vergrößerten Milz füllen sich kleine unregelmäßige kontrastreichere Geschwulstherde. b Capilläre Phase. Die Geschwulstherde kommen deutlicher zum Ausdruck (Pfeil). Kleine Geschwulstherde auch in dem vergrößerten linken Leberlappen

der Capillärphase ist der Milzschatten inhomogen mit langdauernder Füllung der neugebildeten Gefäße (Edsman) oder mit Defekten, die hauptsächlich bei der Tumorkolliquation vorkommen.

Bei den meisten metastatischen Geschwülsten überwiegen die Druckdeformationen der intrasplenischen Äste. Die deformierten und verdrängten Äste umkreisen avasculäre Herde und man sieht neugebildete Gefäße in diesen Herden. Die Milz ist in der capillären Phase inhomogen und enthält verschieden große, manchmal konfluierende Defekte. Ein abweichendes Bild zeigen Metastasen eines Haemangiosarkoms. In der Gefäßphase kommen sie als unregelmäßige, schollenartige Anhäufungen des Kontrastmittels zur Darstellung, und ihre Füllung überdauert auch die späteren Phasen der Arteriographie.

Die von der Umgebung in die Milz durchwachsenden Tumore zeigen ein abweichendes Bild. Sie haben keine Blutversorgung aus der Milzarterie. Der betroffene Milzbezirk ist daher avasculär und die Milzäste in der Umgebung werden teilweise verdrängt, teilweise usuriert und amputiert. In der Capillärphase ist dann ein Defekt mit unscharfen, wie angenagten Umrissen sichtbar (Abb. 110).

*Die Splenoportographie* wird hier nicht als eine Methode der Diagnostik der Natur einer vergrößerten Milz erwähnt. Soweit sie vorgenommen wurde, ergab sie unterschiedliche Befunde. Bei der Injektion direkt in den Tumor bildete das Kontrastmittel in der Milz ein unregelmäßiges Depot (Delanoy). Die Injektion in das normale, vom Tumor nicht betroffene Parenchym zeigte entweder ein normales Bild des Portalflußbettes (Palacio) oder man stellte eine sekundäre Thrombose der Milzvene fest (Delannoy).

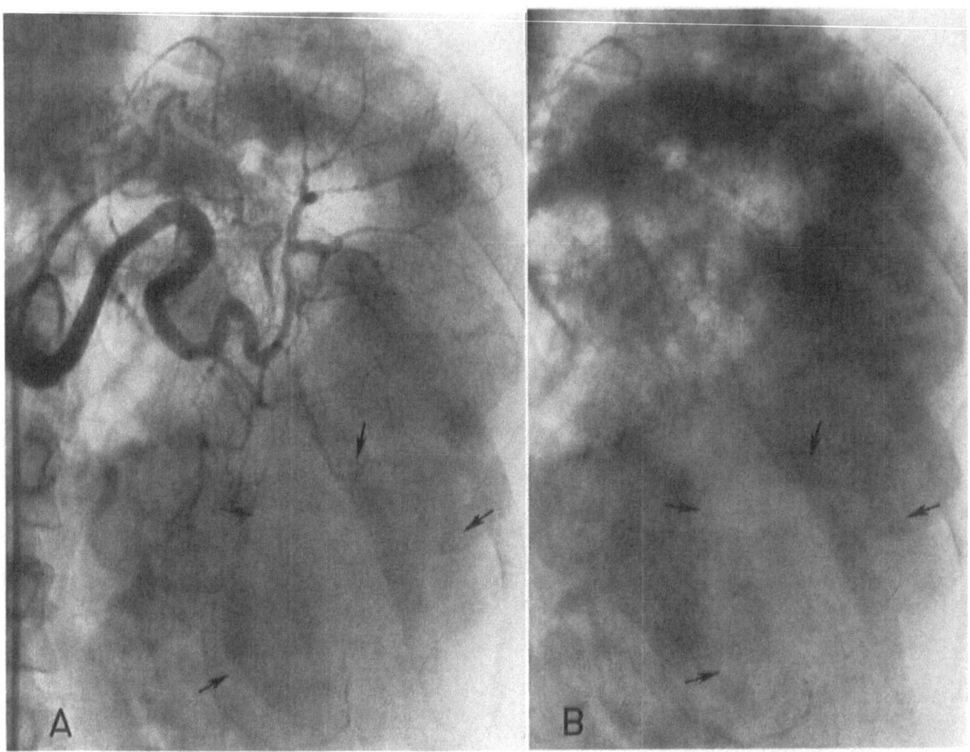


Abb. 110 a und b. Retroperitoneales in den unteren Pol der vergrößerten Milz durchwachsendes Sarkom. Milzarteriographie. a Arterielle Phase. Ein gefäßloser Bezirk von der Größe von 8 × 7 cm im unteren Drittel der vergrößerten Milz. Die umgebenden intrasplenischen Arterien sind verdrängt und stellenweise usuriert. b Capilläre Phase. Der unregelmäßige Defekt im unteren Drittel der Milz ist im Milzschatten deutlich erkennbar

# Literatur zu

# A. Röntgendiagnostik des Pankreas


AAKHUS, T., HOFSLI, M., VESTAD, E.: Angiography in acute pancreatitis. Acta Radiol. Diag. **8**, 119—128 (1969).

ABEATICI, S., CAMPI, L.: Fisiopatologia portale. Torino: Ed. Minerva Medica 1961.

ABRAMS, R. M., BERANBAUM, E. R., BERANBAUM, S. L., NGO, N. L.: Angiographic studies of benign and malignant cystadenoma of the pancreas. Radiology **89**, 1028–1032 (1967).

AGNOS, J. W., HOLMES, R. B.: Gas in the pancreas as a sign of abscess. Amer. J. Roentgenol. **80**, 60–66 (1958).

AKSOY, M., ÇAMBI, N., ERGUN, N., SEÇER, F., ALHAN, M.: Cystography in a case of pancreatic pseudocyst. Gastroenterologia (Basel) **99**, 164–168 (1963).

ALBOT, G., KAPANDJI, M.: Importance des troubles fonctionnels du duodénum et leurs rapports avec les maladies des voies biliaires, du pancréas et de l'estomac. Praxis (Bern) **48**, 1045–1050 (1959).

ALEXANDER, G. H., LOWDER, R. J.: Definition of pancreatic cysts within pancreatic calcification. Gastroenterology **21**, 439–443 (1952).

ANACKER, H.: Röntgenanatomie des Pankreas. Fortschr. Röntgenstr. **94**, 1–13 (1961).

— Die pathologischen Veränderungen des Pankreasgangsystems im Röntgenbild. Fortschr. Röntgenstr. **96**, 456–470 (1962)

— Kritische Bewertung der röntgenologischen Untersuchungsmethoden zur Pankreasdiagnostik. Der Radiologe **5**, 312–318 (1965).

— LINDEN, G., HUMPERT, R.: Die chronischen Pankreaserkrankungen im Splenoportogramm. Fortschr. Röntgenstr. **99**, 129–143 (1963).

— SCHMID, M.: Ergebnisse der „erweiterten Magenuntersuchung" für die Pankreasdiagnostik. Der Radiologe **5**, 268–272 (1965).

— WEISS, H.-D., WIESNER, W., SCHOLZE, H.: Die Bedeutung der transduodenalen endoskopischen Pankreatographie, Deutsche Med. Wchschr. **96**, 1764–1765 (1971).

ANDERSON, G. S., BROWN PEEBLES, D. A.: A case of hydatic cyst of the pancreas. Brit. J. Surg. **47**, 147–149 (1959).

ANDRYSEK, O., ANDRYSKOVÁ, J., BERNDT, H., ALTENBRUNN, H. J.: Verteilung und Kinetik des Selen 75 – Methionins im Körper. Radiologia Diagnostica (Berlin) **6**, 401–408 (1965).

ANSEMANT, A., BUCHET, R., GERARD, G., PERLMUTTER, B.: Duodénographie hypotonique obtenue par le bromure de méthantéline au cours des pancréatites chroniques. IX. Int. Congr. Radiol. München: 1959.

ARIANOFF, A. A.: Les troubles duodéno – pancréatiques associés aux affections biliaires à la lumière de la cholangiomanométrie. Acta gastro-ent. belg. **23**, 188–201 (1960).

— HENRARD, E. H.: L'apport de la cholangiographie peropératoire en série sous contrôle manométrique au cours de 645 interventions sur les voies biliaires. Acta gastro-ent. belg. **22**, 101–117 (1959).

— — Interprétation cholangiométrique des lésions de la voie biliaire principale. J. belg. Radiol. **43**, 227–237 (1960).

ARKIN, A., WEISBERG, S. W.: Carcinoma of the pancreas, a clinical and pathological study of seventy-five cases. Gastroenterology **13**, 118–126 (1949).

ARONSON, A. R., DAVIS, D. A.: Obstruction near hepatic flexure in pancreatitis. J. Amer. med. Ass. **176**, 451–452 (1961).

ARTIGAS, V., SALA, E.: La arteriografia seletiva en el diagnostico de las afecciones hepaticas y pancreaticas. Rev. Internat. Hépatol. **15**, 359–371 (1965).

ASSMANN, H.: Die klinische Röntgendiagnostik der inneren Erkrankungen. Berlin, Göttingen, Heidelberg: Springer 1950.

ATALLAH, N. K., MELHEM, R. E.: Annular pancreas ininfancy. Amer. J. Roentgenol. **90**, 740–745 (1963).

ATTWOOD, C. J., SARGENT, W. H.: Cystic fibrosis of the pancreas with observations on the roentgen appearance of the associated pulmonary lesions. Radiology **39**, 417–425 (1942).

AURIG, G.: Der Nachweis örtlichen Geschwulstwachstums durch Kontrastdarstellung abdominaler Gefäße. Fortschr. Röntgenstr. **83**, 490–498 (1955).

BADE, H.: Ein Beitrag zur Röntgendiagnose der Pankreatitis. Röntgenpraxis **11**, 356–357 (1939).

— Die Bedeutung des Röntgenverfahrens für die Diagnostik akuter Oberbaucherkrankungen. Röntgenpraxis **11**, 216–220 (1939).

BALESTRA, G.: La stratigraphie transversale du pancréas. J. Radiol. Électrol. **34**, 68–71 (1953).

BALTAXE, H. A., LESLIE, E. V.: Vanishing pancreatic calcifications. Am J. of Roentgen. **99**, 642–644 (1967).

BAMMEL, E., LANGE, R.: Schwierigkeiten der röntgenologischen Differentialdiagnostik am oberen Duodenum bei Pankreastumoren. Münch. med. Wschr. **100**, 1996–1998 (1958).

BANG, I.: Ein angiographisch diagnostizierter Fall von Cystadenoma pancreatis. Der Radiologe **5**, 287–288 (1965).

BARTELHEIMER, H.: Grundzüge der Diagnostik und der Therapie der Pankreaskrankheiten. Dtsch. med. J. **11**, 1–8 (1960).

BARTELHEIMER, H.: Die heutige Diagnostik der Krankheiten des exkretorischen Pankreas. In: Fortschritte der Gastroenterologie, München: Urban u. Schwarzenberg 1960.

BARTHOLOMEW, L. G., GROSS, J. B., COMFORT, M. W.: Carcinoma of the pancreas associated with chronic relapsing pancreatitis. Gastroenterology **35**, 473–477 (1958).

BARRY, W. F.: Roentgen examination of the abdomen in acute pancreatitis. Amer. J. Roentgenol. **74**, 220–225 (1955).

BAŠTECKÝ, J., HOLÝ, J.: Přispěvek k otázce benigních nádorů žaludečních. Gastro-ent. bohem. **1**, 14–30 (1947).

BAUM, S., ROY, R., FINKELSTEIN, A. K., BLAKEMORE, W. S.: Clinical application of selective celiac and superior mesenteric arteriography. Radiology **84**, 279–295 (1965).

— STEIN, G., ROY, R., FINKELSTEIN, A.: Arteriography in diagnosis of abdominal disease. Postgraduate Medic. **38**, 547–561 (1965).

BAUMEL, J., FASSIO, E.: Quelques cas de dyskinésies duodénales au cours d'affections pancréatiques. Arch. Mal. Appar. dig. **41**, 363–365 (1952).

— — Aspects radiologiques du duodénum au cours des affections pancréatiques. Montpellier méd. **43**, 297–309 (1953).

— — Dyskinésies duodenales et affections pancréatiques. Rev. int. Hépat. **5**, 891–905 (1955).

— PEDOUSSAUT, B., FASSIO, E., ADREANI, M.: Aspects du duodénum dans quelques cas d'affections pancréatiques. Arch. Mal. Appar. dig. **40**, 768–773 (1951).

BAYINDIR, S.: Der Wert der kombinierten perkutanen transhepatischen Cholangiographie und Zöliakographie bei der Diagnostik des tumorbedingten Verschlußikterus. Fortschr. Röntgenstr. **109**, 17–23 (1968).

— Perkutane transhepatische Cholangiographie. Fortschr. Röntgenstr. **105**, 839–844 (1966).

— Zur selektiven Angiographie der A. coeliaca und der Mesenterica superior. Fortschr. Röntgenstr. **107**, 189–199 (1967).

— FASSBENDER, C. W.: Die Bedeutung der selektiven Angiographie von A. coeliaca und A. mesenterica sup. für die Diagnostik von chirurgischen Oberbaucherkrankungen. Fortschr. Röntgenstr. **106**, 13–23 (1967).

BAYLIN, G. J., WEEKS, K. D.: Some roentgen aspects of pancreatic necrosis. Radiology **42**, 466–470 (1944).

— Aberrant pancreatic tissue as a roentgenologic problem. Amer. J. Roentgenol. **53**, 277–280 (1945).

BECKER, V.: Pathologische Anatomie der für die Röntgenologie bedeutsamen Pankreaserkrankungen. Fortschr. Röntgenstr. **95**, 793–798 (1961).

— Klinik und Behandlung der Pankreatolithiasis. Bruns' Beitr. klin. Chir. **199**, 438–450 (1959).

BECKER, W. F., WELSH, R. A., PRATT, H. S.: Cystadenoma and cystadenocarcinoma of the pancreas. Ann. Surg. **161**, 845–860 (1965).

BEDRNA, J., SIXL, A.: Mikterové kaménky. Čas. Lék. česk. **84**, 600–606, 655–657 (1945).

BEELER, J. W., KIRKLIN, B. E.: Roentgenologic findings accompanying carcinoma of the pancreas. Amer. J. Roentgenol. **67**, 576–584 (1952).

BEHRENDT, W.: Ein Beitrag zur Pathologie des A-Zellkarzinoms. Zbl. allg. Path. **104**, 199–204 (1963).

BELING, C. A., BAKER, CH. F., MARQUIS, W. J.: Movements of the pancreas. Amer. J. dig. Dis. **9**, 76–77 (1942).

BELL, L. G., HINES, L. J., DOANE, W. A.: Pancreatic calcification. U.S. armed Forces med. J. **7**, 348–362 (1956).

BERANBAUM, S. L.: Carcinoma of the pancreas: A bi-directional roentgen approach. Am. J. of Roent. **96**, 447–467 (1966).

— JACOBSON, H. G.: Right angle roentgenography of the gastrointestinal tract. Amer. J. Roentgenol. **80**, 933–944 (1958).

BERG, H. H.: Klinische Röntgenuntersuchung des akuten Bauchfalls. Röntgenpraxis **9**, 217–229 (1937).

— Pankreaserkrankungen. Zur Klinik der Pankreaskrankheiten. Fortschr. Röntgenstr. **95**, 799–803 (1961).

BERGERET, M.: Lithiase pancréatique. Arch. Mal. Appar. dig. **41**, 940–944 (1952).

BERGKVIST, A., SELDINGER, S. I.: Pancreatic reflux in operative cholangiography in relation to pre and postoperative pancreatic affection. Acta chir. scand. **114**, 191–196 (1957).

— — Contrast roentgenography in differential diagnosis between perforated ulcer and acute pancreatitis. Acta chir. scand. **118**, 137–145 (1959).

BERK, J. E.: Diagnosis of carcinoma of the pancreas. Arch. intern. Med. **68**, 525–559 (1941).

— Discussion of the roentgenologic manifestations of pancreatic tumors. Gastroenterology **31**, 564 (1956).

BERLIN, H. L., TAYLOR, J.: Annular pancreas. Gastroenterology **29**, 439–445 (1955).

BESEMANN, E. F., AUERBACH, S. H., WOLFE, W. W.: The importance of roentgenologic diagnosis of aberrant pancreatic tissue in the gastrointestinal tract. Am. J. Roentgen. **107**, 71–76 (1969).

BÉTOULIÈRES, P., LATOUR, H.: La pneumostratigraphie. Paris: Masson et Cie 1955.

— — PÉLISSIER, M., CHATTON, P., LEENHARDT, P.: Pancréas et pneumostratigraphie abdominale. J. Radiol. Électrol. **35**, 319–321 (1954).

BIEBER, W. P., ALBO, R. J.: Cystadenoma of the pancreas: its arteriographic diagnosis. Radiology **80**, 776–778 (1963).

BILBAO, M. K., FRISCHE, L. H., DOTTER, C. T., RÖSCH, J.: Hypotonic duodenography. Radiology **89**, 438–443 (1967).

— — — — hypotonic duodenography in the diagnosis of pancreatic disease. Sem. in Roentgen. **3**, 280–287 (1968).

BÍLEK, F.: Vylučovací cholangiografie. Čs. rentgenol. 68–76 (1958).

— Biligrafie při vleklé recidivující pankreatitis. In: Vleklá recidivující pankreatitis. Praha: Stát. Zdrav. Nakl. 1958.

— BÍLKOVÁ, J.: Roentgenové vyšetřování žlučových cest a žlučníku biligrafinem. Čs. roentgenol. **9**, 94–100 (1955).

Bílek, F., Svoboda, M.: Farmakoradiografie žaludku a dva- náctníku. Lék. listy **9**, 461–466 (1954).

Birnbaum, D., Kleeberg, J.: Carcinoma of the pancreas. Ann. intern. Med. **48**, 1171–1184 (1958).

Birnstingl, M.: A study of pancreatography. Brit. J. Surg. **47**, 128–139 (1959).

Bittmann, O.: Dnešní spůsoby rozpoznávání onemocnění žlučových cest v. chirurgii. Prakt. lék. **41**, 764–767 (1961).

— Doubravský, J.: Naše skušenosti s peroperační manometrií a radiografií žlučových cest. Čs gastroent. **12**, 438–443 (1958).

Bláha, R.: Poznámky k roentgenové diagnostice nádorů pankreatu. Gastro-ent. bohem. **3**, 173–180 (1949).

Blasi, R.: Etude radiologique de la région rétrogastrique. Technique, metodiche di esame, possibilita diagnostiche. J. Belge Radiol. **47**, 392–427 (1964).

Blau, M., Bender, M. A.: La pancreatographie á la séléno – méthionine Se 75. Med. Hyg. (Genéve) **22**, 627 (1964).

Bluth, I., Vitale, P.: Right renal enlargements causing alterations in the descending duodenum. Radiology **76**, 777–784 (1961).

Bockus, H. L.: Acute inflammation of the pancreas. Gastroenterology **34**, 467–475 (1958).

— Kalser, M. H., Roth, J. L., Bogoch, A. L., Stein, G.: Clinical features of acute inflammation of the pancreas. Arch. intern. Med. **96**, 308–321 (1955).

Bogsch, A.: Adatok a pancreas pneumostratigraphias vizsgálatához. Magy. Radiol. **10**, 92–97 (1958).

Boijsen, E.: Selective pancreatic angiography. Br. J. Radiol. **39**, 481–487 (1966).

— Selective visceral angiography using a percutaneous axillary technique. Br. J. Radiol. **39**, 414–421 (1966).

— Olin, T.: Zöliakographie und Angiographie der Arteria mesenterica superior. In: Ergebnisse der medizinischen Strahlenforschung. Stuttgart: G. Thieme 1964.

Bonte, G., Trinez, G., Brenot, M.: La tomographie axiale transversale. Paris: Doin G. et Cie 1955.

Bookstein, J. J., Oberman, H. A.: Appraisal of selective angiography in localizing islet-cell tumors of the pancreas. Radiology **86**, 682–685 (1966).

— Reuter, S. R., Martel, W.: Angiographic evaluation of pancreatic carcinoma. Radiology **93**, 757–764 (1969).

Borak, J.: Die Cholecystographie als Untersuchungsmethode bei Pankreastumoren. Wien. klin. Wschr. **48**, 399–400 (1935).

— Die Röntgendiagnostik bei Pankreastumoren. Wien. klin. Wschr. **50**, 1428–1429 (1937).

— Roentgen examination of pancreatic tumors. Radiology **41**, 170–180 (1943).

Borovanský, L.: Soustavná anatomie člověka. Stát. Zdrav. Nakl. Praha: 1955.

Boulvin, R.: Un cas de kyste hydatique du pancréas. Acta chír. belg. **56**, 307–311 (1957).

Bowden, L.: Pancreatic carcinoma. Arch. Surg. (Chicago) **76**, 559–563 (1958).

Braasch, J. W.: The surgical anatomy of the liver and pancreas. Surg. Clin. N. Amer. **38**, 747–758 (1958).

Brascho, D. J., Reynolds, T. N., Zanca, P.: The radiologic "Colon cut – off sign" in acute pancreatitis. Radiology **79**, 763–768 (1962).

Bréhant, J.: Un cas de tuberculose primitive du pancréas. Presse méd. **59**, 1479–1481 (1950).

Broadbent, T. R., Kerman, H. D.: One hundred cases of carcinoma of the pancreas. Gastroenterology **17**, 163–177 (1951).

Bronner, H.: Die Röntgenuntersuchung bei der akuten Pankreatitis. Zbl. Chir. **55**, 2436–2440 (1928).

Brown, R. K., Moseley, V., Pratt, T. D., Pratt, J. H.: The early diagnosis of cancer of the pancreas based on the clinical and pathological study of one hundred autopsied cases. Amer. J. med. Sci. **223**, 349–363 (1952).

Brown, S., Harper, F. G.: A new roentgen sign in extrahepatic biliary tract disease. Radiology **47**, 239–248 (1946).

— McCarthy, J. E., Fine, A.: Pancreatic tumors. Radiology **36**, 596–603 (1941).

Brückner, L.: Příznaky tlaku z okolí na zažívací trakt v rtg obraze. Vnitřní lék. **3**, 68–72 (1957).

Brunschwig, A., Templeton, F. E.: Roentgenographic diagnosis of neoplasms of the peri – ampullary region and head of the pancreas. Radiology **41**, 438–443 (1943).

Bruwer, A., Hodgson, J. R.: Intestinal obstruction in fibrocystic disease of the pancreas. Amer. J. Roentgenol. **69**, 14–21 (1953).

Brust, R., Kuei – chi Chen: Acute hemorrhagic pancreatitis complicated by duodenal obstruction. Amer. J. Roentgenol. **87**, 732–735 (1962).

Bücker, J.: Der Pelotteneffekt am Bulbus duodeni ein Symptom des Pankreaskopfkarzinoms. Fortschr. Röntgenstr. **63**, 303–306 (1941).

Buonocore, E., Meaney, T. F., Skillern, P. G., Crile, G.: Functioning pancreatic islet-cell adenoma diagnosed preoperatively by means of splanchnic arteriography. Arch. Intern. Med. (Chicago) **116**, 824–827 (1965).

Burke, G., Goldstein, M. S.: Radioisotope photoscanning in the diagnosis of pancreatic disease. Amer. J. Roentgenol. **92**, 1156–1161 (1964).

Busard, J. M., Walters, W.: Heterotopic pancreatic tissue. Arch. Surg. (Chicago) **60**, 674–682 (1950).

Businco, A.: La ghiandola pancreatica al tavelo anatomico. Bologna: III. Congr. Gastro-ent. Eur. 1952.

Butler, P. F., Ritvo, M.: Extra-bowel pathology. Amer. J. Roentgenol. **25**, 474–481 (1931).

Cacciari, C., Pisi, E., Cavalli, G.: Splenoportografia e splenomanometria. Ed. Bologna Medica 1957.

Cahen, J.: La pancréatite d' accompagnant dans les affections des voies biliaires. Acta gastro-ent. belg. **22**, 443–463 (1959).

Camatte, R., Guien, Cl.: Valeur diagnostique des signes radiologiques dans les pancréatites aigues. J. Radiol. Électrol. **45**, 842–844 (1964).

Carelli, H. H.: Pneumoperitoneum. Amer. J. Roentgenol. **10**, 259–279 (1923).

CAROLI, J.: Diagnostic du cancer de l'ampule de Vater. Sem. Hôp. **25**, 1314–1322 (1949).
— Les ictéres par rétention. Paris: Masson et Cie 1956.
— CHARBONNIER, A.: Diagnostic préopératoire clinique, biologique, laparoscopique et radiologique des ictères néoplastiques. Rev. Praticien **10**, 2859–2886 (1960).
— DARNIS, F., FAUVERT, R., LEGER, L., SIGUIER, F.: Pancréatites chroniques. Presse méd. **66**, 1795–1799 (1958).
— MORTIAUX, A., PRIGENT, M.: Pathogénie des pancréatites chroniques. Acta gastro-ent. belg. **23**, 352–395 (1960).
— NORA, J.: L'hépato – choledoque dans les pancréatites. Bologna: III. Congr. Gastro-ent. Eur. 1952.
— PORCHER, P.: Contribution au diagnosis des papillites primitives. Lyon chir. **55**, 868–878 (1959).
CARROLL, D. S.: Annular pancreas. Sth. med. J. (Bgham, Ala.) **48**, 1270–1277 (1955).
CARTER, F. R., SAYPOL, G. M.: Transabdominal cholangiography. J. Amer. med. Ass. **148**, 253–255 (1952).
CASE, J. T.: Roentgenology of pancreatic disease. Amer. J. Roentgenol. **44**, 485–518 (1940).
CASTIGLIANO, S. G.: Pseudotumoral syndrome. Syphiloma of the pancreas. Fourteen year control. Amer. J. Roentgenol. **72**, 45–50 (1954).
CASTIGLIONE, G. C., PIZZECCO, E., PETRONICO, R.: Transkutane intrahepatische Cholangiographie bei Gallenstauung. Zbl. Chir. **85**, 2425–2431 (1960).
CATTAN, R.: Deux observations de kystes vrais du pancréas. In: Duodénum et pancréas. Paris: Masson et Cie. 1957).
CATTELL, R. B., WARREN, K. W., FRANCIS, A. T.: Periampullary carcinomas. Surg. clin. N. Amer. **39**, 781–798 (1959).
CEN, M., ROSENBUSCH, G.: Zöliakographie mit Adrenalin. (Möglichkeiten der Pharmakoangiographie in der Pankreasdiagnostik). Fortschr. Röntgen. **111**, 82–92 (1969).
— — FRIK, W., KALFF, G.: Angiography of the Pancreas after Injection of Secretin and Adrenaline. German Med. Monthly **14**, 1–10 (1969).
CEPEK, Z.: Pancreas anulare. Zbl. Chir. **81**, 2331–2336 (1956).
CHAMBERLIN, G. W., IMBER, I.: Pyelography for the diagnosis of lesions of the body and tail of the pancreas. Radiology **63**, 722–729 (1954).
CHAMPEAU, CORNILLOT, ZERVOYANNIS: Vrai kyste de la queue du pancréas. Arch. Mal. Appar. dig. **41**, 571–576 (1952).
CHARBONNIER, A., DELATRE, M., CAROLI, J., PORCHER, P.: Duodénographies et ictères par obstruction. Arch. Mal. Appar. dig. **46**, 284–304 (1957).
CHATIN, R., GUILLEMIN, G., PLAUCHU, M., NAUDIN, E. P.: Documents cliniques, radiologiques et anatomiques dans un cas de lithiase pancréatique. J. Radiol. Élektrol. **40**, 500–504 (1959).
CHATTON, P., MALEKI, A., CONSTANTIN, L.: Traduction radiologique d'un pancréas aberrant du bulbe duodénal. J. Radiol. Électrol. **30**, 670–671 (1949).
CHIAT, H., FAEGENBURG, D. H.: Illusory neoplasms of the stomach and duodenum as a manifestation of carcinoma of the pancreas. Radiology **74**, 771–777 (1960).
CHOCHOLÁČ, J.: Zur Funktion des Sphinkter Oddi und der Motilität des Dünndarmes. Fortschr. Röntgenstr. **92**, 312–325 (1960).
— Les modifications de l'activité motrice de l' intestin gréle dues à une perturbation de l'aflux de la bile dans le duodénum. J. Radiol. Électrol. **41**, 769–778 (1960).
CHUDÁČEK, Z.: Zkušenosti s i. v. cholangiografií biligrafinem. Čas. Lék. česk. **97**, 897–902 (1958).
— Zöliakographie und Angiographie der Arteria mesenterica superior bei ikterischen Kranken. Fortschr. Röntgenstr. **108**, 2–9 (1968).
— Möglichkeiten und Grenzen der transparietalen Splenoportographie in der Differentialdiagnose des Ikterus. Fortschr. Röntgenstr. **103**, 703–709(1965).
— ŠPINKA, J.: Zdroje obtíží při posuzování peroperačních cholangiogramů. Čs. roentgenol. **14**, 314–320 (1960).
— Wirsungografie refluxem. Čs. Radiol. Kongres. Karlovy vary 1963.
CLEMENT, J. P.: Contribution à l éxploration radiologique de la région pancréatique par la stratigraphie axiale transverse. J. Belge. Radiol. **48**, 151–168 (1965).
CLEMETT, A. R., PARK, W. M.: Arteriographic Demonstration of Pancreatic Tumor in the Zollinger-Ellison Syndrome. Radiology **88**, 32–34 (1967).
CLIFFTON, E. E.: Carcinoma of the pancreas. Arch. Surg. (Chicago) **65**, 290–306 (1952).
— Carcinoma of the pancreas. Amer. J. Med. **21**, 760–780 (1956).
COCCHI, U.: Retropneumoperitoneum und Pneumomediastinum. Stuttgart: G. Thieme 1957.
COE, F. O., BICKHAM, CH. E., EDWARDS, C.: The duodenal loop. Amer. J. Roentgenol. **89**, 819–824 (1963).
COOK, G. L.: Radiographic diagnosis of carcinoma of head of pancreas. Sth. med. J. (Bgham, Ala.) **48**, 1277–1280 (1955).
COOPER, R. D., BROWN, C. R., STONE, H. CH., FERGUSON, L. K.: Splenoportography. Ann. Surg. **138**, 582–590 (1953).
COPLEMAN, B.: Aberrant pancreas in the gastric wall. Radiology **81**, 107–111 (1963).
CORMIER, J. M., HERNANDEZ, C., KIENY, R., NATALI, J.: Aortographie abdominale. Paris: Masson & Cie, Editeurs 1966.
CORNES, J. S.: AZZOPARDI, J. G.: Papillary cystadenocarcinoma of the pankreas. Brit. J. Surg. **47**, 139–143 (1959).
CORNING, H. K.: Lehrbuch der topographischen Anatomie. München: J. F. Bergmann 1942.
COSTOPOULOS, L. B., MILLER, J. D. R.: Insertion of the common bile duct and pancreatic duct into duodenal diverticula. Radiology **89**, 256–262 (1967).
COURT, D., MATHESON, N.: Pancreatic calculi. Gastroenterology **10**, 848–858 (1948).
CRISMER, R.: Aspect atypique du cholédoque dans un cas de pancréatite chronique hypertrophique. Acta gastro-ent. belg. **13**, 64–69 (1950).

CRISMER, R.: Etude clinique, radiologique et biochemique d' un cas de pseudokyste du pancréas consécutif à une pancréatite aiguë d'origine biliaire. Acta gastro-ent. belg. **13**, 383–387 (1950).
— DREZE, CH., DUBOIS, J.: Les techniques modernes d'exploration du pancréas. Rev. méd. Liège **13**, 393–413 (1958).
— LEFEBVRE, F., LAMBERMONT, J., DREZE, CH.: Une observation d'envahissement des parois du duodénum par un cancer du pancréas. In: Duodénum et pancréas. Paris: Masson et Cie. 1957.
DAN HADEN, W.: Annular pancreas. Radiology **55**, 859–869 (1950).
DANIELS, J. J., SCHMIDT, W. J.: Percutaneous transhepatic cholangiography. Camera Radiologica **3**, 3–22 (1962).
DARDARI, M., PASQUINELLI, C.: In tema di semeiologia radiologica della C duodenale in forme tumorali e pseudotumorali regionali. Arch. Ital. Mal. Appar. dig. **22**, 288–324 (1956).
DASHIEL, G. F., PALMER, W. L.: Carcinoma of the pancreas. Diagnostic criteria. Arch. intern. Med. **81**, 173–183 (1948).
DAVIDOVITCH, P.: Le retendissement biliaire des pancréatites chroniques. J. Radiol. Élektrol. **40**, 611–613 (1959).
— Sur quelques aspects radiologiques des pancréatites aiguës. J. Radiol. Élektrol. **42**, 481–483 (1961).
— Sur quelques aspects radiologiques des pancréatites aigues. J. Radiol. Electrol. **42**, 481–483 (1961).
DEBRAY, CH., JOURDE, L., LE CANUET, R.: Utilisation de la morphine dans la cholangiographie par voie veineuse. Arch. Mal. Appar. dig. **43**, 1086–1093 (1954).
— LE CANUET, R., ROUX, M., RETTORI, R., JOLY, R.: L'examen radiologique de l'estomac de duodénum et des voies biliaires dans les pancréatites chroniques. Sem. Hop. **34**, 179–195 (1958).
— — — — — Les signes radiologiques indirects des pancréatites chroniques. Sem. Hôp. **34**, 158–165 (1958).
— MORIN, G., HERNANDEZ, CL., LEYMARIOS, J., HARDOUIN, J. P., PAOLAGGI, J. A.: L' arteriographie selective dans les affections du foie et du pancréas. Rev. Internat. Hépatol. **15**, 374–383 (1965).
DE BUSCHER, G.: La lithiase pancréatique. Bologna: III. Congr. Gastro-ent. Eur. 1952.
DE CASTRO BARBOSA, J., DOCKERTY, M. B., WAUGH, J. M.: Pancreatic heterotopia. Surg. Gynec. Obstet. **82**, 527—542 (1946).
DE GENNES, L., MAY, J. P., SIMON, G.: Le rétopneumopéritoine. La Pusse Mediciale **58**, 351–352 (1950).
DEIBERT, K. R.: The radiologist's responsibility in making the diagnosis of pancreatitis. Sth. med. J. (Bgham, Ala.) **48**, 1264–1269 (1955).
DEININGER, H. K., SIELAFF, H.-J.: Pankreasszintigraphie mit Se-selenmethionin. Fortschr. Röntgenstr. **107**, 353–260 (1967).
DEMENTRIADES, A. D., POLAYES, S. H.: Acute pancreatic necrosis. Am r. J. dig. Dis. **3**, 427–435 (1958).
DELANNOY, E., AUGUSTE, CH., DEVAMBEZ, J.: Énorme kyste de la tête du pancréas. Arch. Mal. Appar. dig. **43**, 852–856 (1954).
— GAUTIER, P., SOOTS, B.: Kyste hydatique du pancréas. Arch. Mal. Appar. dig. **41**, 232–234 (1952).
DE LUNA, CH.: Tumeur kystique du pancréas avec prédominance des signes radiologiques de compresion. Arch. Mal. Appar. dig. **41**, 1110–1113 (1952).
DERMOTT, W. V.: Portal hypertension secondary to pancreatic disease. Ann. Surg. **152**, 147–150 (1960).
DEROCHE, P., GÉRARD, G.: Aspect radiologique du pancréas aberrant de l'estomac. J. Radiol. Électrol. **33**, 251–252 (1952).
DEROM, F., RINGOIR, S., MARLIER, R.: Deux cas d' hémangiome intra-abdominal: foie et pancréas. Acta chir. belg. **59**, 172–182 (1960).
DE SCOVILLE, A., LEROUX, G.: Cancer pancréatiques et hépato-biliaires. Rev. méd. Liège **11**, 533–546 (1956).
— — Déformations et thromboses de la veine splénique. Acta gastro-ent. belg. **19**, 629–641 (1956).
— VAN CAUWENBERGE, H., LEROUX, G. F.: Association cirrhose-pancréatite et thrombose splenoportale. Presse méd. **67**, 1876–1877 (1959).
DE WEESE, M. S., FIGLEY, M. M., FRY, W. J., RAPP, R., SMITH, H. L.: Clinical appraisal of percutaneous splenoportography. Arch. Surg. (Chicago) **75**, 423–431 (1957).
DICKEY, LOYD B.: Pulmonary disease associated with cystic fibrosis of the pancreas. Dis. Chest **17**, 151–171 (1950).
DICKSON, W. H.: Diagnosis of abscure abdominal lesions by the roentgen gastrointestinal examination. Amer. J. Roentgenol. **10**, 540–546 (1923).
DIETHELM, L., HAACKE, W.: Bisherige Erfahrungen mit der Isotopendiagnostik des Pankreas. Der Radiologe **5**, 307–312 (1965).
DI SANT' AGNESE, P. A.: Cystic fibrosis of the pancreas. Amer. J. Med. **21**, 406–422 (1956).
— Fibrocystic disease of the pancreas, a generalized disease of exocrine gland. J. Amer. med. Ass. 846–853 (1956).
DI VALLEBONA, A.: La dimonstrazione radiologica diretta del pancreas. Bologna: III. Congr. Gastroent. Eur. 1952.
DIVIŠ, J., ŠTORK, A.: Levostranná hemipankreatektomie při chronické recidivující kalkulosní pankreatitidě. Gastro-ent. bohem. **4**, 237–243 (1950).
DODD, G. D., NAFIS, W. A.: Annular pancreas in the adult. Amer. J. Roentgenol. **75**, 333–342 (1956).
DOODS, W. J., ZBORALSKE, F. F.: Roentgenographic diagnosis of pancreatic neoplasms. Sem. in Roentgen. **3**, 242–253 (1968).
DOERR, F., HAHN, B.: Probleme und Schwierigkeiten der Duodenographie in Hypotonie. Röntgenfortschritte **108**, 24–28 (1968).
DOUBILET, H.: The physiologic basis for the surgical management of acute and chronic pancreatitis. Surg. Clin. N. Amer. **38**, 505–520 (1958).
— MULHOLLAND, J. H.: Recurrent acute pancreatitis. Ann. Surg. **128**, 609–638 (1948).
— — The diagnosis of acute pancreatitis. Surg. Clin. N. Amer. **30**, 443–450 (1950).

DOUBILET, H., MULHOLLAND, J. H.: Intubation of the pancreatic duct in the human. Proc. Soc. exp. Biol. (N.Y.) **76**, 113–144 (1951).

— — Operative contrast visualization of pancreatic ducts. Surg. Clin. N. Amer. **36**, 385-403 (1956).

— — Surgical management of injury to the pancreas. Ann. Surg. **150**, 854–863 (1959).

— POPPEL, M. H., MULHOLLAND, J. H.: Pancreatography. Radiology **64**, 325–339 (1955).

— — — Pancreatography. J. Amer. med. Ass. **163**, 1027–1030 (1957).

— SAGE, H. H., MULHOLLAND, J. H.: The diagnosis of biliary-pancreatic cancer. Surg. Clin. N. Amer. **33**, 461–478 (1953).

— WORTH, M. H.: Pseudocyst of annular pancreas demonstrated by operative pancreatography. Surgery **58**, 824–827 (1965).

DRÁB, K.: Die Diagnose von Pankreastumoren mit Hilfe des Pneumoretroperitoneums. Radiologia Diagnostica (Berlin) **4**, 485–497 (1963).

DREY, N. W.: Symptomatic annular pancreas in the adult. Ann. intern. Med. **46**, 750–772 (1957).

DRINKER, K. R., THOMPSON, P. K., MARSH, M.: An investigtion of the effect of long-continued ingestion of zinc, in the form of zinc oxide, by cats and dogs, together with observation upon the excretion and storage of zinc. Am. J. Physiol **80**, 31–64 (1927).

DUBARRY, J. J., DARMAILLACQ, R.: Sténose duodénale par pancréatite. Arch. Mal. Appar. dig. **44**, 816–819 (1955).

DUCUING, J., GRIMOND, M., LAPEYRÈRE, J., MALECAZE, A.: La cholangiographie dans les tumeurs bilio-pancréatiques. J. Radiol. Électrol. **35**, 611–613 (1954).

DUPUY, R.: Lithiase du pancréas. In: Duodénum et pancréas. Paris: Masson et Cie, 1957.

— Le cancer de la tête du pancréas. Rev. Praticien **10**, 2493–2502 (1960).

DVOŘÁČEK, Č.: Cystická fibrosa pankreatu. Gastroent. bohem. **1**, 171–177 (1947).

EATON, S. B., BENEDICT, K. T., FERRUCCI, J. T., FLEISCHLI, D.: Hypotonic duodenography. Rad. Cl. N. Amer. **8**, 125–137 (1970).

EDELMANN, G.: Deux observations du calcul unique du canal de Wirsung. In: Duodénum et pancréas. Paris: Masson et Cie. 1957.

EDLIN, P.: Mediastinal pseudocyst of the pancreas. Gastroenterology **17**, 96–102 (1951).

EEK, S.: Congenital duodenal obstruction. Amer. J. Roentgenol. **73**, 713–734 (1955).

EHRLICH, E. W., DEBBAS, J., HOWARD, J. M.: Intravenous cholecystography as an immediate aid in differential diagnosis of acute pancreatitis and acute cholecystitis. Ann. Surg. **156**, 287–291 (1962).

EKLÖF, O.: Accessory pancreas in the stomach and duodenum. Acta chir. scand. **121**, 19–29 (1961).

ELLEGAST, H., MARTIN, J.: Beitrag zur Differentialdiagnose stenosierender Veränderungen am Duodenum. Radiol. austriaca **11**, 217–225 (1961).

ELLIOT, G. N., ELLIOT, K. A., WILLIAMS, R. G.: Supernumerary pyloric pancreas and pyloric obstruction. Brit. J. Surg. **50**, 787–790 (1963).

ELMSLIE, R. G., WHITE, T. T., MAGEE, D. F.: Pancreatography with particular reference to activation of pancreatic enzymes. Surg. Gynec. Obstet. **117**, 405–410 (1963).

EMMRICH, J., FRERICHS, H.: Klinische und angiographische Befunde bei Inselzelladenomen. Fortschr. Röntgenstr. **110**, 358–365 (1969).

ENGEL, A., LYSHOLM, E.: Contribution à l'étude de la symptomatologie du cancer pancréatique. Acta med. scand. **80**, 34–42 (1933).

— — A new roentgenological method of pancreas, examination and its practical results. Acta radiol. (Stockh.) **15**, 635–651 (1934).

ENGELSTAD, R. B., RÖMCKE, O.: The diagnosis of pancreas stones. Acta radiol. (Stockh.) **17**, 79–84 (1936).

EPSTEIN, B. S., ISAACS, I.: Calcareous pancreatitis. Radiology **51**, 214–218 (1948).

ERNST, G.: Zweckmäßige Röntgentechnik zur Diagnose der Pankreatitis und der Pankreastumoren. Med. Welt **8**, 794 (1934).

ESCALIER, E., LEGER, L., HUMMEL, J. A.: L'appoint de la spléno-portographie pour le diagnostic et la tactique opératoire des tumeurs pancréatiques. Arch. Mal. Appar. dig. **43**, 399–406 (1954).

ESPOSITO, S., FRAGASSO, V., TIMOSSI, G.: Aspetti di diagnostica clinica e radiologica della calcolosi pancreatica. Minerva med. **49**, 1190–1194 (1958).

ESSINGER, A.: Tumeurs et pseudo-tumeurs du cadre duodenal. Radiol. Clin. (Basel) **32**, 1–32 (1963)

EVANS, J. A.: Spezialized roentgen diagnostic technics in the investigation of abdominal disease. Radiology **82**, 579–594 (1964).

— GLENN, F., THORBJARNARSON, B., MUJAHED, Z.: Percutaneous transhepatic cholangiography. Radiology **78**, 362–370 (1962).

— WEINTRAUB, S.: Accessory pancreatic tissue in the stomach wall. Amer. J. Roentgenol. **69**, 22–27 (1953).

EYLER, W. R., CLARK, M. D., RIAN, R. L.: An evaluation of roentgen signs of pancreatic enlargement. JAMA **181**, 967–971 (1962).

FAEGENBURG, D., BOSNIAK, M.: Duodenal anomalies in thea dult. Amer. J. Roentgenol. **88**, 642–657 (1962).

FAHRLÄNDER, H., HESS, W.: L'ictère dans les pancréatites. Rev. int. Hépat. **5**, 273–283 (1955).

FANCONI, G., UEHLINGER, E., KNAUER, C.: Das Coeliaksyndrom bei angeborener zystischer Pankreasfibromatose und Bronchiektasien. Wien. med. Wchnschr. **86**, 753–756 (1936).

FARIÑAS, P. L.: Abdominal venography. Amer. J. Roentgenol. **58**, 599–602 (1947).

FELCI, U.: Colangiografia transepatica percutanea. Minerva med. **49**, 130–136 (1958).

FELDMAN, M.: Clinical roentgenology of the digestive tract. London: Baillière, Tindall and Cox 1938.

— The roentgen diagnosis of early enlargement of the head of the pancreas. Amer. J. dig. Dis. **6**, 237–238 (1939).

— Slight enlargement of the head of the pancreas: associated pathologic changes in the duodenum. Radiology **36**, 224–229 (1941).

— WEINBERG, F.: Aberrant pancreas: a cause of duodenal syndrome. J. Amer. med. Ass. **148**, 893–898 (1952).

FELSON, B.: Gas abscess of pancreas. J. Amer. med. Ass. **163**, 637–641 (1957).

FENOLL, P., PRADEL, J.: Compressions extrinsiques du corps de l'estomac. J. Radiol. Électrol. **41**, 119–130 (1960).

FIGLEY, M. M.: Splenoportography. Amer. J. Roentgenol. **80**, 313–327 (1958).

FILSAKOVÁ, E.: Podoperační cholangiografie. Vyústění žlučovodu a pankreatického vývodu do dvanáctníkového divertiklu. Čs rentgenologie **14**, 219–224 (1960).

— Diagnostika chronické pankreatitidy a chorobných změn sfinkterické části choledochu z peroperačních cholangiogramů. Čs. roentgenol. **14**, 380–389 (1960).

FISHER, M. S.: Three unusual cases of pancreatitis. Brit. J. Radiol. **34**, 788–790 (1961).

FLEISCHNER, F.: Atelektase und gerichteter Kollaps der Lunge. Fortschr. Röntgenstr. **53**, 607–625 (1936).

— Plattenförmige Atelektasen in dem Unterlappen der Lunge. Fortschr. Röntgenstr. **54**, 315–321 (1936).

FLEMMA, R. J., CAPP, M. P., SHINGLETON, W. H.: Percutaneous transhepatic cholangiography. Arch. Surg. **90**, 5–10 (1965).

— SCHAUBLE, J. F., GARDNER, C. E., ANLYAN, W. G., CAPP, M. P.: Percutaneous transhepatic cholangiography in the differential diagnosis of jaundice. Surg. Gynec. Obstet. **116**, 559–568 (1963).

FOCHEM, K.: Ein Fall einer dystopischen Pankreasinsel in der Magenwand. Radiol. austriaca **11**, 318–319 (1961).

FOJTŮ, M., Šanda, E.: Kotázce časného zjištění a možnosti rozlišení mezi prvotní a druhotnou rakovinou dvanáctníku v rtg obraze. Lék. listy **8**, 155–159 (1953).

FONTAINE, R., KIENY, R., JAPY, C., BRIDIER, J. J.: Valeur respective de transit Baryte et de l' arteriographie selective dans les affections du pancreas. Société francaise d'Electroradiologie medicale, 361–368. Journées nationales des 27 et 28 octobre 1966.

FOSSATI, F., PAPAGNI, L.: Aspetti radiologici della steatonecrosi parietale gastrica conseguente a pancreatite acuta. Radiol. med. (Torino) **44**, 407–414 (1958).

FOURNIER, M., GUIEN, C.: Les stases duodénales. J. Radiol. Électrol. **41**, 757–768 (1960).

FRANCHINI, A., MARFISI, A.: La splenoportografia nella diagnosi delle malattie del pancreas. Ann. Radiol. diagn. (Bologna) **32**, 69–77 (1959).

FRANKENBERGER, Z.: Embryologie. Praha: Zdrav. Naklad 1952.

FRANZEN, J.: Magen- und Zwölffingerdarmlähmung als Begleitsymptom akuter Pankreatitis. Fortschr. Röntgenstr. **84**, 184–187 (1956).

— Die röntgenologische Tumordiagnostik im Retropneumoperitoneum. Chirurg **28**, 454–460 (1957).

FRAZIER, R. G., ROWE, W. J.: Cystic fibrosis of the pancreas in a young adult. Arch. intern. Med. **103**, 607–612 (1959).

FREDENS, M., EGEBLAD, M., HOST-NIELSEN, F.: The Value of Selective Angiography in the Diagnosis of Tumors in Pancreas and Liver. Radiology **93**, 765–769 (1969).

FRIEDEICH, H., HOESCH, K.: Röntgenologisch nachgewiesene Steine in einer Pankreaszyste. Fortschr. Röntgenstr. **36**, 334–337 (1927).

FRIEDMAN, A. I.: Annular pancreas. Gastroenterology **32**, 1172–1177 (1957).

FRIEDMAN, P. S.: Carcinoma of the head of the pancreas. Amer. J. Roentgenol. **49**, 197–198 (1943).

FRIEDRICH, L.: Tuberkulose und Syphilis der Bauchspeicheldrüse. Bologna: III. Congr. Gastr.-ent. Eur. 1952.

FRIMANN-DAHL, J.: Roentgen examinations in acute abdominal diseases. Springfield: Ch. Thomas 1960.

— Radiology in tumours of the pancreas. Clin. Radiol. **12**, 73–79 (1961).

FRITSCH, A.: Die Röntgendarstellung des Pankreasganges – eine anatomische Studie. Chirurg **28**, 250–253 (1957).

— Zur klinischen Auswertung der Pankreatikographie. Zbl. Chir. **83**, 1626–1632 (1958).

FROEHLICH, A. L., D'HAENENS, A.: Pseudo-kyste récidivant du pancréas au cours d'une pancréatite calcifiante. Acta gastro-ent. belg. **16**, 103–111 (1953).

FROMMHOLD, W.: Ein neuartiges Kontrastmittel für die intravenöse Cholezystographie. Fortschr. Röntgenstr. **79**, 283–291 (1953).

FROSTBERG, N.: A characteristic duodenal deformity in cases of different kinds of peri-Vaterial enlargement of the pancreas. Acta radiol. (Stockh.) **19**, 164–173 (1938).

FUCHS, W. A.: Der diagnostische Wert der Cavographie. Radiol clin. (Basel) **30**, 129–149 (1961).

FUČÍK, M., SKOŘEPA, J.: Obtíže při rozpoznávání rakoviny pankreatu. Čas. Lék. česk. **94**, 19–22 (1955).

FÜRST, A., GJURIČ, A., ŠKORPIL, F.: Obstrukční ikterus pankreatogenním epiteliomem papily vaterské. Čas. Lék. česk. **75**, 516–522 (1936).

GALLART-ESQUERDO, A.: Les cystadénomes du pancréas. Acta gastro-ent. belg. **16**, 85–92 (1953).

GALLART-MONES, F., OSES, J.: Faux kyste nécrotique du pancréas. Arch. Mal. Appar. dig. **48**, 1734–1737 (1959).

GAMBILL, E. E., PUGH, D. G.: Pancreatic calcifications. Arch. intern Med. **81**, 301–315 (1948).

GARBSCH, H.: Zum Röntgenbild paraduodenal raumfordernder Prozesse. Radiol. austriaca **10**, 71–83 (1958).

GARCIA-CALDERON, J., SARASIN, R., MARQUIS, C.: Quelques aspects radiologiques des pancréatites aiguës. J. Radiol. Électrol. **29**, 243–245 (1948).

GASSMANN, W., FRELLSTEDT, F.: Pankreas annulare. Dtsch. med. J. **11**, 614–615 (1960).

GAY, B. B., LEIGH, T. F., ROGERS, J. V.: Abdominal aneurysma as an uncommon cause of duodenal loop widening. Radiology **61**, 630–632 (1953).

GEBAUER, A.: Pankreassteine – Pankreaszyste. Fortschr. Röntgenstr. **71**, 588–592 (1949).

— Das diagnostische Pneumoperitoneum. Stuttgart: G. Thieme 1959.

— MUNTEAN, E., STUTZ, E., VIETEN, H.: Das Röntgenschichtbild. Stuttgart: G. Thieme 1959.

GERTH, F.: Zur Frage der sog. „Pseudozysten" des Pankreas. Fortschr. Röntgenstr. **51**, 8–22 (1935).

GHISLANZONI, R., PIGNATARO, E.: Aspetti clinico – radiologici del pancreas anulare nel neonato e nell'adulto. Minerva med. **51**, 4029 (1960).

GIBERTINI, G., AMICI, F., LODI, R., CALISE, G.: Duodenografia ipotonica. Minerva chir. **15**, 445–452 (1960).

GIERMAŇSKI, A., OLESZKIEWICZ, L.: Duodenografia hypotoniczna w rozpoznawaniu chorob trzustki i brodawki Vatera. Polski Przeglad Radiol. **28**, 141–147 (1964).

GILLIES, C. L.: Pancreatic lithiasis. Amer. J. Roentgenol. **41**, 42–45 (1939).

GILROY, Y. A., ADAMS, A. B.: Annular pancreas. Radiology **75**, 567–571 (1960).

GIRAUT, M., BRET, P., ANJOU, L., KUENTZ, M., COSTAR, G., BUTIN, P.: Le pancréas normal et ses limites en stratigraphie. J. Radiol. Électrol. **37**, 417–420 (1956).

— — — — L'insufflation gazeuse dans l'étude de la région antropylorique et du duodénum. J. Radiol. Électrol. **35**, 310–314 (1954).

— — COSTAZ, G.: Pneumostratigraphie du pancréas. J. Radiol. Électrol. **35**, 379–387 (1954).

— — — JACQUEMET, P.: Exploration radiologique du pancréas: valeur comparée des coupes sagitales et transversales. J. Radiol. Électrol. **35**, 512–514 (1954).

— GROS, CH., WALTER, J. P., BLOCH, P., GRUMBACH, Y.: Exploration du pancréas par la tomographie axiale transverse. J. Radiol. Electrol. **46**, 863–866 (1965).

GLEEN, F., EVANS, J. A., HALPERN, M., THORBJARNARSON, B.: Selective celiac and superior mesenteric arteriography. Surg. Gynec. Obstet. **118**, 93–100 (1964).

— HALPERN, M.: Celiac and superior mesenteric arteriography. Rev. int. Hépat. **15**, 337–349 (1965).

— BAYLIN, G. J.: The roentgen findings in acute pancreatitis. Amer. J. Roentgenol. **57**, 604–615 (1947).

GODART, J.: Un cas de pancréas aberrant du deuxième duodénum. Presse méd. 67, Confr. Rad. Anat. Clin. **9**, 1959.

GOIN, L. S.: Fibrocystic disease of the pancreas. Radiology **51**, 36–41 (1948).

GOINARD, P., PÉLISSIER, G.: Exploration chirurgicale de l'ampullome Vatérien et des cancers de la voie biliaire principale. Rev. Praticien **10**, 2487–2492 (1960).

GOLDEN, R.: Radiologic examination of the small intestine. Springfield: Ch. C. Thomas: 1959

GOLDMANN, C. H.: Ein Beitrag zur Röntgendiagnostik der akuten Pankreatitis. Röntgenpraxis **3**, 793–796 (1931).

GOLLMANN, G.: Die gezielte Angiographie und ihre diagnostischen Möglichkeiten. Radiol. austriaca **9**, 117-123 (1956).

GORDIER, G., ARSAC, M.: Le canal de Wirsung: quelques précisions sur sa topographie et les connexions bilio-pancréatiques. J. Chir. (Paris) **68**, 504–517 (1952).

GOTTLIEB, CH., BERANBAUM, S. L., WALD, A. M.: Bulbar defects in pancreatic neoplasm resembling duodenal ulcer. Gastroenterology **23**, 82–91 (1953).

GOTTLIEB, CH., DORFMAN, M., GREGG, H. A.: Pancreatitis: its preoperative diagnosis by gastro-intestinal roentgenography. Radiology **56**, 528–534 (1951).

GRAY, R. K., RÖSCH, J., GROLLMAN, J. H.: Arteriography in the diagnosis of islet-cell tumors. Radiology **97**, 39–44 (1970).

GREENFIELD, H., SIEGEL, L. H., D. FRANCIS, N.: Attempted visualisation of the pancreatic duct by ampullary reflux. Gastroenterology **29**, 280–284 (1955).

GROLLMAN, A. I., GOODMAN, S., FINE, A.: Localized paralytic ileus. An early roentgen sign in acute pancreatitis. Surg. Gynec. Obstet. **91**, 65–70 (1950).

GROS, B.: Beziehungen zwischen Erkrankungen der Leber und des Pankreas. In: Fortschritte der Gastroenterologie. München: Urban & Schwarzenberg 1960.

GROSDIDIER, J.: La lithiase pancréatique, a propos de quatre observations. In: Duodénum et pancréas. Paris: Masson et Cie. 1957.

— STEHLIN, H., MICHON, J.: Abscès de la paroi de l'estomac. Complication d'un ilot pancréatique abérrant. J. Radiol. Électrol. **39**, 181–183 (1958).

GROSDIDIER, M., TRÉHEUX, M., FRITSCH, M., STEHLIN, M., MASSÉ, P.: Thrombose du tronc coeliaque et pancréatite chronique. J. Radiol. Electrol. **46**, 870–872 (1965).

GROSS, R. J., NULL, R., LOEB, W.: Pseudocyst of the pancreas associated with hydrothorax. Amer. J. Roentgenol. **67**, 585–591 (1952).

GUARDAGNO, N., MUNGO, A.: L'importanza della radiologia gastro-intestinale nella diagnosi di cancero del pancreas. Nunt. radiol. **27**, 472–491 (1961).

GUALDI, G., MESSE, S.: Rilievi anatomo-radiografici sul sistema escretore del pancreas con particolare riferimento ai canali accessori della testa. Nunt. radiol. **25**, 391–412 (1959).

— MESSE, G.: Aspetti anatomo-radiografici dell'arborizzazione di ordine minore del sistema escretore del pancreas. Nunt. radiol. **26**, 213–230 (1960).

GUIEN, C., LEGRÉ, J., SARLES, J. C., SARLES, H.: Valeur diagnostique de l'étude radiologique de l'estmonac et du duodénum au cours des pancréatites chroniques. J. Radiol. Électrol. **39**, 473–480 (1958).

GUILEMIN, F., SAUBIER, S., NAUDIN, N., DUBOIS, B., CHATIN, O.: Valeur de la pancréatographie. Arch. Mal. Appar. dig. **47**, 1117–1124 (1958).

GUTMANN, R. A.: Les images tumorales du duodénum. In: Duodénum et pancréas. Paris: Masson et Cie. 1957.

— JAHIEL, R.: Les signes radiologiques duodénaux des maladies du pancréas. J. Radiol. Électrol. **16**, 307-315 (1932).

HANAFEE, W., WEINER, M.: Transjugular percutaneous cholangiography. Radiology **88**, 35–39 (1967).

HARDOUIN, J. P., MERCADIER, M.: Kyste hydatique de la téte du pancréas. Presse méd. **67**, 821–823 (1959).

HARING, W.: Die Erkrankungen der Bauchspeicheldrüse im Röntgenbilde. Erg. med. Strahlforsch. **6**, 407–458 (1933).

HARPER, K.: A text-book of x-ray diagnosis. Vol III. Abdomen. London: Lewis and Co. 1952.

Harper, K. R.: Some observations on radiology of the pancreas. Proc. roy. Soc. Med. **39**, 534–537 (1946).

Harper, R. A. K.: Radiological investigation of pancreatic disease. J. Fac. Radiol. **1**, 75–86 (1949).

Harper, K. R. A.: Radiology of the pancreas. In: Modern trends in diagnostic radiology. London: Butterworth and Co. 1953.

Haudek, M.: Durchwanderungspleuritis bei abdominalen Krankheitsprozessen. Fortschr. Röntgenstr. **45**, 1–8 (1932).

Haukohl, R. S., Melamed, A.: Cystadenoma of the pancreas. Amer. J. Roentgenol. **63**, 234–245 (1950).

Heinsen, H. A.: Röntgenologische Diagnostik und Röntgentherapie der chronisch-recidivierenden Pankreatitis. Med. Klin. **55**, 1511–1514 (1960).

Heitz, F., Ledoux-Lebard, G., Premont, S.: La pancreatographie par voie endoveneineuse. Etude experimental. J. Belge. Radiol. **48**, 178–180 (1965).

Helander, C. G., Lindbom, A.: Roentgen examination of the inferior vena cava in retroperitoneal expanding processes. Acta radiol. (Stockh.) **45**, 289–297 (1956).

Henning, N., Demling, L., Gigglberger, H.: Über die laparoskopische Cholezysto-Cholangiographie. Münch. med. Wschr. **94**, 830–834 (1952).

Henrard, E., Arianoff, A., Baeyens, J.: Resultats des différentes méthodes radiologiques dans l'étude de la morpho-physio – pathologie du foie et des voies biliaires. J. belge Radiol. **40**, 612–737, 772–891 (1957).

Hepp, J.: Pancréatographie et maladie kystique du pancréas. Rev. int. Hépat. **5**, 931–940 (1955).

— Réflexions générales sur les pancréatites. Rev. Praticien **9**, 2157–2166 (1959).

— Hernandez, C., Moreaux, J., Bismuth, H.: L'arteriographie dans les affections chirurgicales de foie, du pancreas et de la rate. Paris: Masson & Cie., Editeurs, 1968.

— Mercadier, M., Moreaux, J.: La tactique opératoire dans le traitement chirurgicale des pancreatites chroniques. Acta gastro-ent. belg. **23**, 471–510 (1960).

— Moreaux, J.: Documents sur les pancréatites avec calcifications. Arch. Mal. Appar. dig. **47**, 1057–1072 (1958).

— Tourneur, R., Moreaux, J.: Les lésions anatomiques du pancréas dans les pancréatites chroniques calcificantes confrontées avec les donnés de la pancréatographie. Presse méd. **67**, 1275–1278 (1959).

Herbert, W. W., Margulis, A. R.: Diagnosis of retroperitoneal masses by gastrointestinal roentgenographic measurements: a computer study. Radiology **84**, 52–57, 1965.

Herfort, K.: Choroby slinivky břišní. Praha: Čs. graf. unie 1946.

— Vleklá recidivujíví pankreatitis. Praha: Stát. zdrav. Nakl. 1958.

— Jirásek, A., Veselý, K. T.: Pseudopolyposa dvanáctníku (odštěp slinivky břišní). Gastro-ent. bohem. **4**, 253–259 (1950).

Herfort, K., Letošník, V.: Mnohočetná kalkulosa pankreatu. Sborn. tráv. výž. **6**, 114–118 (1952).

— — Špaček, B.: Příspěvek k vzniku a léčení cysty pankreatu. Čas. lék. česk. **89**, 685–691 (1950).

— Pour, S.: Klinické příspěvky ke kalcifikačním změnám v pankreatu. Gastro-ent. bohem. **2**, 173–181 (1948).

— Rösch, J.: Importanza diagnostica della splenoportografia negli aumenti di volume del pancreas. Minerva med. **52**, 2133–2140 (1961).

Herrnheiser, G.: Über die Manifestation von Pankreaserkrankungen im Röntgenbilde. Med. Klin. **18**, 229–233 (1922).

Hershey, J. E., Hillmann, F. J.: Fatal pancreatic necrosis following choledochotomy and cholangiography. Arch. Surg. (Chicago) **71**, 885–889 (1955).

Herson, R. E.: Meconium ileus. Radiology **68**, 568–571 (1957).

Herzog, W.: Zur Splenoportographie bei Leber- und Pankreastumoren. Münch. med. Wschr. **103**, 1361–1364 (1961).

Hess, W.: Operative Cholangiographie. Stuttgart: G. Theime 1955.

— Die Erkrankungen der Gallenwege und des Pankreas. Stuttgart: G. Thieme 1961.

— Intraoperative Untersuchungsmethoden bei Pankreaserkrankungen. Der Radiologe **5**, 298–307 (1965).

Heuck, F., Piepgras, U.: Neue Möglichkeiten der Röntgendiagnostik des Pankreaskarzinoms. Ergebnisse der Pankreaspneumostratigraphie. Dtsch. Med. Wschr. **90**, 906–911 (1965).

Hicken, N. F., McAllister, A. J.: Is the reflux of bile into the pancreatic ducts a normal or abnormal physiologic process. Amer. J. Surg. **83**, 781–786 (1952).

Hiklová, D.: Scestný pankreas ve stěně žaludku. Rozhl. chir. **33**, 362–368 (1954).

Hirnle, Z., Starzyk, H.: Pankreatografia. Polski Przeglad Radiol. **28**, 269–278 (1964).

Hitzenberger, K.: Die respiratorische Verschieblichkeit des Pankreas. Med. Klin. **25**, 618–619 (1929).

Hodes, P. J., Pendergrass, E. P., Winston, N. Y.: Pancreatic, ductal and vaterian neoplasms: their roentgen manifestations. Radiology **62**, 1–15 (1954).

Hoerr, S. O.: Operative cholangiography as an aid in surgery for jaundice. Arch. Surg. (Chicago) **69**, 432–443 (1954).

Hohenner, K.: Zur Röntgendiagnose von Pankreaserkrankungen. Med. Klin. **46**, 744–746 (1951).

Holm, O. F.: Über den Wert der Röntgenuntersuchung des Pankreas. Acta radiol. (Stockh.) **22**, 620–642 (1941).

Holomáň, K.: O benigních nádorech žalúdka. Brat. Lék. listy **23**, 280–292 (1943).

Holstein, J., Richter, K.: Spontane Gas- und Kontrastmittelfüllungen der Gallen- und Pankreasgänge bei Röntgenuntersuchungen. Dtsch. Gesundh.-Wes. **18**, 277–287 (1963).

Holt, J. F.: The roentgen diagnosis of pancreatic cyst. Radiology **46**, 329–333 (1946).

HOLÝ, J.: Vyšetření pankreatu roentgenem. In: Vleklá recidivující pankreatitis. Praha: Stát. Zdr. Nakl. 1958.

HOPE, J. W., GIBBONS, J.: Duodenal obstruction due to annular pancreas. Radiology **63**, 473–490 (1954).

HORNYKIEWYTSCH, T.: Intravenöse Cholangiography. Stuttgart: G. Thieme 1956.

HOUSSET, E., VANTSIS, G.: La cholangiographie transpariéto-hépatique. Presse méd. **65**, 772–773 (1957).

HOWARD, J. M.: Pancreatic calcification. In: Surgical diseases of the pancreas. Philadelphia: J. B. Lippincott Comp. 1960.

HOWARD, J. M.: The pathology of pancreatitis. In: Surgical diseases of the pancreas. Philadelphia: J. B. Lippincott Comp. 1960.

— Acute pancreatitis. Diagnosis and misdiagnosis. In: Surgical diseases of the pancreas. Philadelphia: J. B. Lippincot Comp. 1960.

— SHORT, W. F.: An evaluation of pancreatography in suspected pancreatic disease. Surgery, Gyn. & Ob. **129**, 319–324 (1969).

HRABOVSZKY, Z.: Zur Röntgendiagnostik der bösartigen Geschwülste des Zwölffingerdarmes. Fortschr. Röntgenstr. **52**, 580–594 (1935).

HRADEC, E.: Zúžení vrátníku způsobené odštěpkem břišní slinivky. Sborn. tráv. výž. **8**, 238–240 (1954).

HUDAK, A.: Le pancréas en radiologie. Paris: Thése Fac. 1950.

— Cholangiographie per os et le pancréas en radiologie. Radiol. clin. (Basel) **24**, 113–118 (1955).

— Pankreas und Urographie. Röntgenblätter **17**, 208–211 (1964).

— Pyélogramme et les affections extra-rénales. J. Radiol. Electrol. **46**, 324–330 (1965).

HULTÉN, O.: Beitrag zur Röntgendiagnose der akuten Pankreasaffektionen. Acta radiol. (Stockh.) **9**, 222–254 (1928).

— Über den Nutzen von Röntgendiagnostik bei akuten Bauchfällen. Acta radiol. (Stockh.) **21**, 471–482 (1940).

HUNT, H. B., HICKEN, N. F., BEST, R. R.: Exploration of the biliary ducts by cholangiography during and following operation. Amer. J. Roentgenol. **38**, 542–564 (1937).

INGRAHAM, R. C., VISSCHER, M. B.: Studies on elimination of dyes in the gastric and pancreatic secretions and interferences therefrom concerning the mechanisms of secretion of acid and base. J. Gen. Physiol **18**, 695–716 (1935).

ISLEY, J. K., SCHAUBLE, J. F.: Interpretation of the percutaneous transhepatic cholangiogram. Amer. J. Roentgenol. **88**, 772–777 (1962).

JACOBSON, H. G., SHAPIRO, J. H., POPPEL, M. H.: Oral renografin 76 per cent: a contrast medium for examination of the gastrointestinal tract. Amer. J. Roentgenol. **80**, 82–88 (1958).

JACQUEMET, P., LIOTTA, D.: La duodénographie hypotonique. Paris: Masson et Cie. 1963.

JACQUET, P., PÉRON, N., FERROIR, J., PERRIER, J.: Kyste hydatique calcifié de la queue du pancréas. Bull. Soc. méd. Hôp. **57**, 551 (1941); Ref.: Zbl. ges. Radiol. **34**, 369 (1942).

JAKOB, A., MEYERHÖFER, H.: Zur Röntgendiagnostik des chronischen Ikterus durch die perkutane transhepatische Cholangiographie. Fortschr. Röntgenstr. **104**, 511–517 (1966).

JENÍČEK, A.: Pankreatolithiasa u mladé ženy sledovaná po dobu pěti let. Čs. gastroent. **10**, 78–83 (1956).

JIRÁSEK, A.: Náhlé příhody břišní. Praha: Melantrich 1949.

JOFFE, N.: Pancreatic calcification in childhood associated with protein malnutrition. Brit. J. Radiol. **36**, 758–761 (1963).

JOHNSON, G., PEARCE, CH., GLENN, F.: Intravenous cholangiography in biliary tract disease. Ann. Surg. **153**, 91–102 (1960).

JOHNSON, H. C., MINOR, B. D., THOMPSON, J. A., WEENS, H. S.: Diagnostic value of intravenous cholangiography during acute cholecystitis and acute pancreatitis. N. Engl. J. Med. **260**, 158–161 (1959).

JÓNA, I., RÓTH, M.: Adatok a hasnyámlizigy heveny betegségeinek funkcionális röntgentüneteihez. Magy. Radiol. **4**, 154–157 (1952).

JONES, M., SAKAI, H., ROGERSON, A.: Intravenous cholangiography in children with fibrocystic disease of the pancreas. J. Pediatr. **53**, 172–179 (1958).

JORDAN, G. L.: Pancreatic cysts. In: Surgical diseases of the pancreas. Philadelphia: J. B. Lippincott Comp. 1960.

— Benign and malignant tumors of the pancreas and the periampullary region. In: Surgical diseases of the pancreas. Philadelphia: J. B. Lippincott Comp. 1960.

JORDAN, P. H.: The use of intravenous cholangiocholecystography in the diagnosis of acute conditions of the abdomen. Surg. Gynec. Obstet. **102**, 218–226 (1956).

JOST, A.: Über die Möglichkeiten einer Röntgen-Darstellung des Pankreas. Med. Klin. **55**, 1268–1271 (1960).

KADELL, B. M., RILEY, J. M.: Major arterial involvement by pancreatic pseudocysts. Am. J. Roentgen. **99**, 632–636 (1967).

KADEN, VAN G., HOWARD, J. M., DOUBLEDAY, D. C.: Cholecystographic studies during and immediately following acute pancreatitis. Surgery **38**, 1082–1086 (1955).

KAFKA, V.: Chirurgie rakoviny v krajině podjaterní. Sborn. lék. **39**, 149–296 (1937).

KAHN, P. C., Frates, W. M., PAUL, R. E.: The epinephrine effect in angiography of gastrointestinal tract tumors. Radiology **88**, 686–690 (1967).

KALK, H.: Laparoskopische Cholezysto- und Cholangiographie. Dtsch. med. Wschr. **77**, 590–591 (1952).

KALLENBERGER, P. L., KAPP, D. F.: Acute pancreatitis. Ann. intern. Med. **48**, 1185–1193 (1958).

KAMIETH, H.: Funktionelle Störungen des Duodenums. Fortschr. Röntgenstr. **88**, 406–414 (1958).

KAPLAN, A. A., BRODSKY, L., RUMBALL, J. M.: Percutaneous transhepatic cholangiography. Amer. J. dig. Dis. **5**, 450–457 (1960).

KATSCH, G.: Beitrag zum gegenwärtigen Stand der Röntgenologie des Pankreas. Bologna: III. Congr. Eur. Gastro-ent. 1952.

KAUDE, J.: Angiographischer Nachweis eines Insuloms und einer akzessorischen Milz. Fortschr. Röntgenstr. **111**, 130–132 (1969).

KAUZÁL, G.: Príspevok k diagnostike a liečbe anulárního pankreatu. Brat. Lék. listy **38**, 535–539 (1958).

KAYABALI, I., MALLET-GUY, P.: Deux cas de pancréatectomie gauche pour kyste hydatique. Lyon chir. **53**, 608–612 (1957).

KEATS, T. E.: Generalized pulmonary emphysema as an isolated manifestation of early cystic fibrosis of the pancreas. Radiology **65**, 223–226 (1955).

KEHR: Zitation nach Macarini, M.: La pneumostatipancreatografia. Minerva Medica, Milano 1955.

KEIL, P. G., LANDIS, S. N.: Peritoneoscopic cholangiography. Arch. intern. Med. **88**, 36–41 (1951).

KELLEY, M. L., SQUIRE, L. F., BOYNTON, L. C., LOGAN, V. W.: The significance of pancreatic calcification. N. Y. St. J. Med. **57**, 721–730 (1957).

KESTENS, P. J.: La duodénographie hypotonique. Acta chir. belg. **58**, 346–356 (1959).

KETTUNEN, K.: Changes in the stomach and duodenum accompanying carcinoma of the pancreas. Ann. Chir. Gynaec. Fenn. **51**, 320–326 (1962).

KEUL, W., RIEDEN, H. G.: Die Duodenographie in Antrenylhypotonie. Dtsch. Arch. Klin. Med. **211**, 107–120 (1965).

KIBLER, CH. E., BERNATZ, P. E.: Operative experience with carcinoma of body and tail of the pancreas. Proc. Mayo Clin. **33**, 247–255 (1958).

KIDD, H. A.: Percutaneous transhepatic cholangiography. Arch. Surg. (Chicago) **72**, 262–268 (1956).

KIÉNY, R., WARTER, P., JAPY, CL., FONTAINE, R.: Aspects angiographiques dans les affections pancréatiques. J. Radiol. Electrol. **46**, 867–870 (1965).

KINCAID, O. W., DAVIS, G. D.: Abdominal aortography. N. Engl. J. Med. **259**, 1067–1073 (1958).

KISSELER, B., LEISTNER, G. H., BARTH, E.: Zur Darstellung des Pankreas im Röntgenbild. Fortschr. Röntgenstr. **100**, 309–318 (1964).

— — — A new method for the roentgenologic opacification of the pancreas. Radiology **83**, 6–11 (1964).

— — — The roentgenologic diagnosis of pancreatic disease. Radiology **85**, 59–64 (1965).

KJELLMAN, L.: Aberrant pancreas. Acta radiol. (Stockh.) **34**, 224–234 (1950).

— Further cases of aberrant pancreas. Acta radiol. (Stockh.) **36**, 89–96 (1951).

KLEIN, K.: Zur Frage der Frühdiagnose und Operabilität des Pankreaskarzinoms. Klin. Med. (Wien) **15**, 51–62 (1960).

KLEITSCH, W. P.: Anatomy of the pancreas. Arch. Surg. (Chicago) **71**, 795–802 (1955).

KLINE, J. R., CULVER, G. J.: Roentgen findings in primary duodenal and paraduodenal malignant lesions. Amer. J. Roentgenol. **58**, 425–438 (1947).

KNEIDEL, J. H.: Disseminated calcification of the pancreas. Ann. intern. Med. **34**, 790–796 (1951).

KNOBLOCH, J.: Příspěvek k pankreatocystogastrostomiím. Čs gastroent. **9**, 293–298 (1955).

KORACH, J.: Stav po duodenopankreatektomiích v rtg obraze. Rozhl. chir. **30**, 188–200 (1951).

KORACH, J.: K diferenciální diagnoze změn v oblasti duodenojejunálního ohbí. Čs. roentgenol. **14**, 58–64 (1960).

KOURIAS, B.: A propos de 2000 cas des kystes hydatiques operés. Presse Medicale **69**, 165–167 (1961).

KÖSSLING, F. K., HABIGHORST, L. V.: Zur Differentialdiagnose der Pankreasverkalkungen: Multiple Konkremente bei Zystenpankreas. Fortschr. Röntgenstr. **108**, 18–22 (1968).

KOSTELECKÝ, A.: Intrapankreatické cystoidy léčené vnitřní drenáží. Rozhl. chir. **37**, 162–167 (1958).

KRAUS, R., STRNAD, F.: Der Wert und die Bedeutung der extrabulbären Duodenaluntersuchung. Bruns Beitr. klin. Chir. **189**, 323–333 (1954).

KRAUTWALD, A., RENGER, F.: Röntgenologische Darstellung der Bauchorgane nach Pneumoperitoneumanlage als Voruntersuchung zur Laparoskopie. Deutsch. Ges. Wes. **7**, 841–850 (1952).

KREISINGER, V.: K diagnostice chorob slinivky břišní. Čas. Lék. česk. **64**, 841–844, 886–890 (1924).

KRIESSMANN, A.: Die hypotonische Duodenographie. Fortschr. Röntgenstr. **108**, 464–474 (1968).

KUNC, Z.: K otázce přímé anastomosy mezi pankreatickou cystou a traktem zažívací). Rozhl. chir. **23**, 374–387, 407–411 (1944).

KUHLMANN, F.: Der duodenopankreatische Reflux im Röntgenbild und seine klinische Bewertung. Münch. med. Wschr. **101**, 1250–1252 (1950).

— Der Dünndarm im Röntgenbild. München: Urban & Schwarzenberg 1951.

— Erkrankungen des Pankreas. Med. Klin. **51**, 341–343, 417–418, 451–452 (1958).

— In- und Effluxstörungen des Pankreasganges und ihre pathogenetische Bedeutung. Med. Mschr. **15**, 244–249 (1961).

KUHLMANN, I.: Die Röntgendiagnose der chronischen Pankreasentzündung. Ärztl. Forsch. **12**, 134–137 (1958).

KUHLMANN, T.: Die Röntgenuntersuchung des Pancreas. Fortschr. Röntgenstr. **57**, 629–639 (1938).

KUHN, A.: Ein Fall von Pankreasabszeß. Röntgenpraxis **6**, 175–178 (1934).

KUTHAN, S.: Laparoskopická cholecystocholangiografie. Čs. gastroent. **12**, 111–114 (1958).

LARSEN, K. A., PEDERSEN, A.: Roentgenologic findings in the stomach and duodenum in cancer of the pancreas. Acta radiol. (Stockh.) **45**, 459–469 (1956).

LATASTE, J., NARDI, C.: La pancréatographie peropératoire directe dans les rétentions pancréatiques. Presse méd. **63**, 957–958 (1955).

LEDOUX-LEBARD, G., HEITZ, F., BEHAR, A., ROSIER, J.: La pancréatographie par voie veneuse a l'Erythrosine B en clinique humaine. J. Radiol. Electrol. **48**, 373–378 (1967).

LEDOUX-LEBARD, G.: Pancréas. Encyclop. Méd. Chir. Tom IV. Radiodiagnostic 1954.

— Cancer des voies biliaires. Encyclop. Méd. Chir. Tom. IV. Radiodiagnostic 1954.

LEGER, H., LEGER, L.: Essai de classification anatomo-pathologique des pancréatites chroniques. Presse méd. **64**, 2168–2172 (1956).

LEGER, H., LEGER, L.: Aspects anatomo-pathologiques des pancréatites chroniques. Arch. Mal. Appar. dig. **48**, 1700–1703 (1959).

LEGER, L.: L'exploration radio-chirurgicale du pancréas et le drainage trans-papillaire du canal de Wirsung. J. Chir. (Paris) **68**, 518–536 (1952).

— Surgical contrast visualization of the pancreatic ducts with a study of pancreatic external secretion. Amer. J. dig. Dis. **20**, 8–12 (1953).

— Spleno-portographie. Paris: Masson et Cie. 1955.

— Exploration radio-chirurgicale du pancréas. Lithiase du pancréas. In: Duodenum et pancréas. Paris: Masson et Cie. 1957.

— Lithiase du pancréas. In: Duodénum et pancréas. Paris: Masson et Cie. 1957.

— Lithiase du pancréas. Presse méd. 65, Atl. Rad. Clin. 1–4 (1957).

— Images de dilatation du canal de Wirsung. Presse méd. **69**, 631–633 (1961).

— Kystes et pseudo-kystes du pancréas. Vie méd. (Brux.) **42**, 15–23 (1961).

— BRÉHANT, J.: Chirurgie du pancréas. Paris: Masson et Cie. 1956.

— CACHIN, M., FUMERY, J., HECTOR, A.: L'exploration radio-chirurgicale des faux kystes du pancréas. Presse méd. **65**, 2136–2139 (1957).

— CRISMER, R.: Le radiodiagnostic des pancréatitis chroniques. Acta gastro-ent. belg. **23**, 396–449 (1960).

— DÉTRIE, P., GUYET-ROUSSET, P.: Cancer et lithiase du pancréas. Presse méd. **69**, 386–389 (1961).

— GALLY, L., ARVAY, N.: La pancréatographie. J. Radiol. Électrol. **32**, 806–810 (1951).

— GUYET, P., DE FERRON, A.: L'exploration radio-chirurgicale des pancréatites aiguës. J. Chir. (Paris) **73**, 369–390 (1957).

— LAJOUANINE, P., CORNET, A., ARNAVIELLE, J.: Le retentissement splénique des affections pankreatiques. Presse méd. **62**, 666–669 (1954).

— LATASTE, J.: Lithiase du pancréas. J. Chir. (Paris) **71**, 813–851 (1955).

— — Les hémorragies digestives d'origine pancréatique. Presse méd. **66**, 397–401 (1958).

— MICHON, N., BAKALOUDIS, P.: L'atteinte de la veine splénique au cours et au décours des faux kystes du pancréas. J. Chir. (Paris) **81**, 15–22 (1961).

— ZARA, M., WARGNIER, M.: Cholangiographie et drainage biliaire par ponction transpariéto-hépatique. Arch. Mal. Appar. dig. **42**, 967–978 (1953).

LEICHNER, Z., VÁCZO, G.: Röntgen vizsgálattal észlelt pancreaskövek három eset kapcsán. Magy. Radiol. **10**, 73–77 (1958).

LÉLEK, I.: A pankreas röntgendiagnosztikája. Orv. Hetil. **99**, 37–44 (1958).

LÉONARD, P., GELIN, A., BUISSERET, J., DAUMERIE, G.: Indications opératoires dans les pancréatites chroniques. Acta gastro-ent. belg. **23**, 450–470 (1960).

LERICHE, R.: Pancréatectomie gauche pour kyste révélé par une aortographie. Presse méd. **60**, 610–611 (1952).

LEROUX, G. F., DE SCOVILLE, A.: Spleno-portographie transparietale. J. belge Radiol. **37**, 89–137 (1954).

LEVENE, G., SCHEFF, S.: Intravenous cholangiography as an aid in diagnosis of carcinoma of the head of the pancreas. Radiology **68**, 714–717 (1957).

LEVITIN, J.: Scout film of the abdomen. Radiology **47**, 10–29 (1946).

LEVRAT, M., BRET, P.: L'exploration radiologique du pancréas par stratigraphie axiale transverse. J. Chir. (Paris) **78**, 59–66 (1959).

— — COSTAZ, G.: Exploration radiologique du pancréas par stratigraphie axiale transverse. Arch. Mal. Appar. dig. **45**, 189–198 (1956).

— GIRAUD, M., BRETTE, R., BERT, P.: L'exploration radiologique du pancreas par stratigraphie axiale. Arch. Mal. Appar. dig. **48**, 1712–1713 (1959).

LIEDBERG, N.: Erfahrungen mit primärer Cholangiographie unter besonderer Berücksichtigung etwaiger Schädigungen des Pankreas. Acta chir. scand. **85**, 261–280 (1941).

LINDBOM, A.: Des altérations roentgenologiques de l'estomac et du duodénum dans les pancréatites. Acta radiol. (Stockh.) **9**, 255–265 (1928).

— Venographie der Vena cava inferior. In: Ergebnisse der medizinischen Strahlenforschung. Stuttgart: G. Thieme 1964.

LINDENAUER, S. M., REUTER, S. R., JOSEPH, R. R.: Carcinoma of the head of the pancreas presenting as duodenal obstruction without jaundice. Am. J. Surg. **115**, 705–708 (1968).

LINDER, F., FRITZSCHE, W.: Das Pankreas annulare. Arch. klin. Chir. **283**, 428–451 (1956).

LINDQUIST, G.: Annular pancreas. Acta chir. scand. **117**, 451–464 (1959).

LIOTTA, D.: Pour le diagnostic des tumeurs du pancréas: la duodénographie hypotonique. Lyon chir. **50**, 455–460 (1955).

— JACQUEMENT, P., LAMOUNETTE, J., MALLET-GUY, P.: La technique de duodénographie hypotonique. Arch. Mal. Appar. dig. **46**, 64–71 (1957).

LITTNER, M.: Aberrant pancreatic tissue in the first portion of the duodenum. Radiology **55**, 716–719 (1950).

— KIRSCH, I.: Aberrant pancreatic tissue in the gastric antrum. Radiology **59**, 201–211 (1952).

LOBEN, F.: Ein röntgenologisches Magensymptom bei extragastralen Erkrankungen. Röntgenpraxis **7**, 88–89 (1935).

LOBSENZ, H., JAUERNIG, R. R.: The retrogastric space, roentgenographycally considered. Radiology **52**, 701–704 (1949).

LOHMANN, C. W.: Röntgenstudien am Innenrelief des oberen Dünndarmes bei Pankreaserkrankungen. Z. klin. Med. **135**, 640–650 (1939).

LONGO, O. F.: Résultats du traitement médical des pancréatites aiguës. Arch. Map. Appar. dig. **44**, 158–180 (1955).

LORENC, J.: Československé zkušenosti s chirurgickou léčbou anulárního pankreatu. Rozhl. chir. **37**, 199–207 (1958).

LOWMAN, R. M., DAVIS, L.: The role of barium contrast studies in the diagnosis of retroperitoneal tumors. Radiology **69**, 641–656 (1957).

LUDIN, H.: Kombinierte Pankreaspneumographie. Schw. med. Wschr. **85**, 55–61 (1955).

— Pneumographische Pankreas darstellung – ein überholtes Verfahren. Der Radiologe **5**, 272–274 (1965).

Ludin, H., Asch, T.: The normal lateral pneumotomographic appearance of the pancreas. Radiology **72**, 197–204 (1959).
— Enderlin, F., Fahrländer, H. J., Scheidegger, S.: Failure to diagnose Zollinger-Ellison syndrome by pancreatic arteriography: report of a case. Br. J. Radiol. **39**, 494–497 (1966).
Lüdin, M.: Die durch extraventrikuläre Ursachen bedingten Lage- und Formveränderungen des Magens. Erg. med. Strahlenforsch. **4**, 1–40 (1930).
— Die Röntgenuntersuchung bei Pankreaserkrankungen. Schw. med. Wschr. **64**, 692–695 (1934).
— Pankreassteine im Röntgenbilde. Röntgenpraxis **8**, 462–463 (1936).
— Regionärer Gastrospasmus bei Pankreaserkrankung. Acta radiol. (Stockh.) **19**, 348–351 (1938).
— Pankreaserkrankungen im Röntgenbild. Schw. med. Wschr. **76**, 1273–1274 (1946).
Röntgenbefunde bei Pankreaserkrankungen. Gastroenterologie (Basel) **78**, 93–123 (1952).
— Scheidegger, S.: Über Pankreaskonkremente. Klin. Wschr. **20**, 690–694 (1941).
— Scheidegger, K.: Röntgenologische und pathologisch-anatomische Untersuchungen bei Tumoren der Pankreasgegend. Radiol. clin. (Basel) **20**, 1–13 (1951).
Ludvigsen, S.: X-ray examination of pancreas after insufflation of air into stomach. Acta med. scand. **131** (suppl. 213) 255–259 (1948).
Lunderquist, A.: Angiography in Carcinoma of the Pancreas. Acta Radiol. Suppl. **235** (1965).
Macaigne, P., Nicaud, S.: Forme duodénale du cancer du pancréas. J. Radiol. Électrol. **11**, 542–544 (1927).
Macarini, N., Oliva, L.: Sur l'insufflation retroperitoneale associée à la stratigraphie tridimensionelle. J. belge Radiol. **34**, 281–297 (1951).
— — La pneumostratipancreatografia. Torino: Minerva Medica 1955.
— — Neue Wege zur Pankreasdarstellung. Fortschr. Röntgenstr. **86**, 55–65 (1957).
Madsen, B.: Demonstration of pancreatic insulomas by angiography. Br. J. Radiol. **39**, 488–493 (1966).
— Hansen, E.: Correlation between angiographic diagnosis and histology of pancreatic insulomas. Br. J. Radiol. **43**, 185–192 (1970).
Maimon, S. N., Kirsner, J. B., Palmer, W. L.: Chronic recurrent pancreatitis. Arch. intern. Med. **81**, 56–72 (1948).
Mallet-Guy, P., Feroldi, J., Micek, F.: Maladie du sphincter d'Oddi. Lyon chir. **45**, 33–55, 181–199 (1950).
— Giuria, F.: Reflux wirsungien et pancréatites. Lyon chir. **53**, 481–496 (1957).
— Guillet, E., Durand, L.: Le reflux dans le canal de Wirsung au cours des cholangiographies. Lyon chir. **43**, 653–676 (1948).
— Jacquement, P.: Résultats de 500 cas de duodénographie hypotonique. J. Radiol. Électrol. **44**, 249–258 (1963).
— Cavazzuti, F.: La séméiologie radiologique des
— pancréatites chroniques. Lyon chir. **55**, 161–178 (1959).
Mallet-Guy, P., Jacquement, P., Liotta, D.: Intérêt de la duodénographie hypotonique dans le diagnostic des pancréatites chroniques. J. Radiol. Électrol. **41**, 170–175 (1960).
— Jeanjean, R.: Précisions apportées par le controle manométrique et radiologique per-opératoire au probléme des pancréatites chroniques. Lyon chir. **41**, 301–316 (1946).
— — Marion, P.: La chirurgie biliaire sous controle manométrique et radiologique peropératoire. Paris: Masson et Cie. 1947.
— Vachon, A.: Pancréatites chroniques gauches. Paris: Masson et Cie. 1943.
Mandl, F.: Zur präoperativen Cholangiographie. Wien. klin. Wschr. **65**, 876–877 (1953).
— Die transcutane Cholangiographie bei ikterischen Patienten. Chirurg **27**, 341–343 (1956).
Mani, J. R., Zboralske, F. F., Margulis, A. R.: Carcinoma of the body and tail of the pancreas. Am. J. of Roent. **96**, 429–446 (1966).
Maragliano, G., Scio, E.: La vascolarizzazione arteriosa del pancreas. Palermo: Editore Lo Monaco 1955.
Mařatka, Z., Kruml, J.: Aberantní pankreas. Čs gastroent. výž. **17**, 3–5 (1963).
Marshak, R. H., Dreiling, D. A., Friedman, A. I.: Post-bulbar duodenal obstruction in carcinoma of the pankreas. Gastroenterology **16**, 680–686 (1950).
Marshall, W. A.: Pancreatic lithiasis. Radiology **31**, 562–566 (1938).
Martinez, N. S., Morlock, C. G., Dockerty, M. B., Wangh, J. M., Weber, H. M.: Heterotopic pancreatic tissue involving the stomach. Ann. Surg. **147**, 1–12 (1958).
Másjuán, L.: Radiologia de los tumores del páncreas. Rev. esp. Enferm. Apar.-dig. **18**, 1232–1254 (1959).
Masse, L., Baron, A.: Sur le diagnostic radiologique des tumeurs pancréatique gauches. Arch. Mal. Appar. dig. **43**, 576–582 (1954).
Masserini, A.: Contributo casuistico-critico allo studio delle deformazioni dell'annello duodenale. Radiol. med. (Torino) **43**, 682–692 (1954).
Massot, P.: Ictères néoplasiques et cancers des voies biliaires. Revue Praticien **10**, 2451–2458 (1960).
Mast, W. H., Telle, L., Turek, R. O.: Annular pancreas. Amer. J. Surg. **94**, 80–89 (1957).
Masy, S., Morimont, H.: La duodénographie hypotonique. Ann. Radiol. **7**, 495–501 (1964).
Matheson, N. M., Keele, K. D.: A radiological appearance of the papilla Vateri in pancreatic disease. Brit. J. Surg. **36**, 329 (1948–1949).
Mathieu, H.: Cholangiographie par ponction transparieto-hépatique suivant la technique de Varela-Fuentés dans l'ictère chronique par rétention. J. Radiol. Électrol. **41**, 826–827 (1960).
Maurer, H. J., Schreiber, A.: Zur Differentialdiagnose von Geschwulstkrankheiten. Postoperative Verwachsungen – Pankreaskopf-Karzinom. Fortschr. Röntgenstr. **89**, 566–568 (1958).
McCune, W. S., Stanbro, W. W.: Visualization of the pancreas by aortography. Ann. Surg. **150**, 561–567 (1959).

McGeorge, Ch. K., Widmann, B. P., Ostrum, H., Miller, R.: Diffuse calcification of the pancreas. Amer. J. Roentgenol. **78**, 599–606 (1957).
McGlone, F. B., Robertson, D. S., Grogan, J. M.: The roentgenologic manifestations of pancreatic tumors. Gastroenterology **31**, 551–565 (1956).
Meaney, T. F., Buonocore, E.: Arteriographic manifestations of pancreatic neoplasm. Amer. J. Roentgenol. **95**, 720–726 (1965).
— Winkelman, E. I., Sullivan, B. H., Brown, C. H.: Selective splanchnic arteriography in the diagnosis of pancreatic tumors. Cleveland Clin. Quart. **30**, 193–197 (1963).
Meister, T.: Darstellung einer Pankreaszyste im Retropneumoperitoneum. Fortschr. Röntgenstr. **79**, 119–121 (1953).
Mercadier, M., Hepp, J.: L'apport de l'examen radiologique opératoire au cours du traitement chirurgical des affections pancréatiques. Sem. Hôp., Ann. Chir. **32**, 725–731 (1956).
— — Radiologie dans les pancréatites chroniques. Sem. Hôp., Ann. Chir. **32**, 733–746 (1956).
— — Radiologie dans les tumeurs pancréatiques. Sem. Hôp., Ann. Chir. **32**, 981–988 (1956).
— — Radiologie dans les formations cystiques du pancréas. Jornad. Medic. Luso-Franc 1957.
Mergl, V., Jiráň, B.: Maligní cysty pankreatu. Rozhl. chir. **37**, 177–185 (1958).
Merner, T. B.: Acute pancreatitis with peritoneal fat necrosis. Amer. J. Roentgenol. **80**, 67–72 (1958).
Meschan, I., Quinn, J., Witcofski, R., Hosick, T.: The utilization of radioactive zinc and mangnese in an effort to visualise the pancreas. Radiology **73**, 62–70 (1959).
Mester, E.: Az intraoperativ cholangiographia jelentösége a chronicus pancreatitis diagnosztikájaban es thérápiábáan. Magyar. Radiol. **13**, 81–85 (1961).
Metheny, D. A., Roberts, E. W., Stranahan, A.: Acute pancreatitis with special reference to x-ray diagnosis. Surg. Gynec. Obstet. **79**, 504–508 (1944).
Meyer, A. W.: Pankreasstein. Zbl. Chir. **55**, 2440–2441 (1928).
Meyer, K. A., Sheridan, A. I., Murphy, R. F.: Pseudocysts of the pancreas. Surg. Gynec. Obstet. **88**, 219–229 (1949).
Míček, F.: Peroperační radiologická a manometrická kontrola v chirurgii žlčových cest. Gastro-ent. bohem. **4**, 221–224 (1950).
Michel, J.: Étude radiologique de la mucoviscidose du pancréas. J. Radiol. Électrol. **42**, 114–121 (1961).
Michellod, M.: Duodénographie hypotonique: Examen de routine. J. Radiol. Electrol. **46**, 872–876 (1965).
Mikal, S., Campbell, A. J.: Carcinoma of the pancreas. Surgery **28**, 963–969 (1950).
Millbourn, E.: Calibre and appearance of the pancreatic ducts and relevant clinical problems. Acta chir. scand. **118**, 286–303 (1959–1960).
Miller, E. M., Dockerty, M. B., Wollaeger, E. E., Waugh, J. M.: Carcinoma in the region of the papilla of Vater. Surg. Gynec. Obstet. **92**, 172–182 (1951).
Miller, H., Del Guercio, L. R. M., Cohn, J. D., Feins, N. R., Coomaraswamy, R. P.: Transhepatic cholangiography combined with splenoportography in biliary pancreatic carcinoma. Am. J. of Roent. **96**, 468–476 (1966).
Mirizzi, P. L.: La cholangiographie opératoire. Lyon chir. **43**, 385–408 (1948).
Mitchell, J. R., Sennott, W. M.: Roentgenographic demonstration of alterations of the duodenal loop by extrinsic lesion. Amer. J. Roentgenol. **68**, 764–767 (1952).
Mohl, H., Hrdina, R.: Příspěvek k diagnostica a léčení pankreatické pseudocysty. Rozhl. chir. **36**, 161–164 (1957).
Moldenhauer, W.: Die Bedeutung der Splenoportographie für die Diagnostik von Pankreaserkrankungen. Čs. Radiol. Kongres Karlovy Vary 1963.
— Technik und Indikationen der Duodenumuntersuchung in Hypotonie. Röntgen-Blätter **18**, 299–304 (1965).
— Die Technik der Pankreasdarstellung im Retropneumoperitoneum. Röntgenblätter **18**, 490–496 (1965).
— Putzke, H. P.: Untersuchungen zur Häufigkeit und Pathogenese von Pankreassteinen. Dtsch. Z. Verdau-Stoffwechselkr. **20**, 269–279 (1960).
Monauni, J.: Beitrag zur Röntgendiagnose der Pankreaszysten. Röntgenpraxis **7**, 31–35 (1935).
Mondor, H., Porcher, P., Olivier, C.: Radio-diagnostics urgents. Abdomen. Paris: Masson et Cie. 1943.
Monges, H., Rathelot, P., Fournier, A. M.: Le retentissement sur le cadre duodénal des séminomes métastatiques. J. Radiol. Électrol. **41**, 843–845 (1960).
Montaldo, H. C.: Monolithiase pancréatique. Lyon chir. **53**, 674–682 (1957).
— Solitary pancreatic lithiasis. An. Fac. med. Montevideo **42**, 63–71 (1957); Ref.: J. Amer. med. Ass. **167**, 793 (1958).
— Physiopathologie du sphincter d'Oddi et du reflux bilio-pancréatique. Arch. Mal. Appar. dig. **48**, 273–290 (1959).
Morino, F.: Die Arteriographie der Arteria hepatica. In: Röntgendiagnostik der Leber. Berlin, Göttingen, Heidelberg: Springer 1959.
— Olivero, S., Tarquini, A.: Arteriografia selletiva del tronco celiaco i delle sue branche. Minerva chirurgica **13**, 279–325 (1958).
Morel-Maroger, A., Slama, R.: L'intestin grêle dans les affections pancréatiques. Sem Hôp. **35**, 3358–3361 (1959).
Moseley, R. D.: Diagnosis of tumors of the pancreas with the aid of pneumoretroperitoneal pancreatography and splenoportography. Amer. J. Roentgenol. **80**, 967–977 (1958).
— Roentgen diagnosis of pancreatic disease. Arch. intern. Med. **107**, 31–36 (1961).
Motta, R.: Considerationi su di un caso di cisti calcificata del pancreas. Quadr. Radiol. **15**, 87 (1952); Ref.: Ex. med. Radiol. 1954.
Munk, E.: Zur Röntgensymptomatologie des Pankreaskopfcarzinoms. Zbl. Chir. **64**, 263–276 (1937).

MURATORE, R., SARLES, H.: L'anatomie pathologique des pancréatites chroniques. Rev. Praticien **9**, 2167–2176 (1959).

NAEGELI, T.: Zur Frage der Bewertung des Röntgenbefundes bei der Diagnose der akuten Pankreaserkrankungen. Zbl. Chir. **58**, 1008–1010 (1931).

NEBESAR, R. A., KORNBLITH, P. L., POLLARD, J. J., MICHELS, N. A., Celiac and superior mesenteric arteries. Boston: Little, Brown and Comparny 1969.

NEBESAR, R. A., POLLARD, J. J.: A critical evaluation of selective celiac and superior mesenteric angiography in the diagnosis of pancreatic diseases, Particularly malignant tumor: facts and „artefacts". Radiology **89**, 1017–1027 (1967).

— — EDMUNDS, L. H., MCKHANN, C. T.: Indications for selective celiac and superior mesenteric angiography. Amer. J. Roentgenol. **92**, 1100–1109 (1964).

NELSON, R. S., SCOTT, N. M.: Heterotopic pancreatic tissue in the stomach. Gastroenterology **34**, 452–459 (1958).

— CHRISTOFORIDIS, A. J.: Roentgenologic features of the Zollinger-Ellison syndrome-ulcerogenic tumor of the pancreas. Sem. in Roentgen. **3**, 254–266 (1968).

NEUHAUSER, E. B.: The roentgen diagnosis of fetal meconium peritonitis. Amer. J. Roentgenol. **51**, 421–425 (1944).

— Roentgen changes associated with pancreatic insufficiency in early life. Radiology **46**, 319–328 (1946).

NEZELOF, CH.: Pancréatites chroniques sans retentissement biliaire chez l'enfant. In: Duodénum et pancréas. Paris: Masson et Cie. 1957.

NICE, CH. M.: Exocrine gland dysfunction (Mucoviscidosis) in adults. Radiology **81**, 828–833 (1963).

NOVÁK, A.: Motorické poruchy žaludka a dvanáctníku při chorobách žlučových cest a slinivky břišní. Lék. listy **8**, 72–74 (1953).

NUMEROF, P.: Radioisotopes in liver and pancreatic disease. Rad. Cl. N. Amer. **8**, 115–123 (1970).

NURICK, A. W., PATEY, D. H., WHITESIDE, C. G.: Percutaneous transhepatic cholangiography in the diagnosis of obstruction jaudice. Brit. J. Surg. **41**, 27–30 (1954).

OCHSNER, H. C.: The roentgenologic diagnosis of periduodenal and extraduodenal lesions. Amer. J. Roentgenol. **45**, 718–723 (1941).

ÖDMAN, P.: Percutaneous selective angiography of the coeliac artery. Acta radiol. (Stockh.) Supl. 159, Stockholm 1958.

— Pancreatic angiography. In: ABRAMS, H. L.: Angiography. Boston, Massachussetts: Little, Brown & Co. 1971.

OI, J., KOBAYASKI, S., KONDO, T.: Endoscopie pancreato-cholangiography. Endoscopy **2**, 103–1970.

OLIVA, L., MACARINI, N.: Dimonstrazione radiologica diretta del pancreas patologico mediante la stratigrafia e la insufflazione retroperitoneale e gastrica. Radiologia (Roma) **34**, 207–226 (1952).

OLIVIER, C., WELTI, H., ARVAY, N.: Radiodiagnostic de la pancréatite aiguë. Presse méd. **60**, 1573–1575 (1952).

OLSSON, O.: Roentgen examination as an aid in the diagnosis of islet adenoma in the pancreas. Acta radiol. (Stockh.) **28**, 833–837 (1947).

— Angiographic diagnosis of an islet cell tumor of the pancreas. Acta Chirurg. Scand. **126**, 346–351 (1963).

— Angiographie bei Pankreastumoren. Der Radiologe **5**, 281–285 (1965).

— Angiographie in drei Fällen von Insuloma pancreatis. Der Radiologe **5**, 286–287 (1965).

— BOIJSEN, E., OLIN, T.: Portography by simultaneous catheterization of the celiac and superior mesenteric arteries. Montreal: X. Intern. Congr. Radiol. 1962.

— — LUNDERQUIST, A.: Angiography in tumors of the pancreas. Rom: XI. Internat. Congr. Radiol. 1965.

— Le diagnostic radiologique du pancréas. J. Radiol. Électrol. **46**, 860–862 (1965).

OPPENHEIMER, A.: Disk-like atelectases. Radiology **31**, 651–657 (1938).

ORTH, O.: Die Bedeutung der Cholangiographie für die Differentialdiagnose, Pankreatitis oder Karzinom. Zbl. Chir. **64**, 2836–2839 (1937).

OUVRY: Zitation nach Leger L. Chirurgie du pancreas. Paris: Masson et Cie 1956.

PALMIER, G. G., VINIANI, R.: Radiologia delle affezioni inflammatorie del pancreas. Bologna: III. Congr. Eur. Gastro-ent. 1952.

PALUGYAY, J.: Funktionelle Röntgensymptome bei Erkrankungen der Bauchspeicheldrüse. Fortschr. Röntgenstr. **56**, 91–93 (1937).

PANNEWITZ, G.: Pankreassteine. Röntgenpraxis **13**, 52–57 (1941).

PANNHORST, R.: Röntgendiagnostik des Pankreas. Dtsch. med. J. **6**, 367–368 (1955).

— Funktionelle Röntgenzeichen am Dünndarm bei epidemischer Parotitis. Fortschr. Röntgenstr. **87**, 329–334 (1957).

PARASKEVAS, M.: Beitrag zur Kenntnis des Echinokokkus der Bauchspeicheldrüse. Bruns' Beitr. klin. Chir. **169**, 265–275 (1939).

PARIS, J., GAUTIER, P., DEVAMBEZ, J.: Pancréatite subaiguë Cholécystostomie. Guérison clinique. Régression tardive des signes radiologiques. Arch. Mal. Appar. dig. **41**, 960–964 (1952).

PARTSCH, F.: Das diagnostische Pneumoperitoneum in der Chirurgie. Leipzig: G. Thieme 1924.

PASCUAL, O.: Les pancreopathies latentes. Arch. Mal. Appar. dig. **48**, 1698–1700 (1959).

PASCUAL, O. E., IBÁNEZ, S., CASTILLO, E., VALERO, A.: Un caso de gastrorrhagia por páncreas aberrante localizado en el fondo del estòmago. Rev. esp. Enferm. Apar. dig. **19**, 581 (1960).

PASCUCCI, L. M.: Pancreatic cyst and lithiasis. Amer. J. Roentgenol. **52**, 80–87 (1944).

PATEL, J., LATASTE, J.: L'intérêt de la ducto-pancréatographie pour établier la distinction entre pancréatite et cancer. Presse méd. **62**, 652–654 (1954).

PAUL, J. T.: Calcified cyst of the pancreas. Amer. J. dig. Dis. **20**, 136–137 (1953).

PAUL, R. E., MILLER, H. H., KAHN, P. C., CALLOW, A. D., EDWARDS, T. L., PATTERSON, J. F.: Pancreatic angiography, with application of subselective angiography of the celiac or superior mesenteric artery to the diagnosis of carcinoma of the pancreas. New. Engl. J. Med. **272**, 283–287 (1965).

PAULINO-NETTO, A., DREILING, D. A., BARONOFSKY, I. D.: The relationship between pancreatic calcification and cancer of the pancreas. Ann. Surg. **151**, 530–537 (1960).

PAXTON, J. R., PAYNE, J. H.: Acute pancreatitis. Surg. Gynec. Obstet. **86**, 69–75 (1948).

PEARSON, S.: Aberrant pancreas. Arch. Surg. (Chicago) **63**, 168–184 (1951).

PELNÁŘ, J.: Choroby trávícího ústrojí. II. Praha: Bursík a Kohout 1947.

PEREZ, C. A., POWERS, W. E., HOLTZ, S., SPJUT, H. J.: Roentgenologic-pathologic correlation of resectable carcinoma of the pancreatico-duodenal region. Amer. J. Roentgenol. **94**, 438–448 (1965).

PERILLI, L., FANINI, E.: Sulle calzificazioni pancreatiche studiate con la pneumostratipancreatografia. Radiol. med. (Torino) **46**, 834–842 (1960).

PESKIN, G. W., JOHNSON, CH.: Pancreatic visualization. Amer. J. Med. Sci. **249**, 223–229 (1965).

PIERANGELI, A., BORTOLOTTI, G.: Contributo allo studio del pancreas aberrante gastro-duodenale. Arch. Ital. Mal Appar. dig. **28**, 50–78 (1961).

PIERSON, J. M.: The arterial blood supply of the pancreas. Surg. Gynec. Obstet. **77**, 426–432 (1943).

PIETRI, H., GUIEN, CL., SARLES, J. CL., ASSADOURIAN, R., SARLES, H., LEGRÉ, J.: Tomographie du foie et du pancréas sous pneumopéritoine et retropneumopéritoine associés. Ann. Radiol. **8**, 765–784 (1965).

PINOTTI, H. W., PONTES, J. F.: La cholécystochołangiographie par voie combinée. Note préliminaire. Arch. Mal. Appar. dig. **45**, 264–273 (1956).

PISTOLESI, G. F., ROMANI, S.: Delimitazione speziale ed analisi strutturale nella patologia della regione retrogastrica mediante, l'indagine degli apparati digerente, vascolare e limfatico. J. Belge. Radiol. **47**, 428–464 (1964).

PIŠÚT, V., JENČA, G.: Klinické a rentgenologické skúsenosti s použitím morfia a dolantinu v intravenóznej cholangiocholecystografii. Čs. roentgenol. **12**, 165–170 (1958).

POHL, R.: Zur Röntgendiagnostik des Pankreas. Röntgenpraxis **10**, 659–667 (1938).

POINTET, C.: Radiologie non opératoire du pancréas. Vie méd. (Brux.) **42**, 43–52 (1961).

POLÁK, E.: Chirurgická léčba rakoviny slinivky břišní. Gastro-ent. bohem. **3**, 121–142 (1949).

— KOSTELECKÝ, A.: Pozdní výsledky vnitřní drenáže pankreatických pseudocyst. Čas. Lék. česk. **97**, 435–439 (1958).

— STOLZ, J.: Haemangioendotheliom pankreatu úspěšné operovaný a sledovaný po dubu 11 let. Sborn. tráv. výž. **7**, 328–330 (1953).

POLLOCK, A. V.: Pancreatography in the diagnosis of chronic relapsing pancreatitis. Surg. Gynec. Obstet. **107**, 765–770 (1958).

POLLOCK, A. V.; Acute pancreatitis. Analysis of 100 patients. Brit. Med. J. I, 6–14 (1959).

PONS, H., DAVIDOVITCH, P., BRUGNIER, F., ESPAGNO, G.: Deux cas de pancréas aberrant de l'estomac. Arch. Mal. Appar. dig. **45**, 438–445 (1956).

POPPEL, M. H.: Lesions of the pancreas, liver and spleen. In: Pillmore G. U.: Clinical radiology. Philadelphia: Davis Comp. 1950.

— Roentgen manifestations of pancreatic disease. Springfield: Ch. Thomas Publ. 1951.

— The roentgen manifestations of pancreatitis. Sem. in Roentgen. **3**, 227–241 (1968).

— The roentgen manifestations of relapsing pancreatitis. Radiology **62**, 514–521 (1954).

— Some migratory aspects of inflammatory collections of pancreatic origin. Radiology **72**, 323–329 (1959).

— ABRAMS, R. M., HANDELSMAN, J., SEGAL, A.: Diafragmatic herniation of the pancreas. Radiology **63**, 91–93 (1954).

— BERANBAUM, S. L.: Annular pancreas. Roentgen manifestation. Amer. J. dig. Dis. **1**, 476–483 (1956).

— BERCOW, C.: The roentgen manifestations of pancreatitis complicating mumps. Amer. J. Roentgenol. **61**, 219–222 (1949).

— JACOBSON, H. G., SMITH, R. W.: The roentgen aspects of the papilla and ampulla of Vater. Springfield Illinois: Ch. C. Thomas 1953.

— — Roentgen aspects of the papilla of Vater. Amer. J. dig. Dis. **1**, 49–58 (1956).

— MARSHAK, R. H.: The roentgen diagnosis of pancreatic disease. Amer. J. Roentgenol. **52**, 307–316 (1944).

— SHEINMEL, A., MEDNICK, E.: The procurement and critical appraisal of the width diameter of the midline retrogastric soft tissues. Amer. J. Roentgenol. **61**, 56–60 (1949).

PORCHER, P., BOURDON, R.: Duodénum et maladies du pancréas. Encyclop. Méd. Chir. Tom IV. Radiodiagnostic 1954.

— — CAROLI, J.: Étude cinéradiomanométrique du reflux Wirsungien. Rev. inter. Hépat. **5**, 875–890 (1955).

— STÖSSEL, H. N., MAINGUET, P.: Klinische Radiologie des Magens und Zwölffingerdarms. Stuttgart: Thieme 1959.

PRATESI, A. C., BANDIRALI, G. R.: Sulle calcificazioni del pancreas. Ann. Radiol. diag. (Bologna) **36**, 246–262 (1963).

PRESENT, A.: Aberrant pancreas. Amer. J. Roentgenol. **56**, 55–57 (1946).

PRESENT, A. J., GEYMAN, M. J.: Diffuse calcification of the pancreas. Radiology **48**, 29–32 (1947).

PRESSER, H.: Zur Diagnose und Differentialdiagnose der Tumoren des Körper-Schwanzanteiles des Pankreas. Verh. Dtsch. Röntgen Gesellsch. 20. Kongr. 1929.

PRICE, W. R.: The "colon cut-off" sign in acute pancreatitis. Med. J. Aust. **43**, 313–314 (1956).

PUESTOW, C. B., WURTZ, K. G., OLANDER, G. A.: Carcimona of ampulla of Vater and head of pancreas causing jaundice. Arch. Surg. (Chicago) **69**, 564–581 (1954).

PÜSCHEL, A.: Zur röntgenologischen Diagnostik der Pankreaserkrankungen. Fortschr. Röntgenstr. **27**, 495–505 (1919–1921).
PYGOT, F.: Radiological appearances in pancreatic cancer. Brit. J. Radiol. **23**, 656–666 (1950).
RANNIGER, K., SALDINO, R. M.: Arteriographic diagnosis of pancreatic lesions. Radiology **86**, 470–464 (1966).
RAPANT, V., ŠMÍD, J., INDRA, A.: Příspěvek k symptomatologii a diagnostice nádorů papily Vaterovy. Čas. Lék. česk. **81**, 753–756 (1942).
RAVITCH, M. M., WOODS, A. C.: Annular pancreas. Ann. Surg. **132**, 1116–1127 (1950).
REEMTSMA, K.: Surgical anatomy of the pancreas. In: Surgical diseases of the pancreas. Philadelphia: J. B. Lippincot Comp. 1960.
REEVES, R. J., MORAN, F. T.: Diffuse pancreatic calcification. Radiology **51**, 219–224 (1948).
REIKES, D., NAHON, J. R.: Demonstration of the duct of Wirsung through a pancreaticocutaneous fistula. Radiology **56**, 886–888 (1951).
REINBERG, S. A., JEGOROW, J. P., WLASSOW, P. W., LICHATSCHOW, J. P., WJERETENNIKOWA, W. P.: Klinisch-röntgenologische Beobachtungen an akzessorischen Pankreasinseln in der Wand des Magens und des Bulbus duodeni. Radiologia Diagnostica (Berlin) **4**, 605–622 (1963).
REMOLAR, J., KATZ, B., RYBAK, B., PELLIZARI, G.: Percutaneous transhepatic cholangiography. Gastroenterology **31**, 39–46 (1956).
RENDICH, R. A., POPPEL, M. H., COVE, A. M.: Roentgen diagnosis of space-occupying lesions in the region of the head of the pancreas. Radiology **38**, 47–52 (1942).
REUTER, S. R.: Modification of pancreatic blood flow with balloon catheters: a new approach to pancreatic angiography. Radiology **95**, 57–63 (1970).
— Superselective pancreatic angiography. Radiology **92**, 74–85 (1969).
— REDMANN, H. C., BOOKSTEIN, J. J.: Differential problems in the angiographic diagnosis of carcinoma of the pancreas. Radiology **96**, 93–99 (1970).
— — JOSEPH, R. R.: Angiographic findings in pancreatitis. Am. J. Roentgen. **107**, 56–64 (1969).
RICCI, G.: Cisti d'echinococco della coda del pancreas. Arch. Ital. Mall. Appar. dig. **22**, 109–121 (1956).
RICCOBONO, X. J.: Pancreatic scanning. Sem. in Roentgen. **3**, 310–317 (1968).
RICHMAN, A.: Acute pancreatitis. Amer. J. Med. **21**, 246–274 (1958).
RIGLER, L. G., OLFELT, P. C.: Abdominal aortography for the roentgen demonstration of the liver and spleen. Amer. J. Roentgenol. **72**, 586–596 (1954).
RIMONDINI, C.: La nostra esperienza sulla colangiografia intraoperatoria. Arch. Ital. Mal. Appar. dig. **27**, 482–509 (1960).
RINGOIR, S., DEROM, F., COLLE, R., MORTIER, G.: Hemangioma of the pancreas. Gastroenterology **41**, 43–45 (1961).
ROACH, J. F., POPPEL, M. H.: The roentgen demonstration of an aberrant pancreatic nodule in the stomach. Amer. J. Roentgenol. **56**, 586–589 (1946).
ROBINSON, A., SCOTT, J., ROSENFELD, D. D.: The occurrence of carcinoma of the pancreas in chronic pancreatitis. Radiology **94**, 289–290 (1970.)
ROČEK, C., BENDA, K., VOLEJNÍK, J., DUŠEK, M.: Das röntengologische Bild der Mukoviscidose. Radiol. clin. (Basel) **33**, 371–382 (1964).
ROECKERATH, W.: Der Nachweis der Papilla minor duodeni im Röntgenbild und ihre differentialdiagnostische Bedeutung. Fortschr. Röntgenstr. **76**, 479–485 (1952).
RODRIGUEZ-ANTÚNEZ, A.: Pancreatic scanning with Selenium 75 – Methionine, utilizing morphine to enhance contrast. Cleveland Clin. Quart. **31**, 213–218 (1964).
ROMANI, S.: Contributo allo studio radiologico dei rapporti tra pancreas e parete posteriore dello stomaco. Chir. Pat. Sper. **7**, 886–901 (1959).
ROONEY, D. R.: Aberrant pancreatic tissue in the stomach. Radiology **73**, 241–244 (1959).
RÖSCH, J.: Die Rolle der Splenoportografie in der Diagnostik der Epigastriumgeschwülste. Fortschr. Röntgenstr. **90**, 415–434 (1959).
— Přínos hypotonické duodenografie do diagnostiky chorob pankreatu. Čs. roentgenologie **16**, 341–350 (1962).
— Splenoportographie. In: Ergebnisse der medizinischen Strahlenforschung. Stuttgart: G. Thieme 1964.
— Roentgenologic diagnosis of pancreatic disease. Am. J. of Roentgen. **100**, 664–672 (1967).
— Röntgenuntersuchung und Einsatz der Methoden bei Pankreaserkrankungen. Der Radiologe **5**, 257–268 (1965).
— Die Splenoportographie in der Diagnostik der Pankreaserkrankungen. Der Radiologe **5**, 274–281 (1965).
— Rentgenologie sleziny a pankreatu. Praha: Stát. Zdrav. Nakl. 1965.
— Roentgenology of the spleen and pancreas. Springfield: Charles C. Thomas 1967.
— Die „superselektive" viszerale Arteriographie. Fortsch. Röntgenstr. **115**, 718—725, 1971.
— BRET, J.: Arteriografie pankreatu. Čs. rentgenologie **17**, 192–199 (1963).
— — Arteriography of the pancreas. Amer. J. Roentgenol. **94**, 182–193 (1965).
— — LIŠKOVÁ, M.: Transparietální splenoportografie. Praha: Stát. Zdrav. Nakl. 1958.
— GROLLMAN, J. H.: Superselective arteriography in the diagnosis of abdominal pathology: technical considerations. Radiology **92**, 1008–1013 (1969).
— HERFORT, K.: Contribution of splenoportography to the diagnosis of diseases of the pancreas. Acta med. scand. **171**, 251–272 (1962).
— — Splenoportographic diagnosis of pancreatic diseases. Geriatrics **19**, 725–734 (1964).
— JUDKINS, M. P.: Angiography in the diagnosis of pancreatic disease. Sem. in Roentgen. **3**, 296–309 (1968).
— ŠALAMOUN, V.: Die Duodenographie in Hypotonie in der Diagnostik der Pankreaserkrankungen. Der Radiologe **5**, 289–298 (1965).

ROSENBAUM, F. J.: Die laparoskopische Cholangiographie. Klin. Wschr. **33**, 39–41 (1955).
— CONNOLLY, P. J., CLIMIE, A. R. W., REVENO, W. S.: Pancreatic cystadenoma with intestinal hemorrhage. Amer. J. Roentgenol. **90**, 735–739 (1963).
ROSENBUSCH, G., CEN, M.: Zöliakographie mit Sekretin – Möglichkeiten der Pharmakoangiographie in der Pankreasdiagnostik. Fortschr. Röntgenstr. **110**, 639–651 (1969).
ROSENDAL, T.: Pulmonary changes in fibrosis of the pancreas. Acta radiol. (Stockh.) **35**, 233–245 (1951).
ROUX, M.: Sur les dangers de la pancréatographie per-opératoire. Mém. Acad. Chir. Paris **77**, 442–445 (1951); Ref.: Ex. med. Radiol. **6**, 491 (1952).
ROYER, M.: Die laparoskopische Cholangiographie. Fortschr. Röntgenstr. **77**, 690–705 (1952).
— COLOMBATO, L. O., MAZURE, P. A.: Peritoneoscopic cholangiography with manometric control. Gastroenterology **26**, 626–639 (1954).
RUBAUM, N. Y., SHOHL, T.: X-ray visualisation of the pancreas. Ann. Surg. **153**, 246–249 (1961).
RUIZ RIVAS, M.: Generalized subserous emphysema through a single puncture. Amer. J. Roentgenol. **64**, 723–734 (1950).
RÜTTIMANN, A., WELLAUER, J., SCHAMAUN, M., AKOVBIANTZ, A., MIDDENDORP, U.: Die perkutane transhepatische Cholangiographie. Schw. Med. Wschr. **95**, 124–129 (1965).
RUTH, M.: Routine roentgen diagnosis of retrogastric expansive processes with special reference to extracapital parts of the pancreas. Radiologia Diagnostica (Berlin) **4**, 277–297 (1963).
RUZICKA, F. F., ROSSI, P.: Normal vascular anatomy of the abdominal viscera. Rad. Cl. N. Amer. **8**, 3–29 (1970).
SACHS, M. D., PARTINGTON, P. F.: Cholangiographic diagnosis of pancreatitis. Amer. J. Roentgenol. **76**, 32–38 (1956).
SAEGESSER, F., JUILLARD, E., CANDARJIS, G., DÉCOSTERD, P.: L'iléus méconial, manifestation néonatale de la mucoviscidose. Arch. Mal. Appar. dig. **44**, 63–77 (1955).
SAGE, H. H.: Multiple diffuse pancreatic lithiasis. Amer. J. Roentgenol. **53**, 28–32 (1945).
SALEMBIER, Y., LEPAN, R.: Injection du canal de Wirsung au cours des cholangiographies. Arch. Mal. Appar. dig. **40**, 1371–1376 (1951).
SALIK, J. O.: Pancreatic carcinoma and its early roentgenologic recognition. Amer. J. Roentgenol. **86**, 1–28 (1961).
ŠÁLEK, J.: Divertikly dvanáctinku. Gastro-ent. bohem. **3**, 214–232 (1949).
SAMMONS, B. P., LUND, R. R., PISCHNOTTE, W. O.: Vena cavagraphy in the management of malignancy. Amer. J. Roentgenol. **86**, 718–729 (1961).
SAMUEL, E.: Pancreatic abscess. Its radiological features. South Afr. med. J. **24**, 420–422 (1950); Ref.: Radiology 1951.
— The use of contrast medium in the investigation of the acute abdomen. Proc. roy. Soc. Med. **53**, 393–398 (1960).
ŠANDA, E.: Pruhová atelektasa. Čas. Lék. česk. **83**, 471–474 (1944).
SANDERA, R.: Die Wertigkeit und Wertung der Querfaltung des Canalis egestorius als Symptom. Fortschr. Röntgenstr. **43**, 53–59 (1931).
SANFORD, C. E.: Annular pancreas as a surgical problem. Arch. Surg. (Chicago) **71**, 915–926 (1955).
SANSONE, G., MACARINI, N., OLIVA, L.: Nouvelle méthode d'exploration radiologique du pancréas chez l'efant. J. Radiol. Électrol. **32**, 726–733 (1951).
SARASIN, R.: La valeur de la radiologie dans les pancréatites. Radiol. clin. (Basel) **20**, 395–404 (1951).
— GARCIA-CALDERON, J.: Images radiologiques dans les pancréatites. Arch. Mal Appar. dig. **41**, 425–434 (1952).
— LEGER, L., THOMMEN, B.: L'exploration radiologique dans les pancréatites. Rev. int. Hépat. **5**, 255–272 (1955).
SARLES, H.: La papillite primitive, maladie biliopancréatique. Arch. Mal. Appar. dig. **40**, 782–786 (1951).
— GUIEN, C., CAMATTE, R., SARLES, J. C.: Etude radiologique comparée du cadre duodénal et de l'estomac dans les cancers du pancréas, les pancréatites calcifiantes et les pancréatites aigues. Presse Méd. **72**, 3391–3394 (1964).
— MERCADIER, M.: Les pancréatites chroniques de l'adulte. Paris: Expans. Scient. Franc. 1960.
— MURATORE, R., SARLES, J. C.: Étude anatomique des pancréatites chroniques de l'adulte. Sem. Hôp. **37**, 1507–1522 (1961).
— SARLES, J. C., GUIEN, C.: Le diagnostic clinique et radiologique des pancréatites chroniques. Rev. Praticien **9**, 2177–2196 (1959).
— — Die chirurgische Behandlung der chronischen Pankreatitis. Dtsch. Med. Wchschr. **90**, 237–244 (1965).
SAUPE, E.: Traktionsdivertikl der Flexura duodenojejunalis als Folge eines Pankreascarcinoms. Röntgenpraxis **14**, 222–226 (1942).
SAXL, O.: Familiární cystická fibrosa pankreatu. Gastro – ent. beohm. **2**, 93–101 (1948).
SÁZAVSKÝ, K.: Naše skušenosti s peroperační cholangiografií. Čs. gastroent. **13**, 280–283 (1959).
SCALVINI, L.: Un tumore raro del pancreas: il cisto carcinoma. Minerva chir. **15**, 1207–1215 (1960).
SCHEININ, T. M., TALA, E.: Diagnosis and treatment of pancreatic islet cell adenomas. Acta Chir Scand **132**, 590–596 (1966).
SCHINDLÉRY, B., DUCHEK, M., HORÁČEK, J.: Epidermoidní cysta sleziny u tříletého dítěte. Čs. pediatrie **17**, 228–230 (1962).
SCHINZ, H. R., BAENSCH, W. E., FRIEDL, E., UEHLINGER, E.: Lehrbuch der Röntgendiagnostik. Stuttgart: G. Thieme 1952.
SCHIPPERIJN, A. J. M.: Annular pancreas in the adult. Gastroenterologia (Basel) **101**, 95–104 (1964).
SCHMID, R., HOLÍK, F.: Poúrazová pseudocysta pankreatu spontánně vyhojená. Rozhl. chir. **37**, 489–493 (1958).
SCHMITT, H. G.: Verkalkte Aneurysmen im Bereich der Arteria pancreatica. Röntgenpraxis **13**, 414–417 (1941).
SCHOBINGER, R.: Transspinous inferior cavography. Arch. Surg. (Chicago) **82**, 237–241 (1961).

SCHOLZ, O., KOTHE, W., AURIG, G.: Zur Anwendung der transperitonealen Splenoportographie. Zbl. Chir. **79**, 1521–1528 (1954).

SCHULTE, T. L., EMMETT, J. L.: Urography in the differential diagnosis of retroperitoneal tumors. J. Urol. (Baltimore) **42**, 215–219 (1939).

SCHULTE, W.: Zur Diagnose der Pankreaserkrankungen. Zbl. Chir. **78**, 1238–1243 (1953).

SCHULTZ, E. H.: The radiological diagnosis of enlargement in the region of the pancreas with special reference to increase in the retrogastric space. Cancer (N.Y.) **11**, 310–314 (1958).

— Radiologic aids in diagnosis of acute pancreatitis. Amer. Practic. **9**, 423–428 (1958).

— Aids to diagnosis of acute pancreatitis by roentgenologic study. Amer. J. Reontgenol. **89**, 825–836 (1963).

— Measurements of the retrogastric space. Radiology **84**, 58–65 (1965).

SCHWARTZ, A., BIRNBAUM, D.: Roentgenologic study of the topography of the choledocho-duodenal junction. Amer. J. Roentgenol. **87**, 772–776 (1962).

SCHWARTZ, S., NADELHAFT, J.: Simulation of colonic obstruction at the splenic flexure by pancreatitis. Amer. J. Roentgenol. **78**, 607–616 (1957).

SCOTT, J. V.: Pancreatic cyst. Arch. Surg. (Chicago) **59**, 1304–1318 (1949).

SEDGWICK, C. E., BATCHELLER, D. E.: Annular pancreas. Surg. Clin. N. Amer. **38**, 793–798 (1958).

SEIGMANN, E. L., THORP, L. S.: Annular pancreas in the adult. N.C. med. J. **22**, 95–100 (1961).

ŠEJHAR, J.: Mekoniový ileus. Rozhl. chir. **37**, 442–447 (1958).

— Duodenální obstrukce vyvolaná anulárním pankreatem u kojence. Čs. gastroent. výž. **17**, 116–121 (1963).

SHALLENBERGER, P. L., KAPP, D. F.: Acute pancreatitis. Ann. intern. Med. **48**, 1185–1193 (1958).

SHAPIRO, R.: Fluoroscopic sign of pancreatic disease. Amer. J. dig. Dis. **2**, 387 (1957).

— Experimental opacification of the pancreas. Radiology **69**, 690–692 (1957).

— Radioopacification of the pancreas: A Review of Experimental Efforts. Sem. in Roentgen. **3**, 318–321 (1968).

SHEINMEL, A., MEDNICK, E. A.: The roentgen diagnosis of upper abdominal retroperitoneal space-occupying lesions. Amer. J. Roentgenol. **65**, 77–92 (1951).

— YOFFE, A.: Duodenal, ampullary und peri-ampullary carcinoma. Amer. J. Roentgenol. **66**, 65–72 (1951).

SHELINE, G. E., CHAIKOFF, J. L., JONES, H. B., MONTGOMERY, M. L.: Studies on the metabolism of zinc with the aid of its radioactive isotope. J. Biol. Chem. **149**, 139–151 (1943).

SHENSTRÖM, B.: Das polyposisähnliche Kolonrelief, unter Umständen ein Röntgensymptom bei Pankreasaffektionen. Acta radiol. (Stockh.) **16**, 589–595 (1935).

SILER, V. A., WULSIN, J. H.: Acute pancreatitis. J. Amer. med. Ass. **142**, 78–84 (1950).

SILVERMAN, J., HILL, B. J.: Intravenous pancreatography – a negative result. Radiology **81**, 596–597 (1963).

SILVIS, R. S.: Annular pancreas. Ann. Surg. **135**, 278–283 (1952).

ŠIMON, J.: Roentgenová diagnostika zánětů pobřišnice se zřením k akutnímu syndromu břišnímu v chirurgii. Čas. Lék. česk. **72**, 609–613, 655–658, 687–690 (1933).

SINGLETON, E. B., GRAY, P. M.: Radiologic Evaluation of Pancraetic Diseases in Children. Sem. in Roentgen. **3**, 267–279 (1968).

SKOP, V., SKOŘEPA, J.: Ploténkové nadbrániční atelektasy. Čs. roentgenol. **9**, 72–75 (1955).

SLAMA, R.: La mucoviscidose de l'adulte. Vie méd. (Brux.) **42**, 109–110 (1961).

SMITH, E. E., BONIS, A.: Pancreatic lithiasis. Amer. J. Roentgenol. **46**, 64–68 (1941).

SMITH, H. P., BLAKEMORE, W. S.: Benign polyp of the ampula of Vater. Radiology **56**, 571–573 (1951).

SODEE, D. B.: Radioisotope scanning of the pancreas with selenomethionine ($Se^{75}$). Radiology **83**, 910–916 (1964).

SPJUT, H. J., ANDERSON, M. S.: Pathology of the Pancreas. Sem. in Roentgen. **3**, 217–226 (1968).

STALPORT, J., NICOLAS, E., DEMELENNE, A.: La sténose duodénale, complication possible des pancréatites chroniques céphaliques. Acta chir. belg. **57**, 730–739 (1958).

— — — HORECZKI, G.: Nouveaux aspects physiologiques du reflux wirsungien au cours des cholangiographies peropératoires. Acta chir. belg. **59**, 121–138 (1960).

STEIN, G. N., KALSER, M. H., SARIAN, N. N., FINKELSTEIN, A.: An evaluation of the roentgen changes in acute pancreatitis. Gastroenterology **36**, 354–361 (1959).

STIENNON, O. A.: The anatomical basis for the epsilon sign of Frostberg. Amer. J. Roentgenol. **75**, 282–290 (1956).

STÖSSEL, H. U.: Die klinische Bedeutung der Pharmakoradiographie insbesondere des Morphiums bei Erkrankungen des Magens und des Duodenums. Schw. med. Wschr. **83**, 657–660 (1953).

STRNAD, F.: Die Diagnose und Differentialdiagnose der pathologischen Prozesse am extrabulbären Duodenum. Fortschr. Röntgenstr. **62**, 275–308 (1940).

— Die gerichtete Atelektase als ein wertvolles Symptom in der röntgenologischen und klinischen Differentialdiagnostik. Dtsch. med. Wschr. **68**, 497–502 (1942).

— Der erweiterte Ductus choledochus im Röntgenbild. Arch. klin. Chir. **275**, 544–555 (1953).

STUART, CH.: Acute pancreatitis. Preliminary investigation of a new radiodiagnostic sign. J. Fac. Radiol. **8**, 50–58 (1956).

STUR, O.: Lungenveränderungen bei Mucoviscidose. Fortschr. Röntgenstr. **99**, 625–631 (1963).

ŠVÁB, V.: Náhlé příhody břišní. Roentgenový nález. Praha: Melantrich 1949.

SVARTZ, N.: Diagnosis of diseases of the pancreas. Acta radiol. (Stockh.) **22**, 841–847 (1941).

ŠVEJCAR, J., BENEŠOVÁ, D., HOUŠTEK, J.: Cystická fibrosa pankreatu. Čas. Lék. česk. **87**, 1116–1122 (1948).

SWANSON, G. A.: A case of cystadenoma of the pancreas studied by selective angiography. Radiology **81**, 592–595 (1963).

SWART, B.: Die Röntgenuntersuchung des Pankreas. Fortschr. Röntgenstr. **95**, 809–820 (1961).

TAKAGI, S., IKEDA, S., NAKAGAWA, Y.: Endoscopic cannulation of the ampulla of Vater. Endoscopy **2**, 107–112, (1970).

TAYLOR, E. T.: Duodenal megabulbus and annular pancreas. Brit. J. Surg. **46**, 392–396 (1958).

TEICHMANN, V.: Pneumoretroperitoneum. Praha: Stát Zdrav. Nakl. 1959.

TESCHENDORF, W.: Lehrbuch der röntgenologischen Differentialdiagnostik. II. Band. Stuttgart: G. Thieme 1954.

THAL, A. P., GOOTT, B., MARGULIS, A. R.: Sites of pancreatic duct obstruction in chronic pancreatitis. Ann. Surg. **150**, 49–56 (1959).

THAMSEN, L., HJORTH, N., RORGARD, CH. S., BJORNEBOE, M.: Cancer of the pancreas. Acta med. scand. **139**, 28–41 (1950).

THOMAS, S. T.: The value of gastric pneumography in roentgen diagnosis. Radiology **45**, 128–137 (1945).

THOMAYER: Zitation nach Pelnář. Choroby trárícího ústrojí. Praha: Bursík a Kohout 1947.

THOMPSON, CH. M., RODGERS, L. R.: Analysis of the autopsy records of 157 cases of carcinoma of the pancreas. Amer. J. med. Sci. **223**, 469–478 (1952).

TILLANDER, H.: Selective angiography of the abdominal aorta with a guided catheter. Acta radiol. (Stockh.) **45**, 21–26 (1956).

TISON, C.: La maladie fibro-kystique du pancréas. Nourrison **48**, 169–186 (1960).

TOURINHO, O. B.: Kystes du pancréas. Lyon chir. **49**, 700–714 (1954).

TRIVELLINI, A.: Sintomatologia clinico – radiologica della pancreatiti acuta. Arch. ital. Chir. **86**, 109–116 (1960).

TUCKER, A. S., MATTHEWS, L. W., DOERSHUK, C. F.: Roentgen diagnosis of complications of cystic fibrosis. Amer. J. Roentgenol. **89**, 1048–1058 (1963).

VAHALA, Z., BÍLEK, F., NÁJEMNÍK, J.: Postcholecystektomický syndrom. Sbor. lék. **58**, 125–148 (1956).

— FILSAKOVÁ, E.: Kotázce wirsungografie. Čs. Radiol. Kongres Karlovy Vary 1963.

VANDENDORP, F., DU BOIS, R., DUQUESNE, P.: La phlébographie cave inférieure ou cavographie. J. Radiol. Électrol. **43**, 125–136 (1962).

VAN DE WEYER, K. H., NAGEL, M., PROSS, E.: Untersuchungen zur angiologischen Diagnostik gutartiger Pankreastumoren. In Angiographie und ihre Leistungen. G. Thieme Verlag, Stuttgart 134–137 (1968).

VAN VOORTHUISEN, A. E.: Ervaringen met selectieve arteriografie van de arteria coeliaca en de arteria mesenterica superior. Stafleu's Wetenschappelijke Uitgeversmaatschappij N.V. 1967.

VARNOVICKIJ, G. I., VINOGRADOV, V. V.: O rentgenologičeskich projavlenijach ostrovo pankreatita. Vestn. Rentgenol. Radiol. **34**, 1, 30–33 (1959).

VARNOVICKIJ, G. I., VINOGRADOV, V. V.: Rentgenologičeskoe issledovanie dvenadsatiperstnoj kiški v uslovijach iskusstveno sozdannoj gipotonii jeje. Vestn. Rentgenol. Radiol. **35**, 5, 30–33 (1960).

VERTOVA, F.: Sulla diagnostica radiologica del pancreas aberranti dello stomaco. Nunt. radiol. **26**, 494–503 (1960).

VĚŠÍN, S.: Roentgenologická diagnosa benigních nádorů žaludku a duodena. Gastro-ent. bohem. **2**, 7–20 (1948).

— Roentgenalogie tráncí trubice. Praha: Stát. Zdrav. Naklad 1954.

— Pooperační cholangiografie. Čs. rentgenol. **11**, 1–15 (1957).

— Instrumentální cholangiografie. Čs. rentgenol. **12**, 77–86 (1958).

— NIEDERLE, B.: Naše dosavadní skušenosti s peroperační cholangiografií. Čs. gastroent. **11**, 217–225 (1957).

VIEL, A.: Sténose duodénal due à un neoplasme du pancréas. J. Radiol. Électrol. **29**, 551 (1948).

VOJTÍŠEK, V., KOSTELECKÝ, A., KORACH, J.: Anulární pankreas. Univ. Carol. med. **1**, 263–274 (1955).

VON TEUBERN, A.: Klinische Ergebnisse des Pneumoperitoneums. Fortschr. Röntgenstr. **30**, 215–232 (1922–1923).

VOSSSCHULTE, K.: Les enseignements de la wirsungographie dans les pancréatites chroniques. Lyon chirurg. **59**, 321–327 (1963).

WACHNER, G.: Zur Diagnose der entzündlichen Pankreaserkrankungen. Med. Klin. **32**, 1209–1210 (1936).

WALKO, R.: Beitrag zur Röntgendiagnose des Pankreasringes an Hand von zwei Fällen, einer mit ungewöhnlich großer Duodenumdilatation. Fortschr. Röntgenstr. **92**, 401–407 (1960).

WALTER, L. W., TEICHMANN, W.: Die Duodenographie in Antrenylhypotonie. Fortschr. Röntgenstr. **109**, 516–525 (1968).

WANGERMEZ, CH., RIGAUD, A., BONJEAN, P., MEYRNIS, J. P.: La stratigraphie axiale transverse dans l'examen de la partie supérieure de l'abdomen. J. Radiol. Élektrol. **40**, 109–114 (1959).

WAPSHAW, H.: Radiographic and other studies of the biliary and pancreatic ducts. Brit. J. Surg. **43**, 132–141 (1955).

WARD, P.: Pulmonary and oesophageal presentations of pancreatic carcinoma. Brit. J. Radiol. **37**, 27–33 (1964).

WARTER, P., SIBILLY, A., BRIDIER, J. J., LANG, G., JAPY, CL.: Les modifications du cadre duodénal dans les affections pancréatiques. J. Radiol. Électrol. **46**, 876–883 (1965).

WEATHERILL, D., FORGRAVE, E. G., CARPENTER, W. S.: Annular pancreas producing duodenal obstruction in the newborn. J. Dis. Child. **95**, 202–205 (1958).

WEHNER, W., SCHNEIDER, H. G.: Zur röntgenologischen Differentialdiagnose der akuten Pankreatitis. Zbl. Chir. **87**, 377–386 (1962).

WEINER, M., HANAFEE, W. N.: A review of transjugular cholangiography. Rad. Cl. N. Amer. **8**, 53–68 (1970).

WEINTRAUB, S., TUGGLE, A.: Neoplasms involving the duodenum. Radiology **28**, 362–366 (1937).

WEISSLEDER, H., BAUMEISTER, L., FISCHER, P., RENEMANN, H.: Die selektive Darstellung der Arteria coeliaca und mesenterica superior in der abdominalen Diagnostik. Fortschr. Röntgenstr. **104**, 137–149 (1966).

WENZ, W., KOLIG, G.: Fehler und Gefahren der perkutanen, transhepatischen Cholangiographie. Fortschr. Röntgenstr. **103**, 713–725 (1965).

WERBELOFF, L., MARKS, I. N., BANK, S.: Radiological pressure deformity of the superior aspect of the duodenal bulb with special reference to its significance in pancreatic lesions. S. Afr. Med. J. **37**, 1078–1083 (1963).

WEYTR, K. H., KOSSLING, E. K., HABIGHORST, L. V., ALBERS, P.: Experimentelle Untersuchungen zu Technik und Risiko der Pankreasangiographie. Röntgenfortschritte **108**, 733–740 (1968).

WHITE, H.: Fibrocystic disease of the pancreas: roentgen manifestations. Radiology **71**, 816–822 (1958).

— ROWLEY, W. F.: Cystic fibrosis of the pancreas: clinical and roentgenographic manifestations. Radiol. Clin. N. Amer. **1**, 539–556 (1963).

WHITE, T. T., MAGEE, D. F.: Attempted opacification of the pancreas with the use of iodinated dyes. Radiology **72**, 238–241 (1959).

WIRTZ, W. C., SNAPE, W. J.: Disseminated calcifications of the pancreas. Amer. J. med. Sci. **213**, 290–299 (1947).

WISE, R. E.: Cholangiography and duct pancreatography in the diagnosis of pancreatic diseae. Sem. in Roentgen. **3**, 288–295 (1968).

— O'BRIEN, R. G.: Interpretation of the intravenous cholangiogram. J. Amer. med. Ass. **160**, 819–827 (1956).

— JOHNSTON, D. O.: The roentgenologic diagnosis of malignancy of the pancreas. Surg. Clin. N. Amer. **36**, 699–706 (1956).

WOLF, G., TIETZE, A.: Zur Röntgendiagnostik der Pankreassteine. Klin. Wschr. **7**, 1182–1184 (1928).

YAMAGATA, S., KAITO, I., SUZUKI, J., WAKUI, K.: Selective angiography: A diagnostic method for liver and pancreatic diseases. Rev. Internat. Hépatol. **15**, 351–358 (1965).

ŽAHOUREK, V.: Roentgenová diagnostika mimostřevních nádorů. Sborn. lék. **39**, 297–390 (1937).

— BOREK, Z., HRADEC, E.: Pneumoradiografie retroperitoneálního prostoru. Rozhl. chir. **30**, 396–403 (1951).

— ČÍŽEK, J.: Příspěvek k diagnostice cyst pankreatických. Čas. Lék. česk. **75**, 594–597 (1936).

ZATZKIN, H. R., DRAZAN, A. D., IRWIN, G. A.: Roentgenographic diagnosis of splenic abscess. Amer. J. Reontgenol. **91**, 896–899 (1964).

ZBORALSKE, F. F., AMBERG, J. R.: Detection of the Zollinger-Ellison syndrome the radiologist's responsibility. Amer. J. Roentgenol., **104**, 529–545 (1968).

ZDANSKY, E.: Röntgenologisch diagnostizierte verkalkte Milzzyste. Röntgenpraxis **13**, 66–67 (1941).

ZELMAN, S.: Liver and spleen visualization by simple roentgen contrast method. Ann. intern. Med. **34**, 466–478 (1956).

— Necropsy evaluation of the gas contrast roentgen visualisation of liver and spleen. Amer. J. med. Sci. **236**, 747–754 (1958).

ZERBONI, E. R., POLERO, J. R.: Cholangiography by transparietohepatic puncture. Pers. commun.

ZIEDES DES PLANTES, B. G.: Subtraktion. Stuttgart: G. Thieme 1961.

ZIMMON, D. S., HADGRAFT, J. W.: Hepatolienography in the rat using tetraiodphenolphtalein. Lancet **1**, 7323 (1964).

— — A new method for hepatolienography. Radiology **84**, 477–482 (1965).

ZIRK, M. K.: A case of miliary calcification in the spleen. Tubercle (Lond.) **33**, 226–227 (1952).

ZSEBÖK, Z., MÉSZÁROS, G.: Angaben zur chirurgischen und Röntgenanatomie des Pankraes. Acta med. Acad. Sci. Hung. **11**, 139–158 (1958).

# Literatur zu

# B. Röntgendiagnostik der Milz


AAKHUS, T., ENGE, I.: Angiography in traumatic rupture of the spleen Br. J. Radiol. **40**, 855–861 (1967).

ABEATICI, S., CAMPI, L.: Sur les possibilités de l'angiographie hépatique – la visualisation du systéme portale. Acta radiol. (Stockh.) **36**, 383–392 (1951).

— — Fisiopatologia portale. Torino: Ed. Minerva Medica 1961.

ALLEN, R. P., CONDON, V. R.: Epidermoid cysts of the spleen in children. Amer. J. Roentgenol. **86**, 534–539 (1961).

ALVAREZ, W. C.: The use of $CO_2$ in pneumoperitoneum. Amer, J. Roentgenol. **8**, 71–72 (1921).

ALMÉN, T., ANDRÉN, L.: Variation in size of spleen induced by water load as diagnostic test of jaundice. Acta radiol. (Stockh.) **56**, 119–123 (1961).

ANDRÉN, L.: Enlargement of spleen immediately after water load. Acta radiol. (Stockh.) **47**, 371–373 (1957).

ANACKER, H.: Die Splenoportographie als röntgenologische Untersuchungsmethode in der Leberdiagnostik. Leberzirrhose und portale Hypertension im Splenoportogramm. In: Röntgendiagnostik der Leber. Berlin, Göttingen, Heidelberg: Springer 1959.

— Die Splenoportographie beim extrahepatischen Block. Dtsch. med. Wschr. **86**, 1918–1923 (1961).

— DEVENS, K., LINDEN, G.: Leistungsfähigkeit und Grenzen der perkutanen Splenoportographie. Fortschr. Röntgenstr. **86**, 411–419 (1957).

APPRILL, G., SCHEUER, F., STOEBER, P.: Les hématomes de la rate. Strasbourg méd. **12**, 280–286 (1961).

ARESTIDE DI BARBAZZA, J.: Observation d'un cas de kyste hydatique de la rate. J. Radiol. Électrol. **14**, 458–459 (1930).

ASBURY, G. F.: Calcified pseudocyst of the spleen. Arch. Surg. (Chicago) **76**, 148–150 (1958).

ASSMANN, H.: Die klinische Röntgendiagnostik der inneren Erkrankungen, Berlin, Göttingen, Heidelberg: Springer 1950.

ATKINSON, M., BARNETT, E., SHERLOCK, S., STEINER, R.: The clinical investigation of the portal circulation, with special reference to portal venography. Quart. J. Med. **24**, 77–94 (1955).

AUVERT, J.: Hypertension portale par blocage extra – hépatique. Rev. Praticien **11**, 173–183 (1961).

AYRES DE SOUSA, CELESTINO DA COSTA, J.: Hemodinamica esplenoportal. IV. Congr. Radiol. Cult. Lat. 1957.

BACHMAN, A. L.: Calcifications in the splenic region. Amer. J. Roentgenol. **41**, 931–949 (1939).

BACHRACH, R., HITZENBERGER, A.: Nierenbeckenveränderungen im Röntgenbilde bei extrarenalen Tumoren. Röntgenpraxis **2**, 990–995 (1930).

BALESTRA, E.: Sulle distopie spleniche. Radiol. med (Torino) **44**, 1025–1043 (1958).

BARONCHELLI, A., ROSSI, L.: Hepatosplenography with ethyl di-iodostearate. G. clin. med. **35**, 150 (1952); Ref.: J. Amermed. Ass. **149**, 1504 (1952).

BÁRSONY, T., SCHÜTZ, O.: Phlebolithen in der Milz. Röntgenpraxis **3**, 68–73 (1931).

BARTON, H. L., BENNETT, H. D.: Hepatography. Amer. J. Roentgenol. **78**, 710–718 (1957).

BASU, A. K.: Studies on portal hypertension. J. Indian. med. Ass. **32**, 81–89 (1959).

BASU, S. P.: Radiological observations in tropical splenomegaly. J. Indian med. Ass. **33**, 121–124 (1959).

BAŠTECKÝ, J.: Roentgenologické demonstrace. Čas. lék. česk. **72**, 1014 (1933).

BAUM, S., GREENSTEIN, R. H., NUSBAUM, M., BLAKEMORE, W. S.: Diagnosis of ruptured, noncalcified splenic artery aneurysm by selective celiac arteriography. Arch. Surg. **91**, 1026 bis 1028 (1965).

— NUSBAUM, M., BLAKEMORE, W. S., FINKELSTEIN, A. K.: The preoperation radiographic demonstration of intraabdominal bleeding from undetermined sites by percutaneous selective celiac and superior mesenteric arteriography. Surgery **58**, 797–805 (1965).

— STEIN, G., ROY, R., FINKELSTEIN, A.: Arteriography in diagnosis of abdominal disease. Postgraduate Medic. **38**, 547–561 (1965).

BAUMANN, W., KOHNSTAMM, O.: Verkalkte Milzzyste als Nebenbefund bei Bronchuskarzinom. Röntgenpraxis **2**, 26–31 (1930).

BAYINDIR, S., FASSBENDER, C. W.: Die Bedeutung der selektiven Angiographie von A. coeliaca und A. mesenterica sup. für die Diagnostik von chirurgischen Oberbaucherkrankungen. Fortschr. Röntgenstr. **106**, 13–23 (1967).

— Zur selektiven Angiographie der A. coeliaca und der Mesenterica superior. Fortschr. Röntgenstr. **107**, 189–199 (1967).

BEAN, L. L., STAHGREN, L. H.: Epidermoid cyst of the spleen. US armed Forces med. J. **4**, 305–308 (1953).

BECKERMANN, F.: Hepatolienographie mit Jodsol. Leipzig: G. Thieme Verlag 1940.

BECKERMANN, F., POPKEN, C.: Kontrastdarstellung der Leber und Milz im Röntgenbild mit Jodsolen. Fortschr. Röntgenstr. **58**, 519–535 (1938).

BELL, R. P.: Splenic cyst with report of a case of a large unilocular cyst of rapid growth. Ann. Surg. **137**, 781–786 (1953).

BELLION, B., LACROIX, L.: Sul contributo dell retropneumoperitoneo allo studio radiologico degli organi ipocondriaci. Minerva med. **50**, 3444–3449 (1959).

BENASSI, E.: Modifications tardives de l'image hépatosplénographique par migration secondaire du bioxyde de thorium avec imprégnation lymphatique étendue. Ann. Radiol. diagn. (Bologna) **18**, 72 (1946); Ref.: J. Radiol Électrol. 1948.

BENHAMOU, E., JUDE, G., MARCHIONI, R.: La splénocontraction a l'effort chez l'homme normal. Compl. Rend. Soc. Biol. **100**, 456–458 (1929).

— — — L'éprouve de splénocontraction a l'adrénaline dans les splénomégalies. Ann. Méd. **25**, 275–286 (1929).

— MARCHIONI, R.: Radioscopie et radiographie de la rate. J. Radiol. Électrol. **14**, 33–42 (1930).

— — NONCHY, P.: La splénocontraction à l'émotion chez l'homme normal. Compt. Rend. Soc. Biol. **100**, 461–463 (1929).

— VIALLET, M., MARCHIONI, R.: Anatomie et physiologie radiologiqúes de la rate. J. Radiol. Électrol. **15**, 147–154 (1931).

BENJAMIN, B. I., MOHLER, D. N., SANDUSKY, W. R.: Hemangioma of the spleen. Arch. Intern. Med. **115**, 280–284 (1965).

BERGER, J. S., FORSEE, J. H., FURST, J. N.: Splenic arterial aneurysm. Ann. Surg. **137**, 108–110 (1953).

BERGER, S. M.: Angiopac, ethyl di-iodostearate as a hepatosplenographic agent. Amer. J. Roentgenol. **67**, 39–46 (1956).

BERGSTRAND, I.: The localisation of portal obstruction by splenoportography. Amer. J. Roentgenol. **85**, 1111–1119 (1961).

— Splenoportography. In: ABRAMS, H. L.: Angiography. Boston, Massachusetts: Little, Brown und Co 1961.

— EKMAN, A.: Percutaneous lieno-portal venography. Acta radiol. (Stockh.) **34**, 377–392 (1955).

— EKMAN, C. A.: Portal circulation in portal hyper-tension. Acta radiol. (Stockh.) **47**, 1–22 (1957).

BERK, R. N., WHOLEY, M. H.: The application of splenic arteriography in the diagnosis of rupture of the spleen. Am. J. of Roentgen. **100**, 662–667 (1968).

BERMAN, T. B.: Miliary calcifications in the spleen. Radiology **29**, 37–39 (1937).

BERNER, F.: Bemerkungen zum wechselnden Stand der linken Flexur des Kolons im Röntgenlicht. Fortschr. Röntgenstr. **48**, 13–17 (1933).

BÉTOULIÈRES, P., LATOUR, H.: La pneumostratigraphie. Paris: Masson et Cie. 1955.

BEUTEL, A.: Die Röntgenologische Darstellung von Leber und Milz mittels Thorotrast. Fortschr. Röntgenstr. **46**, 127–136 (1932).

BIERMAN, H. R., MILLER, E. R., BYRON, R. L., DOD, K. S., KELLY, K. H., BLACK, D. H.: Intraarterial catheterization of viscera in man. Amer. J. Roentgenol. **66**, 555–568 (1951).

BÍLEK, F., ŠKRHA, F.: Noebvyklý obraz thorotrastových deposit a kalcifikací v játrech a slezině při vrozené příjici jater po hepatosplenografii provedené před 22 lety. Čas. lék. česk. **93**, 770–773 (1954).

BILLICH, R.: Zur Differentialdiagnose Genitaltumor und Wandermilz. Gynaecologia **144**, 188–196 (1957).

BIRSNER, J. W., WALLNER, A., LEASK, W. H.: Roentgen diagnosis of rupture of the spleen by pneumoperitoneum. J. int. Coll. Surg. **20**, 338–341 (1953).

BLECHA, J.: Velkouzlová tbe sleziny v roentgenogramu. Čas. lék. česk. **77**, 1395–1397 (1938).

BOIJSEN, E.: Aneurysmen der A. lienalis und ihrer Äste. Angiographie und ihre Leistungen, 116–119 (1968).

— EFSING, H.: Aneurysm of the splenic artery. Acta Radiol. Diag. **8**, 29–41 (1969).

— — Intrasplenic arterial aneurysms following splenoportal phlebography. Acta Radiol. Diag. **6**, 487–496 (1967).

— FEINSTEIN, G. L.: Arteriographic catheterization techniques. Amer. J. Roentgenol. **85**, 1037–1052 (1961).

— LUNDERQUIST, A., OLIN, T.: Selective angiography of the spleen. Čs. Radiol. Kongres. Karlovy Vary. 1963.

BOLEY, S. J., MCKINNON, W. M., SCHWARTZ, S. S.: Traumatic rupture of the spleen in children. Surg. Gynec. Obstet. **109**, 78–84 (1959).

BONDOLFI, M., RUGGIERI, F.: Sulle cisti di echinococco della milza. Gazz. int. Med. Chir. **68**, 2616–2626 (1963).

BONTE, G., DESRUELLES, J., SALEMBIER, Y.: Atlas d'aortographie abdominale. Paris: Expans. Scient. Franc. Édit. 1954.

BOROVANSKÝ, L. a spol.: Soustavná anatomie člověka. Praha: Stát. Zdrav. Nakl. 1955.

BOSNIAK, M. A., BYCK, W.: Wandering spleen diagnosed preoperatively by intravenous aortography. Amer. J. Roentgenol. **84**, 898–901 (1960).

BOURGEON, R., CATALANO, H., PANTIN, J. P.: L' échinococcose splénique. J. Chir. (Paris) **80**, 608–632 (1960).

— PIETRI, H., GUNTZ, M., VIDEAU, J.: La splénoportographie dans les obstacles extra-hépatiques. Sem. Hôp. **34**, 1469–1487, 1797–1806 (1958).

— — — — La splénoportographie dans les cirrhoses. Ann. Radiol. **3**, 305–339 (1960).

— PORTIER, A., PIETRI, H., MASSONNAT, J., GUNTZ, M.: La splénoportographie transparietale. Maroc méd. **33**, 370–390 (1954).

BÖRNER, W., MOLL, E., SCHNEIDER, P., STUCKE, K.: Zur Problematik der Thorotrastschäden. Fortschr. Röntgenstr. **93**, 287–297 (1960).

BRABAND, H., COCKSHOTT, W. P.: Die Verlagerung retroperitonealer Strukturen durch intraperitoneale Organe. Röntgen-Blätter **17**, 461–471 (1964).

BRAT, L.: Verkalkte Milzvarizen. Fortschr. Röntgenstr. **80**, 533–535 (1954).

BRET, J.: Nepravý uzávěr ve splenoportografickém obraze. Čs rentgenologie **13**, 354–356 (1959).

BREUER, M.: Vzácnější nádory zažívacího traktu a sleziny. Rozhl. chirurg. **20**, 458–465 (1941).

BROGDON, B. G., CROW, N. E.: Observations on the normal spleen. Radiology **72**, 412–414 (1959).

BROWN, R. B., DOBBIE, R. O.: Splenic indentation of the gastric fundus resembling gastric neoplasm. Amer. J. Roentgenol. **81**, 599–602 (1959).

BRÜCKNER, L.: Příznaky tlaku z okolí na zažívací trakt v rtg obraze. Vnitřní lék. **3**, 68–72 (1957).

BSTEH, F. X., ZAUNBAUER, Z.: Zur Differentialdiagnose raumeinengenden Prozesse im linken Oberbauch. Fortschr. Röntgenstr. **79**, 333–345 (1953).

BUDÍN, E., GERSHON-COHEN, J.: The danger of cancer from thorotrast as a diagnostic medium. Amer. J. Roentgenol. **75**, 1188–1193 (1956).

BÜHLER, F.: Die Differentialdiagnose der Splenomegalien. Mediz. Welt **34**, 908–913 (1960).

BUFALINI, G. N., PIPERNO, G. C.: Contributo allo studio delle calcificazione massive epatospleniche. Nunt. radiol. **24**, 592–605 (1958).

CACCIARI, C., FRASSINETI, A.: Valutazione clinica e radiologica del contributo diagnostico della splenoportografia. Arch. ital. Mal. Appar. dig. **19**, 353–378 (1953).

— PISI, E., CAVALLI, G.: Splenoportografia e splenomanometria. Ed. Bologna Medica 1957.

— — — Splenoportography. Scient. med. ital. **7**, 327–377 (1958).

CAMPI, L., ABEATICI, S.: Le caratteristiche splenoportografiche delle trombosi lieno-portali. Radiol. clin. (Basel) **30**, 150–168 (1961).

— — La phlébographie dans les malformations du systéme porte. Čs. Radiol. Kongres Karlovy Vary 1963.

CANERMANN, J.: L'hépatosplénographie. J. belge Radiol. **35**, 512–518 (1952).

CAREY, L. S., EDWARDS, J. E.: Roentgenographic, angiocardiographic and pathologic findings in congenital cardiac disease associated with agenesis of the spleen. Amer. J. Roentgenol. **91**, 885–890 (1954).

CARTA, G., PIRASTU, F.: Raro caso di siderosi splanchnica. Ann. Radiol. diagn. (Bologna) **32**, 60–68 (1959).

CASE, J. T.: Review of three years work and articles on pneumoperitoneum. Amer. J. Roentgenol. **8**, 714–721 (1921).

CHALUT, J., PARAF, A.: La splénoportographie transpariétale dans les cirrhoses du foie. J. Radiol. Élektrol. **35**, 781–787 (1954).

CIMMINO, CH. V.: Ruptured spleen: Some refinements in its roentgenologic diagnosis. Radiology **82**, 57–62 (1964).

CLONTIER, L. C., ZAEPFEL, F. M.: Traumatic rupture of the spleen. Surg. Gynec. Obstet. **107**, 749–752 (1958).

COCCHI, U.: Retropneumoperitoneum und Pneumomediastinum. Stuttgart: G. Thieme 1957.

COHEN, J. G., MCCLENDON, J. F.: Hepatosplenography with zirconium oxide. J. Alb. Einstein med. Center **4**, 113 (1956); Ref. Exer. med. Ra-diol. 1957.

COLEMAN, W. O.: Epidermoid cyst of the spleen. Amer. J. Surg. **100**, 475–479 (1960).

CORMIER, J. M., HERNANDEZ, C., KIENY, R., NATALI, J.: Aortographie Abdominale. Paris: Masson & Cie., Editeurs 1966.

CORNING, H. K.: Lehrbuch der topographischen Anatomie. München: J. F. Bergmann 1942.

COURTIN, W., DUKEN, J.: Über Milztuberkulose und ihre röntgenologische Darstellbarkeit. Fortschr. Röntgenstr. **37**, 836–839 (1928).

CRONQVIST, S., RANNINGER, P.: Spontaneous splenorenal shunts. Acta Radiologica Diagnostica **3**, 433–440 (1965).

CULVER, G. J., BECKER, CH., KOENIG, E. C.: Calcified cystic tumor of the spleen. Radiology **39**, 62–68 (1942).

— PIRSON, H. S.: Splenic artery aneurysms. Radiology **68**, 217–223 (1957).

DAHM, M.: Zum röntgenologischen Nachweis eines verkalkten Aneurysmas der Milzarterie. Röntgenpraxis **9**, 796 (1937).

— Das Röntgenbild der verkalkten Milzarterie und eines verkalkten Aneurysmas der Milzarterie. Röntgenpraxis **8**, 802–804 (1936).

DAS GUPTA, T. K., BUSCH, R. C.: Accessory splenic tissue producing indentation of the gastric fundus resembling gastric neoplasm. N. Engl. J. Med. **263**, 1360–1361 (1960).

— COOMBES, B., BRASFIELD, R. D.: Primary malignant neoplasms of the spleen. Surg. Gynec. Obstet. **120**, 947–960 (1965).

DEGKWITZ: Zitation nach Beckermann T., Leipzig: G. Thieme Verlag 1940.

DELANNOY, E., DEVAMBEZ, J.: Kyste calcifié de la rate. Arch. Mal. Appar. dig. **45**, 399–401 (1956).

— SOOTS, G., GODEFROY-VENDEVILLE, J.: Deux cas de sarcome de la rate. Arch. Mal. Appar. dig. **48**, 98–101 (1959).

DEL FEDERICO, R., GIANNARDI, G.: La nostra esperienza in tema di spleno-portografia. Nunt. radiol. **21**, 946–992 (1955).

DELL, J. M., KLINEFELTER, H. F.: Roentgen studies of the spleen. Amer. J. med. Sci. **211**,437–442 (1946).

DENNEHY, T., LAMPHIER, T. A., WICKMAN, W., GOLDBERG, R.: Traumatic rupture of the normal spleen. Amer. J. Surg. **102**, 58–65 (1961).

DE SCOVILLE, A., LEROUX, G.: Déformations et thromboses de la veine splénique. Acta gastroent. belg. **19**, 629–641 (1956).

DIVIŠ, J.: Chirurgie sleziny. Rozhl. chirurg. **18**, 360–393 (1939).

DOGLIOTTI, A. M., ABEATICI, S., CAMPI, L.: La radiologia portale. IV. Congr. Gastro – Ent. Europ. Paris 1954. Paris: Masson et Cie. 1956.

DOMART, A., GENTILINI, M.: Sémiologie et diagnostic différentiel des grosses rates. Rev. Praticien (Paris) **15**, 3371–3384 (1965).

DONHAUSER, J. L., LOCKE, D. J.: Traumatic rupture of the spleen. Arch. Surg. (Chicago) **80**, 1013–1018 (1960).

DONOVAN, J. H.: Calcified cyst of spleen. Brit. med. J. II, 1106–1107 (1948).

DOS SANTOS, R.: Abdominopelvine Arteriographie (Aortographie). Baden-Baden: 22. Kongr. Dtsch. Röntgen-Gesellsch. 1931.
DOWNS, CH. R., HOPEMAN, A. R., TODD, W. A., MATHEWSON, C.: Aneurysm of splenic artery. Ann. Surg. **141**, 268–272 (1955).
DRUCKMANN, A.: Die Röntgendiagnose des verkalkten Echinokokkus. Fortschr. Röntgenstr. **37**, 697–700 (1928).
DUFFY, J., BREATHNACH, C. S.: Miliary calcification of the spleen. Tubercle (Lond.) **38**, 340–344 (1957).
DÜX, A., BÜCHELER, E., THURN, P.: Die indirekte Splenoportographie: Methodik, Indikationen und Ergebnisse. Fortschr. Röntgenstr. **106**, 183–198 (1967).
— THURN, P., SCHREIBER, H. W., BROICHER, H.: Die spontane splenorenale Anastomose im Splenoportogramm. Fortschr. Röntgenstr. **97**, 1–11 (1962).
— — — Der Kollateralkreislauf bei intra- und extrahepatischem Block im Serien-Splenoportogramm. Fortschr. Röntgenstr. **97**, 255–286 (1962).
EBAN, R. E.: Splenic cyst with preoperative diagnosis. Brit. J. Radiol. **32**, 82–83 (1959).
EBERL, J.: Multiple Verkalkungen der Milz bei der sogenannten hämodynamischen Milzdekompensation. Fortschr. Röntgenstr. **84**, 490 (1956).
EDSMAN, G.: Malign tumour of the spleen diagnosed by lienal arteriography. Acta radiol. (Stockh.) **42**, 461–464 (1954).
EHRENPREIS, B., SCHWINGER, H. N.: Sickle cell anemia. Amer. J. Roentgenol. **68**, 28–36 (1952).
EKERT, F.: Multiple Quecksilberdepots im Röntgenbild des Herzens, der Lungen und der Milz bei einem Fall mit Miliartuberkulose. Fortschr. Röntgenstr. **72**, 470–473 (1949–1950).
ELLIS, H. M. CH.: Splenic cyst diagnosed by splenoportography. Brit. J. Radiol. **31**, 331–332 (1958).
ENGEL, W. J.: The significance of renal displacement. J. Urol. (Baltimore) **76**, 478–487 (1956).
FABIAN, E.: Über Phlebolithen. Fortschr. Röntgenstr. **27**, 265–273 (1919–1921).
FALOR, W. H., ANGUS, D. C.: Torsion of the spleen associated with pneumoperitoneum. Amer. Rev. Tuberc. **70**, 166–170 (1954).
FELDMAN, M.: Aneurysm of the splenic artery: an autopsy study. Amer. J. dig. Dis. **22**, 48–50 (1955).
FENOLL, P., PRADEL, J.: Compressions extrinsiques du corps l'estomac. J. Radiol. Électrol. **41**, 119–130 (1960).
FISCHER, E.: Darstellung einer Nebenmilz durch Thorotrastablagerung. Fortschr. Röntgenstr. **88**, 75–76 (1958).
FISCHER, H. W.: Colloidal stannic oxyde: animal studies on a new hepatolienographic agent. Radiology **68**, 488–498 (1957).
— A new hepatolienographic agent: Tin oxide. Amer. J. Roentgenol. **77**, 64–65 (1957).
FISCHER, J., SEVERIN, G., WOLF, R.: Die Stellung der Szintigraphie im Rahmen der radiologischen Milzdiagnostik. Acta Radiologica (Stockh.) **3**, 278–286 (1965).
FISCHL, A. A., PAPPS, J.: Diagnostic features of splenic cysts with case report and review of the literature. Ann. intern. Med. **31**, 1105–1112 (1949).
FISHBACK, H. R.: Renal dystopia due to intraabdominal masses. Amer. J. Roentgenol. **52**, 521–528 (1944).
FONKALSRUD, E. W., WALFORD, R. L.: Transitional-cell splenic cyst excised without splenectomy. Arch. Surg. (Chicago) **81**, 636–640 (1960).
FONTAINE, R., EISENBETH, R., WARTER, P., KIENY, R., WEILL, F., SUHLER, A.: Anévrysme calcifié de l'artère splénique. J. Radiol. Electrol. **45**, 457–462 (1964).
FORDE, W. J., FINBY, N.: Splenic cysts. Clinic. Radiol. **12**, 49–54 (1961).
— — Roentgenographic features of asplenia. A teratologic syndrome of visceral symmetry. Amer. J. Roentgenol. **86**, 523–533 (1961).
— OSTROLENK, D. G., FINBY, N.: Renal displacement associated with enlargement of the spleen. Amer. J. Roentgenol. **84**, 889–897 (1960).
FOURNIER, A. M.: Les calcifications nodulaires de la rate, leurs étiologies possibles. J. Rad-iol. Électrol. **40**, 287–288 (1959).
FOWLER, R. H.: Nonparasitic benign cystic tumors of the spleen. Surg. Gynec. Obstet. (Int. Abstr.) **96**, 209–227 (1953).
FRANKENBERGER, Z.: Embryologie. Praha: Zdrav. Nakl. 1952.
FRANZEN, J.: Über einige Fehlerquellen bei der Deutung des Retropneumoperitoneums. Fortschr. Röntgenstr. **88**, 557–565 (1958).
FRAY, W. W.: Roentgen manifestations of arteriosclerosis of the branches of the abdominal aorta. Radiology **36**, 439–449 (1941).
FRIEDL, H.: Nierenverlagerung bei leukämischer Milz. Röntgenpraxis **5**, 930–931 (1933).
FRIMANN-DAHL, J.: Roentgen examinations in acute abdominal diseases. Springfield Ill.: Ch. Thomas 1960.
FUCHS, G.: Das Röntgenbild des Aneurysmas der Arteria lienalis. Röntgenpraxis **9**, 467–469 (1937).
FUSS, H.: Ein Beitrag zur Frage der Milzzysten. Brun's Beitrag. klin. Chir. **162**, 109–117 (1935).
GALLARATE, L., CALAFATI, F.: Considerazioni clinico – anatomico–patologiche su un caso de cisti epiteliale sierosa calcificata della milza. Minerva chir. **11**, 63–69 (1956).
GALLUS, P., BROMBART, M., SCHOLLAERT, G., VAN LERBERGHE, R.: Diagnostic radiologique d'une augmentation de volume de la rate. Acta gastroent. belg. **22**, 610–625 (1959).
— SCHOLLAERT, G., BROMBART, M.: Les modifications radiologiques de l'estomac détérminées par l'hypertrophie splénique. J. Radiol. Électrol. **39**, 427–436 (1958).
GATELLIER, J., MONTIER, F., PORCHER, P.: Radiologie clinique du tube digestif. Fasc. II. Paris: Masson et Cie. 1930.
GATERSLEBEN, H.: Ein Beitrag zu den Milzzysten. Dtsch. Z. Chir. **212**, 139–149 (1928).
GAVALA, S.: Un caso di probabile aneurisma splenico calcificato con rottura della sacca. Ann. Radiol. diagn. (Bologna) **32**, 243–249 (1959).

GEBAUER, A.: Das diagnostische Pneumoperitoneum. Stuttgart: G. Thieme 1959.

— LISSNER, J.: Differentialdiagnose retroperitonealer Tumoren. Fortschr. Röntgenstr. **88**, 200–210 (1958).

— MUNTEAN, E., STUTZ, E., VIETEN, H.: Das Röntgenschichtbild. Stuttgart: G. Thieme 1959.

GELFAND, M.: Primary splenic abscess. Lancet **II**. 904–905 (1947).

GELIN, G.: La rate et ses maladies. Paris: Masson et Cie. 1954.

GERSHON-COHEN, J., HERMEL, M. B., BYRNE, R. N., BRINGHURST, L. S.: Rupture of the spleen: roentgen diagnosis. Radiology **57**, 521–527 (1951).

— MCCLENDON, J. F.: Oral hepatosplenography. Amer. J. Roentgenol. **72**, 795–800 (1954).

GILLAM, J. F. E.: Ruptured aneurysm of the splenic artery during pregnancy. Brit. med. J. **I**, 69–70 (1942).

GIRAUT, M., BRET, P., ANJOU, A., CHOLLAT, L., DUQUESNEL, M.: L'apport de la stratigraphie dans le diagnostic des tumeurs géantes du flanc gauche. J. Radiol. Électrol. **42**, 244–248 (1961).

GIROLAMI, M.: Sulla deliminatione del margine inferiore del fegato e del polo inferiore della milza con un semplice nuovo metodo radiologico. Nunt. radiol. **25**, 934–946 (1959).

GIUDICE, P. L.: La echinococcosi della milza. Minerva med. **46**, 1358–1360 (1955).

GLÄSSNER, K., WIESER, W., BARRENSCHEEN, K.: Klinisch-radiologische Untersuchungen über die Malariamilz. Fortschr. Röntgenstr. **32**, 294–308 (1924).

GLOOR, H. U.: Über Verdrängungen der Niere bei Milztumor. Acta radiol. (Stockh.) **15**, 467–474 (1934).

GOETZE, O.: Die Röntgendiagnostik bei gasgefüllter Bauchhöhle, eine neue Methode. Münch. med. Wschr. **65**, 1275–1280 (1918).

GOLDEN, R.: Diagnostic roentgenology. Vol. III. Baltimore: Williams + Wilkins Comp. 1956.

GOLLMANN, G.: Eine Modifizierung der Seldingerschen Kathetermethode zur isolierten Kontrastfüllung der Aortenäste. Fortschr. Röntgenstr. **87**, 211–214 (1957).

— Die isolierte Angiographie der Aortenäste mit perkutan eingeführtem Katheter, ihre Indikation und Ergebnisse. Fortschr. Röntgenstr. **89**, 383–396 (1958).

GOTTOB, R.: Über die Kontrastdarstellung der Baucharterien durch retropleurale Aortenpunktion. Chirurg **25**, 346–349 (1954).

GRAHAM, J. C., WEIDNER, W. A., VINIK, M.: The Angiographic features of organizing splenic hematoma (?hamartoma). Am. J. of Roentgen. **107**, 430–433 (1969).

GRAY, E. F.: Calcifications of the spleen. Amer. J. Roentgenol. **51**, 336–351 (1944).

GREENE, W. W., FOROUGHI, E.: Calcified epidermoid cyst of the spleen. Case report. Amer. Surg. **29**, 613–616 (1963).

GUNTZ, M.: La splénoportographie dans les syndromes d'hypertension portale. Rev. Praticien **11**, 135–144 (1961).

GÜRKAN, K. I.: Kyste hydratique de la rate traité par splénectomie. J. Chir. (Paris) **71**, 709–712 (1955).

GVOZDANOVIČ, V., HAUPTMANN, E.: Further experience with percutaneous lieno-portal venography. Acta radiol. (Stockh.) **43**, 177–200 (1955).

HABBE, J. E.: Roentgen findings in splenomegaly. Amer. J. Roentgenol. **29**, 449–461 (1933).

HAFFNER, J.: Fall von verkalktem Aneurysma der Art. lienalis. Acta radiol. (Stockh.) **17**, 602, 608 (1936).

HALPERT, B., GYÖRKEY, F.: Lesions observed in accessory spleens of 311 patients. Amer. J. clin. Path. **32**, 165–168 (1959).

HARDMAN, G. L.: Calcified splenic infarctions. Brit. J. Radiol. **21**, 398–399 (1948).

HARPER, K.: The abdomen. In: A text-book of X-Ray diagnosis. Vol. 3. London: Lewis and Co. 1952.

HARVIER, P., BONDUELLE, M.: Sclérodermie progressive avec calcification hepato-splénique. Presse méd. **55**, 369–370 (1947).

HEATLEY, J. E.: Calcifications of the splenic artery. Radiology **24**, 235 (1935).

HECKMANN, W.: Zur Morphologie und funktionellen Bedeutung der Magenblase. Med. Klin. **31**, 576–578, 611–614 (1935).

HEIDENBLUT, A.: Kymographische Beobachtung der pulsatorischen Mitbewegung der Milz. Fortschr. Röntgenstr. **93**, 380–382 (1960).

HEILIG, W.: Milzphlebolithen. Röntgenpraxis **9**, 498 (1937).

HEJDUK, B.: Pozdní výsledek dvou operovaných případů prvotního zhoubného nádoru sleziny. Rozhl. chirug. **18**, 881–888 (1939).

HENNIG, K., FRANKE, W. G., WOLLER, P.: Eigene Erfahrungen mit der Milzszintigraphie. Rad. Diagnostica (Berlin) **6**, 473–478 (1965).

HENSLE, W., MÖHLER, H. M.: Die Milz als einheitlicher Kalkschatten im Röntgenbild. Fortschr. Röntgenstr. **84**, 491 (1956).

HENSZELMAN, A.: Die Röntgendiagnostik der Milz. Wien. klin. Wschr. **31**, 915–917 (1918).

— Weitere Beiträge zur Röntgendiagnostik der Milz und Leber. Wien. klin. Wschr. **32**, 1183–1185 (1919).

— Über den röntgendiagnostischen Wert des Dickdarmaufblähens bei der Milz-, Leber- und Gallenblaseuntersuchung. Fortschr. Röntgenstr. **29**, 465–474 (1922).

— Neuere Beiträge zur Erkennung der Hyper- und Hyposplenie. Fortschr. Röntgenstr. **64**, 159–162 (1941).

HEPP, J., HERNANDEZ, C., MOREAUX, J., BISMUTH, H.: L'arteriographie dans les affections chirurgicales de foie, du pancreas et de la rate. Paris: Masson & Cie. Editeurs, 1968.

HERTEL, E.: Ein Beitrag zu den Pseudozysten, über eine spontane Splenomblutung und zur spontanen Ruptur der Milz. Zbl. Chir. **81**, 721 (1956).

HETTLER, M.: Angiographische Probleme und Möglichkeiten. Fortschr. Röntgenstr. **92**, 97–106 (1960).

HIRSCH, W.: Intralienale Verkalkungen. Fortschr. Röntgenstr. **75**, 179–186 (1951).

HODGES, F. J.: Downward displacement of the gastric cardia. Radiology **54**, 194–201 (1950).

HOLL, E.: Ein Fall von Echinokokkuserkrankung der Milz. Fortschr. Röntgenstr. **37**, 862–863 (1928).

HOLUB, E., SCHWARZER, M., MUR, J.: Nichtparasitäre Milzzysten. Zbl. Chir. **86**, 1346–1356 (1961).

HORÁK, J.: Hepatolienografie. Čas. lék. česk. **72**, 424–430 (1933).

HORKÝ, J.: Vrozená srdeční vada s agenesí sleziny. Čs pediatrie **16**, 460–462 (1961).

HRBEK, B.: Mnohočetná kalcifikace jater a sleziny diagnostikovaná Röntgenem. Čas. Lék. česk. **68**, 88–90 (1929).

HUNT, A. H.: An investigation of the pressures and speeds in the portal circulation. IV. Congr. Gastro-Ent. Europ. Paris 1954. Paris: Masson et Cie. 1956.

INDRA, A.: Jest možno diagnosticky využít stažlivosti sleziny a krevních změn po injekci adrenalinu? Čas. lék. česk. **83**, 1413–1417 (1944).

ISRAELSKI, M.: Die verkalkte Arteria lienalis im Röntgenbilde. Röntgenpraxis **2**, 670–672 (1930).

JACOB, H., SCHOSTOK, P.: Früh- und Spätfolgen nach Thorotrast-Anwendung. Langenbecks Arch. Dtsch. Z. Chir. **285**, 341–352 (1957).

JACOB, R., WEBER, K. A.: Über die Milzruptur und ihre Verlaufsformen. Münch. med. Wschr. **100**, 1023–1027 (1958).

JACOBSON, G., ZUCHERMAN, S.: Roentgenographically demonstrable splenic deposits in sicle cell anemia. Amer. J. Roentgenol. **76**, 47–52 (1956).

JEDLIČKA, V.: Klinika splenomegalií. Vnitřní lék. **4**, 543–553 (1958).

JOURET, M.: Fausse image lacunaise du sommet de la petite courbure due à un diverticule de la rate. J. Belge. Radiol **21**, 80, (1932).

JÜNEMANN, P.: Über einen Fall von Totalverkalkung der Milz. Fortschr. Röntgenstr. **85**, 360–361 (1956).

KACZYŃSKA, W.: Przemieszczenie šledziony w swietle wlasnych przypadkow. Polski Przegl. Radiol. **28**, 161–166 (1964).

KAHLER, O. H.: Beitrag zur Beurteilung der Milz bei der Röntgenuntersuchung. Dtsch. med. Wschr. **77**, 363–365 (1952).

KADRNKA, S.: Hepatosplenographie. Fortschr. Röntgenstr. **44**, 9–15 (1931).

— Die Frage der Thoriumausscheidung bei Milz-Leberkontrastdarstellung. 24. Kongr. Dtsch. Röntgen Gesellsch. 1933, Bremen.

— MARTIN, E.: Zur Frage der Größenschwankung des Röntgenkontrastdargestellten Milzschattens. Klin. Wschr. **11**, 1147–1149 (1932).

— BABAIANTZ, L.: Étude radiologique de l'infarctus de la rate diagnostic différentiel des calcifications spléniques. J. Radiol. Électrol. **18**, 161–169 (1934).

KAHN, P. C., O'HALLORAN, J. F., PAUL, R. E.: Improved portography by delayed postepinephrine celiac and mesenteric Arteriography. Radiology **92**, 86–89 (1969).

KEISER, D.: Solitäre große Kalkschatten der Milz. Zbl. Chir. **69**, 827–834 (1942).

KEITH: Zitation nach Beckermann T., Leipzig: G. Thieme Verlag 1940.

KIERULF, E.: A calcified cyst of the spleen, demonstrated roentgenologically. Acta radiol. (Stockh.) **27**, 43–46 (1946).

KITTREDGE, R. D., FINBY, N.: Infrapulmonary effusion in traumatic rupture of the spleen. Amer. J. Roentgenol. **91**, 891–895 (1964).

KOCAAGLU, H., KAYABALI, I., MALLET-GUY, P.: Kystes hydatiques de la rate. Lyon chir. **54**, 466–471 (1958).

KÖHLER, A.: Grenzen des Normalen und Anfänge des Pathologischen im Röntgenbilde. Leipzig: G. Thieme 1928.

KOHOUTEK, J., NOVÁK, D.: Cholangiogenní karcinom jater po thorotrastu. Čs rentgenologie **14**, 110–116 (1960).

KOPPENSTEIN, E.: Phlebolithen in der Milz. Fortschr. Röntgenstr. **36**, 139–144 (1927).

KOŘÍNEK, O.: Kardiovaskulární kalcifikace v roentgenové diagnostice. Čas. Lék. česk. **80**, 498–510 (1941).

KOURIAS, B.: A propos de 2.000 cas des kystes hydatiques operés. Presse méd. **69**, 165–167 (1961).

KRAUTWALD, A., RENGER, F.: Röntgenologische Darstellung der Bauchorgane nach Pneumoperitoneumanlage als Voruntersuchung zur Laparoskopie Dtsch. Gesundh.-Wes. **7**, 841–850 (1952).

KREEL, L., MINDEL, S.: The radiographic position of the spleen. Br. J. Radiol. **42**, 830–834 (1969).

KUDR, J., JÍRA, M.: Solitární cysta sleziny. Rozhl. chirurg. **27**, 347–351 (1948).

KUNC, Z.: Případ prasklé neparasitární slezinné cysty. Čas. Lék. česk. **85**, 626–628 (1946).

KUPIC, E. A., MARSHALL, W. H., ABRAMS, H. L.: Splenic arterial patterns: angiographic analysis and review. Inv. Radiol. **2**, 70–98 (1967).

LAGARENNE, P.: Délimitation et mensuration du foie et de la rate grace à l'insufflation rectale du gros intestin. Paris: Thése Fac. méd. 1920.

LAMBERT, K.: Phlebolithen in Leber und Milz. Röntgenpràxis **11**, 589 (1939).

LARGHERO, P. Y., GIURIA, F.: Traumatic rupture of the spleen. Surg. Gynec. Obstet. **92**, 385–404 (1951).

LAURELL, H.: A contribution to roentgenological differential diagnosis in the presence of free fluid in the abdomen. Acta radiol. (Stockh.) **16**, 424–425 (1935).

LAWS, J. W., LEIGH, R., STEINER, R. E.: Extra hepatic portal vein obstruction. Brit. J. Radiol. **32**, 774–790 (1959).

LAZARUS, J. A., MARKS, M. S.: Primary malignant tumors of the spleen. Amer. J. Surg. **71**, 479–490 (1946).

LÁZNIČKA, M.: Thrombosy venae lienalis. Čas. Lék. česk. **78**, 337–345 (1939).

— Funkční vyšetřování pathologických slezin. Čas. Lék. česk. **79**, 10–12 (1940).

LEDOUX-LEBARD, G.: Exploration radiologique de la rate. Encyclop. Méd. Chir. Tom IV. Radiodiagnostic 1954.

LEDOUX-LEBARD, R., GARCIA-CALDERON, J., LEDOUX-LEBARD, G.: Le radiodiagnostic des calcifications de l'aorte abdominale et de ses branches. Presse méd. **43**, 2084–2087 (1935).

LEDOUX-LEBARD, G., HÉLIE, J., MICHEL, J.: Examen radiologique de la rate. Encyclop. Méd. Chir. Tom. IV. Radiodiagnostic 1956.

LEGANT, O., BALL, R. P.: Sickle-cell anemia in adults: roentgenographic findings. Radiology **51**, 665–675 (1948).

LEGER, L.: Spleno-portographie. Paris: Masson et Cie. 1955.

— L'inversion du courant portal. Presse méd. **64**, 1189–1192 (1956).

— MOUKTAR, M.: Hémangiomes et lymphangiomes de la rate. J. Chirurg. (Paris) **86**, 249–264 (1963).

— PATEL, J. C., DUFOUR, B.: L'inversion ou la diversion du courant portal. Presse Méd. **73**, 1025 bis 1030 (1965).

LE PAGE, R.: La radioscope et la radiographie de la rate. Paris: Thèse Fac. méd. 1912.

LEMAITRE, G.: Rein et grosse rate. J. Radiol. Electrol. **41**, 703–705 (1960).

LER OUX, G. F., DE SCOVILLE, A.: Spleno-portographie transparietale. J. belge Radiol. **37**, 89–137 (1954).

LE VINE, S., SOLIS-COHEN, L.: Survey film diagnosis of acute surgical abdomen. Surg. Gynec. Obstet. **78**, 76–82 (1944).

— — GOLDSMITH, R.: Diagnosis of lacerated spleen. Amer. J. Surg. **71**, 396–400 (1946).

LEWIS, H.: Epidermoid cyst of the spleen. Amer. J. Surg. **99**, 242–243 (1960).

LEWITAN, A., BOGDANOVICS, A., LANGSAM, M., GOLDNER, M. G.: Transparietal splenic venography and splenic arteriography. Amer. J. dig. Dis. **22**, 227–234 (1955).

LILIENFELD, R. M., GOLD, D., RUSSELL, J.: Radiographic demonstration of hemosiderosis of the spleen. N. Y. St. J. Med. **56**, 2856–2858 (1956).

LINDBOE, E. F.: Aneurysm of the splenic artery diagnosed by X-ray and operated upon with success. Acta chir. scand. **72**, 108–114 (1932).

LINQUETTE, M., BONTE, G., GÉRARD, A., DELFOSSE, C., BENOIT, M.: A propos de deux cas de la rate calcifiée. J. Radiol. Électrol. **38**, 813–847 (1957).

LOEB, V., SEAMAN, W. B., MOORE, C. V.: The use of thorium dioxide sol (thorotrast) in the roentgenologic demonstration of accessory spleens. Blood **7**, 904–914 (1952).

LÖFFLER, C.: Leber und Milz im Röntgenbild. Münch. med. Wschr. **61**, 763–764 (1914).

LONGIN, F., SCHEHL, R.: Die vergrößerte Zwerchfell-Magendistanz im Röntgenbild – Ursache und Täuschung. Fortschr. Röntgenstr. **92**, 20–32 (1960).

LOVE, L., GREENFIELD, G. B., BRAUN, T. W., MONCADA, R., FREEARK, R. J., BAKER, R. J.: Arteriography of splenic trauma. Radiology **91**, 96–102 (1968).

LUCAS, R. V., NEUFELD, H. N., LESTER, R. G., EDWARDS, J. E.: Symmetrical liver as roentgen sign of asplenia. Circulation **25**, 973–975 (1962).

LUCCIONI, C.: Equinoci diagnostici da strana ectopia della milza. Rinasc. med. **16**, 15–16 (1939); Ref.: Zbl. Ges. Radiol. **30**, 94 (1940).

LÜDIN, M.: Die durch extraventrikuläre Ursachen bedingten Lage- und Formveränderungen des Magens. Erg. med. Strahlenforsch. **4**, 1–40 (1930).

LUNDSTRÖM, B.: Angiographic Demonstration of Rupture of the Spleen. Acta Radiologica **10**, 145–150 (1970).

MACARINI, N., VIGNOLINI, R.: Calcificazione totale della milza a tipo granulare. Minerva med. **49**, 4251—4256 (1958).

MACHT, S. H., ROMAN, P. W.: The radiologic changes in sickle cell anemia. Radiology **51**, 697–707 (1948).

MAGOVERN, G. J., MUEHSAM, G. E.: Calcification of the portal and splenic veins. Amer. J. Roentgenol. **71**, 84–88 (1954).

MALVENTI, M.: Puliminary results in direct insualization of the spleen. Radiol. med Milan **37**, 758–771 (1951) Ref.: Radiology **59**, 297 (1952).

MANSFIELD, R. D.: Traumatic rupture of the normal spleen. Amer. J. Surg. **89**, 759–768 (1955).

MARFISI, A.: Sulle cisti spleniche non parasitarie (con reperto splenoportografico). Minerva chir. **14**, 1519–1526 (1959).

— BRESCHI, F.: Idatidosi splenica. Minerva chir. **15**, 779–786 (1960).

MARINONI, E., PELLEGRINI, G.: L'aneurisma dell' arteria splenica. Arch. ital. Chir. **84**, 313–384 (1958).

MARKOVITS, E.: Röntgendiagnostik der Erkrankungen innerer Organe. Leipzig: G. Thieme 1928.

MARTIN, CH. L.: Roentgenologic studies of the liver and spleen. Amer. J. Roentgenol. **37**, 633–643 (1937).

MARTIN, J. D., ZEGA, E. L., ADAMSON, N. E.: Calcified cyst of the spleen. Ann. Surg. **131**, 765–773 (1950).

MASSOND, M. G., SHAFEI, A. Z.: Calcified miliary tuberculosis of the spleen. Brit. J. Radiol. **30**, 101–102 (1957).

MAURER, H. J.: Untersuchungen über Kollateralbahnen des lieno-portalen Systems. Röntgen-Blätter **17**, 509–520 (1964).

MEYER, R.: Steinbildung in der Milz nach Malaria als Krankheitsursache. Wien. klin. Wschr. **49**, 1496–1498 (1936).

MEYER-BETZ, F.: Methode und klinische Bedeutung der Darstellung der Leber im Röntgenbild. Münch. med. Wschr. **61**, 810–813 (1914).

MILTON, G. W.: The occurrence of secondary malignant disease in the spleen. Med. J. Austr. **39**, 736–740 (1952).

MIRIZZI, P. L.: Kystes hydatiques de la rate. Presse méd. **45**, 684–685 (1937).

MOBERG, G.: Calcified thrombosis in the portal system diagnosed by roentgen examination. Acta radiol. (Stockh.) **24**, 374–383 (1943).

MÖBIUS, G.: Zur Pathologie der Thorotrastspeicherung in Leber, Milz und Lymphknoten. Fortschr. Röntgenstr. **101**, 536–538 (1964).

MOHR, W.: Röntgenologische Erfassung der Milz und Lebergröße bei Malaria. Fortschr. Röntgenstr. **72**, 93–95 (1949–1950).

MOLDENHAUER, W., DIHLMANN, W.: Klinik und Diagnostik von Milzarterien-Aneurysmen. Fortschr. Röntgenstr. **90**, 594–599 (1959).

MOLLOWITZ, G.: Solitärcyste der Milz. Fortschr. Röntgenstr. **80**, 786–787 (1954).

MOLNÁR, P.: Lépcysta. Magy. Radiol. **5**, 70–72 (1953).
MOODY, R. O., VAN NUYS, R. G.: Some results of a study of roentgenograms of the abdominal viscera. Amer. J. Roentgenol. **20**, 348–358 (1928).
MOORE, S. W., LEWIS, R. J.: Splenic artery aneurysm. Ann. Surg. **153**, 1032–1046 (1961).
MOORMAN, L. J.: Multiple calcifications in the spleen. Amer. Rev. Tuberc. **36**, 376–386 (1937).
MORALES, O.: Calcified appendices epiploicae as freely mobile bodies in the abdominal cavity. Acta radiol. (Stockh.) **25**, 653–661 (1944).
MORINO, F., TARQUINI, A.: Cateterismo attraverso l' arteria omerale per l'arteriografia dei rami collaterali dell'aorta addominale. Minerva med. **47**, 935–944 (1956).
— — OLIVERO, S.: Artériographie abdominale sélective par le cathétérisme de l'ártère humérale. Presse méd. **64**, 1944–1947 (1956).
— — Arteriografia addominale selettiva per via omerale. Radiol. med. (Torino) **43**, 529–550 (1957).
— — QUAGLIA, C.: Unsere Erfahrungen mit einer neuen Methode der selektiven abdominellen Arteriographie. Chirurg **28**, 152–155 (1957).
MORRISON, J. B.: Calcified miliary tuberculosis of the spleen. Tubercle (Lond.) **35**, 38–43 (1954).
MOUNT, G., MOUNT, F., HUNTER, W.: Calcification in the spleen. J. Amer. med. Ass. **107**, 203–205 (1936).
MURPHY, J. W., MITCHELL, W. A.: Congenital absence of the spleen. Pediatrics **20**, 253–256 (1957).
MYERSON, R. M., KOELLE, W. A.: Congenital absence of the spleen in an adult. N. Engl. J. Med. **254**, 1131–1132 (1956).
NABEL, H.: Die Bedeutung der Aortographie als Untersuchungsmethode für die Chirurgie. Bruns' Beitr. klin Chir. **189**, 341–362 (1954).
NAHODIL, V., POCH, R.: Cystický angioleiomyom sleziny. Rozhledy v chirurgii **42**, 338–340 (1963).
NANA, A., MIRCOIU, C., PITEA, P.: Primäres Blutgefäßendotheliom der Milz. Zbl. Chir. **86**, 2629–2634 (1961).
NAVRÁTIL, J.: Neparasitární cysty sleziny. Brat. lék. listy **15**, 1223–1236 (1935).
NEBESAR, R. A., KORNBLITH, P. L., POLLARD, J. J., MICHELS, N. A.: Celiac and superior mesenteric arteries. Boston: Little, Brown Company 1969.
— POLLARD, J. J., EDMUNDS, L. H., MCKHANN, C. T.: Indications for selective celiac and superior mesenteric angiography. Amer. J. Roentgenol. **92**, 1100–1109 (1964).
NEIMEIER, R.: Gynäkologische Fehldiagnose bei dystoper Milz. Gynaecologia (Basel) **144**, 76–81 (1957)
NGUYEN, HUU: Distribution intra-parenchymateuse des artères de la rate. Presse méd. **61**, 1308–1309 (1953).
NIEDERLE, J.: Infarkty sleziny a indikace k splenektomii. Rozhl. chirurg. **14**. 213–227 (1935).
NOCKEMANN, P. F., ENGELKE, H.: Zur allgemeinen Verkalkung der Milz. Medizinische **44**, 2105–2107 (1959).
NOLTE, R.: Milzcyste. Röntgenpraxis **8**, 208 (1936).
NOREL, H. G.: Traumatic rupture of the spleen diagnosed by abdominal aortography. Acta radiol. (Stockh.) **48**, 349–452 (1957).
ÖDMAN, P.: Percutaneous selective angiography of the main branches of the aorta. Acta radiol. (Stockh.) **45**, 1–14 (1956).
— Percutaneous selective angiography of the coeliac artery. Acta radiol. (Stockh.) Supl. 159, Stockholm 1958.
OKA, M.: Eine neue Methode zur röntgenologischen Darstellung der Milz (Lienographie). Fortschr. Röntgenstr. **40**, 497–501 (1929).
— Klinische Anwendung der Lienographie, einer neuen Methode zur röntgenologischen Darstellung von Milz und Leber. Fortschr. Röntgenstr. **41**, 892–898 (1930).
OLANDER, G. A., REIMANN, A.: Post-traumatic intermittent splenic hemorrhage. Ann. Surg. **137**, 104–107, (1953).
OLIN, T. B., REUTER, S. R.: Splenic infarction secondary to a splenic artery aneurysm. Vascular Diseases **3**, 269–272 (1966).
OLSSON, O.: On hepatosplenography with jodsol. Acta radiol (Stockh.) **22**, 749–761 (1941).
— EKMAN, B.: Oral hepatography. Acta radiol. (Stockh.) **31**, 33–36 (1949).
OPPOLZER, R.: Splenektomie bei Thorotrastspeichermilz. Wien. med. Wschr. **110**, 496–489 (1960).
ORELLI, A.: Über verkalkende Tuberkulose der Milz. Dtsch. Arch. klin. Med. **183**, 264–276 (1938–1939).
OSTRO, M., MAKOVER, H. B.: Non-parasitic cyst of the spleen. Amer. J. Roentgenol. **37**, 782–785 (1937).
PAGNIEZ, P., COSTE, F., ESCALIER, A.: Étude sur la contractilité de la rate. Presse méd. **33**, 1633–1634 (1925).
PALACIO, J. E., CABRERA, L. J., HASPER, I., FINKELSTEIN, M.: Réticulosarcome primitif de la rate. Prensa med. Argent. **47**, 627–636 (1960).
PALMER, T. H.: Aneurysms of the splenic artery. N. Engl. J. Med. **243**, 989–993 (1950); Ref.: Amer. J. Roentgenol. **66**, 678 (1951).
PANSDORF, H., KRAAS, E.: Lageveränderungen des Verdauungstraktus durch raumbeengende Prozesse in der Bauchhöhle. Röntgenpraxis **2**, 594–604 (1930).
PAPAVASILIOU, C. G.: Calcification in secondary tumors of the spleen. Acta radiol. (Stockh.) **51**, 278–282 (1959).
PARAF, A., CHALUT, J., CAROLI, J., PORCHER, P.: Manometrie splénique et splénoportographie dans les affections du système hémopoietique, les pylephlébites, les cirhoses du foie. Rev. int. Hépat. **5**, 617–660 (1955).
PARTSCH, F.: Das diagnostische Pneumoperitoneum in der Chirurgie. Leipzig: G. Thieme, 1924.
PATEL, J.: Chirurgie de la rate. Paris: Masson et Cie. 1955.
PATRASSI, G., D'AGNOLO, B., GALAN, N.: Importanza e limiti della splenoportografia. Acta med. patav. **14**, 173–240 (1954).
— — DAL PALU, C., RUOL, A.: Aspetti fisiopatologici del circolo portale. Minerva gastroent. **4**, 109–127 (1958).
PAUL, L. W., MCANENY, J.: Herniation of the splenic flexure of the colon behind the spleen. Radiology **36**, 230–232 (1941).

PAUTRAT, J., PATEL, J., MADIER, C.: A propos des kystes spléniques étiquetés épidermoides. Presse méd. **58**, 1452–1453 (1950).

PAYNE, W. J.: Radiological diagnosis of splenic rupture. Brit. med. J. **II**, 1370 (1955).

PEDINIELLI, M.: A propos de deux cas de calcifications hépatospléniques diffuses. J. Radiol. Électrol. **40**, 299–301 (1959).

PEDRO-BOTET, J.: La splénoportographie au cours des cirrhoses hépatiques et des blocages portaux extra-hépatiques. Rev. int. Hépat. **6**, 660–678 (1956).

PEMBERTON: Zitation nach Holub, E., Zentralblatt f. Chir. **86**, 1346 (1961).

PETŘIVALSKÝ, J.: Poranění sleziny. Rozhl. chirurg. **18**, 394–407 (1939).

PIETRI, H.: Barrages veineux intra et extra-hépatiques. Rev. int. Hepat. **8**, 65–161 (1958).

— Essai d'interprétation pathogénique de l'hypertension portale. Ann. Chir. **15**, 997–1030 (1961).

PÍŠA, V., ŠIKL, H.: Ein Beitrag zur Pathologie und Klinik der nichtparasitären Milzzysten. Dtsch. Z. Chir. **252**, 746–755 (1939).

PIZZECCO, E.: Cisti non parasitarie della milza. Minerva chir. **15**, 1192–1200 (1960).

POLGÁR, F., SZEMZÖ, G.: Multiple Verkalkungen in der Leber und in der Milz (Angiom?). Fortschr. Röntgenstr. **34**, 141–144 (1926).

POLLER, S., WHOLEY, M. H.: Splenic Cysts: Confirmation by Selective Visceral Angiography. Am. J. of Roent. **96**, 418–420 (1966).

POPP, L.: Zur Röntgendiagnostik der Milz in Verbindung mit einem Falle von Wandermilz. Fortschr. Röntgenstr. **37**, 223–230 (1928).

POPPEL, M. H.: Lesions of the pancreas, liver and spleen. In: Pillmore G. U., Clinical radiology. Philadelphia: Davis Comp. 1950.

PÖSCHL, M.: Differentialdiagnostische Bedeutung der Nebenmilz. Fortschr. Röntgenstr. **83**, 47–49 (1955).

POSENER, L. J., LITHERLAND, A. K.: An epidermoid cyst of the spleen. Canad. med. Ass. J. **75**, 510–512 (1956).

PÖSSNER, M.: Aneurysma tepny slezinné. Rozhl. chir. **35**, 258–264 (1956).

QURESHI, M. A., HAFNER, C. D., DORCHAK, J. R.: Nonparasitic cysts of the spleen. Arch. Surg. **89**, 570–574 (1964).

RADAKOVICH, M.: Epidermoid cyst of the spleen. Ann. Surg. **131**, 268–276 (1950).

RADT, P.: Eine Methode der röntgenologischen Kontrastdarstellung von Milz und Leber. Klin. Wschr. **46**, 2128–2129 (1929).

RAPANT, V.: Diferenční diagnostika nádorů levého hypochondria. Rozhl. chirurg. **13**, 31–44 (1934).

— Chirurgie sleziny. In: Speciální chirurgie. Praha: Stát. zdrav. Nakl. 1959.

— BEDRNA, J.: Význam pyelografie v diagnostice národů sleziny. Praktický lékař **12**, 520–523 (1932).

— — Die Bedeutung der Pyelographie bei Milztumoren. Chirurg **5**, 133–137 (1933).

RAUTENBERG, E.: Röntgenphotographie der Leber, der Milz und des Zwerchfells. Dtsch. med. Wschr. **40**, 1205–1208 (1914).

REINIŠ, Z., SKOP, V., FLEISCHMANN, J.: Přímá bederní aortografie. Čas. Lék. česk. **89**, 809–811 (1950).

REUTER, S. R., REDMAN, H. C.: Intrasplenic Arterial aneurysms. J. canad. Ass. Radiol. **19**, 200–202 (1968).

RIDDELL, A. G., CAMPBELL, A. C., MCNULTY, M. R.: Congestive splenomegaly in lymphosarcoma of the spleen. Pathological and radiological findings. Brit. J. Surg. **52**, 205–207 (1965).

RIEMENSCHNEIDER, P. A.: Multiple large aneurysms of the splenic artery. Amer. J. Roentgenol. **74**, 872–873 (1955).

RIGLER, L. G., OLFELT, P. C.: Abdominal aortography for the roentgen demonstration of the liver and spleen. Amer. J. Roentgenol. **72**, 586–596 (1954).

ROCHE, G.: Le pneumo-péritoine – intérêt diagnostique. Presse méd. Atl. Radiol. clin. **65**, 92 (1957).

ROGERS, L. F.: Asplenia: Report of a case diagnosed antemortem on the basis of roentgenograms. Radiology **82**, 258–261 (1964).

ROLLANDI, A.: Diafragmatic hernia of the spleen. Radiol. med. (Torino) **36**, 642–653 (1950). Ref.: Radiology **57**, 139 (1951).

RÖSCH, J.: Příspěvek k diagnostice trombózy portálního řečiště. Čas. Lék. česk. **98**, 1350–1354 (1959).

— Splenoportographie im Kindesalter. Fortschr. Röntgenstr. **96**, 61–75 (1962).

— Přínos splenoportografie do praxe. Čs. rentgenologie **16**, 145–159 (1962).

— Splenoportographie. In: Ergebnisse der medizinischen Strahlenforschung. Stuttgart: G. Thieme 1964.

— Roentgen possibilities in spleen diagnosis. Amer. J. Roentgenol. **94**, 453–461 (1965).

— Rentgenologie sleziny a pankreatu. Praha: Stát. Zdrav. Nakl. 1965.

— Roentgenology of the spleen and pancreas. Springfield: Charles C. Thomas 1967.

— Tumours of the Spleen: The Value of Selective Arteriography. Clin. Radiol. **17**, 183–190 (1966).

— Die „superselektive" viszerale Arteriographie. Fortschr. Röntgenstr. **115**, 718–725, 1971.

— BRET, J.: Unsere Erfahrungen mit der Milzarteriographie in der Diagnostik der Milzerkrankungen. Fortschr. Röntgenstr. **97**, 239–255 (1962).

— — LIŠKOVÁ, M.: Transparietální splenoportografie. Praha: Stát. Zdrav. Nakl. 1958.

— — — Die Splenoportografie in der Diagnostik der Splenomegalie. Fortschr. Röntgenstr. **89**, 249–268 (1958).

— — HORÁK, J.: Příspěvek k rentgenové diagnostice cysty slezina. Čs. rentgenologie **16**, 165–170 (1962).

— GROLLMAN, J. H.: Superselective arteriography in the diagnosis of abdominal pathology: technical considerations. Radiology **92**, 1008–1013 (1969).

— HORÁK, J.: Přínos splenoportografie do diagnostiky difusních onemocnění jater. Čs. Radiol. Kongress. Karlovy Vary 1963.

ROSENBERG, M. A., ELKIN, M.: Gastric deformity from extrinsic pressure by calcified splenic artery. Radiology **69**, 735–738 (1957).

ROSENKRANZ, W., KAMHI, B., HOROWITZ, M.: Retroperitoneal accessory spleen simultating a suprarenal mass. Br. J. Radiol. **42**, 939–942 (1969).

ROSSETTI, M.: Linksseitige Zwerchfellkonturveränderungen durch Milztumor. Radiol. clin. (Basel) **23**, 281–282 (1954).
— Isolierte intrathorakale Milzverlagerung bei Zwerchfellhernie. Schweiz. med. Wschr. **87**, 458–460 (1957).
ROSSI, L., BARONCHELLI, A.: La spleno - contrazione adrenalica associata al retropneumoperitoneo. Ann. Radiol. diagn. (Bologna) **24**, 289–305 (1952).
ROUSSELOT, L. M., RUZICKA, F. F., DOEHNER, G. A.: Portography in portal hypertension. Surg. Clin. N. Amer. **36**, 361–383 (1956).
— STEIN, C.: Malignant neoplasms of the spleen. Surg. Clin. N. Amer. **33**, 493–499 (1953).
RUDISILL, H.: Calcifications in the spleen. Amer. J. Roentgenol. **28**, 805–807 (1932).
RUIZ RIVAS M.: Generalized Subserous Emphysema Through a Single Puncture. Amer. J. Roentgenol **64**, 723–734 (1950).
RUZICKA, F. F., BRADLEY, E. G., ROUSSELOT, L. M.: The intrahepatic vasculogram, and hepatogram in cirrhosis following percutaneous splenic injection. Radiology **71**, 175–190 (1958).
— — — Two-phase opacification of the liver in cirrhosis. Ann. N.Y. Acad. Sci. **78**, 819–828 (1959).
— DOEHNER, G. A., ROUSSELOT, L. M.: Portal venography. Amer. J. dig. Dis. **L**, 3–21 (1956).
— ROSSI, P.: Arterial portography: patterns of venous flow. Radiology **92**, 777–787 (1969).
SÄFWENBERG, O.: Zwei röntgenologisch diagnostizierte Fälle von Milzarterienaneurysma. Acta radiol. (Stockh.) **18**, 481–490 (1937).
SAKAL, V.: Význam urologického vyšetrenia pri nádorech sleziny. Brat. lék. listy **35**, 136–144 (1955).
SAMUEL, E.: Thorotrast spleen. Brit. J. Radiol. **28**, 204–205 (1955).
SANDER, E., LESCHKE, W.: Zur Diagnostik der Milzzysten. Bruns' Beitr. klin. Chir. **197**, 129–138 (1958).
SANGUILY, J., KARLAN, M.: Calcified pseudocyst of the spleen. Arch. Surg. (Chicago) **80**, 1119–1120 (1960).
ŠAROV, B. K.: Roentgenodiagnostike echinokokka selezenky. Vestnik rentgenol. (Moskva) **39**, 3, 67–68 (1964).
SARROUY, CH., LEGEAIS, G., SENDRA, L., DUMAZER, R., COMBE, P., VIALLET, P., CHEVROT, L., AUBRY, P.: Artériographie hépatique et splénique par angiographie intra-veineuse élargie: premiers résultats. J. Radiol. Électrol. **38**, 1035–1042 (1957).
— — — — — — — — Étude anatomique et physiologique des artères hépatique et slpénique chez l'enfant par angiographie intra-veineuse élargie. J. Radiol. Élektrol. **38**, 1023–1035 (1957).
— SENDRA, L., LEGEAIS, G.: L'artériographie normale hépatique et splénique chez l'enfant. Presse méd. **65**, 1963–1966 (1957).
SAUPE, E.: Verkalkte Parasiten /Pentastomum denticulatum/ in der Milz. Röntgenpraxis **2**, 401–405 (1930).
SCHINZ, H. R., BAENSCH, W. E., FRIEDL, E., UEHLINGER, E.: Lehrbuch der Röntgendiagnostik. Band IV. Stuttgart: G. Thieme 1952.
SCHIRMER, H.: Solitäre verkalkte Milz-Zyste. Bruns' Beitr. klin. Chir. **190**, 146–148 (1955).
SCHITTENHELM, A.: Lehrbuch der Röntgendiagnostik. Berlin: Springer 1924.
SCHLAGER, K.: Spätfolgen nach Thorotrastinjektion. Radiol. Austriaca **14**, 285–24 (1963).
SCHORR, S., DANON, J.: Rupture of the Spleen: A New Roentgen Sign. Am. J. of Roent. **99**, 616–624 (1967).
SCHRÖDER, W.: Milzverkalkungen. Röntgenpraxis **16**, 130–137 (1944).
SCHRÖTTER: Zitation nach Fuchs G. Röntgenpraxis **9**, 467, (1937).
SCHUMANN, U.: Großes kavernöses Hämangiom der Milz mit Knochenmetaplasie. Zbl. Chirurg. **88**, 1928–1933 (1964).
SCHWARZ, J., SILVERMAN, F. N., ADRIANO, S. M., STRAUB, M., LEVINE, S.: The relation of splenic calcification to histoplasmosis. N. Engl. J. Med. **252**, 887–891 (1955).
SCHWARTZ, S. S., BOLEY, S. J., MCKINNON, W. M.: The roentgen findings in traumatic rupture of the spleen in children. Amer. J. Roentgenol. **82**, 505–509 (1959).
SEIDS, J. V., HAUSER, H.: Aneurysm of the splenic artery. Radiology **36**, 171–180 (1941).
SELDINGER, S. I.: Catheter replacement of the needle in percutaneous arteriography. Acta radiol. (Stockh.) **39**, 368–376 (1953).
— A simple method of catheterization of the spleen and liver. Acta radiol. (Stockh.) **48**, 93–96 (1957).
SERVIANSKY, B., SCHWARZ, J.: The incidence of splenic calcifications in positive reactors to histoplamin and tuberculin. Amer. J. Roentgenol. **76**, 53–59 (1956).
SHANBROM, E., ZHEUTLIN, N.: Radiologic sign in hemosiderosis. J. Amer. med. Ass. **168**, 33–35 (1958).
SHANDS, H. R.: Chronic primary tuberculosis of the spleen. Amer. J. Surg. **20**, 707–721 (1933).
SHEEHAN, H. L., FALKINER, N. M.: Splenic aneurysm and splenic enlargement in pregnancy. Brit. med. J. **II**, 1105–1106 (1948).
SHEPHERD, W. H.: An unusual case of calcification in the spleen. Brit. J. Radiol. **18**, 265–266 (1945).
SHERWIN, B., GORDIMER, H.: Aneurysm of the splenic artery. Ann. Surg. **131**, 599–603 (1950).
SILVEUS, E.: Late changes in spleen and liver due do thorotrast and their significance. Surg. Clin. N. Amer. **38**, 771–774 (1958).
SIMPSON, A., ASHBY, E. C.: Torsion of wandering spleen. Brit. J. Surg. **52**, 344–346 (1965).
ŠIŠKIN, V. P.: Transparietalnaja splenoportografia i ee diagnostičeskoe značenie. Vestn. Chir. **77**, 23–25 (1956).
SMITH, P. G., EVANS, A. T., ELSEY, E. C., FELSON, B.: Translumbal arteriography: its roentgenologic interpretation. Amer. J. Roentgenol. **67**, 183–196 (1952).
SOLER-BECHARA, J., SOSCIA, J. L.: Calcified echinococcus (hydatid) cyst of the spleen. JAMA **187**, 62–63 (1964).
SOLIS-COHEN, L., LEVINE, S.: Roentgen diagnosis of lacerated spleen. Radiology **39**, 707–710 (1942).

SOTGIU, G., CACCIARI, C., PISI, E.: Le forme microspleniche dell' ostruzione spleno-portale. Minerva med. **49**, 3247–3251 (1958).
— — — Le emorragie digestive alla luce della radiologia splenoportale. Arch. ital. Mal. Appar. dig. **26**, 425–452 (1960).
SPITTEL, J. A., FAIRBAIRN, J. F., KINCAID, O. W., REMINE, W. H.: Aneurysm of the splenic artery. J. Amer. med. Ass. **175**, 452–456 (1961).
SPITZ, L.: Zur Frage der Venensteine und der tuberkulösen Kalkherde in der Milz. Röntgenpraxis **4**, 993–997 (1932).
SPITZENBERGER, O.: Der Fornix ventriculi, seine normalen ud pathologischen Verhältnisse im Röntgenbild. Röntgenpraxis **9**, 590–600 (1937).
— Echinokokkus der Milz. Fortschr. Röntgenstr. **49**, 196–197 (1934).
STAŠEK, V.: Příspěvek k roentgenologické diagnostice ložiskových kalcifikací v oblasti jater a sleziny. Čas. Lék. česk. **86**, 731–735 (1947).
STEIN, H. L.: The Diagnosis of traumatic laceration of the spleen by selective arteriography, direct serial magnification angiography, and intraarterial epinephrine. Radiology **93**, 367–372 (1969).
STEINBERG, I.: Diagnosis of aneurysms of the hepatic and splenic arteries by intravenous abdominal aortography. N. Engl. J. Med. **263**, 341–343 (1960).
— FINBY, N., EVANS, J. A.: Intravenous abdominal aortography in the diagnosis and differential diagnosis of aneurysms of the splenic, hepatic and renal arteries. Amer. J. Roentgenol. **86**, 1108–1125 (1961).
— KARL, R. C.: Diagnosis of rupture of the spleen by intravenous abdominal aortography. Amer. J. Roentgenol. **84**, 902–906 (1960).
— LORD, J. W.: Splenic artery aneurysm. J. Amer. med. Ass. **174**, 74–77 (1960).
STEINER, R. E., SHERLOCK, S., TURNER, M. D.: Percutaneous splenic portal venography. J. Fac. Radiol. **8**, 158–177 (1957).
STORY, P., GIBB, W. E.: Sarcoma of the spleen. Brit. med. J. z, 990–991 (1952).
STUCKE, K.: Thorotrastosen der Milz und Leber. Arch. klin. Chir. **295**, 363–368 (1960).
SUCHÝ, E.: Slezina a hladiska röntgenologického vyšetrenia. Brat. lék. listy **30**, 467–473 (1950).
SVOBODA, M.: Příspěvek k rentgenovému obrazu žaludku při zvětšení jater a sleziny. Čs. rentgenologie **14**, 286–287 (1960).
SWART, B.: Zur Entwicklungssystematik von Ösophagus-, Magen- und Duodenalvarizen bei portaler Hypertension. Forschr. Röntgenstr. **108**, 185–197 (1968).
SWEANY, H. C.: On the nature of calcified lesions. With special reference to those in the spleen. Amer. J. Roentgenol. **44**, 209–229 (1940).
SZEPES, I.: Pneumoperitoneum és a lép kontrakciojának együttes alkalmazása a röntgendiagnosztikabán. Magy. Radiol. **6**, 62–68 (1954).
TACHER, J.: Contribution a l'étude des tumeurs de l'hypochondre gauche par la slpéno-portographie. Paris: Jouve Édit. 1956.
TEICHMANN, V.: Pneumoretroperitoneum. Praha: Stát Zdrav. Nakl. 1959.
— LANGENDORF, V.: Pneumoretroperitoneum v diagnostice splenomegalie. Vnitřní lékařství **4**, 329–335 (1958).
TEPLICK, J. G., BERK, J. E., SAFRIN, L.: Experimental hepatosplenography using barium sulfate. Amer. J. Roentegenol. **78**, 328–332 (1957).
TESCHENDORF, W.: Querlagerung der Milz. Fortschr. Röntgenstr. **76**, 654 (1952).
— Lehrbuch der röntgenologischen Differentialdiagnostik. II. Band. Stuttgart: G. Thieme 1954.
THEILER, G. J.: Epidermoid cyst of the spleen presenting as a pelvic mass. Arch. Surg. (Chicago) **81**, 591–592 (1960).
THIERBACH, R., BOTHE, H. K., LANGER, H.: Spätschäden nach Thorotrastinjektion mit besonderer Berücksichtigung physikalischquantitativer Befunde. Fortschr. Röntgenstr. **93**, 298–313 (1960).
THOMAS, G., REINHART, H. A., GERSHON-COHEN, J.: Ruptured spleen. Diagnosis by serial X-ray examinations. J. Amer. med. Ass. **149**, 143–144 (1952).
THOMAS, S. T.: Hepatolienography. Ten years later. Radiology **78**, 435–438 (1962).
— HENRY, G. W., KAPLAN, H. S.: Hepatolienography: past, present and future. Radiology **57**, 669–684 (1951).
TON-THAT-TUNG, NGUYEN-TRHINH-CO, TON-DUE-LANG: Erfahrungen bei traumatischen Milzrupturen in Vietnam. Arch. klin. Chir. **295**, 355–357 (1960).
TRECATE, A.: Le concrezione spleniche. Radiol. med. (Torino) **46**, 28–43 (1960).
TUQAN, N. A., SALEEBY, G. W.: Primary reticulum cell sarcoma of the spleen. Radiology **72**, 868–871 (1959).
TYLER, A. F.: Pneumoperitoneum as an aid in the differential diagnosis of diseases of the left half of the abdomen. Amer. J. Roentgenol. **8**, 65–70 (1921).
VAN DAMME, J.: Calcifications de la rate. Acta gastroent. belg. **15**, 862–867 (1962).
VAN KAICK, G., WENZ, W., BEDUHN, D.: Die angiographische Diagnostik der Milzruptur. Fortschr. Röntgenstr. **112**, 633–640 (1970).
VAN VOORTHUISEN, A. E.: Ervaringen met selectieve arteriografie van de arteria coeliaca an de arteria mesenterica superior. Stafleu's Wetenschappelijke Uitgeversmaatschappij, N.V. 1967.
VERHAAK, R.: Zu einem Fall von Karzinom in einer Thorotrastleber. Fortschr. Röntgenstr. **101**, 539–543 (1964).
VIALLA, M.: Le splénogramme. Méthode d'exploration de la rate. J. Radiol. Électrol. **44**, 139–144 (1963).
VIALLET, P., SENDRA, L., CHEVROT, L., AUBRY, P., COMBE, P.: Angiocardiopneumographie élargie. Paris: Masson et Cie. 1959.
VIEHWEGER, G.: Multiple Aneurysmen der Milzarterie. Fortschr. Röntgenstr. **87**, 265–266 (1957).
VOGEL, K.: Ein Fall von Milz-Echinokokkus bei einem 55jährigen Mann. Dtsch. GesundhWes. **7**, 862–863 (1952).

VOJTÍŠEK, V.: Spontánní ruptury sleziny. Čas. Lék. česk. **97**, 1451–1455 (1958).

VOLICER, L.: Die Leber und die Milz im Röntgenbilde. Fortschr. Röntgenstr. **44**, 452–458 (1931).

— VĚŠÍN, S.: Die Veränderungen der Milz nach Adrenalin im Röntgenbilde und die gleichzeitigen Veränderungen des Blutbildes. Z. klin. Med. **122**, 57–82 (1932).

VON RONNEN, J. R.: The roentgen diagnosis of calcified aneurysms of the splenic and renal arteries. Acta radiol. (Stockh.) **39**, 385–400 (1953).

WAGNER, F. B., PRICE, A. H., SWENSON, P. C.: Abdominal arteriography. Amer. J. Roentgenol. **58**, 591–598 (1947).

WANG, C. C., ROBBINS, L.: Roentgenologic diagnosis of ruptured spleen. N. Engl. J. Med. **254**, 445–449 (1956).

WANNAGAT, L.: Die laparoskopische Splenoportographie. Klin. Wschr. **33**, 750–758 (1955).

— Bedeutet die laparoskopische Splenoportographie einen Fortschritt auf dem Gebiete der medizinischen Röntgendiagnostik. Fortschr. Röntgenstr. **84**, 509–525 (1956).

— Störungen des Pfortaderkreislaufes im Splenoportogramm. IV. Freiburger Symp. 1956, Berlin, Göttingen, Heidelberg: Springer 1957.

— Das intrahepatische Splenoportogramm bei der Hepatitis. Mediz. Klinik **57**, 853–857 (1962).

WEIGEL, H.: Kalkablagerungen in der Milz. Fortschr. Röntgenstr. **84**, 489 (1856).

WEISS, F. H.: Zur Kenntnis der Nierenverlagerung und -kompression durch Milztumoren. Fortschr. Röntgenstr. **64**, 220–228 (1941).

WENDT, H. J.: Die Milz unter Kälteeinwirkung. Fortschr. Röntgenstr. **69**, 182–193 (1944).

WEYENETH, R., CALAME, A.: Recherches expérimentales sur les propriétés du sol iodé de Deghwitz. Hépato-, spléno-, placento- et lymfographie. J. Radiol. Électrol **28**, 1–10 (1947).

WEXLER, L., ABRAMS, H. L.: Hamartoma of the spleen. Angiographic observation. Amer. J. Roentgenol. **92**, 1150–1155 (1964).

WHITLEY, J. E., COOPER, H. W., HAYES, D. M., PRICHARD, R. W., SPURR, C. L.: Radiodensities of the spleen associated with thalassemia-S disease. Amer. J. Roentgenol. **91**, 900–902 (1964).

WAYNARD, C. D., RHYNE, A. L.: A computer approach to the prediction of spleen weight from routine films. Radiology **86**, 73–76 (1966).

WITTER, J. A., BREKKE, V. G.: Solitary calcified cyst of the spleen. Amer. J. Surg. **76**, 315–318 (1948).

WYMAN, A. C.: Traumatic rupture of the spleen. Amer. J. Roentgenol. **72**, 51–63 (1954).

YATER, W. M., COE, F. O.: Ten years experience with thorotrast hepatosplenography. Ann. intern. Med. **18**, 350–366 (1943).

— OTEL, L. S., HUSSEY, H. H.: Hepatosplenography with stabilized thorium dioxide sol. Radiology **27**, 391–409 (1936).

ZAHRADNICKÝ, F.: O měchožilu lidském se zvláštním zřetelem ku lokalisaci ve slezině a k její extirpaci. Čas. lék. česk. **50**, 135–138, 163–167, 196–198, 229–233, 261–266 (1911).

ŽÁK, F.: Trvalé poškození organismu thorotrastem. Univ. Carol. Med. **2**, Suppl. 2. 254–258 (1956).

ZANCA, P.: Roentgenographic visualization of the spleen. US armed Forces med. J. **4**, 383–386 (1953).

ZELMAN, L.: Necropsy evaluation of the gas contrast roentgen visualization fo liver and spleen. Amer. J. med. Scien. **236**, 747–754 (1958).

# Namenverzeichnis — Author Index

Die *kursiv* gesetzten Zahlen beziehen sich auf die Literatur.

Page numbers in *italics* refer to the references.

# Sachverzeichnis

Englisch — Deutsch

Bei gleicher Schreibweise in beiden Sprachen sind die Stichwörter nur einmal aufgeführt.

# Subject Index

Where English and German spelling of a word is identical, the German version is omitted.